MANUAL DE VIA AÉREA NA EMERGÊNCIA

MEDICINA
USP

Hospital das Clínicas Fmusp

MANUAL DE VIA AÉREA NA EMERGÊNCIA

Editores

Ian Ward Abdalla Maia

Diego Amoroso

Rodrigo Antônio Brandão Neto

Júlio César Garcia de Alencar

manole
editora

Produção editorial: Marcos Toledo
Projeto gráfico: Departamento de Arte da Editora Manole
Editoração eletrônica: Formato Editoração
Ilustrações: Formato Editoração
Capa: Ricardo Yoshiaki Nitta Rodrigues

CIP-BRASIL. CATALOGAÇÃO NA PUBLICAÇÃO
SINDICATO NACIONAL DOS EDITORES DE LIVROS, RJ

M251

Manual de via aérea na emergência / [Júlio César Garcia de Alencar ... [et al.]]. - 1. ed. - Barueri [SP] : Manole, 2023.
488 p. : il. ; 24 cm.

ISBN 9786555767162

1. Emergências respiratórias – Manuais, guias, etc. 2. Tratamento intensivo respiratório. 3. Vias aéreas (Medicina). 4. Traquéia – Intubação. I. Alencar, Júlio César Garcia de.

23-84367 CDD: 616.200425
CDU: 615.816

Gabriela Faray Ferreira Lopes – Bibliotecária – CRB-7/6643

Edição – 2023

Editora Manole Ltda.
Alameda América, 876
Tamboré – Santana de Parnaíba – SP – Brasil
CEP: 06543315
Fone: (11) 41966000
www.manole.com.br | https://atendimento.manole.com.br/
Impresso no Brasil | *Printed in Brazil*

Dedicatórias

Aos pioneiros da Medicina de Emergência no Brasil e a
todos aqueles que acreditam em nossa especialidade.
À minha família e aos amigos, pelo apoio apesar da minha ausência.
Por último, e mais importante, à minha parceira, Beatriz, contra toda
e qualquer defesa do acaso, considero-me sortudo por viver ao seu lado.
Sem vocês, esse livro não existiria.
Ian Ward Abdalla Maia

Dedico esta obra aos meus pais, Ivone e Pedro, pela dedicação incessante e amor ilimitado, além da abnegação do pouco que tínhamos para que a educação germinasse o primeiro médico da família – e de todo o nosso círculo social – em um aluno de escola pública de periferia.
À minha amada esposa, Aline, minha gratidão pelo inabalável apoio e parceria em nossas incontáveis explorações de horizontes físicos e imaginários.
Às minhas filhas, Morena e Joana, minha fonte diária de inspiração para seguir em frente. E às suas guardiãs incondicionais – as avós Ivone e Tânia.
O apoio de vocês foi essencial para que esse projeto se tornasse realidade.
Agradeço ainda irrestritamente aos profissionais de todas as áreas que dedicam suas vidas a cuidar de pacientes graves. Temos o privilégio de poder oferecer conforto e refrigério aos nossos enfermos nos piores momentos de suas vidas – que o amor e empatia sejam nossos guias.
Diego Amoroso

À minha mãe, mulher determinada cujo exemplo tento seguir,
sua ausência até hoje não parece real.
À minha esposa, Andréia, às nossas e filhas, Lúcia e Júlia,
minha família, amor maior do mundo.
Rodrigo Antonio Brandão Neto

Para Lucas,
Que compreende a minha solidão, a minha fúria e essa pressa de viver.
E que me ensinou a deixar de lado as certezas e a arriscar tudo de novo com paixão.
Júlio César Garcia de Alencar

Editores

Ian Ward Abdalla Maia
Médico Emergencista pelo Hospital de Clínicas de Porto Alegre (HCPA). Médico Diarista da Sala de Emergência Clínica do Hospital das Clínicas da Faculdade de Medicina da Universidade de São Paulo (HCFMUSP). Médico do Grupamento de Resgate (Grau)-SP. Médico Assistente do Pronto-socorro Central da Santa Casa de São Paulo (ISCMSP). Médico pela Faculdade de Medicina de Teresópolis. Doutorando em Ciências Médicas na Faculdade de Medicina da Universidade de São Paulo (FMUSP). Instrutor do The Difficult Airway Course®. Título Superior em Medicina de Emergência (TSME) pela Associação Brasileira de Medicina de Emergência (Abramede).

Diego Amoroso
Especialista em Medicina de Emergência pelo Hospital das Clínicas da Faculdade de Medicina da Universidade de São Paulo (FMUSP). Médico pela Faculdade de Medicina de Mogi das Cruzes. Médico do Grupamento de Resgate (GRAU-SP). Médico Intervencionista do Serviço de Atendimento Móvel de Urgência (SAMU). Médico na International Health Care. Editor Médico da Elsevier. Diretor Nacional do The Difficult Airway Course®. Instrutor do Advanced Trauma Life Support (ATLS®).

Rodrigo Antonio Brandão Neto
Médico Supervisor do Pronto-socorro do Hospital das Clínicas da Faculdade de Medicina da Universidade de São Paulo (HCFMUSP) e do Programa de Residência de Medicina de Emergência do HCFMUSP. Doutorado em Ciências Médicas pelo HCFMUSP.

Júlio César Garcia de Alencar
Professor Doutor do Curso de Medicina da Faculdade de Odontologia de Bauru (FOB) da Universidade de São Paulo (USP). Doutor em Ciências pela Faculdade de Medicina da Universidade de São Paulo (FMUSP).

Autores

Adara Saito Goes
Médica Residente de Medicina de Emergência no Hospital das Clínicas da Faculdade de Medicina da Universidade de São Paulo (HCFMUSP). Graduada pela FMUSP.

Ademar Lima Simões
Médico Emergencista pela Universidade São Paulo (USP). Professor da Escola de Emergência – Grupo MOVER.

André Pinheiro Weber
Graduação em Medicina pela Universidade Federal de Pelotas (UFPEL). Residência em Medicina de Emergência pelo Hospital de Pronto-socorro de Porto Alegre (HPS-POA). Título de especialista em Medicina de Emergência pela Associação Brasileira de Medicina de Emergência (Abramede). Professor e Preceptor em Medicina de Emergência da Universidade do Vale do Taquari (Univates). Rotineiro do Hospital Bruno Born.

Alex Moreira Alves
Cabo da Polícia Militar do Estado do Rio De Janeiro. Pós-graduado em Urgência e Emergência Universidade do Grande Rio (Unigranrio). Pós-graduado em Terapia Intensiva pela Faculdade de Minas (Facuminas). Pós-graduado em Cardiologia e Hemodinâmica pela Faculdade Unileya. Bacharel em Enfermagem pela Unigranrio. Instrutor do Programa Stop The Bleed pelo American College Of Surgeons (ACS). Instrutor de Atendimento Pré-hospitalar Tático da Polícia Militar do Estado do Rio de Janeiro, atuando no Serviço de Atendimento Móvel de Urgência (SAMU) 192 RJ há 10 anos. Curso de Atendimento Pré-hospitalar Tático pelo Ministério da Justiça e Segurança Pública. Curso Internacional Trauma Life Support (ITLS).

Alexandro Marçal Gomes
Instrutor de APH Tático na Seção de Instrução Especializada (SIEsp) do Grupamento Especial de Salvamento e Ações de Resgate (Gesar). Curso de Atendimento Pré-hospitalar Tático do Ministério da Justiça e Segurança Pública chancelado pela portaria 98 de 1º de julho de 2022. Especialista em Combate Urbano. Quadro especialista em saúde na Polícia Militar do Estado do Rio de Janeiro (PMERJ). Experiência em Emergência no Hospital Central da Polícia Militar (HCPM). Curso de Proteção de Autoridades pelo Gabinete de Segurança

Institucional (GSI), básico de APH-T para Unidades de Polícia Pacificadora (UPP) e unidades da Secretaria de Estado de Polícia Militar (SEPM). Instrutor do programa Norte Americano "Stop the bleed". Auxiliar de Enfermagem com experiência em treinamento de equipes, desenvolvimento e implantação. Membro de criação do curso Socorrista Tático do Gesar. Curso de APH Tático e Instrução de Técnicas de Menor Potencial Ofensivo (ITMPO) ministrado pela Força Nacional de Segurança Pública. Treinamento em A.T.T. (Arrasto, Trato e Transporte) e MARCH (contenção de hemorragia maciça). Certificado de Honra ao Mérito emitido pelo Exercito Brasileiro.

Annelise Passos Bispos Wanderley
Médica pela Universidade Federal Fluminense (UFF). Residência em Medicina de Emergência pelo Hospital das Clínicas da Faculdade de Medicina da Universidade de São Paulo (HCFMUSP). Médica Assistente do Pronto Atendimento Hospital Israelita Albert Einstein (HIAE). Médica Assistente e Chefe de Equipe do Hospital Santa Paula. Pós-graduanda em Gestão de Emergências e Desastres.

Arthur de Campos Soares
Médico pela Faculdade de Medicina da Universidade de São Paulo (FMUSP). Residente em Medicina de Emergência pelo Hospital das Clínicas (HC) da FMUSP. Coautor do PodPOCUS podcast sobre o uso do *Point Of Care Ultrasound* (POCUS) na Emergência.

Beatriz Soletti Pereira
Médica Residente de Medicina de Emergência no Hospital das Clínicas da Faculdade de Medicina da Universidade de São Paulo (HCFMUSP). Graduada pela Universidade Estadual de Londrina (UEL).

Braian Valério Cassiano de Castro
Médica pela Faculdade de Ciências Médicas da Santa Casa de São Paulo (FCMSCSP). Residência em Medicina de Emergência pelo Hospital das Clínicas da Faculdade de Medicina da Universidade de São Paulo (HCFMUSP). MBA Executivo em Administração: Gestão em Saúde pela Fundação Getúlio Vargas (FGV). Mestrando do programa de Pós-graduação em Saúde Baseada em Evidências da Escola Paulista da Medicina (EPM) da Universidade Federal de São Paulo (Unifesp). Membro da diretoria da Sociedade Brasileira de Simulação (Sobrassim). Docente da Disciplina de Emergências Clínicas da Faculdade de Ciências Médicas da Santa Casa de São Paulo (FCMSCSP). Chefe de Plantão da Unidade de Emergência Referenciada (UER) do Hospital de Clínicas (HC) da Universidade Estadual de Campinas (Unicamp) e do Pronto-socorro Municipal da Vila Maria Baixa. Regulador de Urgência da Central de Regulação de Ofertas de Serviços de Saúde (CROSS.) CO da TAPSE.

Bruna Bandeira de Mello Oliveira
Médica pela Universidade Federal do Estado do Rio de Janeiro (Unirio). Residente de Medicina de Emergência do Hospital das Clínicas da Faculdade de Medicina da Universidade de São Paulo (HCFMUSP).

Bruno Adler Maccagnan Pinheiro Besen
Residência em Clínica Médica e Medicina Intensiva pelo Hospital das Clínicas da Faculdade de Medicina da Universidade de São Paulo (HCFMUSP). Doutor em Ciências Médicas pela FMUSP. Médico Assistente da Unidade de Terapia Intensiva (UTI) do Serviço de Emergências Clínicas da Divisão de Clínica Médica I do HCFMUSP. Supervisor da Residência em Medicina Intensiva do

HCFMUSP. Orientador Pleno do Programa de Pós-graduação em Ciências Médicas da FMUSP. Membro do Comitê Diretivo do Grupo INOVA-AMIB – 2020-23. Membro da Diretoria da Sociedade Paulista de Terapia Intensiva (Sopati) – 2022-23. Membro do comitê científico da BRICnet.

Bruna Souza Marques
Médica pela Universidade Federal de Santa Catarina (UFSC). Residente de Medicina de Emergência no Hospital das Clínicas da Faculdade de Medicina da Universidade de São Paulo (HCFMUSP).

Bruno Marques
Médico pela Faculdade de Medicina de Botucatu (FMB) da Universidade Estadual Paulista (Unesp). Emergencista pelo Hospital das Clínicas da Faculdade de Medicina da Universidade de São Paulo (HCFMUSP). Preceptoria de Emergências Clínicas (FMUSP), 2021. Médico Assistente no HCFMUSP, Hospital Israelita Albert Einstein (HIAE) e Hospital do Mboi Mirim (HMBM).

Caio Gonçalves Nogueira
Emergencista pelo Hospital das Clínicas da Universidade Federal de Minas Gerais (HCU-FMG). Operador Aeromédico do Corpo de Bombeiros Militar de Minas Gerais (CBMMG). Plantonista da Toxicologia do Hospital João XIII. Efetivo e Preceptor na Emergência do Hospital Odilon Behrens (HOB).

Camila de Castello Branco Boccato
Médica pela Pontifícia Universidade Católica de Campinas (PUC-Campinas). Residente do segundo ano de Medicina de Emergência no Hospital das Clínicas da Faculdade de Medicina da Universidade de São Paulo (HCFMUSP).

Carlos Magno dos Reis Michaelis Junior
Procurador do Conselho Regional de Medicina do Estado do São Paulo (Cremesp). Advogado Especialista em Direito da Saúde.

Caterina Lure Nema Paiva
Médica pela Faculdade de Medicina da Universidade de São Paulo (FMUSP). Residência em Clínica Médica e Medicina Intensiva pelo Hospital das Clínicas da Faculdade de Medicina da Universidade de São Paulo (HCFMUSP).

Cíntia Maria Guedes de Moraes
Enfermeira pela Universidade Federal de Minas Gerais (UFMG). Especialista em Urgência, Emergência, Trauma e Terapia Intensiva pela Faculdade de Ciências Médicas de Minas Gerais (CMMG). Mestre em Enfermagem pela UFMG. Enfermeira Assistencial de Unidade de Suporte Avançado do Serviço de Atendimento Móvel de Urgência (Samu) de Belo Horizonte, Enfermeira da Fundação Hemominas. Membro do Departamento de Enfermagem da Associação Brasileira de Medicina de Emergência (Abramede) regional Minas Gerais.

Clara Carvalho
Médica Emergencista pelo Hospital das Clínicas da Faculdade de Medicina da Universidade de São Paulo (HCFMUSP), *Academic Inovation in Medical Education Fellowship*. Cofundadora da Escola de Emergência.

Clecio Francisco Gonçalves
Médico Emergencista pelo Hospital das Clínicas da Faculdade de Medicina da Universidade de São Paulo (HCFMUSP). Médico socorrista do Serviço de Atendimento Móvel de Urgência (SAMU) de Itaquaquecetuba. Coordenador do Pronto-socorro de Clínica Médica e Emergência do Hospital Regional Ferraz de Vasconcelos

Dr. Osíris Florindo Coelho. Secretário de Saúde do Município de Ferraz de Vasconcelos.

Daniel Fontana Pedrollo
Médico Emergencista. Mestre em Ensino na Saúde pela Universidade Federal do Rio Grande do Sul (UFRGS). Supervisor da Residência em Medicina de Emergência do Hospital das Clínicas de Porto Alegre (HCPA). Chefe do Serviço de Emergência do HCPA.

Daniel Rodrigues Ribeiro
Médico pela Faculdade de Medicina de Ribeirão Preto (FMRP) da Universidade de São Paulo (USP). Residência em Medicina de Emergência pelo Hospital das Clínicas da Faculdade de Medicina da Universidade de São Paulo (HCFMUSP).

Daniel Ujakow Correa Schubert
Residência em Medicina de Emergência pelo Instituto D'or de Pesquisa e Ensino (DOR-RJ). Título de Especialista em Medicina de Emergência (Teme) pela Associação Médica Brasileira (AMB) e pela Associação Brasileira de Medicina de Emergência (Abramede). *Fellow* da Associação Brasileira de Medicina de Emergência (Abramede). Médico Emergencista do Hospital Estadual Getúlio Vargas (HEGV)/Secretaria de Estado de Saúde do Rio de Janeiro (SES-RJ). Médico *Staff* do Departamento de Intercorrências do Hospital Universitário Pedro Ernesto (HUPE) da Universidade Estadual do Rio de Janeiro (UERJ). Mestrando do Programa de Pós-graduação em Ciências Médicas (PGCM) da Faculdade de Ciências Médicas (FCM) da UERJ.

Daniela Aparecida Morais
Doutora em Enfermagem pela Universidade Federal de Minas Gerais (UFMG). Titulada em Emergência pelo Colégio Brasileiro de Enfermagem em Emergência (Cobeem). *Fellow* da Associação Brasileira de Medicina de Emergência (Abramede). Enfermeira Assistencial e Coordenadora do Núcleo de Educação Permanente (NEP) do Serviço de Atendimento Móvel de Urgência (Samu) de Belo Horizonte. Docente do Centro Universitário de Belo Horizonte (UNIBH). Coordenadora do Departamento de Enfermagem Associação Brasileira de Medicina de Emergência de Minas Gerais (Abramede-MG). Colaboradora da Câmara Técnica do Conselho Regional de Enfermagem de Minas Gerais (Coren-MG). Instrutora *Advanced Cardiovascular Life Support* (ACLS) da Sociedade Mineira de Terapia Intensiva (Somiti).

Danielle Saad Nemer Bou Ghosn
Emergencista Pediátrica. Doutora em Ciências Médicas pela Universidade de São Paulo (USP). Médica Assistente do Pronto-socorro do Instituto da Criança e do Adolescente (ICr) do Hospital das Clínicas da Faculdade de Medicina da Universidade de São Paulo (HCFMUSP). Médica Referência da Pediatria da Unidade de Pronto Atendimento (UPA) Morumbi do Hospital Israelita Albert Einstein (HIAE).

Danielle Frazão
Médica pela Faculdade de Medicina do Planalto Central (Uniceplac). Residência em Medicina de Emergência na Secretaria de Estado da Saúde (SES)/DF. Especialista em Medicina de Emergencia pela Associação Brasileira de Medicina de Emergência (Abramede). Sócia-fundadora da Emerg – Assistência Médica e Gestão em Emergência.

Danilo Dias de Francesco
Médico pela Universidade Cidade de São Paulo (Unicid). Emergencista pelo Hospital das Clínicas da Faculdade de Medicina da Universidade de São Paulo (HCFMUSP). Pós-graduado em Docência e Preceptoria em

Medicina pelo Instituto Israelita de Ensino e Pesquisa Albert Einstein (IIEP). Coordenador do Estágio de Internato em Emergências Médicas do 5º e 6º ano da Universidade Brasil – Fernandópolis/SP. Plantonista no Departamento de Emergência dos hospitais: Hospital Israelita Albert Einstein (HIAE), Hospital Samaritano Higienópolis e Pronto-socorro Vila Maria Baixa.

Débora Lopes Emerenciano
Emergencista pelo Hospital das Clínicas da Faculdade de Medicina da Universidade de São Paulo (HCFMUSP). Médica pela Universidade Federal do Rio Grande do Norte (UFRN).

Diego Amoroso
Especialista em Medicina de Emergência pelo Hospital das Clínicas da Faculdade de Medicina da Universidade de São Paulo (FMUSP). Médico pela Faculdade de Medicina de Mogi das Cruzes. Médico do Grupamento de Resgate (GRAU-SP). Médico Intervencionista do Serviço de Atendimento Móvel de Urgência (SAMU). Médico na International Health Care. Editor Médico da Elsevier. Diretor Nacional do The Difficult Airway Course®. Instrutor do Advanced Trauma Life Support (ATLS®).

Emanoel Baticini Montanari
Graduação em Medicina pela Universidade Federal do Rio Grande do Sul (UFRGS). Residência em Medicina de Emergência pelo Hospital das Clínicas de Porto Alegre (HCPA). Médico Emergencista e preceptor da Emergência do Hospital São Lucas da Pontifícia Universidade Católica do Rio Grande do Sul (PUCRS).

Erik Laurin
Professor of Emergency Medicine da University of California – Davis, Estados Unidos. Vice Chair for Education. Director of Emergency Airway Management Fellowship.

Felipe Antonio Rischini
Médico pela Universidade Federal de São Carlos (UFSCar). Residência de Clínica Médica pela Faculdade de Medicina de Botucatu (FMB), Universidade Estadual Paulista (UNESP). Coordenador do time de Resposta Rápida do Hospital das Clínicas (HC) da FMB-UNESP. Instrutor da American Heart Association – ITC FMB-UNESP.

Felipe Brumana Lopes
Bacharel em Enfermagem.

Felipe Ferreira Gonçalves
Médico Emergencista.

Felipe Mouzo Bortoleto
Emergencista pelo Hospital das Clínicas da Faculdade de Medicina da Universidade de São Paulo (HCFMUSP). Membro da Associação Comercial e Empresarial de Pedreira (Acep). Médico intervencionista do Serviço de Atendimento Móvel de Urgência (SAMU).

Fernanda Leite de Barros Wendel
Graduação em Medicina pela Faculdade de Medicina da Universidade de São Paulo (FMUSP). Residência em Medicina de Família e Comunidade pela FMUSP. Médica Assistente da Disciplina de Emergências Clínicas do Hospital das Clínicas (HC) da FMUSP.

Fernanda Palmas Fernandes Greco
Fisioterapeuta Emergencista pela Residência Multiprofissional em Urgência e Trauma do Hospital das Clínicas da Faculdade de Medicina da Universidade de São Paulo (HCFMUSP). Fisioterapeuta Assistencial e Supervisora do Pronto-socorro do HCFMUSP.

Fernando Salvetti Valente
Médico pela Universidade Estadual de Campinas (Unicamp). Residência em Clínica Médica pela Unicamp e pelo Hospital das Clínicas da Faculdade de Medicina da Universidade de São Paulo (HCFMUSP). Médico da Disciplina de Emergências Clínicas do HCFMUSP e do Hospital Sírio-Libanês (HSL).

Frederico Mansur Branco
Coordenador da Cirurgia Torácica do Hospital Geral do Estado (HGE) de Alagoas. Cirurgião Torácico Pediátrico do Hospital Carvalho Beltrão. Intensivista do Hospital Unimed Maceió. Instrutor dos cursos: Suporte Avançado de Vida no Trauma (ATLS), Atendimento Pré-hospitalar ao Trauma (PHTLS) e Advanced Medical Life Support (AMLS), do núcleo de ensino Núcleo de Ensino em Saúde e Emergência de Sergipe (Neses)/Aracaju.

Gabriel Curubeto Lona de Miranda
Graduação em medicina pela Universidade Federal do Rio Grande do Sul (UFRGS). Residência em Medicina de Emergência pelo Hospital de Clínicas de Porto Alegre (HCPA). Médico Emergencista e Preceptor da Residência de Medicina de Emergência do Hospital Nossa Senhora da Conceição (HNSC).

Gabriel Martinez
Médico pela Faculdade de Medicina de Jundiaí (FMJ). Residência Médica em Medicina de Emergência pelo Hospital das Clínicas da Faculdade de Medicina da Universidade de São Paulo (HCFMUSP). Médico Intervencionista do Serviço de Atendimento Móvel de Urgência (SAMU). Atual Preceptor da Disciplina de Emergências Clínicas da FMUSP.

Gabriel Santos da Silva
Universidade do Extremo Sul Catarinense (Unesc). Serviço de Atendimento Móvel de Urgência (Samu).

Gabriela Fontanella Biondo
Pediatra, Emergencista Pediátrica. Especialista em Ultrassonografia *point of care*. Médica Contratada da Emergência Pediátrica do Hospital de Clínicas de Porto Alegre (HCPA). Professora de Medicina da Universidade do Vale do Rio dos Sinos (Unisinos).

Geovane Wiebelling
Médico pela Universidade Federal de Santa Catarina (UFSC). Residência em Medicina de Emergência pelo Hospital das Clínicas da Faculdade de Medicina da Universidade de São Paulo (HCFMUSP). Médico Assistente do Pronto-socorro do HC FMUSP. Médico Diarista do Pronto-socorro do Hospital Samaritano Higienópolis.

Guilherme de Abreu Pereira
Médico pela Faculdade de Ciências Médicas da Santa Casa de São Paulo (FCMSCSP). Residência em Medicina Interna pelo Hospital das Clínicas da Faculdade de Medicina da Universidade de São Paulo (HCFMUSP). Médico da Disciplina de Emergências Clínicas do HCFMUSP e do Hospital Sírio-Libanês (HSL).

Guilherme Sendtko Resener
Médico Emergencista. Mestre em Saúde e Gestão do Trabalho. Médico de Serviço de Atendimento Móvel de Urgência (SAMU)/Aeromédico de Santa Catarina (SC). Professor do Curso de Medicina da Universidade do Vale do Itajaí (Univali).

Guilherme Zimermann Kummer
Médico pela Universidade Federal do Paraná (UFPR). Pós-graduado em Medicina de

Emergência pelo Instituto Terzius. Título de Especialista em Medicina de Emergência (Teme) pela Associação Médica Brasileira (AMB) e Associação Brasileira de Medicina de Emergência (Abramede). Título Superior em Medicina de Emergência (TSME) pela Associação Médica Brasileira (AMB) e Associação Brasileira de Medicina de Emergência (Abramede). Médico Emergencista no Hospital Nossa Senhora de Fátima – Praia Grande (Santa Catarina/SC).

Hamilton Rocha Júnior
Médico pela Faculdade de Medicina de Marília (Famema). Emergencista pelo Hospital de Clínicas da Universidade Estadual de Campinas (HC-Unicamp). MBA em Gestão em Saúde pela Fundação Getúlio Vargas (FGV). Coordenador do Pronto-socorro do Hospital e Maternidade Madre Theodora – Campinas/SP. Coordenador Nacional de Emergência do Grupo Américas Serviços Médicos, pertencente a United HealthGroup.

Hassan Rahhal
Médico pela Universidade Federal Fluminense (UFF). Residência em Clínica Médica pelo Hospital das Clínicas da Faculdade de Medicina da Universidade de São Paulo (HCFMUSP). Professor de Medicina na Universidade Municipal de São Caetano do Sul (USCS). Médico da Disciplina de Emergências Clínicas do HCFMUSP e do Hospital Sírio-Libanês (HSL).

Helena Ribeiro Aiello Amat
Graduada em Medicina pela Universidade Estadual Paulista Júlio de Mesquita Filho (Unesp). Residente de Medicina de Emergência no Hospital das Clínicas da Faculdade de Medicina da Universidade de São Paulo (HCFMUSP).

Ian Ward Abdalla Maia
Médico Emergencista pelo Hospital de Clínicas de Porto Alegre (HCPA). Médico Diarista da Sala de Emergência Clínica do Hospital das Clínicas da Faculdade de Medicina da Universidade de São Paulo (HCFMUSP). Médico do Grupamento de Resgate (Grau-SP). Médico Assistente do Pronto-socorro Central da Santa Casa de São Paulo (ISCMSP). Médico pela Faculdade de Medicina de Teresópolis. Doutorando em Ciências Médicas na Faculdade de Medicina da Universidade de São Paulo (FMUSP). Instrutor do The Difficult Airway Course®. Título Superior em Medicina de Emergência (TSME) pela Associação Brasileira de Medicina de Emergência (Abramede).

João Carlos Batista Santana
Médico Pediatra, Intensivista e Emergencista. Professor do Departamento de Pediatria da Faculdade de Medicina da Universidade Federal do Rio Grande do Sul (UFRGS). Chefe do Departamento de Pediatria. Representante da Comissão de Extensão (Comex) da Faculdade de Medicina (Famed). Conselheiro da Editora da UFRGS. Chefe da Unidade de Emergência Pediátrica do Hospital de Clínicas de Porto Alegre (HCPA). Grupo Executivo do Programa de Vigilância Epidemiológica do HCPA.

João Meneses Júnior
Médico pela Universidade Federal do Maranhão (UFMA). Médico Residente de Medicina de Emergência pela Escola de Saúde Pública do Ceará (ESP/CE).

Jule R. O. G. Santos
Especialista em Medicina Interna. Supervisora da Residência em Medicina de Emergência na Secretaria de Estado da Saúde do Distrito Federal. Professora Centro Uni-

versitário do Planalto Central Apparecido dos Santos (Uniceplac). Vice-Presidente da International Federation for Emergency Medicine (Ifem). Portuguese Translation Taskforce. Editora fundadora do *blog* Emergência Rules.

Juliana Pereira
Residência Médica em Medicina de Emergência pelo Hospital de Pronto-socorro de Porto Alegre. Especialista em Medicina de Emergência pela Associação Brasileira de Medicina de Emergência (Abramede) e pela Associação Médica Brasileira (AMB). *Fellow* em Medicina de Emergência pela Abramede. MBA em Gestão de Saúde. Emergencista e Gerente Médica do Hospital Santa Paula – Diagnósticos da América S.A. (Dasa).

Júlio César Garcia de Alencar
Professor Doutor do Curso de Medicina da Faculdade de Odontologia de Bauru (FOB) da Universidade de São Paulo (USP). Doutor em Ciências pela Faculdade de Medicina da Universidade de São Paulo (FMUSP).

Júlio César Leite Fortes
Médico pela Universidade Federal de Ouro Preto (Ufop). Residência em Medicina de Emergência no HCFMUSP.

Julio Flavio Meirelles Marchini
Supervisor da Residência de Medicina de Emergência da Faculdade de Medicina da Universidade de São Paulo (FMUSP). Professor Colaborador do Departamento de Clínica Médica da FMUSP.

Karina Turaça
Médica pela Faculdade de Medicina da Universidade de São Paulo (FMUSP). Emergencista pelo Hospital das Clínicas (HC) da FMUSP. Assistente e Supervisora do Pronto-socorro de Clínica Médica do HC-FMUSP. Médica do Pronto Atendimento e da Unidade Móvel de Emergência do Hospital Israelita Albert Einstein (HIAE).

Klícia Duarte Amorim
Médica Emergencista pelo Hospital das Clínicas da Faculdade de Medicina da Universidade de São Paulo (HCFMUSP). Médica Assistente da Residência de Medicina de Emergência do HCFMUSP. Instrutora da Pós-graduação de Medicina de Emergência da Sanar.

Leonardo Lucena Borges
Graduação em Medicina pela Universidade Luterana do Brasil (Ulbra). Residência em Medicina de Emergência pelo Hospital de Pronto-socorro de Porto Alegre (HPSPOA) e em Medicina Interna pelo Hospital Nossa Senhora da Conceição (HNSC). Título em Medicina de Emergência pela Associação Brasileira de Medicina de Emergência (Abramede). Emergencista Contratado pelo HPSPOA e pelo Hospital de Clínicas de Porto Alegre (HCPA).

Lucas Certain
Coordenador Médico do Serviço de Atendimento Móvel de Urgência (Samu), Regional Bragança. Residência em Medicina de Emergência pelo Hospital das Clínicas da Faculdade de Medicina da Universidade de São Paulo (HCFMUSP). Pós-graduação em Medicina de Emergência pelo Hospital Israelita Albert Einstein (HIAE). Graduação na Faculdade de Medicina de Ribeirão Preto da Universidade de São Paulo (FMRP-USP). *Observership* do Departamento de Emergência do Massachusetts General Hospital – Harvard Medical School – 2015 e 2018. Observership Provides Emergency Medical Services (PRO EMS)/Paramedics – Cambridge/Estados Unidos – 2015. *Observership* Boston MedFlight/ Boston – 2018. Observership New South

Wales Ambulance - Sydney/Austrália - 2019. Estágio Instituto Nacional de Emergência Médica (Inem) - Lisboa/Portugal - 2019.

Lucas de Moraes Soler
Médico pela Faculdade de Medicina de Marília (Famema). Nefrologista Assistente do Serviço de Transplante Renal da Faculdade de Medicina de Botucatu (FMB). Mestre em Fisiopatologia em Clínica Médica pela Faculdade de Medicina de Botucatu da Universidade Estadual Paulista (FMB/Unesp).

Lucas Gonçalves Dias Barreto
Médico pela Faculdade de Medicina da Universidade de São Paulo (FMUSP). Residência em Medicina de Emergência pela FMUSP. Médico Preceptor da Disciplina de Emergências Clínicas da FMUSP.

Lucas Odacir Graciolli
Médico pela Universidade de Caxias do Sul (UCS). Médico Residente em Medicina de Emergência pelo Hospital de Clínicas de Porto Alegre (HCPA).

Lucas Oliveira Junqueira e Silva
Médico pela Universidade Federal do Rio Grande do Sul (UFRGS). Mestre em Ciências Médicas e Ciência Translacional pela Mayo Clinic. Médico Residente em Medicina de Emergência do Hospital de Clínicas de Porto Alegre (HCPA).

Lucas Oliveira Marino
Doutor em Ciências pela Faculdade de Medicina da Universidade de São Paulo (FMUSP). Residência pela FMUSP. Médico Assistente do Hospital das Clínicas do HCFMUSP.

Lucas Valente
Anestesiologista no Hospital Regional da Asa Norte (HRAN). Preceptor voluntário na Residência de Medicina de Emergência - Distrito Federal (DF). Referência Técnica Distrital Adjunto de Medicina de Emergência - Secretaria de Estado da Saúde (SES)/DF.

Luiz Fernandes Dias Júnior
Pós-graduado em Docência do Ensino Superior pela Faculdade de Ciências, Educação e Teologia do Norte do Brasil (Faceten). Pós-graduado em Gestão Escolar e Coordenação Pedagógica pela Faculdade Venda Nova do Imigrante (Faveni). Pós-graduado em Planejamento, Implementação e Gestão da EAD pela Universidade Federal Fluminense (UFF). Licenciatura em Pedagogia pela Escola Superior Aberta do Brasil (Esab). Tecnólogo em Segurança Pública pela Universidade Federal Fluminense (UFF). Curso Técnico em Enfermagem Centro de Treinamento e Formação Profissional (Cetef). *Instrutor* do Programa "Stop the bleed" pelo American College of Surgeons (ACS). Curso Tactical Combat Casualty Care (TCCC) pela National Association of Emergency Medical Technicians (Naemt). Curso de Atendimento Pré-hospitalar Tático pelo Ministério da Justiça e Segurança Pública. Professor do Programa Banco de Talentos e Instrutor de Atendimento Pré-hospitalar Tático da Secretaria de Estado de Polícia Militar. Membro Criador e Coordenador Pedagógico do Estágio de Socorrista Tático da Polícia Militar do Estado do Rio de Janeiro (PMERJ). Revisor e Conteudista de Material Didático nos Cursos de Formação e Aperfeiçoamento de Praças da PMERJ. Membro do Conselho Federal de Educadores e Pedagogos (CFEP).

Luiz Rodolfo Egydio de Cerqueira César
Médico pela Universidade Estadual de Campinas (Unicamp). Atual Residente do segundo ano de Medicina de Emergência no Hospital das Clínicas da Faculdade de Medicina da Universidade de São Paulo (HCFMUSP).

Marcela de Rezende e Karnikowski
Médica Emergencista pela Pontifícia Universidade Católica do Rio Grande do Sul (PUCRS). Médica Emergencista do Hospital São Lucas da PUCRS e do Grupo Hospitalar Conceição – 2018/2021. Professora Assistente nas Disciplinas de *Point Of Care Ultrasound* (Pocus) e Medicina de Emergência da Faculdade de Medicina da Universidade do Vale do Rio dos Sinos (Unisinos) – 2020/2021. Instrutora Global Ultrasound Institute (Gusi) – atual. *Research Fellow* da Clínica de Insuficiência Cardíaca em Sudbury/Ontário, Canadá.

Marcela Gravelle Vieira
Médica pela Universidade Federal Fluminense (UFF). Pediatra pelo Instituto Federal Fluminense (IFF) – Fundação Oswaldo Cruz (Fiocruz). Emergencista Pediátrica e *Fellowship* em Ultrassom *Point of Care* pelo Instituto da Criança e do Adolescente (ICr) do Hospital das Clínicas da Faculdade de Medicina da Universidade de São Paulo (HCFMUSP).

Marcelo Santos Pedroso
Serviço Catarinense de Transporte Hospitalar – Secretaria de Estado da Saúde (SES).

Maria Camila Lunardi
Graduação em Medicina pela Universidade de Mogi das Cruzes (UMC). Título de Especialista em Medicina Intensiva pela Associação de Medicina Intensiva Brasileira (Amib) e Título de Especialista em Medicina de Emergência pela Associação Brasileira de Medicina de Emergência (Abramede). Primeira Supervisora da Residência de Medicina de Emergência do Hospital Santa Marcelina. Docente de Fisiologia e Medicina de Emergência da Faculdade de Medicina Santa Marcelina. Plantonista da Unidade de Tratamento Intensivo (UTI) da Declaração de Serviços Médicos e Saúde (Dmed) do Hospital São Paulo. Segunda Secretária do Conselho Regional de Medicina do Estado de São Paulo (Cremesp), gestão 2018-2023. Coordenadora das Câmaras Técnicas de Medicina de Emergência, Medicina Intensiva e Cuidados Paliativos do CREMESP. Coordenadora da Comissão de Educação Médica do Cremesp. Membro da Câmara Técnica de Medicina de Emergência do Conselho Federal de Medicina (CFM). Segunda Tesoureira da Abramede, gestão 2022-2023.

Maria Lorraine Silva de Rosa
Graduação em Medicina pela Universidade Federal de Santa Catarina (UFSC). Residência em Medicina de Emergência no Hospital das Clínicas da Faculdade de Medicina da Universidade de São Paulo (HCFMUSP).

Mário José Bueno
Médico de Rotina da Emergência Adulto do Hospital Quinta D'Or – Rede D'Or, São Luiz. Preceptor da Residência de Medicina de Emergência – Rede D'Or, São Luiz. Instrutor – *Trainer* dos Cursos de Ressuscitação do American Heart Association (AHA). Título de Especialista em Medicina de Emergência (Teme) pela Associação Médica Brasileira (AMB) e pela Associação Brasileira de Medicina de Emergência (Abramede). Título Superior de Medicina de Emergência (TSME) pela Abramede. *Fellow* da Associação Brasileira de Medicina de Emergência (Abramede).

Mateus de Castro dos Santos
Médico pela Faculdade de Medicina de Ribeirão Preto (FMRP) da Universidade de São Paulo (USP). Residente em medicina de emergência pelo Hospital das Clínicas da Faculdade de Medicina da Universidade de São Paulo (HCFMUSP).

Maurício Ursoline do Nascimento
Médico graduado pela Faculdade de Medicina da Universidade de São Paulo (FMUSP). Residência Médica em Medicina de Emergência pelo Hospital das Clínicas (HC) da FMUSP. Médico Coordenador de Serviços de Emergência.

Millena Gomes Pinheiro Costa
Médica pela Universidade Federal de Goiás (UFG). Emergencista pelo Hospital das Clínicas da Faculdade de Medicina da Universidade de São Paulo (HCFMUSP).

Nathalia Campos Rodrigues
Médica pelo Centro Universitário das Faculdades Associadas de Ensino (Unifae). Atual Residente em Medicina de Emergência pelo Hospital das Clínicas da Faculdade de Medicina de São Paulo (HCFMUSP).

Nicole Pinheiro Moreira
Residência em Medicina de Emergência pela Escola de Saúde Pública do Ceará (ESP/CE). Título de Especialista em Medicina de Emergência pela Associação Brasileira de Medicina de Emergência (Abramede) e pela Associação Médica Brasileira (AMB). Preceptora da Residência de Medicina de Emergência da ESP/CE – Instituto Dr. José Frota (IJF). Médica Emergencista no Hospital Geral de Fortaleza (HGF).

Patrícia Albuquerque de Moura
Fisioterapeuta Assistencial na Unidade de Emergência Referenciada do Instituto Central do Hospital das Clínicas (HC) da Faculdade de Medicina da Universidade de São Paulo (FMUSP). Supervisora e Docente em programas de Pós-graduação da Divisão de Fisioterapia do Hospital das Clínicas da FMUSP. Mestre em Ciências pela Universidade de São Paulo (USP).

Patrícia Lopes Gaspar
Médica Emergencista pelo Instituto Dr. José Frota do Ceará (IJF-CE). Medica Emergencista Titulada pela Associação Brasileira de Medicina de Emergência (Abramede). Pós-graduação em Medicina Intensiva pela Associação de Medicina Intensiva (Amib). Pós-graduação em Gestão Hospitalar. Preceptora da residência de Emergência da Escola de Saúde Pública (ESP)/IJF-CE. Coordenadora da Emergência do Hospital São Camilo. Doutoranda na FMUSP. Diretora de Operações na Empresa Emergency Talks.

Paulo Miranda Cavalcante Neto
Doutorando em Doenças Pulmonares Intersticiais pela Universidade Federal de São Paulo (Unifesp). Assistente da UTI-Respiratória do Instituto do Coração do Hospital das Clínicas da Faculdade de Medicina da Universidade de São Paulo (InCor-HCFMUSP). Assistente da Enfermaria e do Ambulatório de Pneumologia do Instituto de Assistência Médica ao Servidor Público Estadual (Iamspe).

Paulo Victor Lopes
Médico pela Universidade Evangélica (UniEVANGÉLICA) de Anápolis. Residente em Medicina de Emergência pelo Hospital de Pronto-socorro de Porto Alegre (HPSPOA).

Pedro Alves do Amaral Mansur
Médico Residente em Medicina de Emergência do Hospital de Clínicas de Porto Alegre (HCPA).

Pedro Barbieri
Médico pela Universidade de Campinas (Unicamp). Especialista em Medicina de Emergência pelo Hospital das Clínicas da Faculdade de Medicina da Universidade de São Paulo (HCFMUSP). Residente em Medicina de Emergência pela UC Davis.

Pedro Fortes Osório Bustamante
Intensivista Diarista da Unidade de Terapia Intensiva (UTI) de Trauma e Emergência Cirúrgica do Hospital das Clínicas da Faculdade de Medicina da Universidade de São Paulo (HCFMUSP) e da UTI do Hospital Paulistano. Intensivista plantonista da UTI do Hospital Vila Nova Star. Residência em Clínica Médica e Medicina Intensiva pelo HCFMUSP. Médica pela Universidade Federal de Campinas (Unicamp).

Pedro Henrique Almeida Fraiman
Residente em Neurologia pela Escola Paulista de Medicina (EPM) da Universidade Federal de São Paulo (Unifesp). Médico pela Universidade Federal do Rio Grande do Norte (UFRN).

Pedro Vitale Mendes
Médico da UTI de Clínica Médica do Hospital das Clínicas da Faculdade de Medicina da Universidade de São Paulo (HCFMUSP).

Rafael Faria Pisciolaro
Médico pela Faculdade de Medicina da Universidade de São Paulo (FMUSP). Residência em Medicina de Emergência no do Hospital das Clínicas da Faculdade de Medicina da Universidade de São Paulo (HCFMUSP). Preceptor de Emergências Clínicas no HCFMUSP em 2022.

Rafael Lima Mc Gregor von Hellmann
Médico pela Universidade do Estado do Rio de Janeiro (UERJ). Emergencista pelo Hospital de Clínicas de Porto Alegre (HCPA).

Ricardo Galesso Cardoso
Especialista em Medicina de Emergência pela Associação Brasileira de Medicina de Emergência (Abramede). Área de atuação em Medicina Aeroespacial pela Sociedade Brasileira de Medicina Aeroespacial (SBMA). Especialista em Segurança de Aviação pelo Instituto Tecnológico de Aeronáutica (ITA). Mestre pela Disciplina de Cirurgia do Trauma da Universidade Estadual de Campinas (Unicamp). Coordenador da Unidade Móvel Einstein (UME), Serviço de Atendimento Pré-Hospitalar (APH) do Hospital Israelita Albert Einstein (HIAE).

Rodolfo Affonso Xavier
Médico pela Faculdade de Medicina de Botucatu (FMB) da Universidade Estadual Paulista (Unesp). Residência em Medicina de Emergência pelo programa do Hospital das Clínicas da Faculdade de Medicina da Universidade de São Paulo (HCFMUSP). Diretor da atual gestão da Associação Brasileira de Medicina de Áreas Remotas e Esportes de Aventura (ABMAR). Instrutor do curso Advanced Wilderness Life Support (AWLS). Instrutor do curso The Difficult Airway Course (TDAC).

Rodolfo Avelino de Souza
Médico Emergencista pelo Hospital das Clínicas da Faculdade de Medicina da Universidade de São Paulo (HCFMUSP). Médico Assistente Pronto-socorro HCFMUSP. Chefe de Equipe Hospital Santa Paula.

Rodrigo Antonio Brandão Neto
Médico Supervisor do Pronto-socorro do Hospital das Clínicas da Faculdade de Medicina da Universidade de São Paulo (HCFMUSP) e do Programa de Residência de Medicina de Emergência do HCFMUSP. Doutorado em Ciências Médicas pelo HCFMUSP.

Rodrigo Castillo Schmidt
Residência Médica em Medicina de Emergência. Médico Emergencista da Unidade de Pronto Atendimento do Hospital Israelita Albert Einstein (HIAE). Médico Assistente do Pronto-socorro do Hospital das Clínicas

da Faculdade de Medicina da Universidade de São Paulo (HCFMUSP). Médico Emergencista do Suporte Avançado da Unidade Móvel Einstein (UME). Médico do Suporte Avançado do Grupo de Resgate e Atenção às Urgências e Emergências (Grau Resgate). Instrutor do Centro de Simulação Realística HIAE.

Rômulo Torquato
Médico Residente de Medicina de Emergência no Hospital Santa Marcelina (HSM). Graduado pelo Centro Universitário de Várzea Grande (Univag).

Sabrina Corrêa da Costa Ribeiro
Médica Intensivista e Emergencista com área de atuação em Cuidados Paliativos. Doutora em Ciências pelo Hospital das Clínicas da Faculdade de Medicina da Universidade de São Paulo (HCFMUSP). Professora do curso Palio – Cuidados Paliativos da Associação de Medicina Intensiva Brasileira (Amib) e da plataforma Medmastery. Editora do livro "Cuidados Paliativos no Paciente Crítico" e idealizadora do *podcast* Papo Paliativo, ambos pela Editora Manole.

Sarah Maciel Silva
Médica pela Universidade Federal de Minas Gerais (UFMG). Médica Emergencista pelo Hospital das Clínicas da UFMG. Preceptora da Sala de Emergência do Hospital Metropolitano Odilon Behrens (HOB) – Residências de Medicina de Emergência e Clínica Médica. Instrutora do "The Difficult Airway Course" – RE.

Stéfany Franhan Barbosa de Souza
Felowship em Cuidados Intensivos em Emergência pelo Hospital das Clínicas da Faculdade de Medicina da Universidade de São Paulo (HCFMUSP). Residência Médica em Medicina de Emergência pelo HCFMUSP. Graduada em Medicina pela Faculdade de Ciências Médicas da Santa Casa de São Paulo (FCMSCSP). Graduada em Fisioterapia pela Faculdade Estadual de Educação Física e Fisioterapia de Jacarezinho, atual Faculdade Estadual do Norte Pioneiro (Uenp).

Tiago Arantes
Farmacêutico. Especialista em Farmácia Hospitalar pela Faculdade Oswaldo Cruz (FOC). Especialista em Farmácia Clínica e Atenção Farmacêutica pela Universidade Paulista (Unip). Coordenador de Farmácia Clínica da Divisão de Farmácia do Instituto Central do Hospital das Clínicas da Faculdade de Medicina da Universidade de São Paulo (HCFMUSP). Preceptor do Programa de Residência em Assistência Farmacêutica Hospitalar e Clínica do HCFMUSP.

Thaís Gregol
Pneumologista no Instituto de Assistência Médica ao Servidor Público Estadual (Iamspe). Especialização em Ventilação Mecânica pelo Instituto do Coração do Hospital das Clínicas da Universidade de São Paulo (InCor).

Thiago Barros Sessa
Graduado no Curso Superior de Tecnologia em Gestão de Segurança Privada. Técnico de Enfermagem e Instrutor de APH Tático no GESAR, com curso de APH Tatico do Ministério da Justiça e Segurança Pública. Instrutor no Programa Norte Americano "stop the bleed". Curso Tactical Combat Casualty Care (TCCC) pela National Association of Emergency Medical Technicians (Naemt).

Thiago de Oliveira Duarte da Silva França
Pós-graduado em Comunicação e Oratória pela Faculdade Venda Nova do Imigrante

(Faveni). Tecnólogo em Segurança Pública pela Universidade Estácio de Sá (Unesa). Formação profissional técnica em Enfermagem pelo MOVA. Instrutor do Programa "Stop the bleed" pelo American College of Surgeons (ACS). Curso Tactical Combat Casualty Care (TCCC) pela National Association of Emergency Medical Technicians (Naemt). Prehospital Trauma Life Support (PHTLS) pela Naemt. Curso de Atendimento Pré-hospitalar Tático pelo Ministério da Justiça e Segurança Pública. Professor do Programa Banco de Talentos e Instrutor de Atendimento Pré-hospitalar Tático da Secretaria de Estado de Polícia Militar. Membro do Estágio de Socorrista Tático da Polícia Militar do Estado do Rio de Janeiro (PMERJ). Revisor e Conteudista de Material Didático nos Cursos de Formação e Aperfeiçoamento de Praças da PMERJ.

Thomaz Bittencourt Couto
Médico Assistente do Pronto-socorro do Instituto da Criança e do Adolescente (ICr) da Faculdade de Medicina da Universidade de São Paulo (FMUSP). Médico Referência Técnica do Pronto-socorro Infantil do Hospital Municipal Dr. Moysés Deutsch, M'Boi Mirim (HMBM). Professor da Faculdade Israelita de Ciências da Saúde Albert Einstein (Ficsae). Médico Especialista do Centro de Simulação Realística (CSR) do Instituto Israelita de Ensino e Pesquisa Albert Einstein. Médico Pediatra Especializado em Emergência Pediátrica pela Sociedade Brasileira de Pediatria (SBP) e pela Associação Brasileira de Medicina de Emergência (Abramede). Mestrado e Doutorado pela Faculdade de Medicina da Universidade de São Paulo (FMUSP).

Vanessa de Freitas Marçolla
Mestre em Ciências Médicas pela Universidade Estadual do Rio de Janeiro (UERJ). Pós-graduação em Cardiologia pela Universidade Federal do Rio de Janeiro (UFRJ). Pós-graduação em Emergência. Graduada em Enfermagem pela UERJ. Professora da Secretaria de Ciência e Tecnologia do Rio de Janeiro. Major Enfermeira da Polícia Militar do Estado do Rio de Janeiro (PMERJ). Sub Comandante Operacional do Grupamento Especial de Salvamento e Ações de Resgate da Polícia Militar do Estado do Rio de Janeiro (GESAR/PMERJ). Coordenadora do Estágio do Socorrista Tático – GESAR/PMERJ. Membro da Câmara Técnica de APH – Tático do Ministério da Justiça e Segurança Pública. Curso *Tactical Combat Casualty Care* (TCCC) – NAEMT. Membro da Council on Cardiovascular Nursing and Allied Professions Member, Council on Hypertension, Council on Stroke, European Association of Percutaneous Cardiovascular Interventions (EAPCI), European Association of Preventive Cardiology (EAPC), Heart Failure Association of the ESC (HFA), Acute Cardiovascular Care Association (European Society of Cardiology).

Victor Cezar de Azevedo Pessini
Médico pela Universidade Federal do Paraná (UFPR). Residente de Medicina de Emergência no Hospital das Clínicas da Faculdade de Medicina da Universidade de São Paulo (HCFMUSP).

Victor Paro da Cunha
Médico pela Universidade Estadual do Piauí (Uespi). Emergencista pela Residência em Medicina de Emergência da Faculdade de Medicina da Universidade de São Paulo (FMUSP). Médico Assistente da Unidade de Emergência Referenciada (UER) do Hospital das Clínicas da FMUSP. Professor da Disciplina de Urgências e Emergências Médicas da Universidade Federal do Piauí (UFPI).

Vitor Machado Benincá
Mestre em Ciências da Saúde. Especialista em Medicina de Emergência pela Associação Brasileira de Medicina de Emergência (Abramede) e pela Associação Médica Brasileira (AMB). Especialista em Clínica Médica pela Sociedade Brasileira de Clínica Médica (SBCM)/AMB. Universidade do Extremo Sul Catarinense (Unesc). Hospital Unimed Criciúma (HUC) – Santa Catarina (SC). Hospital Materno-Infantil Santa Catarina (HMISC).

Victor Van Vaisberg
Médico Assistente da Disciplina de Emergências Clínicas do Hopital das Clínicas da Faculdade de Medicina de São Paulo (HCFMUSP). Graduação em Medicina pela FMUSP. Residência em Clínica Médica pelo HCFMUSP. Médico Preceptor da Disciplina de Emergência Clínicas da FMUSP em 2021 e 2022.

Yago Henrique Padovan Chio
Médico pela Faculdade de Medicina de Botucatu (FMB) da Universidade Estadual Paulista (Unesp). Médico Emergencista pela Faculdade de Medicina da Universidade de São Paulo (FMUSP). Médico Emergencista do Hospital Samaritano Higienópolis e da rede D'or São Luiz.

Yasmine Souza Filippo Fernandes
Fisioterapeuta especializada em Fisioterapia Hospitalar e Cuidados Paliativos. Fisioterapeuta Assistencial e Supervisora da Unidade de Emergência. Referenciada pelo Instituto Central do Hospital das Clínicas da Faculdade de Medicina da Universidade de São Paulo (HCFMUSP).

Yury Tavares de Lima
Médico pela Universidade Federal de Campina Grande (UFCG). Residência médica em Medicina de Emergência pela Escola de Saúde Pública (ESP)/Ceará (CE). Título de Especialista Médico Emergencista pela Associação Brasileira de Medicina de Emergência (Abramede) e pela Associação Médica Brasileira (AMB). Preceptor da Residência Médica de Medicina de Emergência ESP/CE e Instituto Dr. José Frota (IJF)/CE. Mestrando pela Universidade de Fortaleza (Unifor).

Sumário

SEÇÃO 7 – Abordagem específica intra-hospitalar

SEÇÃO 8 – Via aérea pediátrica

SEÇÃO 9 – Complementar

Prefácio

É com imensa satisfação que apresento este livro sobre a abordagem da via aérea em situações de emergência, escrito por pioneiros e apaixonados emergencistas brasileiros. Como médica emergencista formada no Hospital de Pronto-Socorro de Porto Alegre há 20 anos, compreendo profundamente a importância desse assunto para a nossa especialidade. Ao longo da minha carreira, enfrentei situações complexas e urgentes nas quais o sucesso ou fracasso do atendimento dependia, muitas vezes, da habilidade de garantir uma via aérea segura e eficiente. Compreender e dominar as técnicas adequadas para o manejo da via aérea é fundamental para salvar vidas e minimizar sequelas em pacientes em estado crítico.

Na Medicina de Emergência, somos frequentemente desafiados por situações complexas e decisões difíceis, e, nesse contexto, o controle da via aérea é uma das principais habilidades que devemos dominar. Lidamos com pacientes que chegam até nós com dificuldade respiratória, obstruções das vias aéreas, traumas, infecções graves e muitas outras condições que afetam a ventilação e a oxigenação, e cada uma delas exige uma abordagem excelente para evitar riscos em cada caso que atendemos.

O *Manual de via aérea na emergência* foi cuidadosamente elaborado por uma equipe altamente especializada e dedicada, com o objetivo de fornecer aos profissionais que atuam na emergência um guia abrangente e atualizado sobre as técnicas e abordagens mais avançadas da via aérea nas diversas situações encontradas no nosso cotidiano. Ele reúne os conhecimentos mais recentes, aliados às melhores práticas clínicas, com o intuito de auxiliar na capacitação para enfrentar os desafios mais complexos que encontramos como emergencistas. Seus capítulos abordam desde a avaliação inicial da via aérea até técnicas avançadas de intubação, ventilação e controle de vias aéreas difíceis. São apresentados os diferentes dispositivos e instrumentos disponíveis, bem como as estratégias mais eficazes para garantir oxigenação e ventilação adequadas nas mais variadas situações críticas.

Esta obra, sem dúvida, contribuirá para inspirar o leitor a enxergar a Medicina de Emergência como uma área única e apaixonante, em que a rapidez do raciocínio, a destreza técnica e a empatia se entrelaçam em um único objetivo: proporcionar atendimento de qualidade para quem mais precisa. Convido você a embarcar nesta jornada de aprendizado, explorando os conceitos e as práticas atualizadas e avançadas no manejo da via aérea em situações de emergência, e espero que este livro se torne uma valiosa ferramenta na prática dessa nova especialidade.

Desejo aos autores o sucesso que este livro merece e que ele seja efetivamente um guia confiável e inspirador em sua busca contínua pela excelência na medicina de emergência.

Ana Paula Freitas
Médica Emergencista
Hospital de Pronto-Socorro de Porto Alegre

Apresentação

MANEJO DA VIA AÉREA NA EMERGÊNCIA NO BRASIL: LIÇÕES DO NOSSO PASSADO AJUDARÃO A GUIAR-NOS PARA O FUTURO

É uma honra e um privilégio participar da publicação do primeiro manual brasileiro dedicado inteiramente à prática do manejo da via aérea na Emergência, ou seja: o Manual de Via Aérea na Emergência. Isso representa um marco importante na maturação da medicina de emergência no Brasil, e a informação nas páginas a seguir será de enorme benefício para os médicos emergencistas e seus pacientes nos próximos anos.

Devido ao seu excelente trabalho, os setenta e dois talentosos autores dos capítulos e os quatro editores empenhados neste manual serão agora reconhecidos como "especialistas em manejo da via aérea na emergência" no Brasil e em todo o mundo. Este Preâmbulo destina-se a fornecer ao leitor uma nova perspectiva de outro grupo de reconhecidos especialistas em medicina de emergência das via aérea:

- Calvin A. Brown III, MD, Harvard Medical School.
- Brian Driver, MD, Hennepin County Medical Center.
- Megan Fix, MD, University of Utah School of Medicine.
- Erik Laurin, MD, University of California, Davis.
- Robert Luten, University of Florida, Jacksonville.
- Christyn Magill, MD, Atrium Health Carolinas Medical Center.
- Nathan Mick, MD, Tufts University School of Medicine.
- Michael Murphy, MD, University of Alberta.
- Joshua Nagler, MD, MHPEd, Harvard Medical School.
- John C. Sakles, MD, The University of Arizona.
- Leslie Simon, DO, Mayo Clinic Alix School of Medicine.
- Ron Walls, MD, Harvard Medical School.

Esses doze médicos são líderes acadêmicos que: são todos autores da mais recente (6ª) edição do manual de via aérea na emergência mais utilizado: *The Walls Manual of Emergency Airway Management*, e são professores do *The Difficult Airway Course*™, um curso de educação médica contínua reconhecido internacionalmente, dedicado à excelência nas práticas de tratamento de emergência das via aérea. A maioria contribui também para muitas publicações influentes sobre medicina de emergência relacionadas ao tratamento de via aérea na emergência.

A cada um dos nossos doze colegas foi pedido que fornecesse espontaneamente respostas às duas perguntas a seguir:

- Quais têm sido os marcos e realizações mais importantes na evolução do tratamento da via aérea na emergência?
- Que conselhos podem dar aos nossos colegas brasileiros para aperfeiçoarem a prática do tratamento da via aérea na emergência?

A seguir, será apresentada uma compilação das respectivas respostas e recomendações. Esperamos que a oportunidade de partilharmos essas ideias aperfeiçoe este manual e catalise muitas oportunidades de colaborações futuras entre colegas emergencistas brasileiros e americanos com interesse especial no manejo de via aérea na emergência.

1. Desenvolvimento de uma plataforma robusta de pesquisa de tratamento da via aérea na Emergência

Esta primeira realização, que tem sido uma peça fundamental para apoiar todas as outras listadas a seguir, representa uma jornada e não apenas um marco histórico. Durante as últimas três décadas, os emergencistas trabalharam diligentemente para responder a importantes questões de pesquisas exclusivas do ambiente do departamento de emergência e dos nossos pacientes. A capacidade de construir um corpo sólido de literatura tem sido essencial para definir o caminho único do tratamento da via aérea na nossa especialidade. Isso também tem sido fundamental para construir credibilidade e ganhar o respeito e apoio dos nossos colegas em anestesiologia, cirurgia do trauma, e medicina intensiva.

Os emergencistas têm realizado grandes trabalhos de pesquisa que proporcionam uma melhor compreensão de todas as fases do processo do manejo de via aérea na emergência, incluindo:

- Avaliação da via aérea.[1,2]
- Técnicas de pré-oxigenação.[3,4,5,6]
- Posicionamento do paciente para intubação.[7]
- Escolha de sedativos e bloqueadores neuromusculares.[8,9,10,11]
- Técnicas de intubação, incluindo videolaringoscopia.[12]
- Sedação e analgesia pós-intubação.[13,14]

No âmbito dos adjuntos para o manejo da via aérea e das técnicas de resgate de via aérea, os estudos realizados no Departamento de Emergência esclareceram a melhor abordagem e os melhores cenários para o seu uso:

- *Bougie*.[15,16]
- Dispositivos extraglóticos.[17]
- Técnicas de via aérea cirúrgicas.[18]
- Intubação por endoscopia flexível.[19]

Os emergencistas também lideraram pesquisas sobre o manejo de via aérea com foco em populações especiais, incluindo:

- Pacientes pediátricos.[20]
- Pacientes vítimas de trauma.[21]
- Pacientes obesos.[22]

- Mais recentemente, os pacientes com COVID-19.[23]

Recentemente, a medicina de emergência acrescentou foco à rigorosa avaliação da segurança do paciente durante o manejo da via aérea[24], destacando a importância da intubação na primeira passagem,[25,26] e identificando os preditores de hipotensão pós-intubação,[27,28] e de parada cardíaca peri-intubação.[29,30]

Um dos recursos mais importantes que os pesquisadores emergencistas utilizaram para gerar esta pesquisa de alta qualidade são os registros bem desenhados de manejo de via aérea. Tais registros capturam dados rigorosos visando a melhoria contínua da qualidade, bem como a matéria-prima para pesquisas pioneiras. Um bom exemplo de um registro de uma única instituição de alta qualidade é destacado pelo excelente trabalho do Dr. John Sakles e seus colegas da University of Arizona. Três exemplos de registros de via aérea multi-institucionais bem conhecidos incluem o Registro Nacional de Via Aérea na Emergência (NEAR), a criação do Dr. Ron Walls da Harvard Medical School, o Registro Nacional de Via Aérea na Emergência para Crianças (NEAR4KIDS) e a Rede de Via Aérea de Emergência Japonesa (JEAN).[31-33]

Felizmente, o Brasil caminha para tal feito. O BARCO (Brazilian Airway Registry Cooperation), liderado pelo médico emergencista Dr. Ian Ward, iniciou seu processo de coleta em 2022 e até fevereiro de 2023, contava com 18 centros brasileiros coletando dados de suas intubações. A figura 1 representa muito mais que um logo, mas sim o início de um caminho de mudança em que o "norte" é a melhor prática de manejo da via aérea. Os centros podem demonstrar interesse em ser recrutados pelo *website* www.estudobarco.com.br.

FIGURA 1 Logo do estudo BARCO

À medida que os emergencistas líderes acadêmicos no Brasil continuem a construir suas próprias plataformas sólidas de pesquisa no manejo da via aérea, a criação de registros locais e nacionais de via aérea criaria um recurso valioso para o sucesso de futuras pesquisas.

2. Adoção ampla da Sequência Rápida de Intubação

O uso da sequência rápida de intubação (SRI) foi introduzido pela primeira vez nos departamentos de emergência dos EUA e Canadá no final dos anos 1980 e início dos anos 1990.[34,35] No início desta jornada, a oposição era forte e muitos profissionais médicos acreditavam que era inconcebível que o bloqueio neuromuscular pudesse ser usado com segurança fora da sala de cirurgia por não anestesiologistas. Os "ingredientes essenciais" para superar esta crença antiga eram uma busca incansável pela excelência, uma ciência forte e um compromisso para desafiar a sabedoria convencional. Outro componente proeminente desta jornada, e que nos proporciona muitas lições valiosas, tem sido a necessidade de evitar batalhas com outras especialidades médicas e, em vez disso, trabalhar em conjunto de forma altamente colaborativa.[36] Com o espírito colaborativo em mente, em 1996, o American College of Emergency Physicians publicou a primeira Diretriz Clínica apoiando o uso da SRI nos departamentos de emergência dos EUA.[37]

Quase três décadas depois, a SRI é a pedra angular do manejo da via aérea na emergência, uma conquista que representa um dos marcos mais importantes da Medicina de Emergência. Ao longo deste caminho, os emergencistas investiram nos equipamentos necessários, implementaram protocolos progressivos baseados em evidências, desenvolveram fortes programas de treinamento e determinaram sistemas rigorosos de supervisão para garantir resultados de alta qualidade aos pacientes.[38]

Embora a sequência rápida de intubação seja agora comumente praticada por emergencistas bem treinados em todo o Brasil, ainda há oportunidade de crescimento. Como tem sido o caso em muitos países, os especialistas devem unir forças com programas de residência, e aqueles interessados em desenvolver educação médica contínua para expandir esta abordagem fundamental para todos os cantos do país.

3. Implementação da videolaringoscopia

A rápida e crescente implementação da videolaringoscopia na prática clínica representa outro marco importante no campo do manejo da via aérea do departamento de emergência. Vários estudos demonstraram que quando comparada com a laringoscopia tradicional direta ("campo de visão"), a videolaringoscopia proporciona: uma visão superior da via aérea durante a intubação, uma maior taxa de intubação na primeira passagem tanto em adultos como em crianças, melhores taxas de sucesso geral da intubação em adultos, crianças, aqueles com preditores de via aérea difícil, pacientes vítimas de trauma, pacientes obesos e aqueles com insuficiência respiratória aguda (ex.: COVID-19), bem como uma menor taxa de eventos adversos relacionados à intubação nestas populações.[39-44]

A implementação da videolaringoscopia no departamento de emergência requer três etapas básicas: investimento no equipamento necessário, domínio da técnica, e desenvolvimento de protocolos clínicos aplicáveis:

1. Investimento no equipamento necessário: plataformas completas e reutilizáveis de videolaringoscopia com equipamento para adultos e crianças custam entre 15 e 20 mil dólares. Hoje no Brasil é possível encontrar videolaringoscópios reconhecidos pela Anvisa com valores a partir de 15 mil reais. Embora esse custo possa ser visto como uma barreira, representa um investimento fundamental para a equipe do departamento de emergência e seus pacientes. As estratégias para reduzir tais despesas incluem a parceria com outras especialidades do hospital (p.ex., anestesiologia, medicina intensiva) para adquirir o equipamento de forma coletiva, adquirir o equipamento em etapas, ou usar componentes descartáveis de menor custo.
2. Alcançar o domínio da técnica: quando comparada à laringoscopia direta tradicional, a videolaringoscopia é uma habilidade psicomotora diferente. A maioria dos emergencistas aprende rapidamente como identificar a glote, enquanto que

passar o tubo através das cordas vocais normalmente requer mais treinamento e prática.[45] O treinamento em manequins de intubação permite alcançar o domínio utilizando uma abordagem reprodutível e de baixo custo.

3. Desenvolvimento de protocolos: embora o uso da videolaringoscopia seja bastante intuitivo, é interessante que haja um desenvolvimento proativo de protocolos para a seleção ideal da lâmina. Por exemplo, uso de uma lâmina Macintosh padrão para a maioria das intubações comparado com a lâmina hiper-angulada para pacientes que necessitam de imobilização cervical, com abertura bucal limitada e doentes obesos.

4. Compromisso em aprender técnicas de via aérea na emergência

É essencial desenvolver habilidade e conforto através de um grupo seleto de técnicas de resgate em via aérea. Uma vez que novos dispositivos chegam ao mercado rapidamente, é vital que o emergencista se mantenha atualizado com a tecnologia mais recente. Com isso em mente, em vez de tentar aprender todos os novos produtos, é mais prático dominar um número selecionado de dispositivos que ajudarão a equipe a manejar os cenários clínicos e/ou doenças que provavelmente se depararão em sua prática clínica.

Aqui está um conjunto de exemplos de equipamentos para seu carrinho de via aérea de emergência, juntamente com a indicação básica sugerida para cada:

- Plataforma de videolaringoscopia: tanto para a maioria dos casos de sequência rápida de intubação "padrão" e difícil para adultos e crianças, como para aqueles que utilizam intubação acordado.
- *Bougie*: para auxiliar no manejo de via aérea "padrão" e difícil em adultos e crianças.
- Dispositivos extraglóticos: para pacientes em parada cardiorrespiratória (PCR) e/ou aqueles que estão em iminência de PCR e necessitam de ventilação imediata.
- *Kit* de cricotireoidostomia cirúrgica: quando o controle imediato da via aérea é necessário e a intubação oral e nasal é impossível ou contraindicada, normalmente decorrente de deformação anatômica.
- Endoscópio descartável: para via aérea difícil que requer visão direta. Por exemplo, angioedema, inalação de fumaça, comprometimento da anatomia da via aérea. Quando a equipe deseja implantar a tecnologia endoscópica no departamento de emergência pela primeira vez, há muitas vezes a oportunidade de adquirir endoscópios usados dos centros cirúrgicos ou do serviço de endoscopia quando estes são substituídos por dispositivos mais novos.

As equipes devem se comprometer a praticar estes dispositivos regularmente. Isso pode ser conseguido utilizando manequins especialmente projetados para a via aérea, simuladores de alta fidelidade, espécimes dissecados ou cadáveres humanos.

5. Um Entendimento Sofisticado da Fisiologia da Via Aérea Difícil

Em paralelo com os grandes passos que a sequência rápida de intubação, a videolaringoscopia e outras técnicas avançadas de via aérea proporcionaram para o manejo da via aérea anatomicamente difícil, também houve progressos importantes em nossa compreensão da via aérea fisiologicamente difícil. Este conceito está centrado no entendimento de que pacientes críticos do departamento de emergência são frequentemente desafiados por patologias que podem causar deterioração fisiológica abrupta e previsível antes, durante ou após a intubação, manifestando-se como hipóxia, hipotensão e parada cardiorrespiratória.[27-29,46,47]

Três medidas ajudaram os emergencistas a antecipar e prevenir melhor este desafio: (1) a identificação de marcadores previsíveis de descompensação fisiológica da peri-intubação, (2) o desenvolvimento de técnicas sofisticadas de pré-oxigenação, e (3) novas abordagens para gerenciar a otimização hemodinâmica peri-intubação. O uso cuidadoso de *checklists* de intubação tem demonstrado auxílio eficaz na operacionalização dessas medidas e diminuído os eventos fisiológicos adversos durante o manejo da via aérea na emergência.[48,49]

6. Atenção especial ao manejo da via aérea pediátrica

Quando comparados com adultos, existem diferenças significativas em nosso entendimento e na abordagem do manejo da via aérea em situações de emergência em crianças, incluindo: epidemiologia do manejo da via aérea pediátrica em situações de emergência, características anatômicas da via aérea pediátrica, fisiologia pediátrica, estratégias para o sucesso no manejo da via aérea, equipamento para o manejo da via aérea, seleção e dosagem de agentes de indução, bloqueadores e sedativos pós-intubação, e eventos adversos associados ao manejo da via aérea.[50]

Os departamentos de emergência responsáveis por cuidar de crianças gravemente doentes e feridas devem investir tempo, recursos e experiência necessários para desenvolver equipes e protocolos de tratamento de via aérea pediátrica.[1] Como a intubação endotraqueal pediátrica é um evento relativamente incomum, mesmo em departamentos de emergência de cidades movimentadas, os adjuntos cognitivos como a Fita de Broselow-Luten™ podem ajudar a equipe com a seleção rápida e precisa, baseada no peso, de equipamentos e dosagem de drogas.[51,52]

7. Construindo uma sólida cultura de manejo da via aérea na medicina de emergência

O caminho para o sucesso na criação de uma cultura sólida de manejo da via aérea na medicina de emergência está baseado em um senso de enorme responsabilidade para com nossos pacientes, e de intenso orgulho pelo impacto de nossa especialidade. Isto vem depois de uma longa jornada de trabalho árduo e dedicação de muitos em nosso campo.

Para levar adiante nossa singular cultura, será necessário ter determinação e foco constante em:

- Forte liderança em medicina de emergência como parte da abrangente comunidade do manejo da via aérea.
- Um compromisso com a "própria" condução do manejo da via aérea em nosso espaço do departamento de emergência.
- Contribuições contínuas e de alto impacto para a literatura científica.
- Treinamento aperfeiçoado para o manejo da via aérea durante a residência médica.
- Manutenção de programas robustos de educação médica continuada.
- Alimentação contínua do espírito de colaboração com colegas dentro e fora de nossa especialidade que compartilham a paixão pelo avanço do manejo da via aérea na emergência.

O *Manual de Via Aérea na Emergência* serve como uma ferramenta extremamente valiosa para o avanço da medicina de emergência brasileira, que continua a construir sua própria cultura de manejo da via aérea. Esperamos sucesso e parceria no futuro.

Michael A. Gibbs, Médico,
FACEP, FAAEM
Professor de Medicina de Emergência
Departamento de Medicina
de Emergência
Carolinas Medical Center &
Levine Children's Hospital
Charlotte, Carolina do Norte, EUA
Vice-embaixador da ACEP – Brasil

COLABORADORES

- Calvin A. Brown III, Médico, Harvard Medical School.
- Brian Driver, Médico, Hennepin County Medical Center.
- Megan Fix, Médica, University of Utah School of Medicine.
- Erik Laurin, Médico, University of California, Davis.
- Robert Luten, University of Florida, Jacksonville.
- Christyn Magill, Médica, Atrium Health Carolinas Medical Center.
- Nathan Mick, Médico, Tufts University School of Medicine.
- Michael Murphy, Médico, University of Alberta.
- Joshua Nagler, Médico, MHPEd, Harvard Medical School.
- John C. Sakles, Médico, The University of Arizona.
- Leslie Simon, Médica Osteopata, Mayo Clinic Alix School of Medicine.
- Ron Walls, Médico, Harvard Medical School.

REFERÊNCIAS

1. Reed MJ, Dunn MJG, McKeown DW. Can an airway assessment score predict difficulty at intubation in the emergency department? Emergency Medicine Journal 2005;22:99-102.
2. Nausheen F, Niknafs NP, MacLean DJ, Olvera DJ, Wolfe AC, Pennington TW Davis DP. The HEAVEN criteria predict laryngoscopic view and intubation success for both direct and video laryngoscopy: a cohort analysis. Scandinavian Journal of Trauma, Resuscitation and Emergency Medicine 2019;27:50:1-9.
3. Weingart SD, Levitan RM. Preoxygenation and Prevention of Desaturation During Emergency Airway Management. Annals of Emergency Medicine 2012;59:165-175.
4. Driver BE, Klein LR, Carlson K, Harrington J, Reardon RF, Prekker ME. Preoxygenation with Flush Rate Oxygen: Comparing the Nonrebreather Mask With the Bag-Valve Mask. Annals of Emergency Medicine 2018;71:381-386.
5. Oliveira JE, Cabrera D, Barrionuevo P, Johnson R, Erwin PJ, Murad MH, Bellolio MF. Effectiveness of Apneic Oxygenation During Intubation: A Systematic Review and Meta-Analysis. Annals of Emergency Medicine 2017;70(4):483-494.
6. Sakles JC. Maintenance of Oxygenation during Rapid Sequence Intubation in the Emergency Department. Academic Emergency Medicine 2017;24(11):1395-140.
7. Levitan RM, Mechem CC, Ochroch EA, Shober FS, Hollander JE. Head-Elevated Laryngoscopy Position: Improving Laryngeal Exposure During Laryngoscopy by Increasing Head Elevation. Annals of Emergency Medicine 2003;41:322-330.
8. Patanwala AE, McKinney CB, Erstad BL, Sakles JC. Retrospective Analysis of Etomidate Versus Ketamine for First-pass Intubation Success in an Academic Emergency Department. Academic Emergency Medicine 2014;21:88-91.
9. Patanwala AE, Stahle SA, Sakles JC, Erstad BL. Comparison of succinylcholine and rocuronium for first-attempt success in the emergency department. Academic Emergency Medicine 2011;18(1):10-14.
10. April MD, Arana A. Schauer SG, Davis WT, Oliver JJ, Fantegrossi A, Summers SM, Maddry JK, Walls RM, Brown CA, and on behalf of the NEAR Investigators. Ketamine Versus Etomidate and Peri-intubation Hypotension: A National Emergency Airway

Registry Study. Academic Emergency Medicine 2020;27(11):1106-1115.
11. Mohr NM, Paper SG, Runde D, Kaji AH, Walls RM, Brown CA. Etomidate Use Is Associated With Less Hypotension Than Ketamine for Emergency Department Sepsis Intubations: A NEAR Cohort Study. Academic Emergency Medicine 2020;27(11):1140-1149.
12. Bacon ER, Phelan MP, Doyle J. Tips and Troubleshooting for Use of GlideScope Video Laryngoscopy for Emergency Endotracheal Intubation. American Journal of Emergency Medicine 2015;33:1273-1277.
13. Bonomo JB, Butler AS, Lindsell CJ, Venkat A. Inadequate provision of postintubation anxiolysis and analgesia in the ED. American Journal of Emergency Medicine 2008;26:469-472.
14. Berg K, Gregg V, Cosgrove P, Wilkinson M. The Administration of Postintubation Sedation in a the Pediatric Emergency Department. Pediatric Emergency Care 2021;37(11):e732-e735.
15. Driver BE, Prekker ME, Klein LR, Reardon RF, Miner JR, Fagerstrom BA, Cleghorn MR, McGill JW, Cole RB. Effect of Use of a Bougie vs Endotracheal Tube and Stylet on First-Attempt Intubation Success Among Patients with Difficult Airways Undergoing Emergency Intubation. A Randomized Clinical Trial. Journal of the American Medical Association 2018;319(21):2179-2018.
16. Driver BE, Semler MW, Self WH; for the BOUGIE Investigators and Pragmatic Clinical Care Research Group. Effect of Use of a Bougie vs. Endotracheal Tube with Stylet on Successful Intubation on the First Attempt Among Critically Ill Patients Undergoing Tracheal Intubation. A Randomized Clinical Trial. Journal of the American Medical Association 2021;326(24):2488-2497.
17. Braude D, Steuerwald M, Wray T, Galgon R. Managing the Out-of-Hospital Extraglottic Airway Device. Annals of Emergency Medicine 2019;74(3):416-422.
18. Bair AE, Filbin MR, Kulkarni RG, Walls RM. The Failed Intubation Attempt In The Emergency Department: Analysis Of Prevalence, Rescue Techniques, and Personnel. The Journal of Emergency Medicine 2002;23(2):131-140.
19. Hayden EM, Pallin DJ, Wilcox SR, Gordon JA, Carlson JN, Walls RM, Brown CA, on behalf of the National Emergency Airway Registry (NEAR) III Investigators. Emergency Department Adult Fiberoptic Intubations: Incidence, Indications, and Implications for Training. Academic Emergency Medicine 2018;25(11):1263-1267.
20. Capone CA, Emerson B, Sweberg T, for the National Emergency Airway Registry for Children (NEAR4KIDS) Investigators, Pediatric Acute Lung Injury, Sepsis Investigators (PALISI). Intubation practice and outcomes among pediatric emergency departments: A report from National Emergency Airway Registry for Children (NEAR4KIDS). Academic Emergency Medicine 2022;29(4):406-414.
21. Mayglothling J, Duane TM, Gibbs M, McCunn M, Legome E, Eatman AL, Whelan J, Shah KH. Emergency tracheal intubation immediately following traumatic injury: An Eastern Association for the Surgery of Trauma practice management guideline. Journal of Trauma and Acute Care Surgery 2012;73:S333-S340.
22. Dargin J, Medzon R. Emergency Department Management of the Airway in Obese Adults. Annals of Emergency Medicine 2010;56:95-104.
23. Brown CA, Mosier J, Carlson JN, Gibbs MA. Pragmatic recommendations for intubating critically ill patients with suspected COVID-19. Journal of the American College of Emergency Physicians 2020;1(2):80-84.
24. Sakles JC. Improving the Safety of Rapid Sequence Intubation in the Emergency Department. Annals of Emergency Medicine 2016;69:7-9.
25. Sakles JC, Chiu S, Mosier J, Walker C, Stolz U. The Important of First Pass Success When Performing Orotracheal Intubation in the Emergency Department. Academic Emergency Medicine 2013;20:71-78.
26. Goto T, Gibo K, Hagiwara Y, Brown DFM, Brown CA, Hasegawa K. Factors Associated with First-Pass Success in Pediatric Intubations in the Emergency Department. Western Journal of Emergency Medicine 2016;17(2):129-134.
27. Heffner AC, Swords D, Kline JA, Jones AE. The frequency and significance of postintubation hypotension during emergency airway management. Journal of Critical Care 2012; 27(4):417.e9-417.e13.
28. Lin CC, Chen KF, Shih CP, S CJ, Hsu KH. The prognostic factors of hypotension after rapid sequence intubation. American Journal of Emergency Medicine 2008;26:845-851.
29. Heffner AC, Swords DS, Neale MN, Jones AE. Incidence and factors associated with cardiac arrest complicating emergency airway management. Resuscitation 2013; 84(11):1500-4.
30. April MD, Arana A, Reynolds JC, Carlson JN, Davis WT, Schauer SG, Oliver JJ, Summers SM, Long B,

Walls RM, Brown CA, For The NEAR Investigators. Peri-intubation cardiac arrest in the Emergency Department: A National Emergency Airway Registry (NEAR) study. Resuscitation 2021;162:403-411.

31. Brown CA, Bair AE, Pallin DJ, Walls RM, on behalf of the NEAR III Investigators. Techniques, Success, and Adverse Events of Emergency Department Adult Intubations. Annals of Emergency Medicine 2015;65(4):363-370.
32. Miller KA, Dechnik A, Miller AF, D'Ambrosi D, Monuteaux MC, Thomas PM, Kerrey BT, Neubrand T, Goldman MP, Prieto MM, Wing R, Breuer R, D'Mello J, Jakuborwicz A, Nishisaki A, Nagler J. Video-Assisted Laryngoscopy for Pediatric Tracheal Intubation in the Emergency Department: A Multicenter Study of Clinical Outcomes. Annals of Emergency Medicine 2023;81:113-122.
33. Okubo M, Gibo K, Hagiwara Y, Nakayama Y, Hasegawa K, on behalf of the Japanese Emergency Medicine Network Investigators. The effectiveness of rapid sequence intubation (RSI) versus non-RSI in emergency department: an analysis of multicenter prospective observational study. International Journal of Emergency Medicine 2017. https://doi.org/10.1186/s12245-017-0129-8.
34. Batlan DEE, Zaid GJ, Johnston WC. Neuromuscular blockade in the emergency department. The Journal of Emergency Medicine 1987;5(3):225-232.
35. Dufour DG, Larose DL, Clement SC. Rapid sequence intubation in the emergency department. The Journal of Emergency Medicine 1995;13(5):705-710.
36. ACEP Policy Statement: Rapid-Sequence Intubation. Copyright © 2012. American College of Emergency Physicians. All rights reserved. Originally approved 1996.
37. Walls RM. Airway Management. Emergency Medicine Clinics of North America 1993;11(1):53-60.
38. Sakles, JC, Augustinovich CC, Patawala AE, Pacheco GS, Mosier JM. Improvement in the Safety of Rapid Sequence Intubation in the Emergency Department with the Use of an Airway Continuous Quality Improvement Program. Western Journal of Emergency Medicine 2019. https://doi.org/10.5811/WESTJEM.2019.4.42343.
39. Couto TB, Reis AG, Farhat SCL, Carvailho VEL, Schvarstman C. Changing the view: Video versus direct laryngoscopy for intubation in the pediatric emergency department. Medicine September 18, 2020;99(38):pe22289.
40. Miller KA, Dechnik A, Miller AF, D'Ambrosi D, Monuteaux MC, Thomas PM, Kerrey BT, Neubrand T, Goldman MP, Prieto MM, Wing R, Breuer R, D'Mello J, Jakuborwicz A, Nishisaki A, Nagler J. Video-Assisted Laryngoscopy for Pediatric Tracheal Intubation in the Emergency Department: A Multicenter Study of Clinical Outcomes. Annals of Emergency Medicine 2023;81:113-122.
41. Ruderman RT, Mali M, Kaji AH, Kilgo R, Watts S, Wells R, Limkakeng AT, Borawski JB, Fantegrossi AE, Walls RM, Brown CA, for the National Emergency Airway Registry Investigators. Direct vs. Video Laryngoscopy for Difficult Airway Patients in the Emergency Department: A National Emergency Airway Registry Study. Western Journal of Emergency Medicine 2022;23(5):706-715.
42. Trent SA, Kaji AH, Carlson JN, McCormick T, Haukoos JS, Brown CA, for the National Emergency Airway Registry Investigators. Video Laryngoscopy Is Associated With First-Pass Success in Emergency Department Intubations for Trauma Patients: A Prospective Score Matched Analysis of the National Emergency Airway Registry. Annals of Emergency Medicine 2021;78(6):708-719.
43. Mohr NM, Leon ES, Carlson JN, Driver B, Krishnadasan A, Harland KK, Eyck PT, Mower WR, Foley Tm, Wallace K, McDonald LC, Kutty PK, Santibanez S, Talan DA, for the Project COVERED Emergency Department Network. Endotracheal Intubation Strategy, Success, and Adverse Events Among Emergency Department Patients During the COVID-19 Pandemic. Annals of Emergency Medicine 2023;81:145-157.
44. Yumul R, Elvir-Lazo O, White PF, Sloninsky A, Kaplan M, Kariger R, Naruse R, Parker N, Pham C, Zhang X, Wender RH. Comparison of three videolaryngoscopy devices to direct laryngoscopy for intubating obese patients: a randomized controlled trial. Journal of Clinical Anesthesiology 2016; 31:71-77.
45. Bacon ER, Phelan MP, Doyle DJ. Tips and Troubleshooting for Use of the GlideScope Video Laryngoscope for Emergency Endotracheal Intubation. The American Journal of Emergency Medicine 2015;33(9):1273-1277.
46. Mosier JM, Joshi R, Hypes C, Pacheco G, Valenzuela T, Sakles JC. The physiologically difficult airway. Western Journal of Emergency Medicine 2015;16:1109-1117.
47. Butler K, Winters M. The Physiologically Difficult Intubation. Emergency Medicine Clinics of North America 2022;40:615-617.

48. Chen C, Kan T, Li S, Qui C, Gui L. Use and implementation of standard operating procedures and checklists in prehospital emergency medicine: a literature review. American Journal of Emergency Medicine 2016;34:2432-2439.
49. Groombridge C, Maini A, Olaussen A, Kim Y, Fitzgerald M, Mitra Biswadev, Smit DV. Impact of a targeted bundle of audit with tailored education and an intubation checklist to improve airway management in the emergency department: an integrated time series analysis. Emergency Medicine Journal 2020;37(9):576-580.
50. Miller KA, Nagler J. Advances in Emergent Airway Management in Pediatrics. Emergency Medicine Clinics of North America 2019;37:473-491.
51. Luten RC, Zaritsky A, Wears R, Broselow J. The use of the Broselow tape in pediatric resuscitation. Academic Emergency Medicine 2007;14(5):500-501.
52. Khouli M, Ortiz M, Romo-Hernandez G, Martinez-Licona D, Stelzner RM. Use of the Broselow tape in a Mexican emergency department. Journal of Emergency Medicine 2015;48(6):660-666.

SEÇÃO 1

Fundamentos

CAPÍTULO 1

Anatomia da via aérea

Pedro Alves do Amaral Mansur
Frederico Mansur Branco
Júlio César Garcia de Alencar

PONTOS IMPORTANTES

- O conhecimento da anatomia topográfica e funcional é o que fundamenta a abordagem de diversos componentes no manejo da via aérea.
- A via aérea, o aparelho condutor do sistema respiratório, é revestida quase inteiramente por uma mucosa especializada em ações protetivas, olfatórias e glandulares, que basicamente se divide em duas porções: superior e inferior.
- Comparativamente, o trato respiratório pediátrico é mais alto, anteriorizado, curto e estreito que o do adulto, mas menos desenvolvido. Contudo, a língua, as tonsilas e a epiglote são estruturas relativamente maiores na faixa pediátrica.

INTRODUÇÃO

O termo "respiração" participa de diversas definições no estudo da fisiologia humana. Entre elas, o ato se refere às trocas gasosas e à atividade celular elementar para a geração de energia. Essencial a essas funções é o trajeto que o oxigênio percorre do meio externo à superfície de troca gasosa.

Esse trajeto é denominado via aérea (VA) e se refere à porção condutora do sistema respiratório, que deve se manter pérvia e protegida para possibilitar a oxigenação e a ventilação. Consequentemente, a insuficiência do sistema respiratório é uma emergência médica. Em vista disso, é possível intervir, de maneira artificial, nas funções que competem à via aérea por meio da realização de procedimentos invasivos, como a intubação endotraqueal. O conhecimento a respeito da anatomia topográfica e funcional é o que fundamenta a abordagem de diversos componentes no manejo da via aérea. Por exemplo:

- Manobras de abertura da via aérea:
  - Vítima de trauma em uso de colar cervical: qual manobra de abertura da via aérea é a mais adequada para este paciente?
- Predição da via aérea anatomicamente difícil:
  - Quais características anatômicas predizem se o médico está diante de uma via aérea anatomicamente difícil?
- Distinções anatômicas entre sexo, faixas etárias e composição corporal:
  - Há particularidades na via aérea pediátrica?
- Alterações anatômicas em razão de condições patológicas ou complicações:

  - No paciente com anafilaxia, os marcos anatômicos podem não ser reconhecidos?
- Inter-relação dos pontos anatômicos com os inúmeros dispositivos para manuseio da via aérea:
  - Em que local se deve inserir a ponta da lâmina curva do laringoscópio (Macintosh)?
- Uso de anestesia tópica no manejo da via aérea:
  - Onde e como aplicar a anestesia tópica na intubação com o paciente acordado?

Diante desses e de outros importantes questionamentos, este capítulo traz uma perspectiva que contempla as estruturas anatômicas e evidencia sua importância para o raciocínio e para as condutas médicas.

DISCUSSÃO

Para aquele que lida com o paciente crítico, o conhecimento da anatomia aplicada ao manejo da via aérea é indispensável. Conceitos, limites, marcos anatômicos, correlações e alterações são fundamentos que guiam o planejamento, a técnica e a abordagem de cada caso.

Cabeça e pescoço

Além da anatomia do trato respiratório e sua correlação com o início do trato digestório, vale destacar que componentes da cabeça e do pescoço também impactam o manuseio da via aérea.

A cabeça compreende inúmeras estruturas de sistemas essenciais à vida humana, desde os sistemas respiratório e digestório até o sistema nervoso. Conecta-se ao resto do corpo pelo pescoço e, em conjunto, produzem o arcabouço que abriga, conforma e protege diversas estruturas que compõem a via aérea.

O crânio, que é o esqueleto da cabeça, tem, em sua composição, aproximadamente 22 ossos de diferentes morfologias, que se unem e criam outras estruturas, passagens e cavidades. É recoberto por pele, fâneros e musculatura; em seu aspecto anterior, encontra-se a face. Alterações craniofaciais, muitas vezes perceptíveis à inspeção, já são indícios indiretos de uma via aérea anatomicamente difícil.

O pescoço é uma área de transição com grande mobilidade e considerada nobre por abrigar elementos de diversos sistemas orgânicos. A sustentação do pescoço dá-se, principalmente, pela coluna vertebral e pela musculatura. Sua conexão com o crânio por meio do complexo occipito-atlanto-axial é o que permite a ampla mobilização craniocervical.

Certas características do pescoço são capazes de advertir sobre possíveis dificuldades durante o manejo da via aérea. Na morfologia, maior circunferência e menor comprimento são características preditoras de uma intubação difícil. Limitações de mobilidade, como à extensão occipitocervical e à flexão cervicotorácica, são capazes de prejudicar o posicionamento e a linha de visão do intubador e, até mesmo, em alguns casos, impossibilitar a intubação.

Via aérea

A via aérea é o aparelho condutor do sistema respiratório, sendo revestida quase inteiramente por uma mucosa especializada em ações protetivas, olfatórias e glandulares, que, de maneira didática, divide-se em duas porções: superior e inferior (Figura 1).

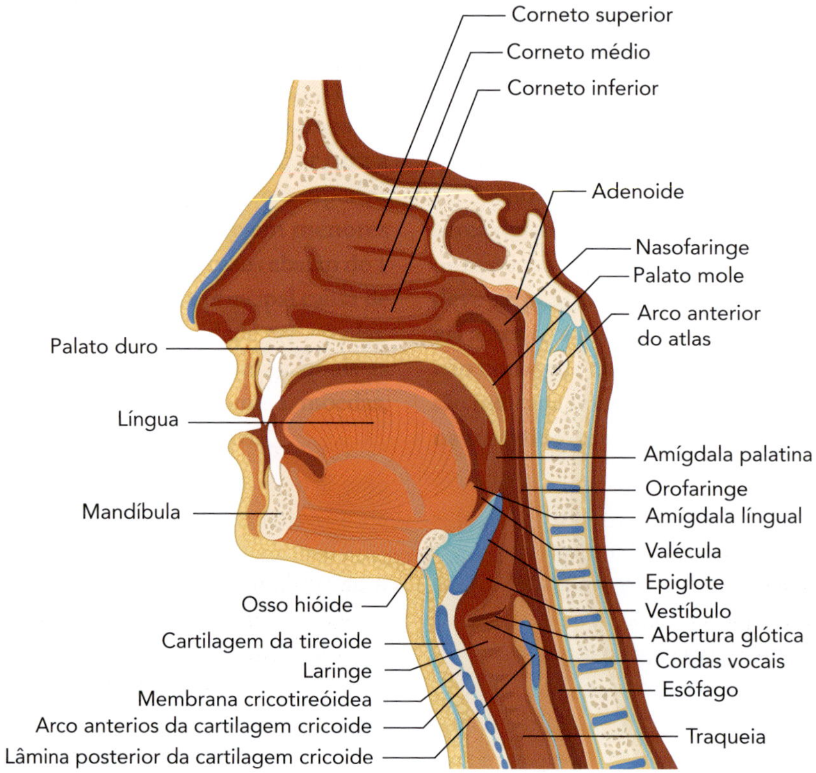

FIGURA 1 Via aérea superior.

Via aérea superior

A via aérea superior é composta por nariz, divisões da faringe e laringe.

Nariz e nasofaringe

Dando início ao conduto respiratório, o nariz é responsável pela filtração e umidificação do ar inspirado, pela passagem de secreções e tem função no sistema olfatório. Em sua parte externa, abrem-se dois orifícios, as narinas. Internamente, é dividido pelo septo nasal, formando duas cavidades nasais análogas. O desvio de septo é uma condição comum que pode dificultar alguns procedimentos, como a intubação nasotraqueal.

As cavidades têm estruturas de constituição cartilaginosa e óssea. Possuem complexa inervação e vascularização, a exemplo do plexo vascular de Kiesselbach, importante área anastomótica e com potencial de sangramento. Portanto, é uma região passível de uso tópico de anestésicos e drogas vasoconstritoras.

Nos limites da cavidade nasal, em suas paredes laterais, há três conchas nasais e, entre elas, os meatos nasais. Em virtude da angulação do assoalho nasal e de sua distância para o meato inferior, forma-se a via aérea nasal principal (*major nasal airway*). Essa via é o trajeto mais oportuno para a passagem de cânulas nasofaríngeas, tubos traqueais e endoscópios flexíveis, visando a reduzir o risco de lesão de conchas e evitando o contato com áreas mais tênues do arcabouço ósseo.

Posteriormente às conchas nasais e ao final do septo nasal, mediante as coanas, as cavidades nasais comunicam-se com a nasofaringe. No limite posterior da nasofaringe, encontram-se as tonsilas faríngeas, estruturas que podem ser causa de obstrução nasal crônica e de dificuldade durante a passagem de dispositivos. Outro aspecto que dificulta a progressão de dispositivos é a projeção do tubérculo anterior da vértebra C1 nessa região. No limite inferior, situa-se o palato mole, principal estrutura a cumprir a função de isolar a nasofaringe da orofaringe durante o ato da deglutição. Em virtude de sua mobilidade, em paciente com rebaixamento do nível de consciência e, principalmente, em posição supina, o palato mole, em contato com a parede posterior da nasofaringe, é um dos pontos de obstrução funcional da via aérea.

Ademais, os limites ósseos do segmento nasal advêm do crânio. Em razão dessa relação e do risco de penetração na cavidade intracraniana, o uso da via nasal para manutenção da perviedade da via aérea em casos suspeitos ou confirmados de fratura de base de crânio deve ser cauteloso ou, até mesmo, contraindicado.

Cavidade oral e orofaringe

A cavidade oral é imprescindível para o sistema digestório (Figura 2). Outrossim, possui papel relevante para o sistema respiratório como via de acesso alternativo à via aérea. A cavidade abre-se para a face através da rima da boca, sendo circundada exteriormente pelos lábios. A abertura bucal depende da harmonia entre a articulação temporomandibular, a angulação cervical e os tecidos periorais. Uma abertura bucal favorável é imprescindível para diversas etapas no manejo da via aérea, desde a avaliação pré-procedimento até a sua realização.

A arcada dentária é a responsável pela conformação e maior rigidez da parte inferior da face. Por essa razão, em pacientes edêntulos, pode haver dificuldade no acoplamento e na vedação de máscaras faciais e, em contraste, maior facilidade na laringoscopia. Já a morfologia e a distribuição dos dentes na arcada podem dificultar a laringoscopia ou a passagem do tubo traqueal, além de elevar o risco de lesões dentárias iatrogênicas e de perfuração do *cuff* de alguns dispositivos.

O teto da cavidade oral é delimitado pelo palato duro e pelo palato mole. Projetando-se a partir da margem livre do palato mole, a úvula é um marco anatômico que, em condições normais, situa-se na linha média e configura-se como ponto de referência para a orientação espacial.

Preenchendo a cavidade da boca, a língua é a estrutura preponderante no assoalho. Trata-se de um órgão muscular móvel, com ⅔ de sua estrutura na região oral e ⅓ na região faríngea, tendo ambas as partes características distintas. Sua raiz é fixada à mandíbula e ao osso hioide, motivo pelo qual manobras como *jaw thrust* (projeção da mandíbula) e *chin lift* (elevação do mento), por se utilizarem dessa correlação, são capazes de reverter obstruções funcionais causadas pela posteriorização da língua. Além dessas manobras, as cânulas naso e orofaríngeas também buscam reverter obstruções ao se contraporem à língua entre as paredes anterior e posterior da faringe.

Como já mencionado, a mandíbula tem relevante relação com a língua e com o osso hioide, que, com formato em ferradura, se articula com a base do crânio por meio da articulação temporomandibular

(ATM). Agregando grande mobilidade, os movimentos de rotação e translação dessa articulação também ampliam a capacidade de controle da língua e de criação da linha de visão durante a laringoscopia. Por afetarem a funcionalidade da mandíbula, fraturas mandibulares, infecções regionais, doenças congênitas e afecções da ATM são condições associadas a intubações difíceis.

Posteriormente, a cavidade oral comunica-se com a orofaringe pelo istmo orofaríngeo. Essa passagem, que é recoberta pelos arcos palatinos, também condiz com o sulco terminal que separa as porções oral e faríngea da língua. Em cada lado da fossa, entre os arcos palatinos, encontram-se as tonsilas palatinas; sobre a superfície faríngea da língua, estão as tonsilas linguais. Hipertrofia ou infecções tonsilares sinalizam dificuldade para a intubação orotraqueal.

Limitada anteriormente pelo istmo orofaríngeo e pela parte faríngea da língua, a orofaringe encontra-se entre a nasofaringe e a ponta da epiglote.

Na busca por elementos que denotem dificuldade na intubação, o escore de Mallampati é uma ferramenta que se fundamenta puramente na relação entre as estruturas anatômicas supramencionadas. Essa escala objetiva graduar a visualização da orofaringe durante a abertura bucal, relacionando o tamanho da cavidade oral à língua e à porção visível da úvula, e estimar o risco de se estar diante de uma via aérea anatomicamente difícil.

O nervo glossofaríngeo é o responsável pela inervação sensitiva da parte faríngea da língua e corresponde à aferência do reflexo do vômito. Seu bloqueio é essencial para realizar a intubação no paciente acordado, podendo ser realizado por anestesia tópica ou por meio da infiltração de anestésicos locais.

Espaço mandibular

Durante a laringoscopia direta (LD), é necessário que haja controle, mobilização e deslocamento de estruturas a fim de se criar espaço para a lâmina do laringoscópio e para

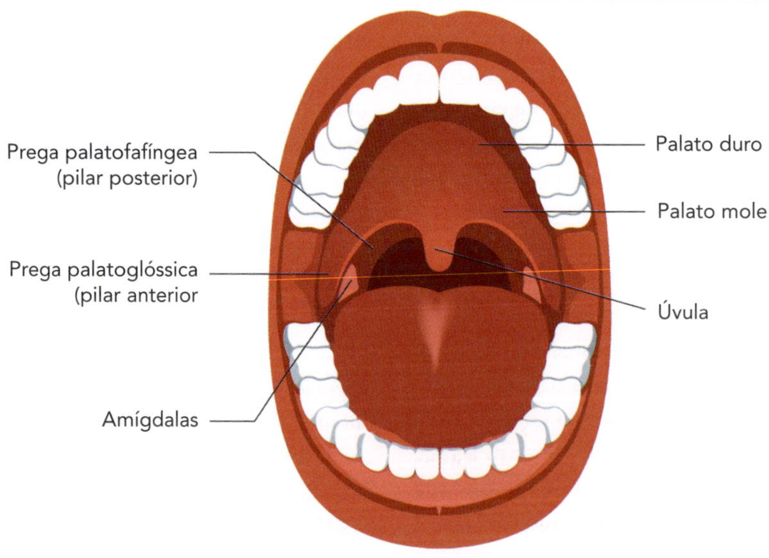

FIGURA 2 Cavidade oral e orofaringe.

o tubo traqueal, mantendo-se a linha de visão do intubador. Para atingir esses objetivos, busca-se, durante a manipulação da língua, colocá-la em um território virtual da região cervical, o espaço mandibular, que é demarcado pela mandíbula e pelos músculos do assoalho da cavidade oral e pode ser dividido em: sublingual, submentual e submandibular. Esse espaço possui uma limitada capacidade de acomodar a língua, portanto, em situações de alteração do volume ou do tamanho lingual ou quando há redução da complacência local, a exemplo de lesões expansivas, a LD pode ser completamente ineficaz.

Faringe e laringofaringe

A faringe é outro órgão de composição muscular, em formato de túnel, que se inicia na base do crânio, faz conexões com outras cavidades e continua até a sua junção com o esôfago. Por ação de seu tônus muscular, a faringe é capaz de manter a via aérea aberta e desobstruída. Esse tônus é modulável: em pacientes dispneicos, é comum a intensificação da patência da via; já em situações de rebaixamento do nível de consciência em virtude do uso de bloqueadores neuromusculares ou alguns sedativos, o tônus pode ser atenuado, causando obstrução na via aérea.

Entre as estruturas e fáscias que cercam a faringe, criam-se espaços virtuais. O espaço retrofaríngeo permite a dinâmica entre as estruturas da região. Pode ser acometido por traumas ou infecções e, dessa forma, gerar lesões com efeito de massa capazes de dificultar a intubação.

A faringe é dividida em três partes, das quais duas já foram mencionadas: a nasofaringe e a orofaringe. Sua inervação sensitiva difere de acordo com suas porções. A nasofaringe é a única parte não inervada por ramos do plexo faríngeo, enquanto a orofaringe recebe ramos do nervo glossofaríngeo; a laringofaringe, por sua vez, possui inervação de ramos laríngeos do nervo vago (Figura 3).

Laringofaringe ou hipofaringe é a subdivisão localizada inferiormente, entre a ponta da epiglote e a entrada do esôfago, possuindo relação importante com estruturas laríngeas. Por se projetar na faringe, a laringe acaba trazendo a perspectiva de "um tubo dentro de um tubo", apresentando sua entrada – o ádito da laringe – e criando deflexões na laringofaringe. A partir dessas deflexões, formam-se concavidades: os recessos piriformes, lateralmente, e a valécula, anteriormente. Os piriformes são sítios comuns de impactação de corpos estranhos, e a valécula é um importante marco anatômico em virtude de sua relevância prática na relação com a língua, o osso hioide, a epiglote e a própria laringe.

Laringe

Conectando as porções superior e inferior da via aérea, a laringe é um órgão complexo formado pela correlação e articulação entre cartilagens, ligamentos, membranas e músculos (Figura 4). Essa formação a torna uma estrutura dinâmica e altamente móvel, com ação valvular e participação em diversas funções, como respiração, perviedade e proteção da via aérea, fonação e deglutição. A laringe está localizada na região anterior do pescoço, variando na altura entre a quarta e a sexta vértebras cervicais. Abre-se e projeta-se obliquamente na hipofaringe. Em seu limite superior, ancora-se ao osso hioide; inferiormente, conecta-se à entrada da traqueia.

Os marcos anatômicos que compõem a laringe podem ser entendidos sob a perspectiva daqueles que se encontram visíveis dentro da via aérea ou aqueles aparentes ou palpáveis no pescoço.

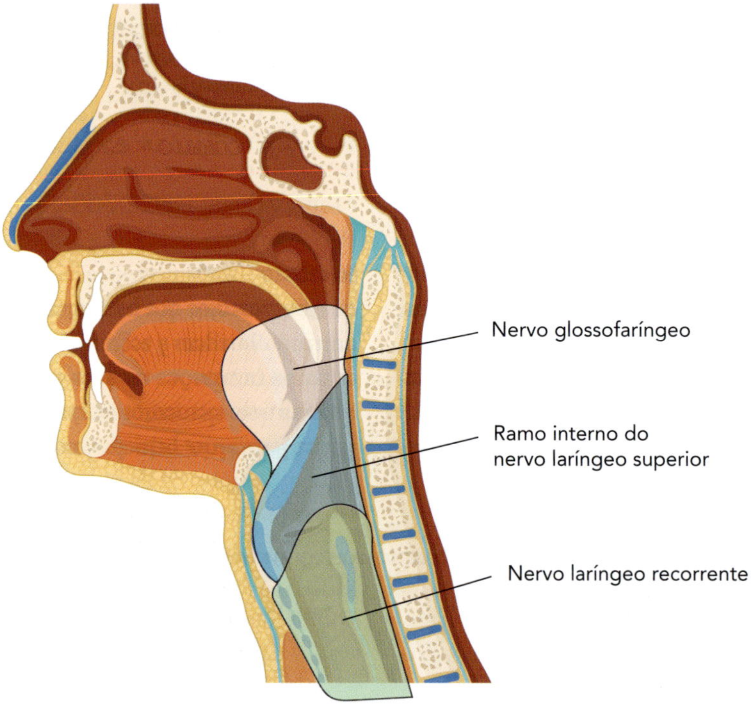

FIGURA 3 Inervação da faringe.

Há nove cartilagens laríngeas, sendo três ímpares, anteriores e maiores (tireóidea, cricóidea e epiglótica), e três pares, posteriores e menores (aritenoides, corniculadas e cuneiformes).

Dependendo da disposição dos tecidos no pescoço, além do osso hioide, as cartilagens tireóidea e cricóidea podem ser palpadas ou manipuladas.

A cartilagem tireóidea é a maior, constituída de duas lâminas que se fundem anteriormente, formando a proeminência laríngea. Conecta-se superiormente ao osso hioide e inferiormente à cartilagem cricoide pela membrana tíreo-hióidea e cricotireóidea, respectivamente.

A membrana cricotireóidea possui formato trapezoide, variando entre 5 e 12 mm de altura e 22 e 30 mm de largura. Está na porção laríngea mais próxima à pele, numa região palpável e praticamente livre de vasos ou estruturas mais nobres. Por esse motivo, acessos percutâneos à via aérea baseiam-se nesse marco anatômico.

A cartilagem cricoide é um importante marco anatômico em razão de ser o único anel completo da via aérea, com lâminas de maior espessura e importantes correlações anatômicas. Encontra-se ao nível da junção faringoesofágica e da sexta vértebra cervical e inferiormente à cartilagem tireóidea e à membrana cricotireóidea, sendo o limite entre a traqueia e a laringe. Em sua face posterior, articula-se com as cartilagens tireóidea e aritenoides. A manipulação e posteriorização cricóidea, conhecida como manobra de Sellick, busca comprimir o esfíncter esofagiano e atenuar o risco de regurgitação.

Quando se objetiva instaurar uma via aérea definitiva, o intubador necessita inserir um tubo dentro da traqueia. Portanto, ele deve conhecer as aberturas e os acessos para realizar esse procedimento.

O ádito da laringe é a abertura superior da cavidade laríngea, cercando a fenda glótica. É delimitado anteriormente pela epiglote, lateralmente pelas pregas ariepiglóticas e posteriormente pelas cartilagens cuneiformes e corniculadas e pela incisura interaritenóidea. A visualização da correlação entre essas estruturas com a fenda glótica corresponde à escala de Cormack-Lehane, comumente referida no manejo da via aérea difícil.

A cartilagem epiglótica ou epiglote é amplamente flexível e, com seu formato foliar, ergue-se na cavidade faríngea, onde, em sua borda superior, situa-se o limite entre a orofaringe e laringofaringe. Fixa-se às cartilagens tireóidea e aritenoides, à base da língua e ao osso hioide através de ligamentos. Aliada à sua flexibilidade, essas fixações permitem, sobretudo, um movimento de dobradiça à cartilagem, agindo como a tampa do ádito da laringe. Durante a laringoscopia, pode ser manipulada ao colocar-se a ponta da lâmina sobre a valécula, onde, sob a prega glossoepiglótica mediana, está o ligamento hioepiglótico, que, ao ser pressionado, alavanca a epiglote e incrementa a visualização laríngea.

No limite posterior do ádito da laringe, as cartilagens são bilaterais, em pares, sendo separadas pela incisura interaritenóidea. Atrás das cuneiformes, as corniculadas ficam acima das aritenoides. Essas cartilagens posteriores estão mais suscetíveis a traumas durante o ato da intubação, seja pela lâmina do laringoscópio, seja durante a passagem do tubo endotraqueal sob o *bougie*, que, por vezes, não progride por conta da impactação do bisel nas cartilagens, conhecido como *tube block*.

Logo após a entrada laríngea, sua cavidade divide-se em três regiões: supraglótica, glótica e infraglótica. A região glótica encontra-se ao nível das cordas vocais. A abertura triangular entre as esbranquiçadas cordas vocais é a fenda glótica; essa abertura é o alvo final do intubador.

Algumas manobras, como a elevação da cabeça (*head lift*), flexão atlanto-occipital, *jaw thrust*, BURP e manipulação laríngea externa, foram ou são empregadas com o intuito de melhorar a exposição laríngea e glótica.

O acometimento da via aérea por afecções edemigênicas, contaminação (secreção, sangue, conteúdo gástrico, *debris*) ou trauma cervical é capaz de distorcer e obscurecer os marcos anatômicos laríngeos de maneira que não sejam reconhecidos.

Os ramos laríngeo superior e recorrente do nervo vago são responsáveis pela inervação sensitiva mais proeminente do corpo humano, a da laringe. Com diferentes trajetos e regiões inervadas, ambos margeiam as laterais laríngeas em diferentes alturas.

Para evitar ou atenuar os reflexos autonômicos ou de fechamento glótico, o bloqueio nervoso da laringe é costumeiramente incentivado. Pode ser realizado por anestesia tópica da mucosa, seja sob demanda ou sob os recessos piriformes, e também por anestesia percutânea, ao nível da membrana tireo-hióidea ou penetrando a cavidade pela membrana cricotireóidea.

Eixos, curvas e posicionamento

Abordagens como a laringoscopia direta dependem da capacidade de se obter visualização (linha de visão) e acesso à entrada da via aérea inferior. Para isso, como

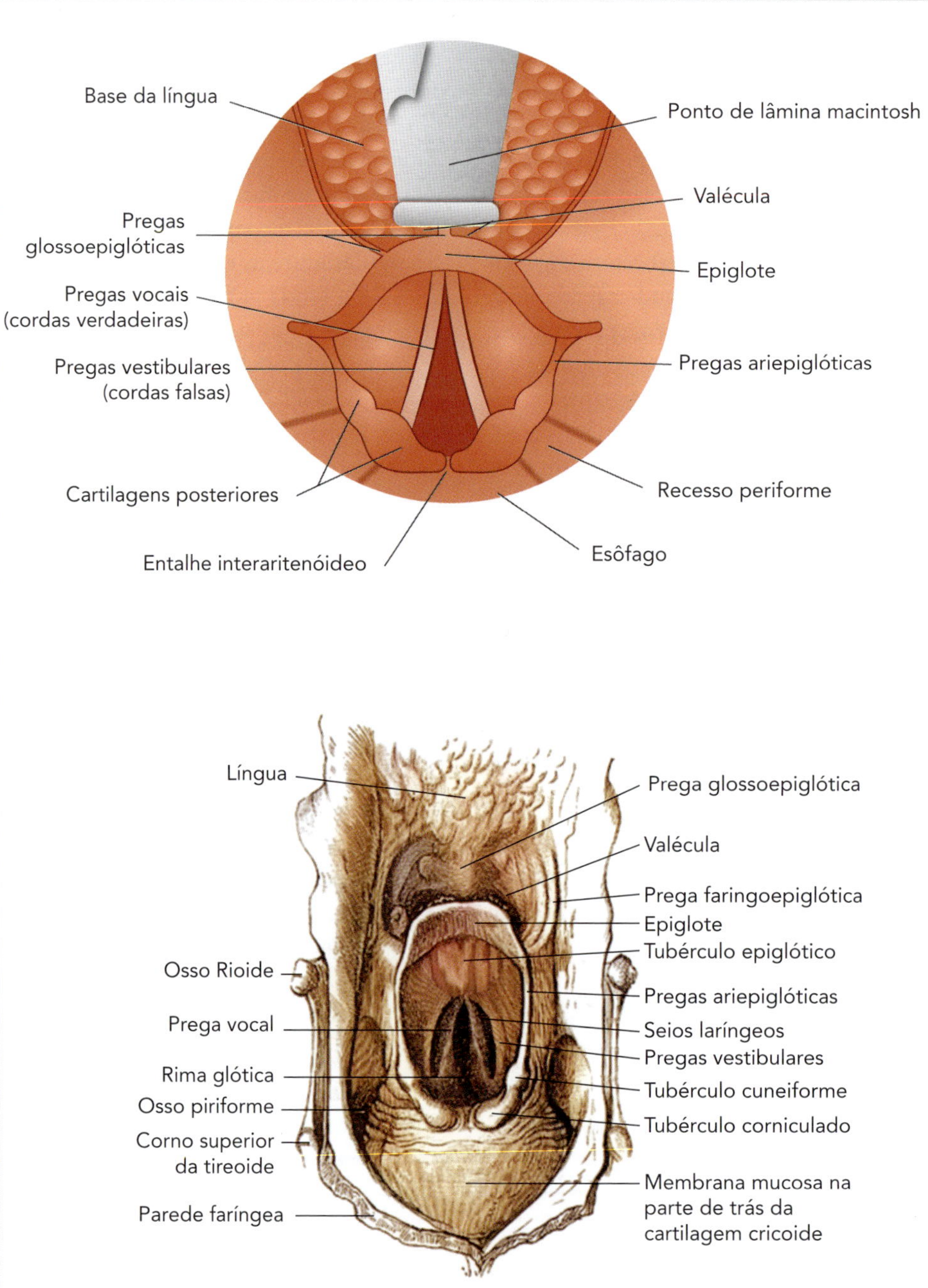

FIGURA 4 Diferentes visões da laringe e seus marcos anatômicos.

(continua)

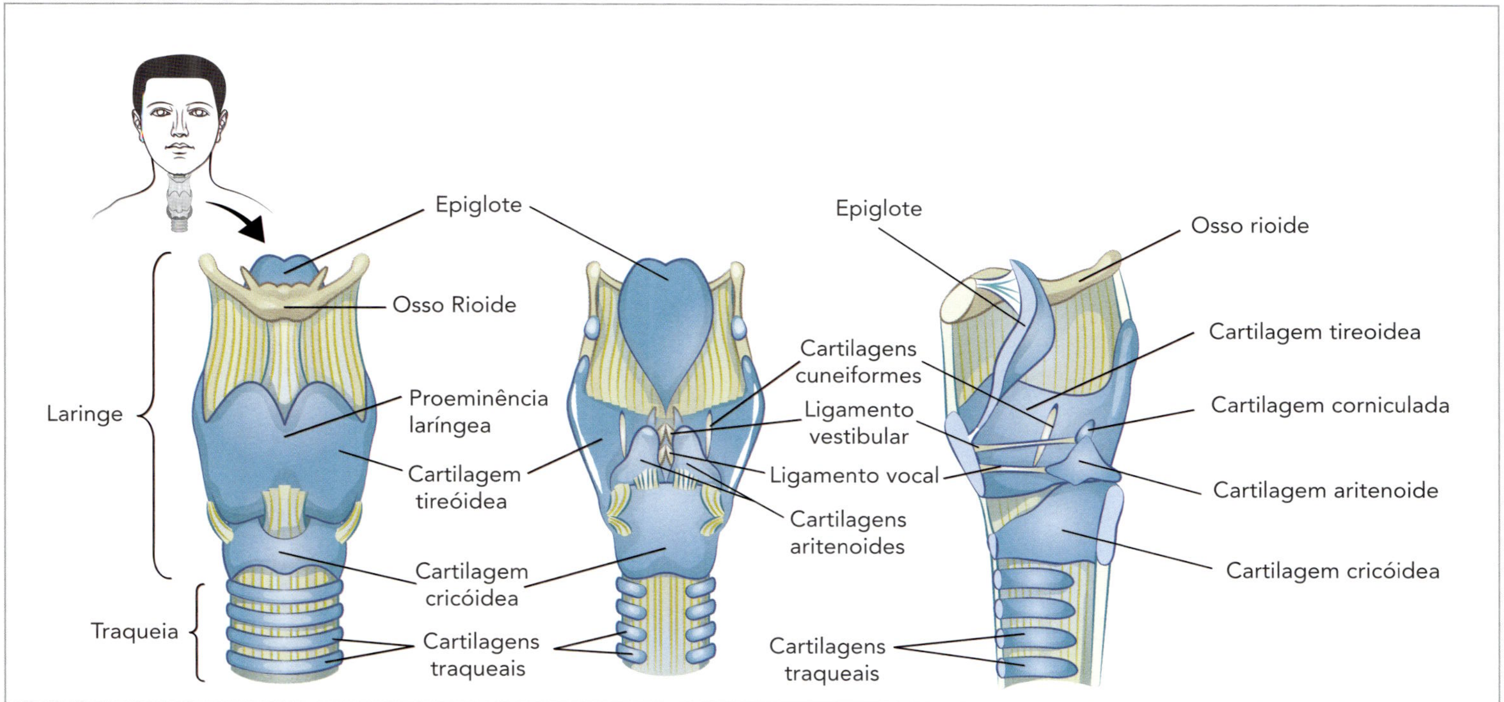

FIGURA 4 (*Continuação*) Diferentes visões da laringe e seus marcos anatômicos.

já mencionado, laringoscópios manipulam estruturas e tecidos, abrindo o campo de visão do intubador.

Entretanto, antes mesmo do ato da laringoscopia em si, por meio da manipulação do crânio e do pescoço, é possível melhorar o posicionamento do paciente. O objetivo é alcançar uma posição adequada entre paciente e intubador, possibilitando a visão da entrada da laringe e, por consequência, otimizando a oxigenação e evitando a broncoaspiração.

Classicamente, fala-se sobre a concordância entre as linhas ou eixos das três cavidades: oral, faríngea e laríngea. Entretanto, atualmente, essa perspectiva é questionada e novas teorias foram propostas. Há o exemplo da teoria das duas curvas, que foi postulada numa tentativa de explicar, de maneira mais fidedigna, o impacto do posicionamento e também da interação dos dispositivos com a via aérea durante a intubação (Figura 5).

Consequentemente, o melhor (ou ideal) posicionamento do corpo, da cabeça e do pescoço do paciente também vem sendo questionado e, frequentemente, novas posições têm sido sugeridas.

Via aérea inferior

A via aérea inferior é composta pela árvore traqueobrônquica.

Traqueia, carina e brônquios

Iniciando imediatamente após a cartilagem cricoide, a traqueia é um tubo composto de anéis cartilaginosos incompletos em formato de "C", que se conectam através de tecido fibroelástico e se completam, posteriormente, com uma parede lisa de constituição muscular. Os anéis são responsáveis pela patência do lúmen e servem, ainda, para o *feedback* tátil, por meio do contato com a ponta acotovelada do *bougie*, causando os cliques traqueais. Podem, no entanto, provocar impactação e consequente não progressão do *bougie* ou do tubo endotraqueal.

A traqueia estende-se da região cervical ao mediastino superior e mede cerca de 10 a 15 cm até a carina, seu limite inferior. A distância dos dentes incisivos à carina varia entre 22 e 30 cm, motivo pelo qual se orienta guiar pela altura e sexo do paciente, para saber em que profundidade fixar o tubo.

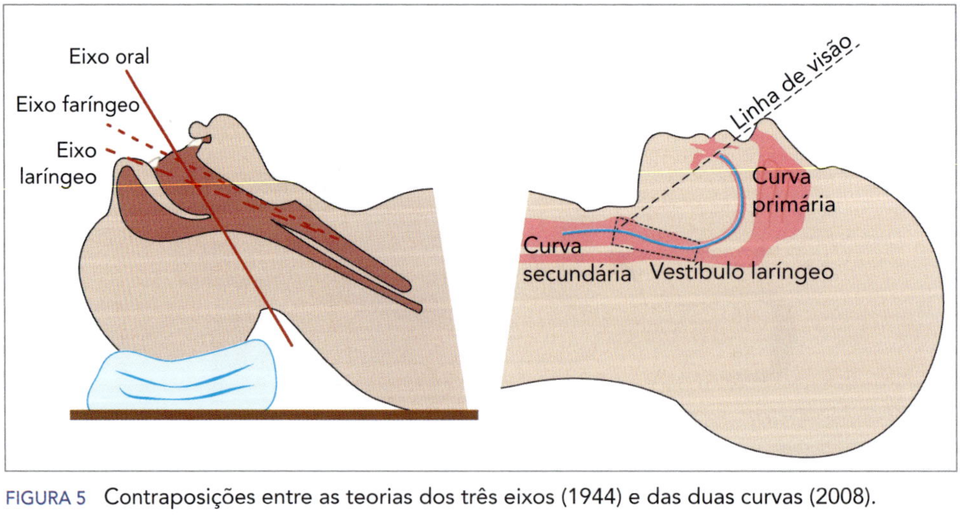

FIGURA 5 Contraposições entre as teorias dos três eixos (1944) e das duas curvas (2008).

Outra medida traqueal importante é o seu diâmetro interno, que pode variar entre 12 e 23 mm. Essa medida se relaciona com o diâmetro externo dos tubos endotraqueais e, por meio de sua estimativa, também individualizada para cada paciente, escolhe-se o tamanho do tubo para intubação.

A carina é um ponto de referência durante endoscopias flexíveis e broncoscopias, por representar a bifurcação traqueal nos brônquios principais direito e esquerdo. Os brônquios principais são estruturas semelhantes, entretanto, pelas características de maior diâmetro, menor comprimento e maior verticalização do brônquio direito, seu lúmen é mais propenso à impactação de corpos estranhos e à inserção do tubo endotraqueal, ocasionando obstrução ou intubação seletiva.

Por sua localização e relação com a região anterior do pescoço, a abordagem cirúrgica da traqueia, conhecida como traqueostomia, é uma das opções para acessar a via aérea (Figura 6).

Esôfago

O esôfago é um tubo muscular que conecta a faringe ao estômago na altura da cartilagem cricoide e da 6ª vértebra cervical. A junção da faringe com o orifício para a luz do esôfago é o limite inferior da laringofaringe. Durante a intubação, essa "entrada" pode se tornar visível. Entretanto, a significativa discrepância entre a morfologia da entrada laríngea e esofágica deve alertar o intubador sobre o local em que ele deve inserir o tubo, protegendo o paciente de intubações esofágicas.

Ademais, dispositivos extraglóticos utilizam essa relação e acomodam suas "pontas" na entrada do esôfago, protegendo a via aérea de contaminações e permitindo a realização da descompressão gástrica.

Alterações anatômicas da via aérea

No contexto das situações de emergência, a avaliação a respeito da morfologia da

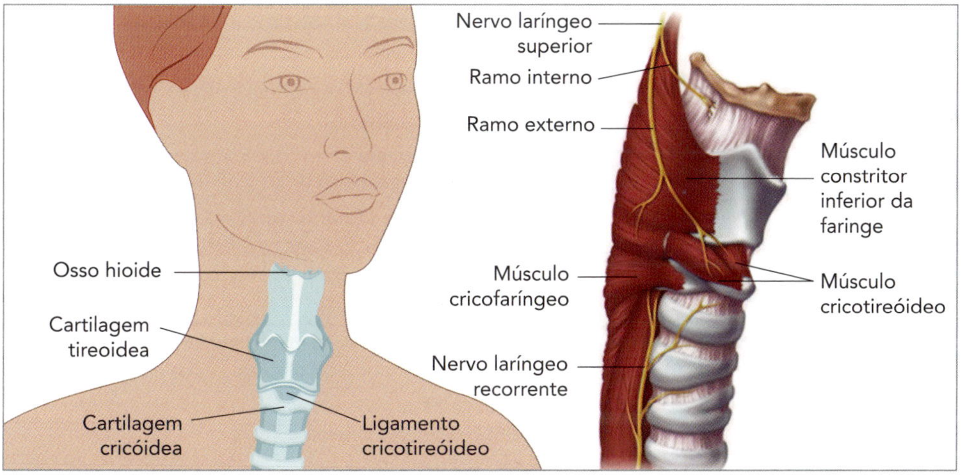

FIGURA 6 Correlação anatômica entre laringe e traqueia.

VA é limitada por inúmeros aspectos, mas não deve ser omitida. Assim, por meio de anamnese, exame físico direcionado e testes específicos, são colhidas informações e observadas eventuais alterações morfológicas. Durante a avaliação, é importante lançar mão de mnemônicos indicadores de uma via aérea anatomicamente difícil, a exemplo do LEMON (mais detalhes no Capítulo 5).

Essas alterações compreendem variações anatômicas, doenças ou processos patológicos, como pode ser visto nas Tabelas 1 e 2.

Portanto, avaliando a chance de se deparar com dificuldades, é possível prevenir prejuízos no manejo da via aérea, seja em relação ao posicionamento, à oxigenação (ou ventilação por máscara) ou à instauração de uma via aérea invasiva ou definitiva.

TABELA 1 Síndromes congênitas selecionadas associadas à intubação endotraqueal difícil

Síndrome	Descrição
Down	Espondilolistese da coluna cervical; língua grande e boca pequena dificultam a laringoscopia; pequeno diâmetro subglótico possível; laringoespasmo frequente
Goldenhar (anomalias oculoauriculovertebrais)	Hipoplasia mandibular e anormalidade da coluna cervical dificultam a laringoscopia
Klippel-Feil	Rigidez do pescoço por causa da fusão vertebral cervical
Pierre Robin	Boca pequena, língua grande, anomalia mandibular; intubação acordada essencial em recém-nascido
Treacher Collins (disostose mandibulofacial)	Laringoscopia difícil
Turner	Alta probabilidade de intubação difícil

Fonte: Adaptado de Amaral JLG, 2011.

TABELA 2 Condições adquiridas que afetam as vias aéreas e associadas à intubação endotraqueal difícil

Doença	Principais características clínicas patológicas das vias aéreas
Acromegalia	Macroglossia; prognatismo
Queimaduras agudas	Edema de via aérea que piora com o tempo; assegure as vias aéreas com antecedência!
Angioedema	O inchaço obstrutivo dificulta a ventilação e a intubação
Artrite (reumatóide)	Arrilose da articulação temporomandibular, artrite cricoaritenóidea, desvio da laringe, mobilidade restrita da coluna cervical
Artrite (espondilite anquilosante)	Anquilose da coluna cervical; menos comumente anquilose das articulações temporomandibulares; falta de mobilidade da coluna cervical
Tumores benignos (cístico, higroma, lipoma, adenoma)	Estenose ou distorção das vias aéreas
Diabetes melito	Pode ter mobilidade reduzida da articulação atlantooccipital
Corpo estranho	Obstrução de vias aéreas

(continua)

TABELA 2 Condições adquiridas que afetam as vias aéreas e associadas à intubação endotraqueal difícil (*continuação*)

Doença	Principais características clínicas patológicas das vias aéreas
Hipotireoidismo	Língua grande e tecido mole anormal (mixedema) dificultam a ventilação e a intubação
Infecciosa (crupe e supraglotite)	Edema laríngeo
Abscesso infeccioso (intraoral e retrofaríngeo)	Distorção e estenose das vias aéreas e trismo
Angina de Ludwig	Distorção e estenose das vias aéreas e trismo
Tumores malignos (carcinoma de língua, laringe ou tireóide)	Estenose ou distorção das vias aéreas; fixação da laringe ou tecidos adjacentes secundária a infiltração ou fibrose por irradiação
Obesidade mórbida	Pescoço curto e grosso e língua grande provavelmente estão presentes
Gravidez	Edema das vias aéreas
Sarcoidose	Obstrução das vias aéreas (tecido linfóide)
Esclerodermia	A pele esticada e o envolvimento da articulação temporomandibular dificultam a abertura da boca
Síndrome da articulação temporomandibular	Deficiência grave da abertura da boca
Tireomegalia	O bócio pode produzir compressão ou desvio extrínseco das vias aéreas
Trauma (lesão na cabeça, rosto ou coluna cervical)	Rinorréia cerebrospinal, edema das vias aéreas; hemorragia; fratura(s) instáveis de maxila e mandíbula; lesão intralaríngea; luxação de vértebras cervicais

Fonte: Adaptado de Glick DB, 2013.

Via aérea pediátrica

A população pediátrica engloba indivíduos com poucos minutos de vida até o "quase adulto", ou seja, do recém-nascido ao adolescente. Nessas faixas etárias, são inegáveis as diferenças e particularidades (Figura 7). Ainda assim, também reconhecendo as nuances das distintas faixas etárias pediátricas, elementos básicos do manejo da via aérea aplicam-se da mesma maneira para o adulto e para a criança. A respeito da anatomia do trato respiratório, deve-se entender que variações anatômicas são congruentes à idade e que as similaridades com o adulto são mais prevalentes do que as diferenças, contrariando a crença de que as características da população pediátrica atestem maior desafio ou dificuldade no manejo da via aérea.

As diferenças são mais evidentes em menores de 2 anos; com o avançar da idade, a anatomia da via aérea da criança equipara-se à do adulto por volta dos 8 anos de idade.

Em razão da morfologia do osso occipital, o perímetro cefálico mantém-se maior que o perímetro torácico até os 2 anos de idade. O trato respiratório pediátrico é mais alto, anteriorizado, curto e estreito que o do adulto, assim como é menos desenvolvido; contudo, a língua, as tonsilas e a epiglote são estruturas relativamente maiores na faixa pediátrica. Por essas peculiaridades, observa-se:

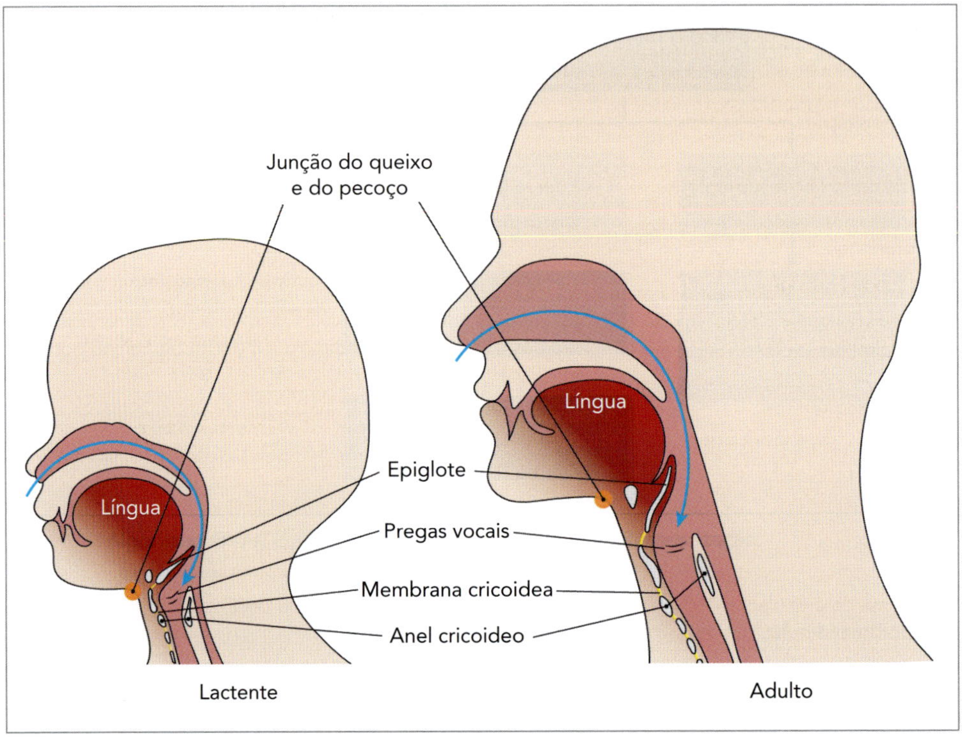

FIGURA 7 As diferenças anatômicas específicas de crianças são (1) a posição mais anterior e alta da abertura glótica (note a relação das pregas vocais com a junção queixo/pescoço); (2) a língua relativamente maior no lactente, que fica entre a boca e a abertura glótica; (3) a epiglote relativamente maior e mais frouxa na criança; (4) o anel cricóideo é a porção mais estreita da via aérea pediátrica versus as pregas vocais no adulto; (5) a posição e o tamanho da membrana cricotireóidea no lactente; (6) o ângulo mais agudo e mais difícil para a intubação nasotraqueal às cegas; e (7) o tamanho relativamente maior do occipúcio no lactente.

- o posicionamento e o alinhamento ideal para a laringoscopia diverge no avançar da idade até assemelhar-se ao do adulto, em virtude da proporção entre crânio e corpo;
- a via aérea pediátrica é mais suscetível a obstruções funcionais ou deformações;
- dentes primários são mais facilmente desalojados e lesados;
- a língua, mais preponderante na cavidade oral, contribui para a obstrução e a dificuldade de visualização da via aérea;
- a intubação naso ou orotraqueal é dificultada ou impossibilitada pelo tamanho das tonsilas faríngeas e palatinas;
- a visualização da abertura da laringe é dificultada por causa de sua altura e angulação em relação à via aérea;
- a cartilagem epiglótica é maior e mais flácida, demandando melhor controle durante a laringoscopia;
- o subdesenvolvimento da membrana cricotireóidea dificulta ou impossibilita uma abordagem percutânea à via aérea;
- o estreitamento funcional da via aérea pediátrica ocorre ao nível da cartilagem cricoide;
- a via aérea inferior possui maior risco para estreitamento dos lúmens e intubação seletiva.

A noção a respeito dessas diferenças mais relevantes é uma ferramenta essencial no cuidado ao paciente pediátrico.

LITERATURA RECOMENDADA

1. Amaral JLG. Guia de anestesiologia e terapia intensiva. 1.ed. Barueri: Manole, 2011.
2. Brown CA. The Walls manual of emergency airway management. 5.ed. Philadelphia: Wolters Kluwer, 2018.
3. Drake RL. Gray's basic anatomy. 3.ed. Philadelphia: Elsevier, 2023.
4. Glick DB. The difficult airway: An atlas of tools and techniques for clinical management. 1.ed. New York: Springer, 2013.
5. Hung OR. Hung's difficult and failed airway management. 3.ed. New York: McGraw-Hill Education, 2018.
6. Kovacs & Law. Airway management in emergencies: A free open access living textbook [Internet]. Disponível em: https://aimeairway.ca/book/#/. Acesso em: 03 fev. 2023.
7. Miller RD. Miller anestesia. 8.ed. Rio de Janeiro: Elsevier, 2019.
8. Moore KL. Clinically oriented anatomy. 8.ed. Philadelphia: Wolters Kluwer, 2018.
9. Orebaugh SL. Atlas of airway management: techniques and tools. 2.ed. Philadelphia: Lippincott Williams & Wilkins, 2012.
10. Reichman EF. Reichman's emergency medicine procedures. 3.ed. New York: McGraw-Hill Education, 2019.

CAPÍTULO 2

Fisiologia da via aérea

Luiz Rodolfo Egydio de Cerqueira César
Mateus de Castro dos Santos
Júlio César Garcia de Alencar
Paulo Miranda Calvalcante Neto

PONTOS IMPORTANTES

- A fisiologia da via aérea está intrinsecamente relacionada com o modo de funcionamento do corpo humano diante da presença ou da privação de oxigênio.
- Alguns fatores são responsáveis por otimizar ou prejudicar a entrega de oxigênio aos tecidos, como pH, temperatura e pressão parcial de oxigênio.
- A hipoxemia é um evento comum em pacientes críticos.
- Entender o "modelo matemático" que expressa o transporte de oxigênio aos tecidos auxilia o raciocínio à beira-leito sobre o possível mecanismo causador de hipoxemia no paciente.

INTRODUÇÃO

Em última análise, a via aérea serve a um propósito: fornecer oxigênio (O_2) para o adequado funcionamento do metabolismo celular. Para que isso ocorra, cinco fatores são fundamentais:

1. Ventilação: o O_2 deve ser conduzido aos pulmões.
2. Distribuição: o O_2 deve chegar à área de troca gasosa (hematose) nos alvéolos pulmonares.
3. Circulação: o coração deve ser capaz de bombear o sangue aos pulmões e distribuí-lo ao corpo.
4. Perfusão: deve haver adequada perfusão alveolar pulmonar.
5. Difusão: os tecidos devem ser capazes de realizar as trocas gasosas.

DISCUSSÃO

Metabolismo do oxigênio

Para manutenção da homeostase celular, deve haver um correto equilíbrio entre a oferta de oxigênio aos tecidos (DO_2) e o seu consumo (VO_2).

O conteúdo arterial de oxigênio (CaO_2) está majoritariamente ligado à hemoglobina, caracterizando a saturação ($SatO_2$), e, em menor parcela, dissolvido na corrente sanguínea, correspondendo à chamada pressão parcial de oxigênio (PaO_2).

$$CaO_2 = (Hb \times 1{,}39 \times SatO_2) + (PaO_2 \times 0{,}0031)$$

A oferta de O_2 aos tecidos (*delivery of oxygen* – DO_2) depende do débito cardíaco

(DC) e do conteúdo arterial de oxigênio. O débito cardíaco é resultado da multiplicação do volume sistólico pela frequência cardíaca.

$$DO_2 = CaO_2 \times DC \times 10$$

Já o volume de oxigênio consumido (VO_2) representa o quanto de oxigênio é removido da corrente sanguínea pelos tecidos, sendo identificado pela subtração do conteúdo arterial pelo conteúdo de oxigênio venoso (CvO_2).

$$VO_2 = (CaO_2 - CvO_2) \times DC \times 10$$

Adicionalmente, a extração de oxigênio é caracterizada pela proporção de oxigênio consumido em relação ao ofertado.

$$\text{Razão de extração} = VO_2/DO_2$$

ou

$$\text{Razão de extração} = (CaO_2 - CvO_2)/CaO_2$$

Assim, entende-se que o transporte, a oferta e o consumo de oxigênio dependem da integração entre **pulmões**, **coração**, **sistema vascular** e **hemoglobina.**

No paciente crítico, não raro, há um desequilíbrio entre a demanda metabólica de oxigênio (VO_2) e a entrega (DO_2), resultando em hipoperfusão tecidual ou choque. Esse desequilíbrio que pode ser consequência de:

1. **Baixo débito cardíaco** – hipóxia circulatória. Ocorre quando há hipoperfusão tecidual secundária à incapacidade do coração de manter o fluxo sanguíneo adequado às demandas metabólicas do órgão alvo (p. ex., insuficiência cardíaca ou choque circulatório).
2. **Baixa oxigenação arterial** – hipóxia hipoxêmica. Resultante da baixa pressão parcial de oxigênio, que pode estar relacionada a fatores ambientais (p. ex., altas altitudes ou incêndios), hipoventilação central (p. ex., uso de sedativos, coma) ou hipoventilação periférica (p. ex., doenças obstrutivas, como asma e doença pulmonar obstrutiva crônica – DPOC).
3. **Baixa concentração de hemoglobina (Hb)** – hipóxia anêmica. O conteúdo de oxigênio irá diminuir proporcionalmente à redução da hemoglobina.
4. **Hipóxia histotóxica**. Esse mecanismo ocorre quando os tecidos não conseguem utilizar o oxigênio que lhes foi entregue (p. ex., intoxicação por cianeto).
5. ***Shunt* direita-esquerda**. Ocorre quando não há passagem do sangue rico em CO_2 nos capilares pulmonares (p. ex., comunicação intracardíaca e síndrome hepatopulmonar).

Estoque de oxigênio

O corpo humano possui um estoque limitado de oxigênio, localizado sobretudo nas hemácias e nos pulmões e, em menor quantidade, dissolvido no plasma e nos tecidos.

No sangue, essa reserva depende da concentração de hemoglobina e do volume sanguíneo; nos pulmões, da pressão parcial de oxigênio (PaO_2) e da capacidade funcional residual (CRF) (Figura 1).

Essas reservas permitem que o paciente mantenha um período de oxigenação adequado, mesmo em apneia (Figura 2).

Ventilação

A ventilação pulmonar, fenômeno que compreende a entrada e a saída de ar pela via aérea e pelos pulmões, apresenta controle

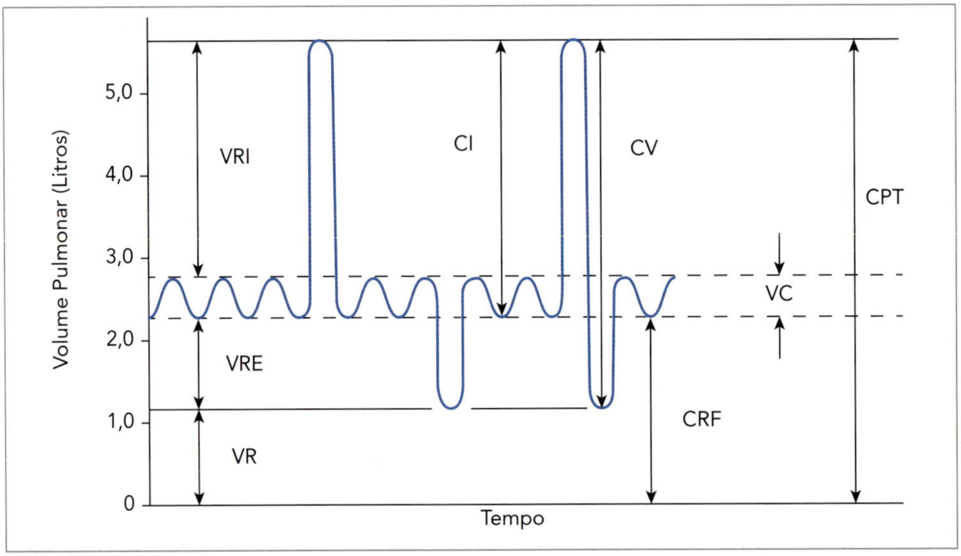

FIGURA 1 Espirograma de ar respirado. Os volumes pulmonares, que variam com idade, sexo, altura e peso predito, estão formulados em nomogramas. Capacidade inspiratória (CI). Volume residual (VR): volume de gás remanescente nos pulmões após uma expiração forçada (15 a 20 mL/kg). Volume de reserva expiratória (VRE): volume de gás expirado à força após a expiração corrente normal (15 mL/kg). Volume corrente (VC): volume de gás inspirado e expirado durante a respiração normal (6 mL/kg). Volume de reserva inspiratória (VRI): volume de gás inspirado acima da inspiração corrente normal (45 mL/kg). Capacidade pulmonar total: volume de gás nos pulmões ao final da inspiração máxima (80 mL/kg). Capacidade vital (CV): soma de VRI, VC e VRE (60 a 70 mL/kg). Capacidade residual funcional (CRF): soma de VRE e VR (30 mL/kg). Capacidade pulmonar total (CPT): soma de VR com CV.

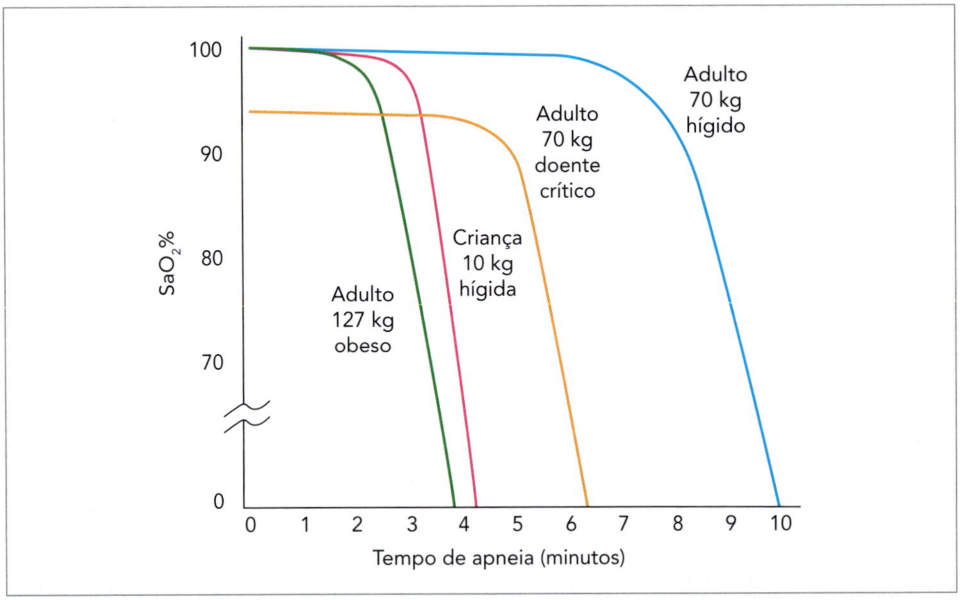

FIGURA 2 Curva de dessaturação de paciente corretamente pré-oxigenado.

voluntário e involuntário. O controle neural sai dos nervos do bulbo, é recebido pelos nervos espinhais e dissipado para os efetores, onde são recebidos os sinais emitidos para a inspiração e a expiração (Figura 3).

A ventilação involuntária é influenciada pelas mudanças na pressão parcial de dióxido de carbono ($PaCO_2$), na PaO_2 e no pH. Além disso, ela pode ser ajustada em resposta a vários estímulos mecânicos e irritantes provenientes de diferentes estruturas da via aérea, músculos e articulações durante a prática de exercícios físicos (Figura 4).

De modo geral, os mecanismos de controle respiratório respondem a estímulos de receptores neurais e químicos. Os centros respiratórios no cérebro integram esses estímulos e fornecem acionamento neuronal aos músculos respiratórios, que mantêm a patência da via aérea superior e acionam a musculatura torácica para determinar o nível de ventilação (Tabela 1).

Receptores neurais

Vários receptores estão presentes na via aérea superior e inferior, nos pulmões, na parede torácica e nos vasos pulmonares.

Receptores de tensão participam da insuflação pulmonar e respondem a mudanças no volume dos pulmões. Receptores irritantes de adaptação rápida respondem tanto às mudanças no volume pulmonar quanto à presença de substâncias químicas, como histamina, prostaglandinas e agentes nocivos exógenos. As terminações das fibras C (isto é, fibras aferentes sensoriais não mielinizadas de pequeno diâmetro) na via aérea e nos pulmões respondem principalmente ao seu ambiente químico local, como no caso da congestão pulmonar.

A ativação desses receptores e das fibras sinaliza aos centros respiratórios por meio do nervo vago e afeta o padrão respiratório, aumentando a frequência respiratória e/ou estimulando a tosse, a broncoconstrição e a produção de muco.

Esses receptores neurais provavelmente são responsáveis por hiperventilação e hipocapnia, que podem ocorrer em pacientes com fibrose pulmonar, mesmo quando a hipoxemia é revertida com a administração de oxigênio. A hiperventilação pode ocorrer por esse mecanismo em pacientes com asma, doença pulmonar intersticial, congestão pulmonar, pneumonia e tromboembolismo pulmonar.

Quimiorreceptores periféricos

Os quimiorreceptores periféricos, incluindo os corpos carotídeos e aórticos, são os locais primários para se detectar a PaO_2 e aumentá-la em resposta à hipercapnia e à acidose. Os quimiorreceptores carotídeos são mais importantes em adultos, enquanto os aórticos são mais ativos na infância, tornando-se relativamente quiescentes nos adultos.

Estima-se que o fluxo neural dos corpos carotídeos seja responsável por até 15% da ventilação em repouso, uma vez que a quimiodenervação periférica leva a um aumento na $PaCO_2$ de 5 a 10 mmHg. Os corpos carotídeos estão localizados na bifurcação das artérias carótidas comuns. A descarga neuronal do corpo carotídeo aumenta à medida que a PaO_2 cai abaixo de 75 mmHg, tornando-se acentuada e progressiva quando a PaO_2 é inferior a 50 mmHg.

A resposta dos corpos carotídeos à combinação de hipoxemia e hipercapnia é maior do que a soma das respostas individuais a cada componente. A ressecção do corpo carotídeo ocasiona redução da resposta ventilatória hipóxica e hipercapnia (p. ex., como ocorre na respiração de Cheyne-

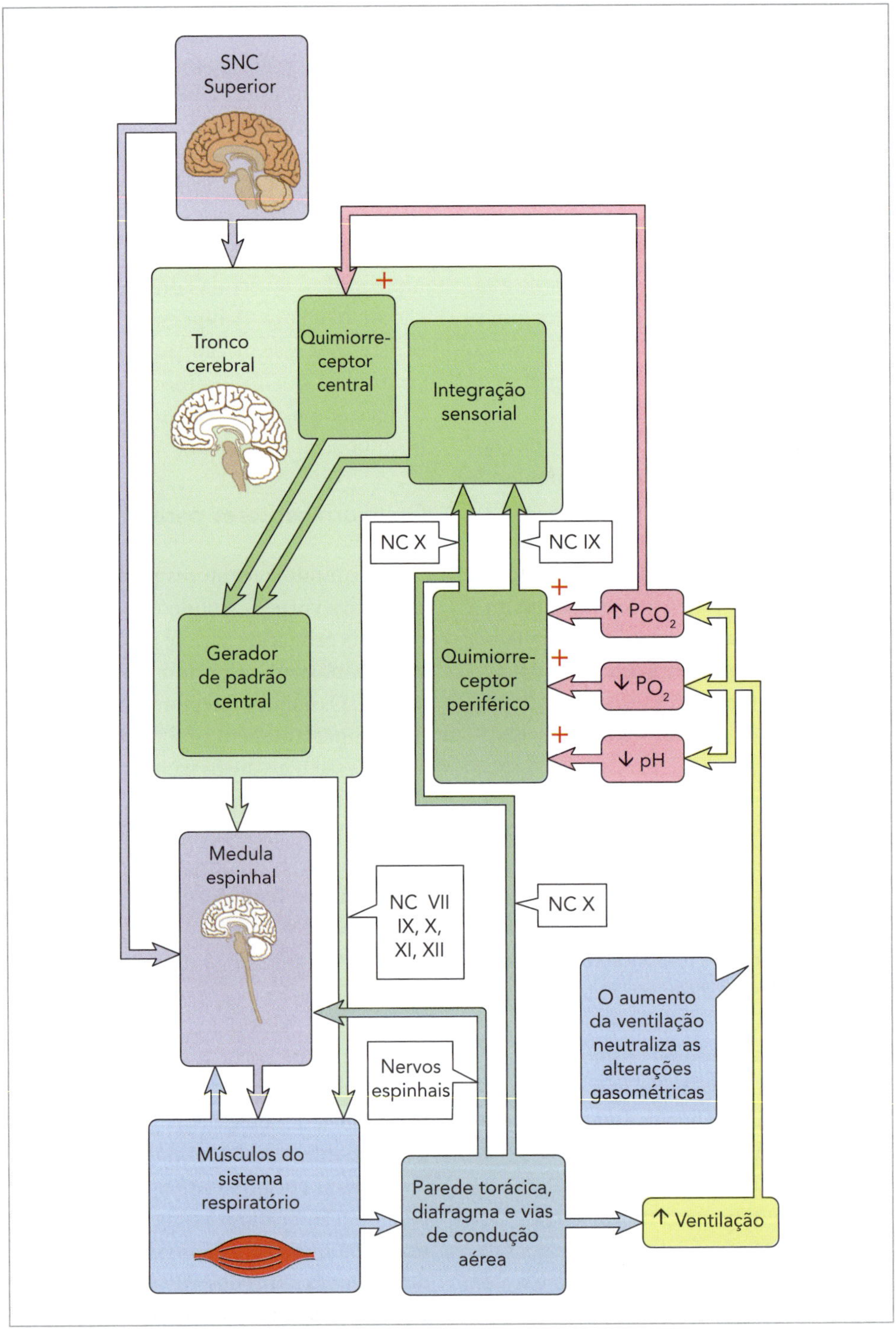

FIGURA 3 Controle esquemático da ventilação voluntária e involuntária.
NC: nervo craniano; SNC: sistema nervoso central.

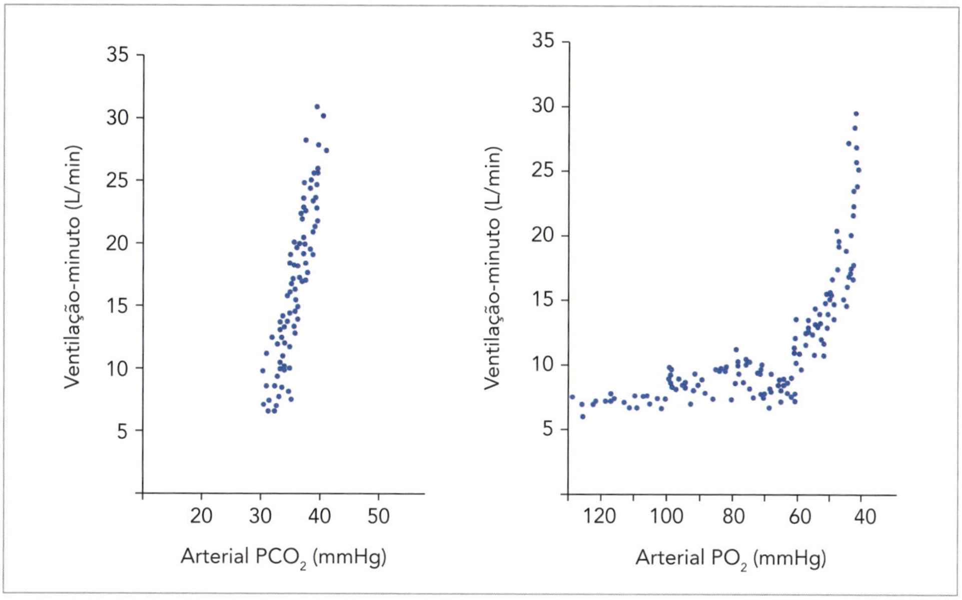

FIGURA 4 Relação entre a ventilação (volume-minuto respiratório, expresso em L/min) e pressões parciais de O_2 e CO_2, expressos em mmHg.

TABELA 1 Localização dos neurônios que controlam a respiração.

Propriedade	DRG	VRG		
		Rostral	Intermediário	Caudal
Localização	Medula dorsal	Meio do caminho entre as superfícies dorsal e ventral da medula		
Componente principal	Núcleo do trato solitário (NTS)	Núcleo retrofacial (NRF) ou complexo de Botzinger	Complexo pré-Botzinger, núcleo ambíguo (NA) e núcleo para-ambigual (NPA)	Núcleo retroambigual
Atividade dominante	Inspiratório	Expiratório	Inspiratório	Expiratório

DRG: grupo respiratório dorsal; VRG: grupo respiratório ventral.

-Stokes, decorrente de distúrbios neurológicos ou cardíacos graves, levando ao comprometimento da adequada inervação dos bulbos carotídeos).

Quimiorreceptores centrais

Os quimiorreceptores do sistema nervoso central (SNC) têm o papel de ajuste da ventilação para manter o equilíbrio ácido-base. Esses receptores respondem vigorosa e quase instantaneamente às mudanças no pH do SNC. Vários sítios quimiorreceptores foram identificados na medula e no mesencéfalo, sendo que os mais significativos estão localizados perto da superfície ventral da medula (VMS) e perto do núcleo retrotrapezoide (RTN). Os neurônios RTN recebem informações dos quimiorreceptores do corpo carotídeo e também expressam altos níveis de Phox2b, cujas mutações são a causa da síndrome de hipoventilação central congênita (SHCC), condição que apresenta resposta ventilatória quase ausente à hipóxia e à hipercapnia, está associada à doença de Hirschsprung e geralmente requer suporte ventilatório.

A acetilcolina e o sistema nervoso parassimpático desempenham um papel importante na resposta ao CO_2 e provavelmente contribuem para a geração do ritmo respiratório central normal.

Dado que o CO_2 é lipossolúvel e atravessa rapidamente a barreira hematoencefálica, mudanças na $PaCO_2$ são detectadas rapidamente no cérebro, produzindo alterações no pH e na ventilação. Em comparação, a composição eletrolítica do SNC muda ao longo de um período de horas. Assim, o efeito nos quimiorreceptores centrais é menos rápido com alterações metabólicas do que com alterações ácido-base respiratórias.

Receptores sensoriais

Os quimiorreceptores responsivos ao pH estão espalhados por toda a superfície ventral da medula. Quando essas áreas se tornam mais ácidas, ocorre hiperventilação, e então a $PaCO_2$ é reduzida. Ao contrário, quando o pH aumenta, ocorre hipoventilação, aumentando a $PaCO_2$ e normalizando o pH (Tabela 2).

Existe uma relação linear entre a concentração plasmática de bicarbonato e a mudança da $PaCO_2$ na acidose e na alcalose metabólicas. As compensações esperadas são um pouco diferentes nesses distúrbios: para cada aumento de 1 mEq/L na concentração plasmática de bicarbonato na alcalose metabólica, a $PaCO_2$ sobe de 0,6 a 0,7 mmHg. Assim, para uma concentração de bicarbonato no plasma de 34 mEq/L (10 mEq/L acima do normal), a $PaCO_2$ esperada é de 46 a 47 mmHg. Para cada queda de 1 mEq/L na concentração plasmática de bicarbonato na acidose metabólica, a $PaCO_2$ cai aproximadamente 1,2 mmHg. Assim, para uma concentração plasmática de bicarbonato de 14 mEq/L (10 mEq/L abaixo do normal), a $PaCO_2$ esperada é de 28 mmHg (Figura 5).

TABELA 2 Mecanismos de controle ventilatório.

Hiperventilação	Hipoventilação
▪ Aumento da entrada de receptores neurais ▪ Fibrose pulmonar, asma, edema pulmonar, embolia pulmonar ▪ Acionamento central aumentado ▪ Aumento do drive periférico nos quimiorreceptores do corpo carotídeo ▪ Hipóxia ▪ Acidose metabólica	▪ Acionamento central diminuído ▪ Variação hereditária (15% com resposta diminuída ao PCO_2) ▪ Síndrome de hipoventilação central congênita ▪ Medicamentos (por exemplo: opioides, benzodiazepínicos) ▪ Acionamento periférico diminuído ▪ Ressecção do corpo carotídeo ▪ Alcalose metabólica
Resposta ventilatória hipóxica diminuída	**Mecanismos de *feedback***
▪ Hereditária (doença tibetana)	▪ Aumento da ventilação reduz a PCO_2, o que reduz o estímulo central e periférico ao *drive* respiratório, reduzindo ventilação e PCO_2 ▪ Redução da ventilação aumenta a PCO_2, o que aumenta o estímulo central e periférico ao *drive* respiratório, aumentando a ventilação e PCO_2 ▪ Hipóxia aumenta o *drive* respiratório, o que reduzindo o PCO_2, aumenta o PO_2

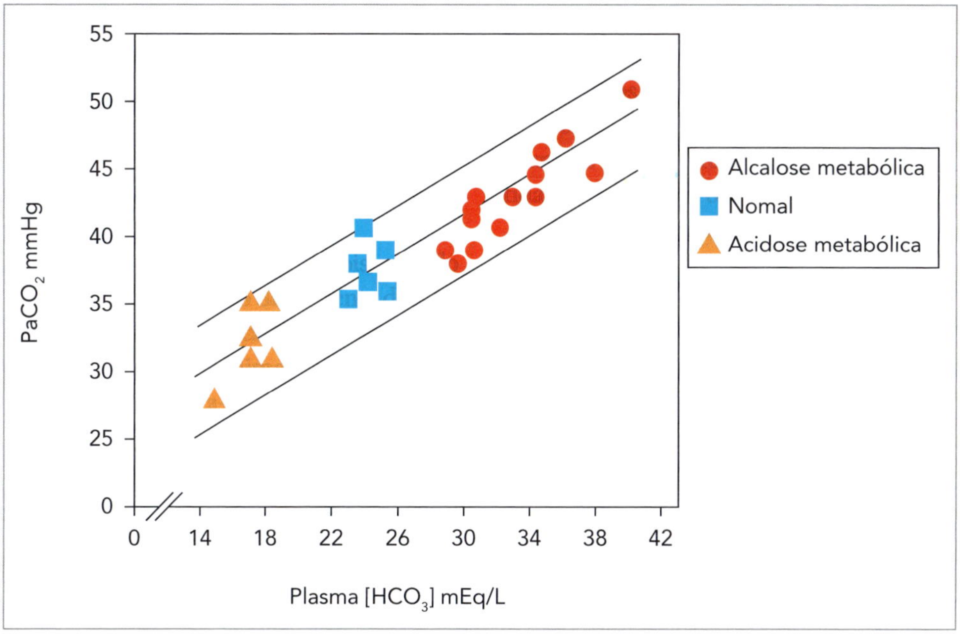

FIGURA 5 Relação entre concentração plasmática de bicarbonato, $PaCO_2$ e acidose ou alcalose metabólicas.

Monitorização do oxigênio

A hipoxemia pode ser reconhecida a partir de determinados sinais e sintomas (Figura 6).

Dada a baixa sensibilidade do quadro clínico, a monitorização da oxigenação do paciente pode ser realizada por meio da oximetria de pulso e da gasometria arterial.

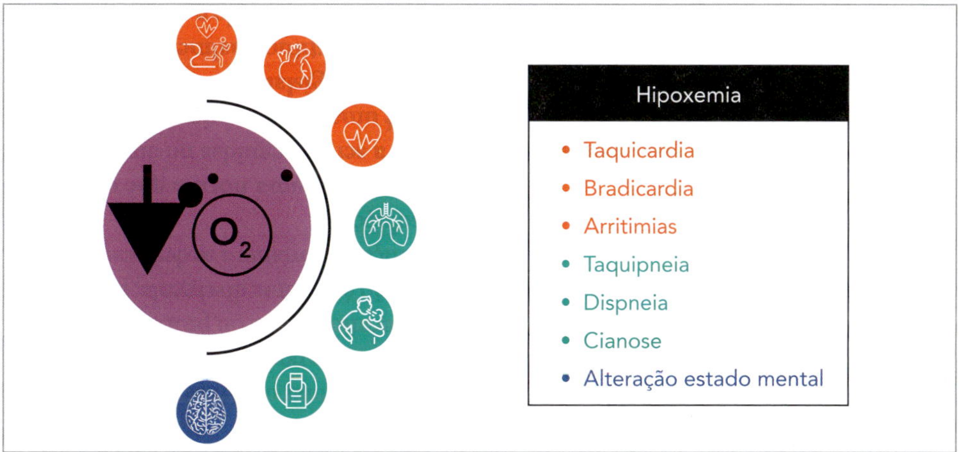

FIGURA 6 Sinais e sintomas de hipoxemia.

O oxímetro de pulso é um dispositivo baseado na emissão de luz em dois comprimentos de ondas diferentes, que serão absorvidas e interpretadas para o cálculo da proporção de hemoglobina saturada com oxigênio na periferia. Apesar de sua medição ser acurada, ela pode estar prejudicada em alguns cenários, como vasoconstrição periférica, hipotermia, tremores, hipovolemia, baixo débito cardíaco, uso de esmaltes e em pacientes negros.

A gasometria arterial é o padrão ouro para monitorização da oxigenação, porém se trata de um procedimento invasivo, doloroso e que requer um aparato laboratorial mínimo. Por isso, é importante reservar a gasometria arterial para pacientes em que a curva de oximetria não esteja disponível ou pacientes em ventilação mecânica. A gasometria venosa é uma boa alternativa para reconhecer distúrbios metabólicos e variações do pH sanguíneo.

LITERATURA RECOMENDADA

1. Law JA, Kovacs G. Airway management in emergencies – The infinite edition. Capítulo 4: Airway physiology and anatomy. Disponível em: <https://aimeairway.ca/book#/8>. Acesso em: 26 fev. 2023.
2. Johson DC. Control of ventilation. UpToDate. 2022. Disponível em: <https://www.uptodate.com/contents/control-of-ventilation>. Acesso em: 26 fev. 2023.

CAPÍTULO 3

Indicando uma via aérea avançada

Braian Valério Cassiano de Castro
Diego Amoroso

PONTOS IMPORTANTES

- É fundamental para o médico que trabalha no departamento de emergência saber o momento certo de indicar uma via aérea avançada.
- Saber identificar os sinais de perviedade e de proteção da via aérea é essencial para o manejo da via aérea na emergência.
- O nível de consciência como aspecto único para a decisão de intubação não é adequado para a maior parte dos pacientes no departamento de emergência.

INTRODUÇÃO

O manejo da via aérea é uma das pedras angulares da prática da medicina de emergência e uma das habilidades imprescindíveis do médico de emergência. O emergencista deve ser capaz de realizar o adequado manejo da via aérea de pacientes não cooperativos, em extremos de idade, hemodinamicamente instáveis, com múltiplas comorbidades, com distorções anatômicas e com alto risco para complicações, tomando o devido cuidado para evitar potenciais intercorrências e reconhecendo os possíveis desfechos da intervenção. Além disso, é necessário que esse profissional tenha proficiência nas técnicas e medicações utilizadas na sequência rápida de intubação e *expertise* no método preferencial para a maioria das intubações no atendimento de emergência, assim como em relação às estratégias alternativas de aquisição de uma via aérea avançada. É necessário que ele domine completamente o repertório de habilidades em via aérea, incluindo ventilação com bolsa-válvula-máscara (BVM), videolaringoscopia, laringoscopia convencional, fibroscopia, dispositivos extraglóticos, *bougie* e cricotireoidostomia.

A literatura aponta que cerca de 0,5 a 1% dos pacientes que visitam o departamento de emergência (DE) de um hospital irão necessitar de intubação orotraqueal (IOT). Levando em consideração as estatísticas estadunidenses do ano de 2018, período anterior à pandemia do novo coronavírus, em que houve aproximadamente 130 milhões de visitas aos DE de todo o país, fica evidente a importância de o médico que trabalha no pronto-socorro ter maestria com os procedimentos em via aérea. De fato, a IOT é o 3º procedimento mais frequentemente realizado nos hospitais dos Estados Unidos da América.

Dessa forma, torna-se evidente a importância da correta identificação e classificação dos pacientes que necessitem do estabelecimento de uma via aérea avançada.

DEFINIÇÕES

Via aérea avançada

É uma modalidade de via aérea realizada apenas por profissionais habilitados em técnicas específicas, após treinamento prático. Ela engloba:

- intubação endotraqueal;
- dispositivo extraglótico (DEG);
- via aérea cirúrgica.

Via aérea falha

Ocorre na presença de um dos seguintes aspectos:

- falha em manter a saturação de oxigênio aceitável durante ou após uma tentativa malsucedida de laringoscopia;
- duas tentativas sem sucesso de intubação orotraqueal por um intubador experiente, mesmo quando a saturação de oxigênio é mantida;
- uma única "melhor tentativa" de intubação sem sucesso na situação "forçado a agir", na qual as condições clínicas forçam o operador a proceder com a administração dos fármacos de sequência rápida de intubação na tentativa de estabelecer a melhor condição de intubação da forma mais rápida possível.

Via aérea definitiva

É um conceito extrapolado do trauma definido como a colocação de um tubo na traqueia com o *cuff* insuflado abaixo das cordas vocais, com o tubo conectado a alguma forma de ventilação ligada a fonte de oxigênio e devidamente fixado no lugar. Ela engloba:

- tubo orotraqueal;
- tubo nasotraqueal;
- via aérea cirúrgica.

Via aérea cirúrgica

É definida pela criação de uma abertura até a traqueia, por meio de procedimento cirúrgico, criando condições para ventilação e oxigenação. Seu principal representante é a cricotireoidostomia.

INDICAÇÃO DE INTUBAÇÃO ENDOTRAQUEAL

Existem situações em que a decisão de proceder com intubação é evidente, como no caso de um paciente comatoso, que não protege a sua via aérea após um acidente vascular cerebral (AVC). Existem também situações em que a indicação de um determinado procedimento invasivo de via aérea pode ser expectante, como nos casos de doença pulmonar obstrutiva crônica (DPOC) exacerbada que respondem às medidas farmacológicas e à ventilação não invasiva (VNI). Contudo, ainda que existam parâmetros objetivos para a indicação da intubação endotraqueal, frequentemente estes não serão suficientemente precisos para que o emergencista possa decidir sobre a realização ou não do procedimento. Quando isso ocorre, devem ser ponderados múltiplos fatores, como: comorbidades, idade, funcionalidade prévia, desejo do paciente, terminalidade, curso clínico esperado, necessidade de transferência e a impressão clínica do profissional.

A intubação endotraqueal é indicada com base em três critérios: falha em manter a perviedade ou proteção da via aérea; falha na ventilação ou oxigenação; e ainda, antecipação de curso clínico desfavorável.

Falha em manter a patência ou proteção da via aérea

Na ausência de perviedade da via aérea e dos reflexos de proteção (p. ex., tosse, fechamento laríngeo), há uma incidência elevada de broncoaspiração, e a tentativa de oxigenar ou ventilar o paciente nessas condições pode elevar ainda mais esse risco.

A avaliação da perviedade da via aérea deve se passear nos seguintes aspectos:

- capacidade de fonação de maneira clara (p. ex.: paciente responde verbalmente a uma pergunta) infere uma via aérea sem obstruções;
- presença de estridor, rouquidão ou "voz de batata quente" (como se o paciente estivesse falando com a boca cheia de comida) pode indicar alguma obstrução de via aérea;
- realização de oroscopia, buscando por edema de língua, de tonsila ou qualquer anormalidade anatômica que possa interferir na passagem de ar;
- inspeção, palpação e ausculta cervical podem ser úteis na avaliação de possíveis alterações que possam comprometer a patência da via aérea.

A avaliação da capacidade de proteção da via aérea deve ser considerada a partir de diversos fatores, dentre os quais se destacam os seguintes:

- fonação de maneira clara (p. ex.: paciente capaz de responder a uma pergunta);
- capacidade de deglutir;
- acúmulo de secreção na região posterior da orofaringe;
- não se deve estimular o vômito. A identificação da presença ou ausência desse reflexo tem baixa acuidade e pode levar à broncoaspiração.

O paciente capaz de falar de forma adequada demonstra patência da via aérea e bom funcionamento das pregas vocais. Uma maneira acurada de comprovar a proteção da via aérea é verificar se está ocorrendo a deglutição espontânea, que é decorrente do estímulo na região posterior da orofaringe, desencadeando a motricidade complexa e coordenada da musculatura, conduzindo o conteúdo para o esôfago. Pode-se considerar a administração oral de 3-5 mL de NaCl 0,9% para a sua avaliação.

Se, eventualmente, o paciente com respiração espontânea não for capaz de manter a patência da via aérea, poderá ser estabelecida temporariamente uma via aérea artificial, por meio do uso de cânula orofaríngea e nasofaríngea. Esses dispositivos podem auxiliar a restauração da patência da via aérea, mas não protegem contra aspiração; dessa forma, devem ser usados como recursos provisórios até que se estabeleça uma via aérea definitiva.

Falha na ventilação ou oxigenação

Caso o paciente apresente ventilação ou oxigenação ineficaz apesar dos esforços terapêuticos, a intubação está indicada. Existem situações em que a falha de ventilação e oxigenação podem ser rapidamente reversíveis (p. ex., intoxicação por opioides, benzodiazepínicos etc.). Nesse contexto, o emergencista deve permanecer vigilante e o paciente deve ser continuamente monitorado, para garantir que não haja atraso na realização da IOT em caso de necessidade imediata.

Valores de saturação de oxigênio ($SatO_2$) < 80% e pressão parcial de gás carbônico (PCO_2) > 100 mmHg em conjunto com uma frequência respiratória (FR) > 30 rpm possuem forte associação com necessidade de intubação. Contudo, não se deve considerar apenas valores objetivos para a definição da necessidade de IOT.

Antecipação de curso clínico desfavorável

Em determinados contextos, como obstrução dinâmica da via aérea em pacientes com queimaduras na face ou com hematoma cervical em expansão, a deterioração clínica pode ser prevista. Assim, a IOT deve ser planejada quando houver previsão de piora progressiva nas condições de intubação nos segundos ou minutos subsequentes à avaliação da via aérea.

Da mesma forma, caso haja previsão da necessidade de intubação para procedimento cirúrgico nas horas seguintes e o paciente puder ser intubado com a mesma segurança no DE, esse procedimento pode ser realizado antes de sua transferência.

Para decidir a respeito da intubação de um paciente previamente à sua transferência intra ou extra-hospitalar, deve-se estimar a possibilidade de eventos adversos durante a sua mobilização. Pacientes que devem ter a IOT considerada incluem, mas não se limitam a:

- distúrbios psiquiátricos que requeiram transporte aéreo;
- transferência intra-hospitalar de paciente com estado neurológico de evolução incerta (p. ex., hemorragia intracraniana);
- transporte prolongado extra-hospitalar.

INDICAÇÃO DE DISPOSITIVO EXTRAGLÓTICO (DEG)

O manejo da via aérea difícil e da via aérea falha está associado a um risco aumentado de morbidade e mortalidade, e os DEG têm um papel importante como ferramenta de resgate nesse cenário. As indicações para o seu uso incluem:

- cenário de "não intubo e não ventilo", após otimizar a técnica de ventilação com bolsa-válvula-máscara (BVM) como última tentativa de restituir a ventilação antes de uma cricotireoidostomia;
- pacientes com preditores de ventilação difícil com BVM (ROMAN), mas sem preditores de ventilação difícil com DEG (RODS);
- alternativa viável à intubação endotraqueal e à ventilação com BVM em inúmeras situações emergenciais, quando as condições de intubação e o treinamento da equipe impossibilitam a realização de uma via aérea definitiva em determinado momento. Essa situação é particularmente importante no ambiente pré-hospitalar;
- intubação orotraqueal por meio da máscara laríngea no cenário "não intubo, mas ventilo".

INDICAÇÃO DE VIA AÉREA CIRÚRGICA

Estima-se que a cricotireoidostomia seja necessária em 0,3 a 0,5% de todas as intubações no DE. A via aérea cirúrgica deve ser entendida como uma técnica de resgate na maioria das circunstâncias, porém, em situações excepcionais, pode ser usada como método primário de manejo da via aérea.

Possíveis indicações para o seu uso incluem:

- cenário de "não intubo e não ventilo", após tentativa de ventilação com BVM ou dispositivo extraglótico;
- impossibilidade anatômica de intubação traqueal pela boca ou nariz.

EXEMPLOS CLÍNICOS

Na Tabela 1 estão reunidos exemplos clínicos com potencial indicação de uma via aérea avançada.

TABELA 1 Possíveis contextos clínicos que podem indicar uma via aérea avançada.

Traumáticas	Clínicas
Parada cardiorrespiratória	Parada cardiorrespiratória
Choque hemorrágico	Choque séptico
Choque neurogênico	Sepse
Queimadura	Hemorragia cerebral intraparenquimatosa
Afogamento	Anafilaxia
Hematoma subdural	Insuficiência cardíaca
Hematoma epidural	Meningoencefalite
Trauma penetrante	Hemorragia digestiva
Pneumotórax	Crise epiléptica
Obstrução de via aérea	Obstrução de via aérea
Hemorragia subaracnoidea	Hemorragia subaracnóidea
Lesão axonal difusa	Intoxicação aguda
Herniação cerebral	Pneumonia
Hipertensão intracraniana	Hipertensão intracraniana
Edema cerebral	Broncoespasmo
Hemotórax	Doença pulmonar obstrutiva crônica (DPOC)
Lesão de árvore traqueobrônquica	Acidente vascular cerebral isquêmico
Tamponamento cardíaco	Tamponamento cardíaco

DICAS PRÁTICAS

- No manejo da via aérea, avaliar primeiramente a patência e a perviedade da via aérea;
- a avaliação da ventilação e da oxigenação é fundamentalmente clínica. Alteração do nível de consciência, grau de desconforto respiratório e fadiga, gravidade de lesões concomitantes e comorbidades devem ter um peso maior do que análises laboratoriais ao avaliar a necessidade de IOT nesse contexto;
- não realizar estímulo de reflexo de vômito para verificar proteção de via aérea;
- respiração espontânea não prediz adequadamente proteção de via aérea;
- apesar da recomendação histórica de intubação para pacientes com escala de coma de Glasgow ≤ 8, a decisão de intubar deve ser individualizada, assim como o momento adequado para a realização desse procedimento;
- estridor inspiratório infere uma redução do calibre da via aérea superior e é potencialmente ameaçador à vida. Assim, usualmente, recomenda-se que o paciente seja intubado;
- o principal desafio na realização de uma cricotireoidostomia é reconhecer em tempo hábil a sua indicação;
- os princípios do manejo da via aérea na população pediátrica se assemelham com os da população adulta, assim como as indicações de via aérea avançada e definitiva;
- sugere-se a utilização do mnemônico ABC para avaliar a indicação de uma via aérea definitiva (Figura 1).

A — A – *Airway*
Falha em manter a perviedade ou proteção da via aérea

B — B – *Breathing*
Falha na ventilação ou oxigenação

C — C – *Clinical Course*
Antecipação de curso clínico desfavorável

FIGURA 1 Mnemônico ABC, representando as indicações de via aérea definitiva.

LITERATURA RECOMENDADA

1. American College of Emergency Physicians. Mechanical ventilation. 2017. Disponível em: <https://www.acep.org/globalassets/new-pdfs/policy-statements/mechanical.ventilation.pdf>. Acesso em: 13 fev. 2023.
2. Walls R, Hockberger R, Gausche-Hill M, Erickson T, Wilcox S. Rosen's emergency medicine: concepts and clinical practice. Elsevier, 2022.
3. Accreditation Council for Graduate Medical Education. Emergency Medicine – Program requirements and FAQs. 2020. Disponível em: <https://www.acgme.org/Specialties/Emergency-Medicine/Program-Requirements-and-FAQs-and-Applications>. Acesso em: 13 fev. 2023.
4. Brown C (eds.). The Walls manual of emergency airway management. Wolters Kluwer, 2022.
5. Goto T, Goto Y, Hagiwara Y, Okamoto H, Watase H, Hasegawa K. Advancing emergency airway management practice and research. Acute Med Surg. 2019; 21;6(4):336-351.
6. Cairns C, Kang K, Santo L. National Hospital Ambulatory Medical Care Survey: 2018 emergency department summary tables. National Center for Health Statistics. 2021. Disponível em: <https://www.cdc.gov/nchs/data/nhamcs/web_tables/2018-ed-web-tables-508.pdf>. Acesso em: 13 fev. 2023.
7. Mosier JM, Sakles JC, Law JA, Brown CA, Brindley PG. Tracheal Intubation in the Critically Ill. Where We Came from and Where We Should Go. Am J Respir Crit Care Med. 2020; 201(7):775-788.
8. Maine EMS. Prehospital treatment protocols. Disponível em: <https://www.maine.gov/ems/protocols-resources/pre-hospital-care-protocols>. Acesso em: 13 fev. 2023.
9. Panchal AR, Bartos JA, Cabañas JG, Donnino MW, Drennan IR, Hirsch KG et al. Part 3: adult basic and advanced life support: 2020 American Heart Association guidelines for cardiopulmonary resuscitation and emergency cardiovascular care. Circulation. 2020; 142(16_suppl_2):S366-S468.
10. Committee on Trauma. ATLS Advanced Trauma Life Support. 10.ed. Chicago: American College of Surgeons, 2018.

CAPÍTULO 4

Preditores de via aérea anatomicamente difícil

Karina Turaça
Júlio César Garcia de Alencar

> **PONTOS IMPORTANTES**
>
> - O conceito de via aérea difícil abrange não apenas a laringoscopia, mas também a ventilação com bolsa-válvula-máscara e a obtenção de uma via aérea cirúrgica.
> - Todos os pacientes submetidos ao procedimento de intubação devem ser avaliados quanto a presença de preditores de via aérea difícil antes da sedação.
> - Mesmo na ausência desses preditores, deve-se planejar o procedimento com planos de resgate.

INTRODUÇÃO

O conceito de via aérea difícil (VAD) não se restringe à dificuldade de realizar a intubação orotraqueal e engloba a ventilação adequada do paciente. De forma ampla, via aérea difícil pode ser definida como uma situação clínica na qual um médico treinado apresenta dificuldade em realizar procedimentos como:

- ventilação por máscara facial;
- laringoscopia;
- ventilação com máscara supraglótica;
- intubação traqueal;
- extubação;
- via aérea cirúrgica.

A via aérea difícil ocorre por um conjunto de fatores, como condição do paciente, ambiente e habilidades do profissional. Um estudo comparando o procedimento de intubação no centro cirúrgico e na UTI, realizado por médicos anestesistas em ambas as situações, identificou maior incidência de via aérea difícil e maior taxa de complicações nas intubações realizadas na UTI do que nas efetuadas no centro cirúrgico, o que demonstra que o fator ambiental e as condições clínicas do paciente contribuem significativamente para a ocorrência de via aérea difícil.

Em todo procedimento de intubação orotraqueal, deve-se estar preparado para lidar com uma via aérea difícil, principalmente no departamento de emergência, onde as condições clínicas do paciente não são favoráveis, e a incidência de VAD é de uma a cada 50 intubações.

Publicada originalmente em 1984 para classificar a via aérea difícil na anestesia obstétrica, a escala de Cormack-Lehane descreve a visibilidade das cordas vocais durante a laringoscopia, em graus que variam de 1 a 4 (Tabela 1 e Figura 1).

No entanto, a escala de Cormack-Lehane só pode ser descrita durante a laringoscopia. Alguns elementos utilizados na prática clínica devem ser capazes de predizer dificuldades técnicas para garantir a via aérea. Este capítulo aborda fatores anatômicos associados a

TABELA 1 Escala de classificação de Cormack-Lehane.

Grau	Descrição	Dificuldade esperada	Frequência LD	Frequência VL
1	Glote visível	Não há dificuldade	48,3%	79,2%
2	Apenas a extremidade posterior da glote é visualizada	Pequena dificuldade	34,6%	14,4%
3	Apenas a epiglote é visualizada	Grande dificuldade	12,9%	4,8%
4	Epiglote não visualizada	Intubação virtualmente impossível por métodos convencionais	4,2%	1,6%

LD: laringoscopia direta; VL: videolaringoscopia.

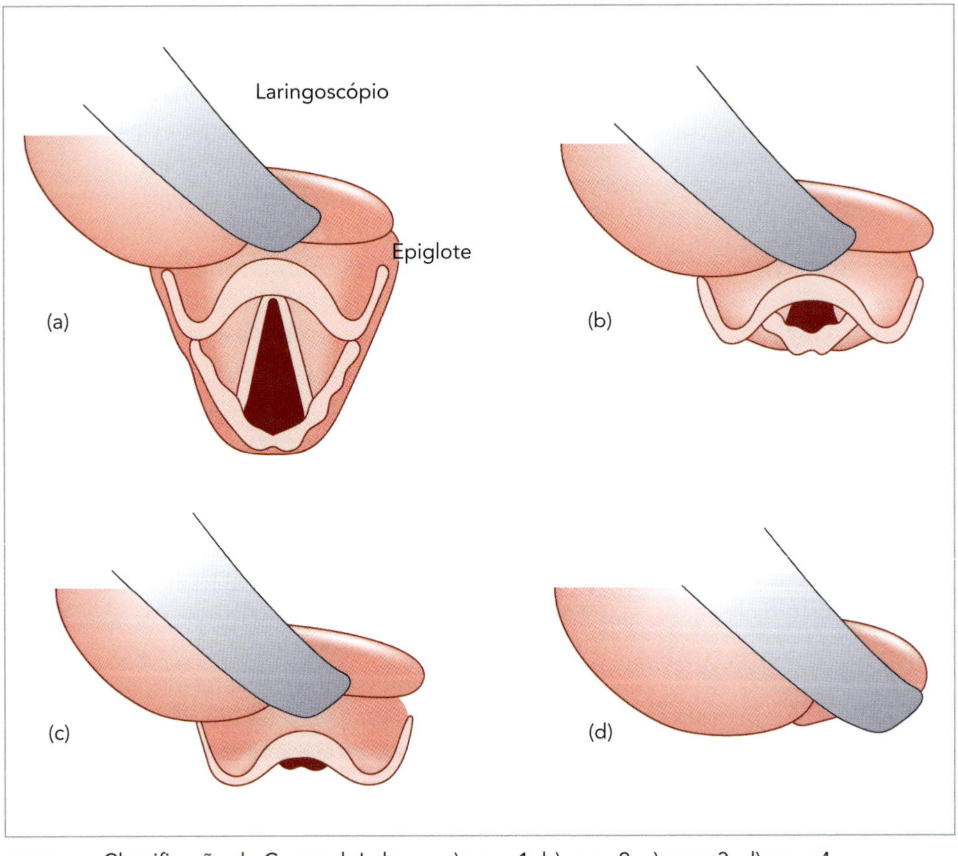

FIGURA 1 Classificação de Cormack-Lehane. a) grau 1; b) grau 2; c) grau 3; d) grau 4.

uma maior incidência de via aérea difícil e métodos utilizados à beira-leito para predizer sua ocorrência.

DISCUSSÃO

A antecipação da via aérea difícil ajuda a guiar condutas e métodos de preparação para a obtenção segura de uma via aérea definitiva. As estratégias utilizadas para predizer a dificuldade de intubação devem ser rápidas, de fácil execução e realizadas à beira-leito, com o objetivo de não atrasar o procedimento. Didaticamente, os métodos de identificação da via aérea difícil são divididos em quatro subgrupos, cada um deles abordando uma esfera específica da via aérea:

1. Dificuldade na laringoscopia – LEMON.
2. Dificuldade na ventilação com dispositivo bolsa-válvula-máscara – ROMAN.
3. Dificuldade na ventilação com dispositivos extraglóticos – RODS.
4. Dificuldade na cricotireoidostomia – SMART.

Cabe ressaltar que nenhum desses quatro mnemônicos é completamente eficaz para predizer a ocorrência de uma via aérea difícil, sendo, por isso, importante realizar a avaliação combinada com o *gestalt* médico. Mesmo na ausência desses preditores, deve-se estar preparado para lidar com uma VAD.

> Nota dos editores: dada a disseminação nacional dos mnemônicos em inglês, decidimos mantê-los nesta edição conforme inicialmente descritos.

Algumas situações frequentes no departamento de emergência são fatores anatômicos que, isoladamente, já predizem uma via aérea difícil, como: pacientes obesos, gestantes, crianças e vítimas de trauma. Esses fatores são elementos comuns nos mnemônicos apresentados adiante.

Condições clínicas isoladas preditoras de via aérea difícil

Obesidade

Pacientes obesos apresentam maior dificuldade para posicionamento e alinhamento dos eixos da via aérea, exigindo um preparo mais cuidadoso. Algumas alterações anatômicas características dessa população tornam a via aérea difícil, como: menor distância entre os incisivos, menor distância tireomentoniana, maior circunferência do pescoço e abertura bucal reduzida. Além disso, o depósito de tecido adiposo acarreta redução do espaço da faringe, estreitamento da via aérea, redução do espaço da cavidade oral e limitação da mobilidade cervical. O refluxo gastroesofágico também é mais frequente, o que aumenta a probabilidade de aspiração brônquica, e a ventilação é mais difícil, em virtude do aumento da resistência torácica e abdominal.

O posicionamento correto do paciente é fundamental para aumentar a chance de sucesso e deve ser realizado com a colocação de coxins em regiões dorsal e occipital, formando uma "rampa", com o objetivo de alinhar os eixos da via aérea, facilitar a abertura bucal e aumentar a mobilidade cervical, conforme representado na Figura 2. Essa posição facilita a laringoscopia e a ventilação do paciente, promovendo um deslocamento distal da mama e do abdome.

Lactentes e crianças

As crianças, sobretudo os lactentes, apresentam alterações anatômicas características

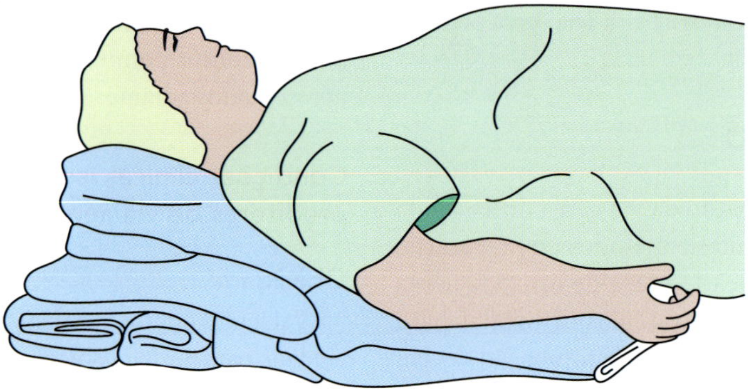

FIGURA 2 Posicionamento do paciente obeso em "rampa" para procedimento de intubação orotraqueal.

da faixa etária que dificultam a visualização da via aérea e são tão mais expressivas quanto menor o paciente.

Devido ao tamanho aumentado da cabeça e a proeminência occipital, a laringe posterior torna-se mais anteriorizada, dificultando o alinhamento dos eixos da via aérea. As crianças apresentam uma menor abertura bucal, e os tecidos moles da orofaringe são maiores do que a boca, o que dificulta a inserção do laringoscópio e a visualização da via aérea. A laringe apresenta formato de funil, levando a um maior acúmulo de secreções, e a epiglote tem maior comprimento e tecido menos rígido, o que dificulta a visualização das cordas vocais. A curta traqueia desses pacientes pode levar a intubações seletivas, barotrauma e deslocamento da cânula de intubação. Além disso, as crianças apresentam estruturas mais friáveis e com maior risco de lesão, não sendo infrequente a ocorrência de sangramentos durante o procedimento, dificultando a visualização das estruturas.

Algumas estratégias utilizadas na intubação desses pacientes é a colocação de coxins na região subescapular para crianças menores de 1 ano e na região occipital para crianças maiores de 1 ano, a fim de favorecer o alinhamento dos eixos e permitir maior mobilidade da coluna cervical (Figura 3). O uso do laringoscópio de lâmina reta também pode facilitar a laringoscopia. Nesse caso, a técnica correta posiciona a ponta da lâmina sobre a epiglote e a traciona em conjunto, evitando que ela se posicione em frente às estruturas da laringe (Figura 4).

Gestantes

As gestantes apresentam uma maior incidência de falha de intubação na primeira tentativa em comparação à população geral – estima-se uma taxa de falha de 1 a cada 280 procedimentos, cerca de 10 vezes mais do que na população geral.

A retenção de fluido leva a edema das estruturas da faringe e torna as mucosas mais friáveis, ficando a paciente, consequentemente, mais susceptível a sangramentos. Outros fatores anatômicos, como o volume abdominal e o tamanho aumentado das mamas, dificultam a expansibilidade e a com-

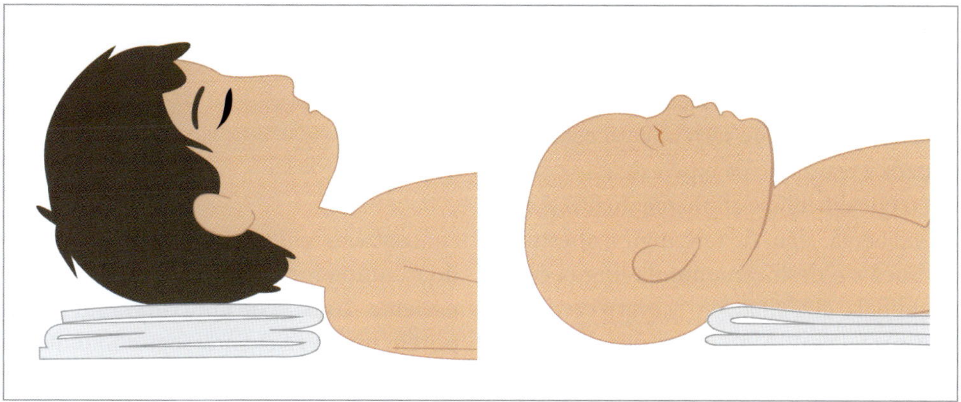

FIGURA 3 Colocação correta de coxins em pacientes maiores de 1 ano (esquerda) e menores de 1 ano (direita).
Fonte: adaptado de PALS, 2020.

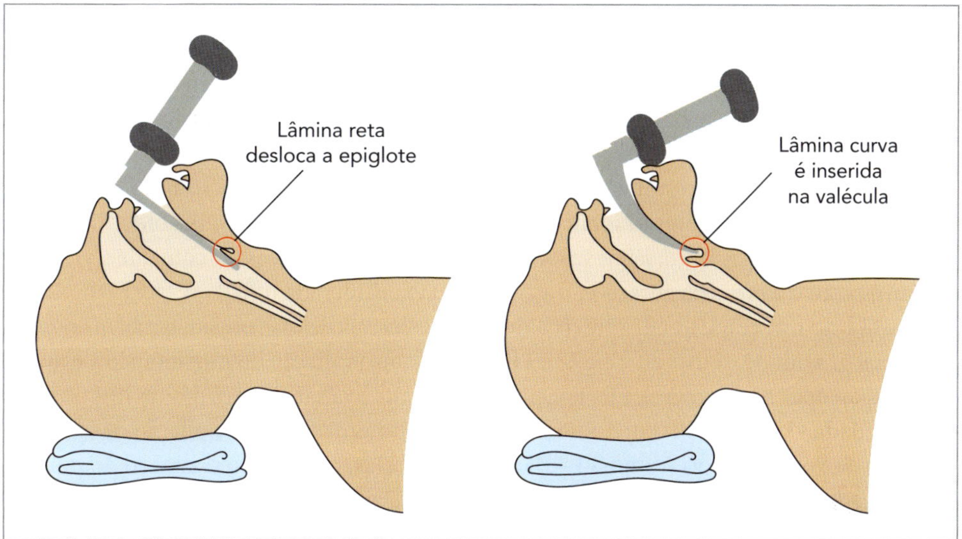

FIGURA 4 Diferença do uso do laringoscópio de lâmina reta e lâmina curva.

placência torácica, tornando a ventilação mais difícil e aumentando o risco de refluxo e broncoaspiração.

É necessário, portanto, manter o posicionamento adequado, com uso de coxins que favoreçam a elevação do tronco e auxiliem a ventilação e o alinhamento dos eixos da via aérea.

Pacientes vítimas de trauma

Em contexto de trauma, além do risco de comprometimento direto da via aérea, os pacientes também podem apresentar outros aspectos que tornam o cenário clínico ainda mais complexo, como sangramentos, hematomas, enfisemas, fraturas de face, risco de lesão cervical, dificuldade de posicionamento, instabilidade hemodinâmica e comprometimento respiratório.

O uso do colar cervical, ou mesmo a restrição manual do movimento cervical, impede a realização da hiperextensão cervical, o que dificulta o alinhamento dos eixos da via aérea, além de restringir a abertura da boca e o deslocamento da língua e da mandíbula, dificultando o acesso à cavidade oral para a realização da laringoscopia. A presença de lesões e fraturas de face dificultam ou até mesmo impedem o acoplamento do dispositivo bolsa-válvula-máscara para ventilação. O edema e a distorção da via aérea secundários ao trauma e a presença de sangue e secreção dificultam a passagem e a ventilação por dispositivos extraglóticos. Lesões cervicais podem distorcer a anatomia e impedir o acesso para a realização de cricotireoidostomia. Ocasionalmente, esses pacientes podem estar de estômago cheio e no contexto de trauma apresentarem esvaziamento gástrico mais lento, o que favorece a regurgitação e a broncoaspiração.

Diante de um cenário complexo e de potencial gravidade, o uso do *bougie* e videolaringoscópio, se disponível, é fortemente recomendado.

Associação de fatores preditores de via aérea difícil

LEMON – Dificuldade na laringoscopia

LEMON é um mnemônico utilizado para predizer a dificuldade na realização da laringoscopia, possuindo alta sensibilidade e alto valor preditivo negativo. Pacientes que não pontuam em nenhum dos quesitos da avaliação do LEMON tem poucas chances de passar por uma laringoscopia difícil. O mnemônico consiste na avaliação dos seguintes parâmetros:

L	*Look externally*
E	*Evaluate* (3-3-2)
M	Mallampati
O	*Obstruction/obesity*
N	*Neck mobility*

Look externally diz respeito à impressão do examinador em relação à via aérea do paciente. Trata-se de um critério subjetivo, porém muito relevante, segundo o qual é possível avaliar alterações faciais ou cervicais que possam interferir no procedimento, como tumorações, traumas e variações anatômicas.

Evaluate (Figura 5), frequentemente lembrado como 3-3-2, consiste na avaliação de medidas tendo como referência o diâmetro dos dedos do paciente, sendo esperada, pelo menos, a distância de 3 dedos para abertura da boca, 3 dedos entre o mento e o osso hioide e 2 dedos entre o osso hioide e a borda superior da cartilagem tireoide. Qualquer valor inferior a esses faz com que a via aérea seja considerada difícil.

A escala de Mallampati, também contemplada na avaliação do mnemônico LEMON, permite avaliar o tamanho da língua e das estruturas da laringe e a relação de tamanho entre elas, estimando o espaço disponível para a laringoscopia. Essa avaliação deve ser realizada com o paciente na posição sentada, com a boca aberta e a língua em protrusão máxima. A classificação se divide em:

- classe I – palato mole, fauce, úvula e pilares amigdalianos visíveis;
- classe II – palato mole, fauce e úvula visíveis;
- classe III – palato mole e base da úvula visíveis;
- classe IV – palato mole não visível.

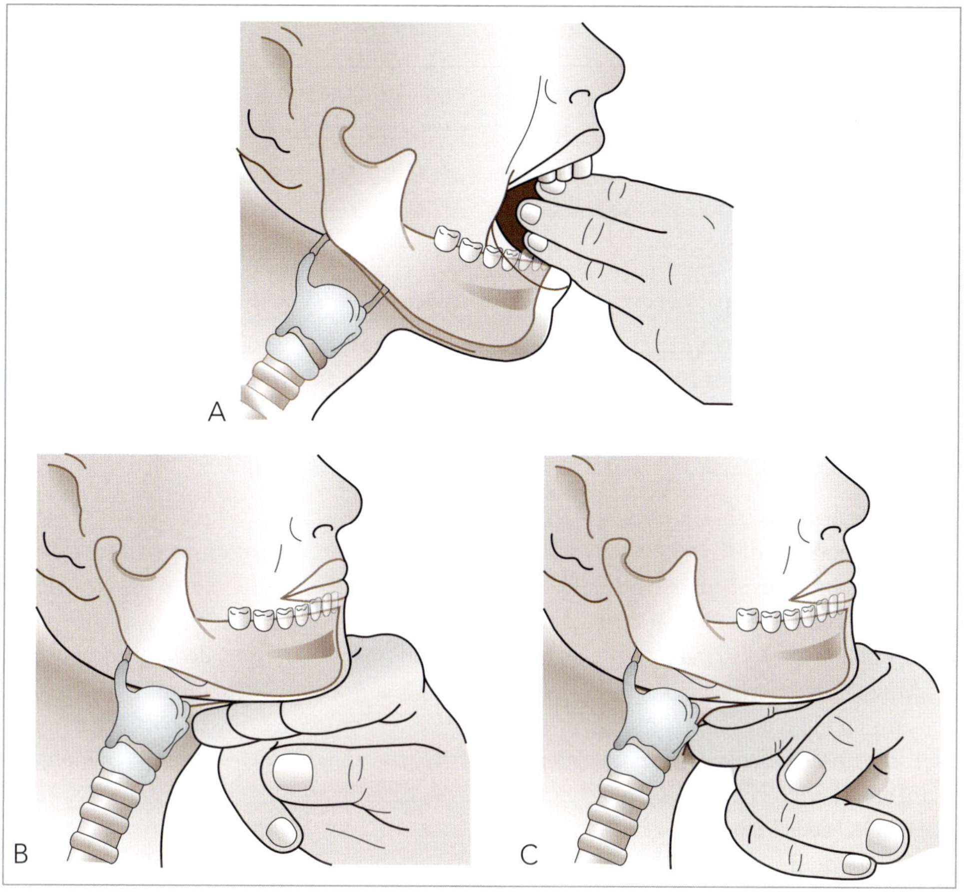

FIGURA 5 Avaliação 3-3-2.

As classificações III e IV são consideradas preditoras de via aérea difícil (Figura 6).

A obesidade, conforme discutido anteriormente, é considerada um preditor de via aérea difícil e também está contemplada na avaliação LEMON. Outro ponto avaliado é a presença de possíveis fatores obstrutivos, como tumorações ou hematomas, que podem distorcer a anatomia, limitar a visualização das vias aéreas ou impedir a passagem da cânula orotraqueal.

Neck mobility, ou mobilidade cervical, é outro fator que deve ser avaliado. O movimento de hiperextensão durante a laringoscopia permite o alinhamento das estruturas, facilitando a visualização e a passagem da cânula. Pacientes com restrição de mobilidade cervical (p. ex., em uso de colar cervical, por variações anatômicas ou doenças degenerativas da coluna cervical) são considerados como laringoscopia difícil.

ROMAN - Dificuldade na ventilação com dispositivo bolsa-válvula-máscara

O mnemônico ROMAN é utilizado para avaliar preditores de dificuldade de ventilação com dispositivo bolsa-válvula-máscara. Nessa avaliação, são observados aspectos que possam prejudicar o acoplamento do dispo-

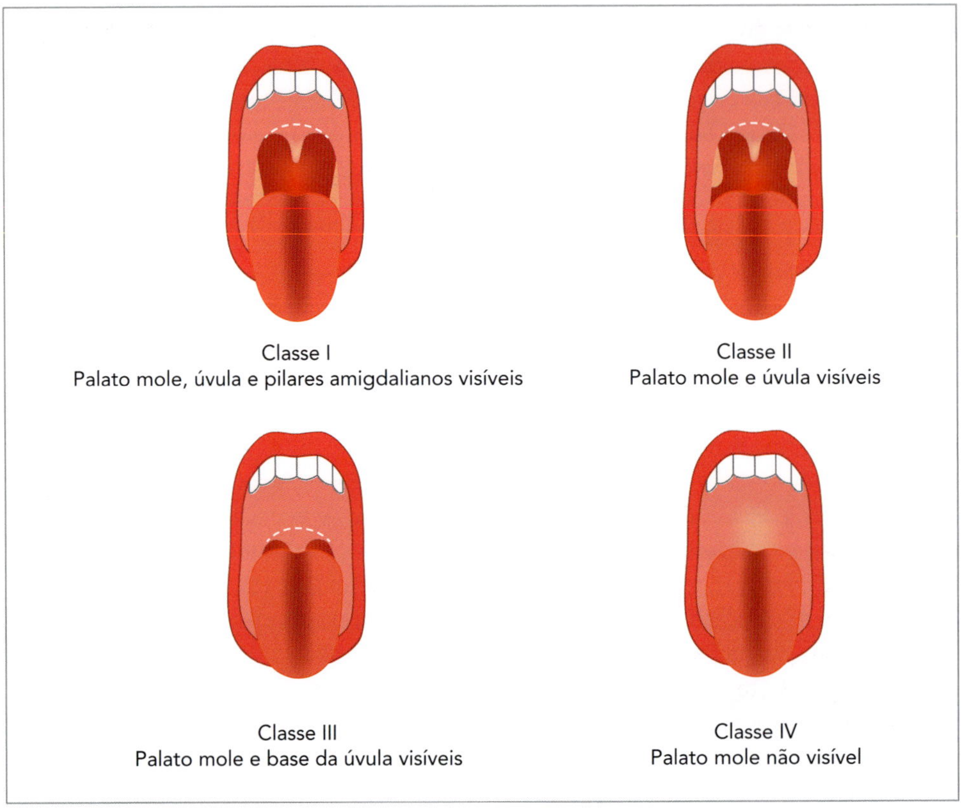

FIGURA 6 Classificação de Mallampati.

sitivo na face do paciente, fatores obstrutivos de via aérea que possam dificultar a passagem do ar durante a ventilação e fatores que dificultem a expansibilidade da caixa torácica.

R	*Radiation/restriction*
O	*Obesity/obstruction/obstructive sleep apnea*
M	*Mask seal/Mallampati/male*
A	*Age over 55 years*
N	*No teeth*

Pacientes que já passaram por radioterapia na região da cabeça e do pescoço são considerados como de via aérea difícil, pois a radiação torna o tecido mais fibrótico e menos complacente, causando limitação da mobilidade cervical. Outro ponto avaliado nesse mnemônico é a restrição da expansibilidade torácica em razão da menor complacência pulmonar, como no caso de pacientes com doença pulmonar obstrutiva crônica (DPOC), asma, síndrome do desconforto respiratório agudo (SDRA), pneumonia e congestão. Pacientes com essas condições necessitam de uma pressão inspiratória maior para estabelecer volume corrente e ventilação adequados.

Pacientes obesos, conforme discutido previamente, têm maior dificuldade para ventilação por conta da maior resistência da caixa torácica. Eles também apresentam maior deposição de tecido adiposo na região da faringe, restringindo o espaço para a passagem do ar. O mesmo ocorre com pacientes com apneia obstrutiva do sono, que apresentam dificuldade para passagem do ar em virtude do colabamento das estruturas da via aérea superior, necessitando de maiores pressões para vencer a obstrução e estabelecer uma ventilação eficiente. Outros fatores obstrutivos, como tumores, angioedema, abcessos e hematomas, também são considerados potencial risco para ventilação difícil.

Outro ponto importante é a vedação da máscara no rosto do paciente. Vedação inadequada acarreta maior escape de ar e, por consequência, diminuição da pressão inspiratória e do volume corrente, comprometendo significativamente a ventilação. Diversos fatores contribuem para uma vedação inadequada, como: presença de barba, fratura de face, deformidades na face, uso de sondas oro ou nasogástrica, sangue ou secreção em vias aéreas. Além disso, outro fator que é avaliado em um ponto específico do mnemônico ROMAN é a ausência de dentes, que também dificulta o acoplamento da máscara. Em pacientes que utilizam prótese dentária, recomenda-se mantê-la durante a ventilação e retirá-la apenas no momento da laringoscopia.

Idade superior a 55 anos também foi associada a uma maior dificuldade para ventilação, em razão da maior incidência de doenças pulmonares e da menor complacência de vias aéreas e caixa torácica em pacientes dessa faixa etária.

RODS – Dificuldade na ventilação com dispositivos extraglóticos

O mnemônico RODS diz respeito à dificuldade no uso de dispositivos extraglóticos. Nesse caso, torna-se mais importante ainda a diminuição da complacência pulmonar, a limitação da abertura da cavidade oral e as variações anatômicas ou os fatores obstrutivos na região da laringe que possam dificultar o acoplamento, a passagem do dispositivo ou a expansibilidade torácica. O mnemônico é composto pelos seguintes pontos:

R	*Restricted lungs*
O	*Obstruction*
D	*Disrupted or distorted airway*
S	*Short thyromental distance*

SMART – Dificuldade na cricotireoidostomia

O último mnemônico está relacionado à dificuldade de realização de cricotireoidostomia. Nesse caso, são avaliadas, principalmente, alterações na região cervical que dificultam ou impedem o acesso a cartilagem cricoide.

S	*Surgery*
M	*Mass*
A	*Access ou anatomy*
R	*Radiation*
T	*Tumor*

Alteração de anatomia ou tecido fibrótico de cirurgias prévias podem dificultar a localização anatômica correta e o procedimento em si. Manipulação recente também dificulta o procedimento, em decorrência de edema ou sangramento local.

Tumores sólidos, bócio, hematomas, pescoço curto, excesso de tecido subcutâneo, enfisema subcutâneo e abscessos cervicais dificultam a identificação correta dos marcos anatômicos necessários para o procedimento.

Upper lip bite test

O *upper lip bite test* (teste de mordida do lábio superior, em tradução livre) tem alta especificidade (> 85%) e um alto valor preditivo negativo para predição de via aérea difícil, além de ser de rápida execução e fácil interpretação.

O teste que avalia a amplitude do movimento da mandíbula consiste em pedir para que o paciente realize o movimento de morder o lábio superior com os incisivos inferiores. O resultado é dividido em três classes (Figura 7):

- classe 1 – os incisivos inferiores se estendem além da borda superior do lábio;
- classe 2 – os incisivos inferiores conseguem morder o lábio superior, porém não atingem a borda superior do lábio;
- classe 3 – os incisivos não conseguem morder o lábio superior.

Em pacientes sem dentes, o teste pode ser realizado pela captura do lábio superior pelo lábio inferior.

Pacientes classificados como classe 3 ou aqueles que não conseguem capturar o lábio superior com o lábio inferior têm maior probabilidade de via aérea difícil.

Apesar de muito promissor, o teste tem limitação para uso no departamento de emergência, uma vez que o paciente precisa estar colaborativo e orientado para a realização do teste.

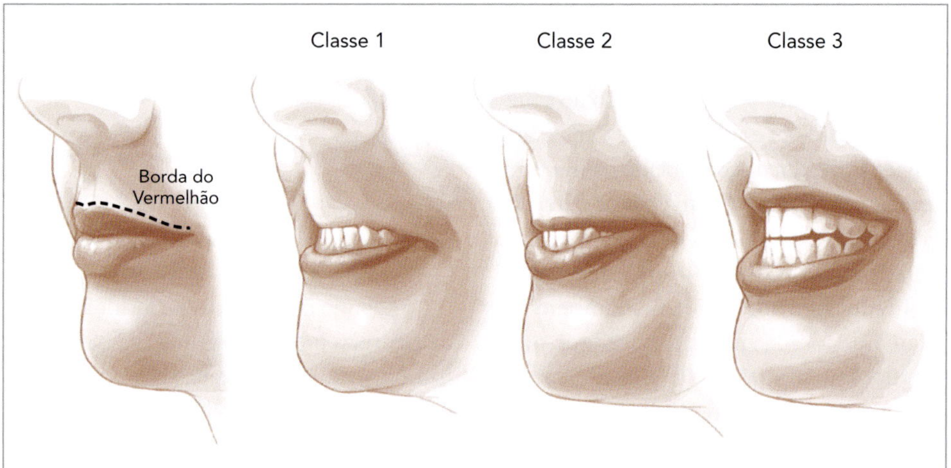

FIGURA 7 As três classificações do *uper lip bite test.*
Fonte: adaptado de JAMA. 2019;321(5):493-503.

LITERATURA RECOMENDADA

1. Brown III CA, C. Sakles JC, Mick NW (orgs.). Manual de Walls para o manejo da via aérea na emergência. Tradução: André Garcia Islabão. 5. ed. Porto Alegre: Artmed, 2019.
2. Detsky ME, Jivraj N, Adhikari NK, Friedrich JO, Pinto R, Simel DL et al. Will this patient be difficult to intubate? The Rational Clinical Examination Systematic Review. JAMA. 2019;321(5):493-503.
3. Roth D, Pace NL, Lee A, Hovhannisyan K, Warenits A-M, Arrich J et al. Airway physical examination tests for detection of difficult airway management in apparently normal adult patients. Cochrane Database Syst Rev. 2018;5(5):CD008874.
4. Kovacs G, Sowers N. Airway management in trauma. Emerg Med Clin North Am. 2018;36(1):61-84.

5. Brown III CA, Bair AE, Pallin DJ, Walls RM; NEAR III Investigators. Techniques, success, and adverse events of emergency department adult intubations. Ann Emerg Med. 2015;65(4):363-70.e1.
6. Brodsky JB, Lemmens HJ, Brock-Utne JG, Vierra M, Saidman LJ. Morbid obesity and tracheal intubation. Anesth Analg. 2002;94(3):732-736.
7. Ovassapian A, Coalson DW. Problems in anesthesia – Airway management. Philadelphia: Lippincott Williams & Wilkins, 2001.
8. Hagiwara Y, Watase H, Okamoto H, Goto T, Hasegawa K; Japanese Emergency Medicine Network Investigators. Prospective validation of the modified LEMON criteria to predict difficult intubation in the ED. Am J Emerg Med. 2015;33(10):1492-1496.
9. Nørskov AK, Wetterslev J, Rosenstock CV, Afshari A, Astrup G, Jakobsen JC et al. Prediction of difficult mask ventilation using a systematic assessment of risk factors vs. existing practice – A cluster randomised clinical trial in 94,006 patients. Anaesthesia. 2017;72(3):296-308.
10. Faramarzi E, Soleimanpour H, Khan ZH, Mahmoodpoor A, Sanaie S. Upper lip bite test for prediction of difficult airway: a systematic review. Pak J Med Sci. 2018;34(4):1019-1023.

CAPÍTULO 5

Via aérea fisiologicamente difícil

Annelise Passos Bispos Wanderley
Rafael Lima Mc Gregor von Hellmann
Ian Ward Abdalla Maia

PONTOS IMPORTANTES

- Todos os pacientes submetidos ao procedimento de intubação devem ser avaliados quanto aos preditores de via aérea difícil antes da sedação.
- O conceito de via aérea difícil abrange não apenas o procedimento da laringoscopia, mas também a ventilação com bolsa-válvula-máscara e a obtenção de uma via aérea cirúrgica.
- Mesmo na ausência de preditores de via aérea difícil, deve-se planejar o procedimento com planos de resgate.
- A via aérea fisiologicamente difícil pode ser definida como a presença de graves distúrbios fisiopatológicos que coloquem o paciente em maior risco de colapso cardiovascular durante a intubação e a transição à ventilação com pressão positiva.
- Pode-se generalizar esse perfil de pacientes em dois grandes grupos: os que não toleram apneia e os que apresentam risco de colapso circulatório.

INTRODUÇÃO

Historicamente, o conceito de via aérea difícil está relacionado a dificuldades anatômicas durante a laringoscopia. Entretanto, o estudo de coorte de Russoto et al., descrevendo intubações em 29 países, demonstrou que em apenas 4,5% dos casos foram necessárias mais de duas laringoscopias para intubação bem-sucedida. Por outro lado, no mesmo estudo, eventos adversos graves foram reportados em 42,2% das intubações. Em outro estudo, Heffner et al. analisaram 524 intubações realizadas em um departamento de emergência e constataram que 4,2% dos pacientes evoluíram para parada cardiorrespiratória durante ou após a intubação. Apesar da alta taxa de sucesso na primeira tentativa de intubação na literatura atual – um reflexo do avanço no uso de dispositivos para intubação, como o videolaringoscópio e o *bougie* –, alterações fisiopatológicas existentes pré-intubação colocam os pacientes em maior risco de colapso cardiovascular e óbito.

A intubação é considerada um "sucesso" quando finaliza com o paciente não apenas intubado, mas também estável (sem hipotensão ou hipoxemia). Para tanto, o objetivo da otimização hemodinâmica e da pré-oxigenação é aumentar a segurança fisiológica do procedimento. O momento ideal e a ponderação sobre as condições ambientais (equipe, equipamento e local) também fazem parte do manejo da via aérea e devem ser sempre levados em consideração antes da laringoscopia. Ainda, é importante ressaltar que gravidade não é sinônimo de intubação premente; logo, é de extrema importância individualizar as abordagens e, sempre que possível, postergar a laringoscopia até que haja estabilidade clínica.

COMO RECONHECER A VIA AÉREA FISIOLOGICAMENTE DIFÍCIL?

A via aérea fisiologicamente difícil pode ser definida como a presença de graves distúrbios fisiopatológicos que coloquem o paciente em maior risco de colapso cardiovascular durante a intubação e a transição à ventilação com pressão positiva.

Pode-se generalizar esse perfil de pacientes em dois grandes grupos: os que não toleram apneia e os que apresentam risco de colapso circulatório (Tabela 1).

TABELA 1 Possíveis patologias que se enquadram como via aérea fisiologicamente difícil.

Não toleram apneia	Risco de colapso circulatório
Redução da capacidade funcional (p. ex., obesidade mórbida, gravidez)	Choque obstrutivo (p. ex., tamponamento cardíaco, pneumotórax hipertensivo)
Aumento do consumo de oxigênio (p. ex., sepse)	Choque hipovolêmico/ hemorrágico (p. ex., trauma, desidratação)
Hipoxêmicos refratários às medidas (p. ex., tromboembolismo pulmonar)	Choque distributivo (p. ex., anafilaxia)
Alto volume minuto compensatório (acidose metabólica compensada)	Pneumotórax simples

A sigla mnemônica CRASH, descrita na Tabela 2, é uma forma útil de recordar essas condições.

TABELA 2 A sigla mnemônica CRASH auxilia a identificação de pacientes com potencial risco de colapso circulatório durante e/ou após a intubação.

C	*Consumption increase* (consumo de oxigênio aumentado)
R	*Right ventricular failure* (insuficiência ventricular direita)
A	*Acidosis* (acidose)
S	*Saturation* (risco de dessaturação ou hipoxemia)
H	*Hypotension/volume* (hipotensão ou choque circulatório)

MANEJO ESPECÍFICO

Hipotensão ou choque circulatório

A hipotensão peri-intubação é um fator de risco independente para eventos adversos, incluindo parada cardiorrespiratória, maior permanência em unidade de tratamento intensivo (UTI) e aumento da mortalidade intra-hospitalar. Na análise secundária de um estudo prospectivo do grupo National Emergency Airway Registry (NEAR), a presença de pressão arterial sistólica menor que 100 mmHg foi relacionada a uma razão de probabilidade de 6,2 para parada cardiorrespiratória na peri-intubação.

A transição para pressão positiva aumenta a pressão intratorácica e, por consequência, reduz o retorno venoso. A ressuscitação volêmica pode ser uma forma de melhorar o débito cardíaco e diminuir o risco de instabilidade hemodinâmica. No entanto, o ensaio randomizado PREPARE-II não demonstrou diminuição do colapso cardiovascular com a administração de volume pré-intubação. Assim, o manejo deve ser individualizado.

Inicialmente, deve-se identificar os pacientes que estão em risco hemodinâmico. Contudo, não há na literatura escalas padronizadas para avaliação peri-intubação, tampouco definição de hipotensão peri-intubação. Assim, alguns indicadores servem como alerta para um risco maior de colapso cardiovascular, como o *shock index* (que consiste na divisão da frequência cardíaca pela pressão arterial sistólica), sinais vitais, idade avançada e comorbidades. Wardi et al. evidenciaram que a presença de um *shock index* ≥ 1 no momento pré-intubação estava ligado a uma chance de 2,67 vezes maior para parada cardíaca na peri-intubação.

O grande desafio do emergencista no manejo hemodinâmico é individualizar as terapias para cada causa da instabilidade, selecionando adequadamente as drogas e a ressuscitação. A escolha do indutor pode contribuir para a instabilidade hemodinâmica; em cenários de risco, deve-se dar preferência para os cardioestáveis, como etomidato e cetamina. Ambos, apesar de mais estáveis, podem causar depressão miocárdica, principalmente se a dose não for ajustada. Caso o paciente tenha sinais de instabilidade hemodinâmica importante, existe uma recomendação, baseada em opinião de especialista, de redução da dose do hipnótico em 50%, porém ainda faltam dados mais robustos do benefício dessa recomendação.

Apesar de ser usado em apenas 2,9% das intubações nas emergências dos Estados Unidos, o fentanil ainda é popular como pré-medicação nas intubações no cenário brasileiro. Seu uso é questionável e deve ser evitado, principalmente em pacientes com instabilidade hemodinâmica. Recentemente, o estudo randomizado FAKT demonstrou a presença de menores níveis de pressão arterial no grupo que fez uso de fentanil.

Os bloqueadores neuromusculares também podem alterar os desfechos hemodinâmicos, na medida em que o retorno venoso diminui quando os pacientes ficam em apneia, levando a um aumento da pós-carga no ventrículo direito e piorando a instabilidade. A literatura atual recomenda o aumento da dose de bloqueadores neuromusculares no cenário de instabilidade, mas estudos de qualidade são escassos.

Passo a passo da abordagem no manejo hemodinâmico

Não há algoritmo universal para identificação ou manejo de pacientes em risco de colapso cardiovascular, já que não há indutor que não cause hipotensão. Contudo, alguns passos podem ser seguidos na maioria dos casos:

1. repor as perdas: o paciente crítico costuma estar depletado de perdas insensíveis. Assim, a ressuscitação volêmica pode ser considerada o passo inicial em alguns pacientes;
2. corrigir a vasoplegia: em alguns pacientes, a ressuscitação volêmica pode não ser eficaz, como em quase metade dos pacientes com choque séptico. Assim, o uso de drogas vasoativas se faz necessário, principalmente se o *shock index* for maior que 0,9. Caso não seja possível iniciar infusão contínua em razão da gravidade do quadro, o uso de *push dose* pode ser considerado (prepara-se adrenalina, em diluição 10 mcg/mL, e utiliza-se entre 20 e 50 mcg a cada 3 a 5 minutos);
3. aumentar a função contrátil: pacientes com choque cardiogênico ou componente misto cardiogênico/séptico podem se beneficiar do uso de drogas inotrópicas, como epinefrina e dobutamina.

Acidose metabólica grave

A intubação será indicada caso haja falha da terapia adjunta em conjunto com falha ventilatória. As estratégias de otimização para a intubação do paciente com acidose metabólica grave são:

- tratar causa e monitorar fadiga;
- pré-oxigenação com ventilação não invasiva (VNI).

Pacientes em iminência de fadiga muscular e/ou falência respiratória devem ser intubados. Apesar do cenário desafiador, a indicação de intubação desses pacientes não deve ser ignorada. A sequência rápida de intubação nem sempre é a melhor indicação; em pacientes com acidose metabólica grave, com necessidade de alto volume minuto, deve-se preferir a técnica de intubação com o paciente em ventilação espontânea. A descrição mais completa do manejo da via aérea no paciente com acidose metabólica grave está descrita detalhadamente no capítulo – Acidose metabólica grave.

Risco de dessaturação

A insuficiência respiratória hipoxêmica tipo I (dificuldade em manter oxigenação arterial adequada) é uma indicação comum de intubação no Departamento de Emergência. Em geral, ela acontece em razão de uma disfunção da troca alvéolo-capilar (p. ex., por pneumonia ou edema agudo pulmonar). Nessas situações, ocorre o chamado *shunt*, situação em que uma parte do sangue passa pela circulação alveolar sem conseguir realizar a troca gasosa. Esse tipo de hipoxemia é diferente daquela que ocorre na insuficiência respiratória tipo II (hipercápnica), em que há menor ventilação alveolar ou um aumento no espaço morto.

Os pacientes em insuficiência respiratória hipoxêmica estão sob alto risco de rápida dessaturação durante ou após a intubação, o que pode resultar em colapso circulatório e lesão hipóxico-isquêmica cerebral. A dessaturação de oxigênio ocorre em 19 a 70% das intubações na Emergência e é o principal motivo para abortar a tentativa de intubação. Logo, além de evitar complicações graves, a otimização da pré-oxigenação aumenta a taxa de sucesso da intubação na primeira tentativa, em razão do aumento do tempo de apneia segura.

Alguns conceitos e condutas são fundamentais para a compreensão e o manejo do paciente em insuficiência respiratória e sua pré-oxigenação, como capacidade residual funcional, desnitrogenação e distúrbio ventilação/perfusão.

Capacidade residual funcional (CRF)

- Durante a apneia, não há volume corrente. Assim, o reservatório pulmonar de gases é a CRF, isto é, o volume de gás que permanece nos pulmões após o final da expiração. No entanto, algumas condições podem diminuir essa reserva corporal, como ascite, gravidez, edema e hemorragia. O volume é dependente da altura e da idade do paciente, correspondendo, em geral, a 25 a 30 mL/kg em um adulto saudável.
- Algumas alternativas podem contribuir para o aumento da CRF, como deixar o tórax ereto e diminuir a pressão abdominal por meio de drenagem gástrica. O recrutamento alveolar por meio da ventilação não invasiva com pressão positiva também pode ajudar. A VNI fornece altas concentrações de fração inspirada de oxigênio (FiO_2), diminui o trabalho respiratório e recruta alvéolos atelectasiados.

Desnitrogenação

- O objetivo da pré-oxigenação não é somente alcançar uma saturação periférica de 100%, mas conseguir trocar todo o nitrogênio presente nos pulmões por oxigênio. Isso pode ser alcançado por meio do uso de dispositivos que forneçam FiO_2 de 100% por pelo menos 3 a 5 minutos ou oito respirações profundas. No entanto, esses valores podem não ser suficientes caso o paciente tenha muitas alterações fisiológicas, como obesidade, choque ou acidose. Outro fator importante a ser considerado é que raramente há dispositivos de circuito fechado nas emergências. Dessa forma, é comum o uso de máscara não reinalante (MNR) e de bolsa-válvula-máscara como métodos de pré-oxigenação. Essas duas alternativas têm seus pontos positivos e negativos. A MNR com reservatório não veda adequadamente o rosto do paciente, enquanto a bolsa-válvula-máscara necessita de uma boa vedação manual, que muitas vezes pode ser desconfortável para o paciente. Por isso, dispositivos como a VNI são especialmente úteis em pacientes obesos e com *shunt*, sendo capazes de aumentar o recrutamento alveolar e oferecer 100% de FiO_2.
- A MNR como dispositivo de pré-oxigenação deve ser utilizada em *flush-rate*, isto é, com a válvula do oxigênio (fluxômetro) completamente aberta. É importante considerar que qualquer respiração espontânea após a remoção da fonte de oxigênio pode causar rápida renitrogenação; assim, o paciente só deve ser retirado da pré-oxigenação quando em apneia.
- Outro mecanismo que pode prolongar a desnitrogenação é a oxigenação apneica, isto é, o uso de uma fonte de oxigênio (usualmente um cateter ou óculos nasal a 15 L/min) desde o início da preparação. Silva et al., em uma revisão sistemática recente, demonstraram um possível benefício dessa técnica. Esse mecanismo funciona porque a extração de oxigênio pelos capilares alveolares causa uma diferença de pressão que, associada ao fluxo constante e elevado na nasofaringe, faz com que ocorra o movimento do ar da via aérea superior para a inferior. Caso esteja disponível, o uso de cateter nasal de alto fluxo (capaz de oferecer até 70 L/min) é superior ao de máscara não reinalante durante a pré-oxigenação e pode ser feito durante a laringoscopia.

Distúrbio ventilação/perfusão (V/Q)

- No pulmão, há zonas com diferenças na razão de ventilação e perfusão. Em condições patológicas, como no tromboembolismo pulmonar, há aumento das áreas ventiladas e não perfundidas. Já em condições com preenchimento alveolar patológico, há aumento das áreas perfundidas e não ventiladas. Nessas situações, o recrutamento alveolar, a redução do edema e o uso de vasodilatadores pulmonares são métodos úteis para melhorar o desequilíbrio e aumentar a CRF.

Insuficiência ventricular direita

A ventilação positiva aumenta a resistência vascular pulmonar (RVP), dificultando a função ventricular direita. Hipoxemia, acidose e hipercapnia também são fontes que contribuem para o aumento da RVP e estão frequentemente presentes em pacientes críticos com indicação de intubação. A RVP, ou pós-carga do ventrículo direito, quando aumentada, prejudica a contratilidade ventricular direita, intensificando a pressão intracavitária, aumentando a demanda metabólica do ventrículo direito (VD) e prejudicando a função do ventrículo esquerdo (VE), com consequente queda da pressão arterial sistêmica e piora do suprimento de oxigênio do VD.

Algumas estratégias de otimização em insuficiência ventricular direita são:

- tratamento da causa base;
- ressuscitação volêmica/diureticoterapia;
- diminuição da RVP;
- redução da pressão média de via aérea (*mean airway pressure* – *Pmean*).

Nesse perfil de paciente, toda intubação será um evento complexo e de alto risco. Por ser dependente de volume, o VD pode, em determinadas circunstâncias, responder à expansão volêmica, como no caso do choque cardiogênico com acometimento do VD. Entretanto, em condições como o tromboembolismo pulmonar, o aumento da RVP (pós-carga) é o originalmente responsável pela instabilidade hemodinâmica. Logo, a ressuscitação volêmica pode trazer mais riscos que benefícios para pacientes com essa condição. Além disso, se houver sobrecarga de volume associada, a diureticoterapia deve ser iniciada como estratégia de otimização pré-intubação. A pré-oxigenação com cateter nasal de alto fluxo (CNAF) é uma ótima opção nesse cenário, visto que o uso da pressão positiva pode aumentar a RVP e piorar o *status* hemodinâmico do paciente.

O intuito é manter o procedimento o mais hemodinamicamente estável possível, com a pressão arterial média maior que a pressão arterial pulmonar média (PAM > PAPM). Logo, deve-se selecionar drogas cardioestáveis para a indução e deixar as drogas vasoativas sistêmicas preparadas. Importante ressaltar que, mesmo com o paciente normotenso, existe um alto risco de hipotensão peri-intubação.

O uso da vasodilatação pulmonar pode ser feito como ponte até um tratamento específico mais efetivo. Essa é uma recomendação ainda pouco estudada nesse cenário, mas que pode ser considerada em situações refratárias e com colapso circulatório iminente. Os vasodilatadores pulmonares disponíveis são a nitroglicerina e o milrinone, que podem ser nebulizados ou, até mesmo, em situações específicas, administrados via tubo endotraqueal.

DICAS PRÁTICAS

1. Avaliar todo paciente quanto ao seu risco hemodinâmico antes da intubação.
2. Sempre ressuscitar hemodinamicamente o paciente antes de intubá-lo.
3. Quando possível e necessário, iniciar vasopressores antes da intubação ou deixar a bomba de infusão preparada.
4. Reduzir a dose do indutor, independentemente de qual seja, e dobrar a dose do bloqueador neuromuscular. Esses procedimentos podem diminuir o efeito hemodinâmico e garantir uma melhor taxa de sucesso na primeira tentativa.
5. Quando não for possível ressuscitar adequadamente o paciente antes da intubação, considerar o uso de *push dose* de adrenalina.
6. Nem sempre o melhor método de intubação é a sequência rápida. Em alguns pacientes (como aqueles com insuficiência ventricular direita, acidose metabólica grave ou agitação), deve-se considerar a sequência prolongada de intubação ou a intubação com o paciente acordado.
7. Realizar ultrassom à beira do leito, que pode ajudar no manejo hemodinâmico antes da intubação por meio da averi-

guação da disfunção de ventrículo direito e do estado volêmico do paciente.

8. Usar vasodilatadores via nebulização como alternativa em cenários de disfunção ventricular direita grave, com necessidade de ventilação mecânica.

LITERATURA RECOMENDADA

1. De Jong A, Rolle A, Molinari N, Paugam-Burtz C, Constantin J-M, Lefrant J-Y et al. Cardiac arrest and mortality related to intubation procedure in critically ill adult patients: a multicenter cohort study. Crit Care Med. 2018;46(4):532-539.
2. Griesdale DEG, Bosma TL, Kurth T, Isac G, Chittock DR. Complications of endotracheal intubation in the critically ill. Intensive Care Med. 2008;34(10):1835-1842.
3. Green RS, Edwards J, Sabri E, Fergusson D. Evaluation of the incidence, risk factors, and impact on patient outcomes of postintubation hemodynamic instability. CJEM. 2012;14(2):74-82.
4. Tremblay J-A, Couture ÉJ, Albert M, Beaubien-Souligny W, Elmi-Sarabi M, Lamarche Y et al. Noninvasive administration of inhaled nitric oxide and its hemodynamic effects in patients with acute right ventricular dysfunction. J Cardiothorac Vasc Anesth. 2019; 33(3):642-647.
5. Ferguson I, Buttfield A, Burns B, Reid C, Shepherd S, Milligan J et al. Fentanyl versus placebo with ketamine and rocuronium for patients undergoing rapid sequence intubation in the emergency department: The FAKT study – A randomized clinical trial. Acad Emerg Med. 2022;29(6):719-728.
6. Merelman AH, Perlmutter MC, Strayer RJ. Alternatives to rapid sequence intubation: contemporary airway management with ketamine. West J Emerg Med. 2019; 20(3):466-471.
7. Heffner AC, Swords DS, Neale MN, Jones AE. Incidence and factors associated with cardiac arrest complicating emergency airway management. Resuscitation. 2013; 84(11):1500-1504.
8. Kornas RL, Owyang CG, Sakles JC, Foley LJ, Mosier JM. Evaluation and management of the physiologically difficult airway: consensus recommendations from society for airway management. Anesth Analg. 2021;132(2):395-405.
9. Sakles JC, Pacheco GS, Kovacs G, Mosier JM. The difficult airway refocused. Br J Anaesth. 2020;125(1):e18-21.
10. Russell DW, Casey JD, Gibbs KW, Ghamande S, Dargin JM, Vonderhaar DJ et al. Effect of fluid bolus administration on cardiovascular collapse among critically ill patients undergoing tracheal intubation: a randomized clinical trial. JAMA. 2022; 328(3):270279.
11. Brown CA III, Sakles J, Mick N, Mosier J, Braude D. The Walls manual of emergency airway management. 6.ed. Wolters Kluwer, 2023.
12. Oliveira J, Silva L, Cabrera D, Barrionuevo P, Johnson, RL, Erwin PJ et al. Effectiveness of apneic oxygenation during intubation: a systematic review and meta-analysis. Ann Emerg Med. 2017;70(4):483-494.
13. Weingart SD, Trueger NS, Wong N, Scofi J, Singh N, Rudolph SS. Delayed sequence intubation: a prospective observational study. Ann Emerg Med. 2015;65(4):349-355.
14. Wardi G, Villar J, Nguyen T, Vyas A, Pokrajac N, Minokadeh A et al. Factors and outcomes associated with inpatient cardiac arrest following emergent endotracheal intubation. Resuscitation. 2017;121:76-80.
15. April MD, Arana A, Reynolds JC, Carlson JN, Davis WT, Schauer SG et al. Peri-intubation cardiac arrest in the emergency department: a National Emergency Airway Registry (NEAR) study. Resuscitation. 2021;162:403-411.

CAPÍTULO 6

Abordagem sistematizada da via aérea

Camila de Castello Branco Boccato
Helena Ribeiro Aiello Amat
Patrícia Lopes Gaspar
Diego Amoroso
Ian Ward Abdalla Maia
Júlio César Garcia de Alencar

PONTOS IMPORTANTES

- A abordagem sistematizada da via aérea na emergência tem como principal objetivo garantir que a primeira tentativa de intubação seja bem-sucedida.
- Tentativas sucessivas de intubação no departamento de emergência (DE) estão relacionadas a maiores taxas de eventos adversos.
- Toda via aérea no DE é presumidamente difícil.
- Apesar de ser a técnica mais conhecida e utilizada no DE, a sequência rápida de intubação (SRI) não é a única opção para a obtenção de uma via aérea definitiva.
- A escolha do algoritmo utilizado para a realização do procedimento de intubação deve ser individualizada, considerando cenários de via aérea fisiológica ou anatomicamente difícil, parada cardiorrespiratória ou via aérea falha.

INTRODUÇÃO

A decisão de intubar um paciente no departamento de emergência (DE) ou no atendimento pré-hospitalar (APH) é baseada em três critérios:

- falha em manter patente ou proteger a via aérea;
- falha em manter ventilação ou oxigenação;
- antecipação de curso clínico desfavorável.

Uma vez indicada a intubação, abre-se um leque de possibilidades de abordagem, que, neste capítulo, serão sistematizadas em algoritmos, ou seja, conjuntos de decisões para melhorar o desempenho e aumentar a chance de sucesso de obtenção de uma via aérea definitiva. No cenário dinâmico e desafiador que é o manejo da via aérea em emergências, o desenvolvimento de algoritmos organiza decisões, afasta vieses cognitivos e identifica precocemente situações que colocam o paciente em risco de eventos adversos.

O principal objetivo da abordagem sistematizada é obter sucesso na primeira tentativa de intubação, uma vez que laringoscopias sucessivas estão associadas a maiores taxas de eventos adversos, como hipoxemia, broncoaspiração, intubação esofágica, hipotensão, arritmias e até mesmo parada cardiorrespiratória (PCR). A taxa de efeitos adversos em intubação orotraqueal (IOT) sobe de 14,2%

em laringoscopia única para 47,2% e 63,6% em duas e três tentativas, respectivamente.

ALGORITMO UNIFICADO

Definida a necessidade de obtenção de uma via aérea definitiva, é preciso avaliar se há tempo para a otimização fisiológica antes da laringoscopia ou se o paciente apresenta uma situação conhecida como "forçado a agir". Caracterizada por uma necessidade imediata de intubação traqueal, seja pela iminência (< 5 minutos) de uma parada respiratória ou em razão de uma via aérea dinâmica (obstrução alta em evolução), a situação "forçado a agir" deve ser uma ação de exceção, já que, geralmente, a otimização fisiológica é uma prioridade antes da intubação traqueal.

Deve-se entender como otimização fisiológica a produção de condições apropriadas para a realização da intubação, com o intuito de identificar, melhorar ou corrigir alterações clínicas associadas a desfechos desfavoráveis durante e após o procedimento, como hipoxemia, choque circulatório e acidose metabólica.

Quando há tempo para a otimização fisiológica, o nível e o conteúdo de consciência do paciente devem ser rapidamente avaliados, e os pacientes devem ser classificados como cooperativos ou não cooperativos. Em pacientes combativos, procedimentos de otimização, como a pré-oxigenação com dispositivo bolsa-válvula-máscara (BVM), podem ser um desafio. Esses pacientes não devem ser tratados como "forçado a agir", pois a ausência de otimização com pré-oxigenação é associada a 3,5 vezes mais chances de PCR. Nesse caso, é recomendado o uso da sequência prolongada de intubação (ver Capítulo "Sequência prolongada de intubação").

Pacientes minimamente cooperativos com o procedimento permitirão a avaliação dos preditores de dificuldade de via aérea difícil, tanto anatômicos quanto fisiológicos. Em pacientes cujas dificuldades sejam previstas apenas durante a laringoscopia direta, está indicada a sequência rápida de intubação (SRI), com preparo adequado dos planos de resgate (ver Capítulo "Sequência rápida de intubação").

A presença de preditores de dificuldade para laringoscopia direta associados a preditores de dificuldade para o uso de planos de resgate, como dificuldade de ventilação com dispositivo BVM ou com dispositivos extraglóticos (ver Capítulo "Preditores de via aérea anatomicamente difícil"), aumenta a chance de uma via aérea falha e, portanto, a realização da técnica KOBI (*ketamine-only breathing intubation*, ou intubação apenas com uso de cetamina) deve ser considerada. Ainda no cenário do paciente com dificuldades anatômicas previstas, uma alternativa a ser considerada é a SRI com preparação dupla. Ela consiste na execução da técnica tradicional de SRI com a preparação para via aérea cirúrgica feita paralelamente ao processo de tentativa de intubação. Logo, em caso de falha da primeira tentativa de intubação, a via aérea cirúrgica é prontamente realizada. A intubação por meio de endoscopia flexível, preferencialmente realizada por equipes mais experientes (ver Capítulo "Intubação com o paciente acordado"), também deve ser considerada no contexto supracitado.

A Figura 1 esquematiza o algoritmo unificado do manejo da via aérea em situações de emergência.

FORÇADO A AGIR

O cenário "forçado a agir" reflete um contexto crítico de necessidade imediata de uma via aérea definitiva. Importante ressaltar que o cenário "forçado a agir" é raro,

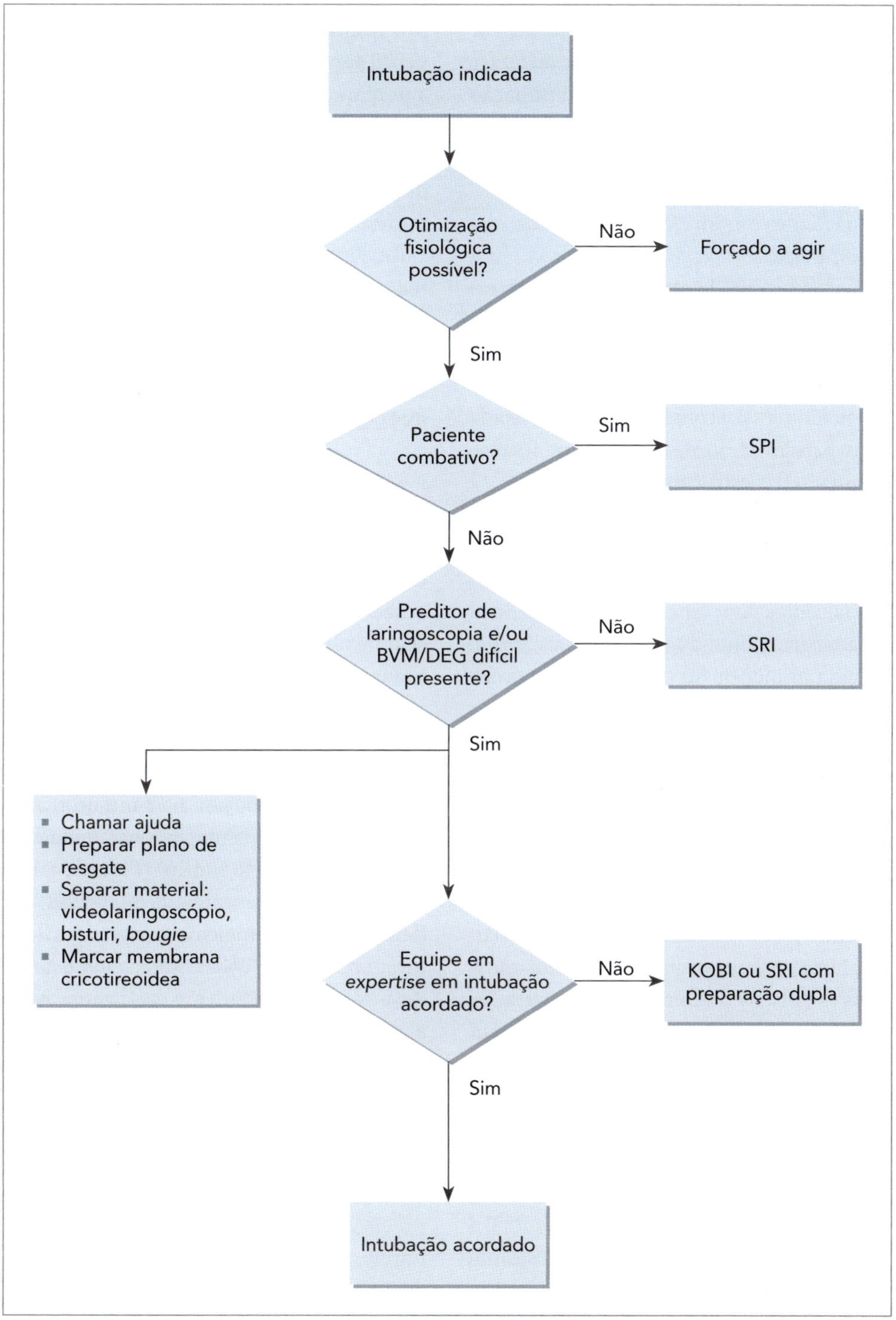

FIGURA 1 Algoritmo unificado do manejo da via aérea no departamento de emergência.
SPI: sequência prolongada de intubação; SRI: sequência rápida de intubação; DEG: dispositivo extraglótico; BVM: dispositivo bolsa válvula máscara; KOBI: *ketamine only breath intubation*.

devendo a equipe médica sempre buscar causas reversíveis e, idealmente, otimizar parâmetros fisiológicos antes da intubação traqueal. As situações que são consideradas "forçado a agir" incluem:

- pacientes em iminência de parada respiratória;
- pacientes com obstrução dinâmica e rápida da via aérea (p. ex., queimadura da via aérea com estridor e piora progressiva, anafilaxia com edema de glote, ferimento cervical com hematoma em rápida expansão e trauma de face com desabamento das estruturas da via aérea);
- pacientes com hipoxemia crítica em rápida piora a despeito de medidas de suplementação de oxigênio;
- pacientes com êmese maciça associada a rebaixamento do nível de consciência, com iminência ou visualização de broncoaspiração.

Essas apresentações, somadas à impossibilidade de laringoscopia, indicam a realização imediata de cricotireoidostomia (ver Capítulo "Cricotireoidostomia").

Em pacientes na situação "forçado a agir", em que é possível a realização de laringoscopia, hipnóticos e bloqueadores neuromusculares (BNM) podem ser administrados de maneira endovenosa ou intramuscular, seguidos pela videolaringoscopia (VL) ou pela laringoscopia direta (LD). O objetivo da administração das drogas da SRI é garantir condições de relaxamento ideiais para uma vizualização glótica suficiente para a intubação traqueal. Caso haja insucesso na IOT, a realização imediata de cricotireoidostomia deve ser considerada, a depender do cenário clínico.

Diferentemente da SRI, esse paciente não terá tempo seguro para otimização e pré-oxigenação adequadas, e as drogas deverão ser infundidas imediatamente após a preparação do material necessário para a sua laringoscopia e/ou cricotireoidostomia.

O insucesso na obtenção de via aérea definitiva numa situação "forçado a agir" caracteriza uma via aérea falha (ver Figura 7).

A Figura 2 esquematiza como deve ser realizado o manejo da via aérea na situação "forçado a agir".

SEQUÊNCIA PROLONGADA DE INTUBAÇÃO (SPI)

A SPI está indicada para pacientes que não toleram a pré-oxigenação devido a estarem combativos ou agitados. Nesses casos, deve ser realizada uma sedação leve para que o paciente tolere a pré-oxigenação e assim seja intubado com maior segurança. Essa sedação pode ser realizada com cetamina (0,5 a 1 mg/kg, IV, com infusão lenta em 60 segundos), e a oferta de oxigênio pode ser feita posteriormente, através de ventilação não invasiva (VNI) por 3 a 5 minutos, com FiO_2 de 100% ou de máscara não reinalante (fluxo superior a 40 L/min) (Figura 3).

Durante a pré-oxigenação, preditores de via aérea fisiológica e anatomicamente difícil devem ser observados, e o paciente deve ser fisiologicamente otimizado. Após a pré-oxigenação e otimização, é realizada a infusão de uma dose completa de hipnótico e BNM e realizada a laringoscopia.

Em pacientes com preditores de via aérea anatomicamente difícil, a intubação será desafiadora e, portanto, planos de resgate precisam ser estabelecidos, a fim de proporcionar segurança ao procedimento, que deve ser individualizado para cada paciente e cenário de atendimento. Sugere-se, inicialmente, otimizar o posicionamento do paciente, buscando o alinhamento dos eixos

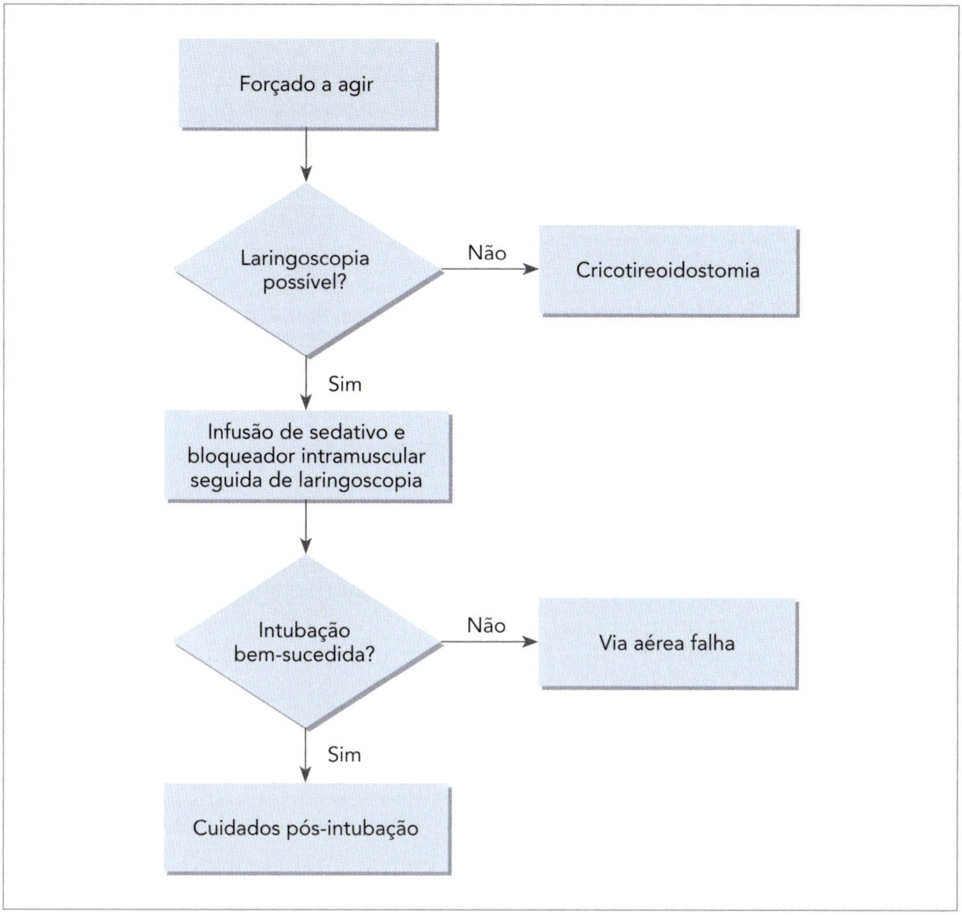

FIGURA 2 Algoritmo de manejo da via aérea na situação "forçado a agir" no departamento de emergência.

da via aérea por meio da posição olfativa ou do uso de rampa, em caso de pacientes obesos. Outras opções são uso de VL ou a troca de lâmina para uma hiperangulada, intubação através de máscara laríngea, uso de endoscópio flexível ou realização de cricotireoidostomia. Em caso de falha, deve-se seguir o algoritmo de via aérea falha (ver Figura 7).

A Figura 3 esquematiza a sequência prolongada de intubação no manejo da via aérea.

SEQUÊNCIA RÁPIDA DE INTUBAÇÃO (SRI)

Pacientes não combativos com indicação de obtenção de via aérea definitiva, sem preditores de dificuldade anatômica e que já tiveram corrigidos eventuais distúrbios, como hipotensão, choque circulatório e acidose metabólica, devem ser submetidos à sequência rápida de intubação (SRI), que consiste na administração de um agente hip-

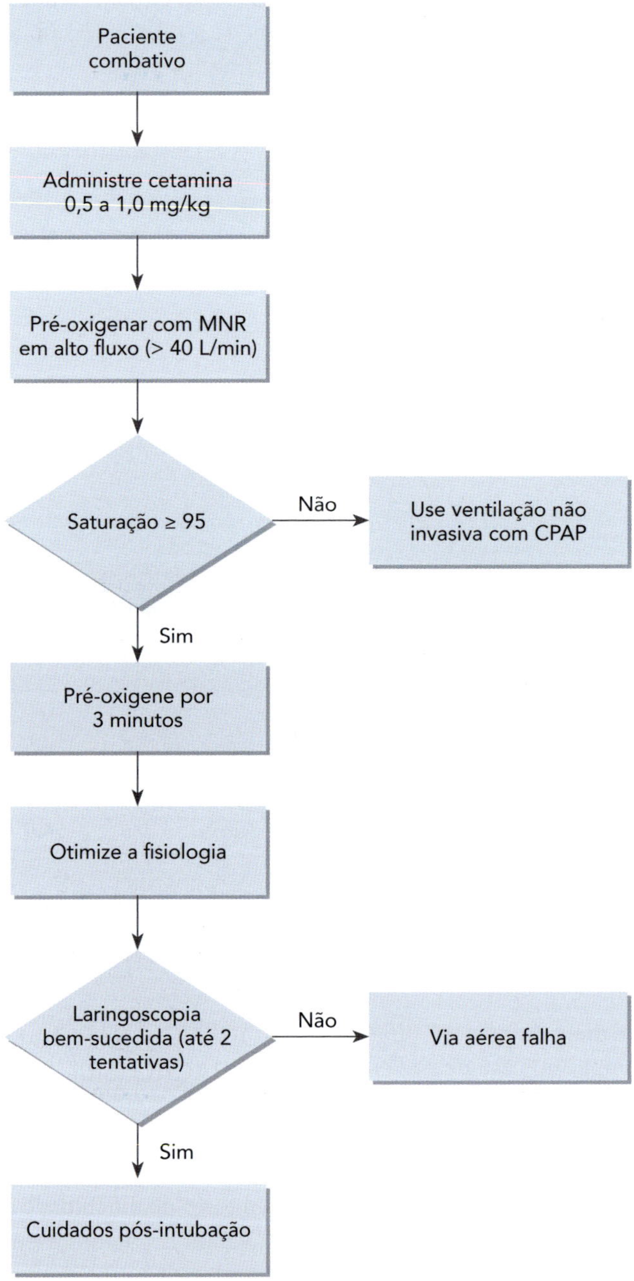

FIGURA 3 Algoritmo de sequência prolongada de intubação durante manejo da via aérea no departamento de emergência.

CPAP: *continuous positive airway pressure*.

nótico, imediatamente seguido de um agente de bloqueio neuromuscular de início rápido, em paciente pré-oxigenado.

A Figura 4 esquematiza a sequência rápida de intubação no manejo da via aérea em emergências.

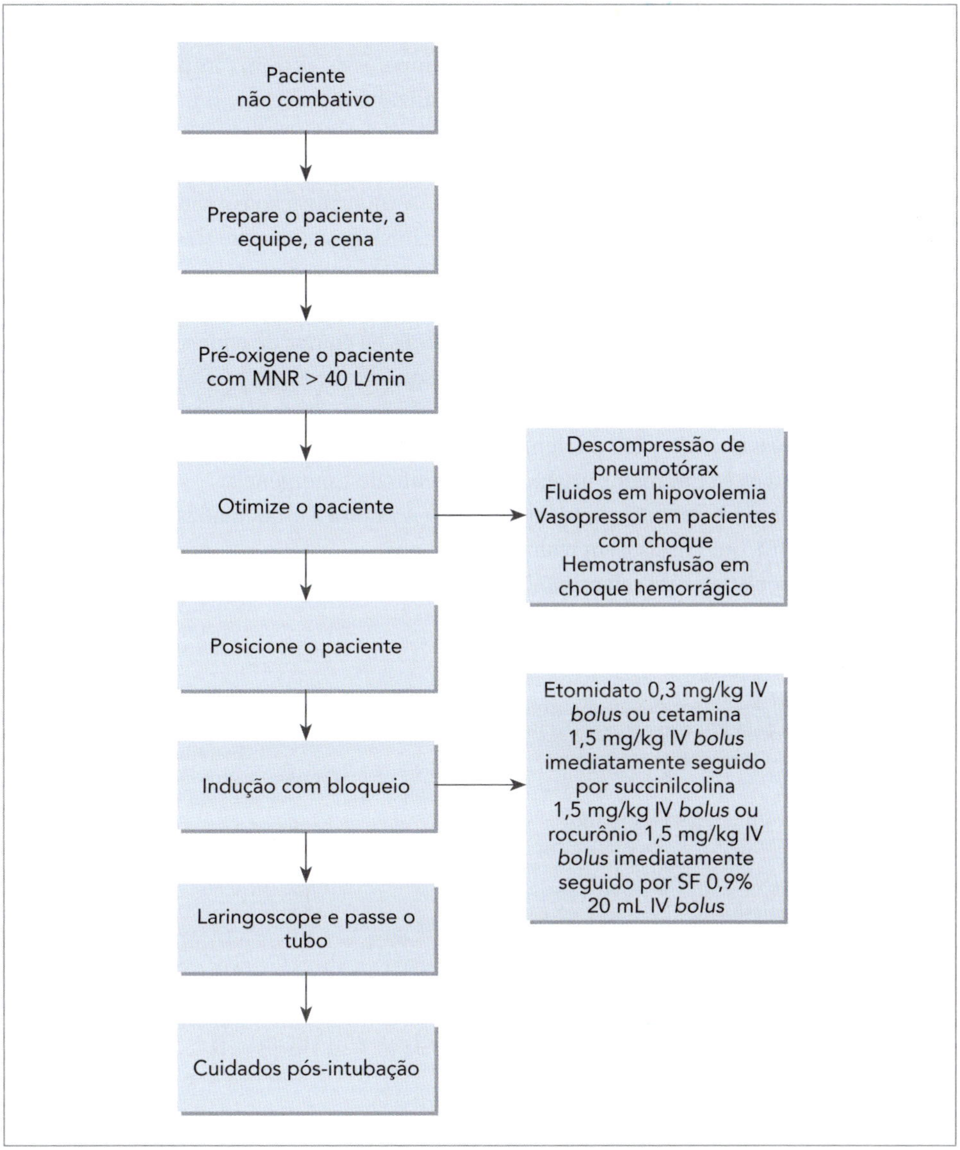

FIGURA 4 Algoritmo de sequência rápida de intubação durante manejo da via aérea no departamento de emergência.
SF: soro fisiológico; IV: intravenoso.

INTUBAÇÃO ACORDADO (KOBI E INTUBAÇÃO COM ENDOSCÓPIO FLEXÍVEL)

Em pacientes com indicação de obtenção de via aérea definitiva e que apresentam preditores de laringoscopia difícil associados a preditores de dificuldade de uso de planos de resgate (uso de DEG e/ou BVM), sobretudo naqueles com intolerância à apneia (p. ex., cetoacidose grave, hipoxemia grave apesar da otimização da oferta de oxigênio) ou com quadro de choque circulatório sem possibilidade de otimização (p. ex., choque séptico em uso de altas doses de vasopressores, sem melhora da hipotensão), está indicada a intubação acordado.

Importante ressaltar que, em pacientes menos colaborativos e com maior urgência na obtenção da via aérea definitiva, o método de escolha é a KOBI, que consiste em realizar uma sedação dissociativa com cetamina (0,5 a 1 mg/kg, IV, em 60 segundos) em combinação com a anestesia local sempre que possível. Após a dissociação, a visualização da via aérea pode ser feita com VL, LD ou endoscopia flexível, a depender da indicação, dos materiais disponíveis e da *expertise* da equipe. É de extrema importância que, ao realizar esse método, o intubador tenha a dose de BNM aspirada, caso seja necessário convertê-lo em SRI.

A topicalização e a sedação não devem ser iniciadas antes que seja solicitada ajuda da equipe interdisciplinar nem antes da preparação dos planos de resgate e do acionamento da equipe de endoscopia flexível, nos casos em que a equipe assistente não tenha *expertise* no procedimento ou em que não haja equipamento disponível no Departamento de Emergência.

A Figura 5 esquematiza o método de intubação acordado no manejo da via aérea em emergências.

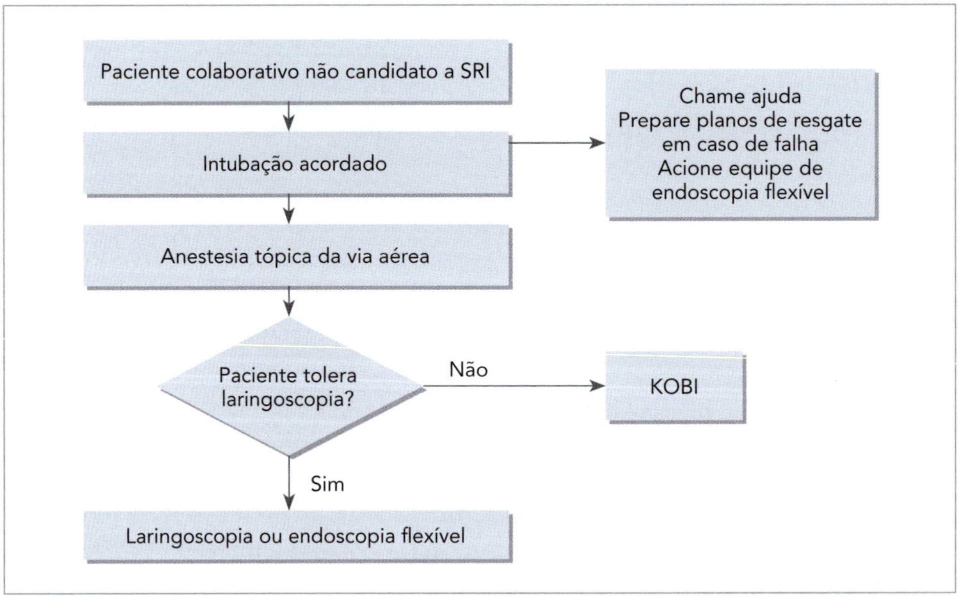

FIGURA 5 Algoritmo de intubação acordado durante manejo da via aérea no departamento de emergência.

SRI: sequência rápida de intubação; KOBI: *ketamine-only breathing intubation*.

PARADA CARDIORRESPIRATÓRIA OU *GASPING*

A obtenção da via aérea avançada nos pacientes em PCR ou com respiração agônica (*gasping*) é tema de discussões entre especialistas. Por isso, é importante a individualização caso a caso levando em consideração o recurso humano disponível e a etiologia da PCR. Logo, a obtenção de uma via aérea definitiva durante a PCR não deve ser considerada uma obrigatoriedade. É considerado consenso que a IOT não deve interferir na execução das compressões torácicas, e a recomendação é de que a ventilação seja garantida, inicialmente com dispositivo BVM ou DEG.

A IOT deve ser considerada sempre que:

1. houver falha de ventilação, seja com BVM ou dispositivo supraglótico;
2. na ressuscitação cardiopulmonar (RCP) prolongada;
3. na presença de secreções em via aérea (vômito, sangue);
4. se a PCR for de causa traumática ou secundária à hipoxemia;
5. após retorno à circulação espontânea (RCE).

Caso a equipe seja experiente e tenha número suficiente de integrantes para a divisão de funções, a tentativa de obtenção de via aérea definitiva pode ser realizada precocemente, desde que não sejam interrompidas compressões torácicas de qualidade e que não seja postergada a entrega da desfibrilação, quando indicada. Nesse caso, sugere-se que a laringoscopia seja iniciada imediatamente antes da parada das compressões torácicas para a checagem de ritmo e pulso, pois, dessa forma, visualiza-se a glote durante as compressões, sendo o tubo introduzido assim que o líder da PCR ordene a checagem de ritmo. É improvável que, nesses casos, os pacientes apresentem resistência mecânica à laringoscopia ou à passagem do tubo orotraqueal, o que torna o uso de indutores ou BNM geralmente desnecessário. A IOT pode ser realizada, portanto, sem uso de quaisquer medicações, durante a ressuscitação cardiopulmonar ou após o RCE.

A Figura 6 esquematiza o manejo da via aérea em emergências em contexto de parada cardiorrespiratória ou respiração agônica (*gasping*).

VIA AÉREA FALHA

A via aérea falha é identificada nos seguintes cenários:

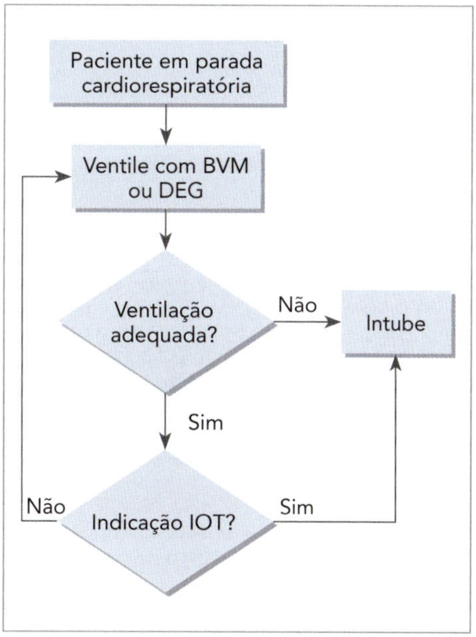

FIGURA 6 Algoritmo de manejo da via aérea no departamento de emergência em contexto de parada cardiorrespiratória ou respiração agônica (*gasping*).

BVM: bolsa-válvula-máscara; DEG: dispositivo extraglótico; IOT: intubação orotraqueal.

- Duas tentativas de laringoscopia sem sucesso;
- hipoxemia durante ou após a laringoscopia;
- uma tentativa de laringoscopia sem sucesso na situação "forçado a agir".

Nessas situações, deve-se pedir ajuda e partir para o algoritmo de via aérea falha (Figura 7). O primeiro passo é definir se a ventilação de resgate com BVM ou DEG foi possível e se está adequada. Se for esse o caso, a ventilação deve ser mantida por meio desses dispositivos por três minutos, antes que seja feita uma nova tentativa. Após realizado o resgate, o plano de obtenção de via aérea definitiva deve ser desenvolvido com a otimização do plano atual:

- melhora do posicionamento;
- troca do intubador;
- intubação através de DEG;
- uso do *bougie*;
- uso de VL com ou sem *bougie*;
- troca da lâmina de geometria padrão por lâmina hiperangulada;
- endoscopia flexível;
- cricotireoidostomia.

Caso não seja possível realizar a ventilação de resgate, o paciente estará na situação "não intubo e não ventilo", momento em que se deve considerar a realização da cricotireoidostomia, com a possibilidade de uso de DEG como terapia de suporte até a realização do procedimento.

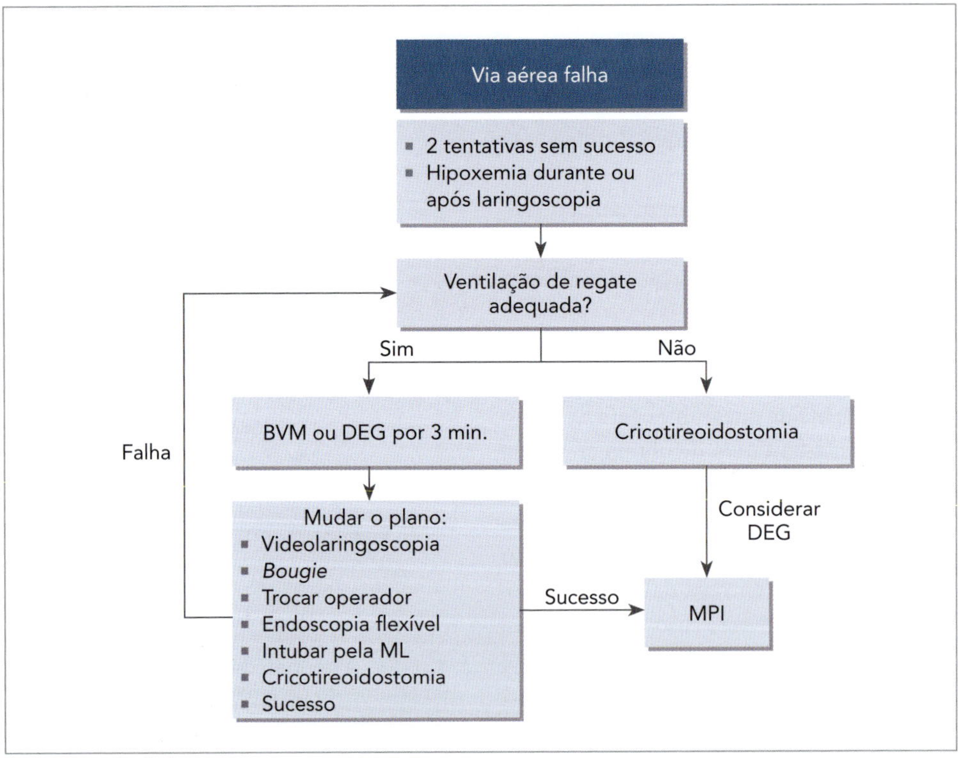

FIGURA 7 Algoritmo de manejo da via aérea falha no departamento de emergência.
BVM: bolsa-válvula-máscara; DEG: dispositivo extraglótico; MPI: manejo pós-intubação.

LITERATURA RECOMENDADA

1. Brown III CA, Sakles JC, Mick NW (eds.). The Walls manual of emergency airway management. Philadelphia: Wolters Kluwer, 2022.
2. Walls R, Hockberger R, Gausche-Hill M, Erickson T, Wilcox S. Rosen's emergency medicine – Concepts and clinical practice. Elsevier, 2022.
3. Sakles JC, Chiu S, Mosier J, Walker C, Stolz U. The importance of first pass success when performing orotracheal intubation in the emergency department. Acad Emerg Med. 2013;20(1):71-78.
4. Meaney PA, Bobrow BJ, Mancini MA, Christenson J, Caen AR, Bhanji F et al. Cardiopulmonary resuscitation quality: improving cardiac resuscitation outcomes both inside and outside the hospital: a consensus statement from the American Heart Association. Circulation. 2013;128(4):417-435.
5. Merelman AH, Perlmutter MC, Strayer RJ. Alternatives to rapid sequence intubation: contemporary airway management with ketamine. West J Emerg Med. 2019;20(3):466-471.
6. Hansel J, Rogers AM, Lewis SR, Cook TM, Smith AF. Videolaryngoscopy versus direct laryngoscopy for adults undergoing tracheal intubation. The Cochrane Database Systematic Rev. 2022;4(4):CD011136.
7. Frerk C, Mitchell VS, McNarry AF, Mendonca C, Bhagrath R, Patel A et al.; Difficult Airway Society Intubation Guidelines Working Group. Difficult Airway Society 2015 guidelines for management of unanticipated difficult intubation in adults. Br J Anaesth. 2015;115(6):827-848.
8. Apfelbaum JL, Hagberg CA, Connis RT, Abdelmalak BB, Agarkar M, Dutton RP et al. 2022 American Society of Anesthesiologists practice guidelines for management of the difficult airway. Anesthesiology 2022;136(1):31-81.
9. Wang HE, Schmicker RH, Daya MR, Stephens SW, Idris AH, Carlson JN et al. Effect of a strategy of initial laryngeal tube insertion vs endotracheal intubation on 72-hour survival in adults with out-of-hospital cardiac arrest: a randomized clinical trial. JAMA. 2018;320(8):769-778.
10. Jabre P, Penaloza A, Pinero D, Duchateau FX, Borron SW, Javaudin F et al. Effect of bag-mask ventilation vs endotracheal intubation during cardiopulmonary resuscitation on neurological outcome after out-of-hospital cardiorespiratory arrest: a randomized clinical trial. JAMA. 2018;319(8):779-787.
11. Benger JR, Kirby K, Black S, Brett SJ, Clout M, Lazaroo MJ et al. Effect of a strategy of a supraglottic airway device vs tracheal intubation during out-of-hospital cardiac arrest on functional outcome: the AIRWAYS-2 randomized clinical trial. JAMA. 2018;320(8):779-791.

CAPÍTULO 7

Fator humano e o manejo seguro da via aérea

Jule R. O. G. Santos
Ian Ward Abdalla Maia

PONTOS IMPORTANTES

- Manejar uma via aérea percebida como difícil inevitavelmente terá um custo emocional e produzirá um sentimento de ansiedade, podendo acarretar comportamento disfuncional e desempenho abaixo do ideal durante uma intervenção crítica.
- Fatores humanos são propriedades físicas, psicológicas, cognitivas e sociais de um indivíduo que influenciam sua interação com o meio ambiente e com os sistemas sociais, tendo influência no desfecho do paciente.
- Caracterizado de forma única por cada indivíduo, o estresse é um descompasso na percepção do médico acerca da disponibilidade de recursos pessoais e ambientais para atender às demandas de um determinado cenário.
- É importante termos em mente que o objetivo final no manejo da via aérea deve ser garantir a oxigenação por um tempo adequado.
- O primeiro passo para lidar com o estresse é desenvolver uma forma natural de autovigilância, visto que sua frequência é imprevisível no cenário da emergência.

INTRODUÇÃO

A ciência do fator humano estuda os aspectos sociais, anatômicos, psicológicos e fisiológicos de trabalhadores. Com o objetivo de melhorar a segurança, o conforto e a eficiência, a ciência cognitiva vêm evoluindo nos últimos anos. Fatores humanos são propriedades físicas, psicológicas, cognitivas e sociais de um indivíduo que influenciam sua interação com o meio ambiente, com os sistemas sociais e tecnológicos, podendo influenciar nos desfechos para o paciente (p. ex., processamento de informações, tomada de decisão, comunicação, execução de tarefas) são passíveis de mudança com treinamento e aprendizado. Já outras propriedades (p. ex., mecanismos básicos de percepção, regulação da atenção, fadiga, resposta ao estresse somático, personalidade etc.) são imutáveis e precisam ser abordadas por meio de intervenções no sistema, como: disposição do ambiente de trabalho, fluxo do sistema, procedimentos padrões, protocolos, seleção de funcionários etc.

Não se deve encarar o fator humano como uma fraqueza, mas reconhecer seu potencial de enriquecer o indivíduo e ascendê-lo ao nível de *expert*. Ao aprender sobre os fatores que influenciam nosso desempenho, podemos entender como modificar tanto ele quanto o sistema, a fim de atingir melhores *performances* e, também, melhores desfechos.

A importância desse conceito no manejo da via aérea, além de intuitiva, tem aumentado exponencialmente ao longo do tempo. O fator humano já se tornou algo bastante discutido no meio médico, principalmente porque a compreensão do conceito permite melhorar o desempenho da equipe e reforçar a segurança do paciente.

O Quarto Projeto de Auditoria Nacional (*Fourth National Audit Project* – NAP4), do Royal College of Anaesthetists, examinou complicações graves no manejo da via aérea no Reino Unido e concluiu que a má gestão de fatores humanos pode ter contribuído para 40% dos casos reportados. Em 25% deles, a inadequação de fatores humanos foi percebida como a maior contribuinte para um desfecho ruim; em outros 25%, ela foi a principal responsável. Além disso, uma análise minuciosa dos casos demonstrou que foi possível registrar pelo menos quatro falhas relacionadas a fatores humanos para cada caso reportado.

CONCEITOS IMPORTANTES

Erro

O psicólogo inglês James Reason definiu erro como uma falha numa sequência planejada de atividades mentais ou físicas que impede que se alcance o resultado pretendido, partindo do pressuposto que essa falha não pode ser atribuída ao acaso. Logo, todo "erro" implica que há: (a) uma ação intencional; (b) um objetivo; e (c) pelo menos uma forma diferente de ação que poderia prevenir ou mitigar o erro.

Quando o erro acontece, geralmente a reação inicial é responsabilizar o indivíduo que praticou a falha ativa. No entanto, mesmo eventos ou erros aparentemente únicos são, com frequência, o resultado da convergência de múltiplos fatores. Culpar um indivíduo não altera esses fatores e, assim, é provável que o mesmo erro se repita. A prevenção de erros e a melhoria da segurança dos pacientes requer uma abordagem do sistema, a fim de modificar as condições que contribuíram para o erro. O problema não são as falhas pessoais, mas, sim, o sistema, que precisa ser adaptado conforme o reconhecimento de falhas.

Entendendo o comportamento humano

O atendimento na Emergência é uma atividade de alto risco e que envolve complexidades diversas. Há uma grande variedade de pacientes, de doenças e de níveis de gravidade, além de informações limitadas sobre os pacientes. Adicionalmente, ambientes de alto risco como o de cuidado crítico agudo são desafiadores em termos de resolução de problemas, tomadas de decisão e trabalho em equipe, deixando os profissionais que neles atuam bastante susceptíveis a erros.

Uma situação de emergência é o momento mais desafiador no processo assistencial. Uma série de fatores constitui potenciais demandas estressantes para o médico e a equipe, como a necessidade de tratamento imediato; a dinâmica de mudar ou intercalar decisões e ações na ausência de informações completas e sob pressão; e a interação com membros de diferentes especialidades. Esses desafios podem ser mitigados de forma intencional, com aprendizado e dedicação, a partir da compreensão do modo como nos comportamos e do que podemos mudar em nós mesmos e no ambiente.

Nossas ações são determinadas por uma interação poderosa entre emoção e razão. Emoção é uma informação processada em nosso cérebro e que se manifesta subjetivamente na consciência como sentimento. O processo decisório pode ser dicotomizado em duas formas: uma linha intuitiva (tipo 1) e uma racional (tipo 2). Ou seja, todas nossas decisões seguem um fluxo intuitivo ou racional. A emoção tem um influência inegável sobre o processo decisório tipo 1, podendo resultar em falso julgamentos diante de cenários de emergência.

De fato, quando nossos recursos cognitivos estão sobrecarregados ou são percebidos dessa maneira, dependemos mais da emoção para conduzir nossos padrões comportamentais. Logo, manejar uma via aérea percebida como difícil inevitavelmente terá um custo emocional e produzirá um sentimento de ansiedade, podendo levar a um comportamento disfuncional e a um desempenho abaixo do ideal durante uma intervenção crítica.

No manejo de um paciente crítico com uma via aérea difícil inesperada, o médico pode persistir em sua tentativa de laringoscopia mesmo com alarmes soando sobre a saturação em queda a níveis críticos (nomeadamente, erro de fixação e perda de consciência situacional). O erro resultante geralmente não ocorre por falta de conhecimento. Na verdade, o médico pode se preocupar por estar ciente das evidências que sustentam a importância de uma primeira tentativa bem-sucedida, a ponto de o imperativo técnico para o sucesso substituir a prioridade clínica de fornecimento de oxigênio (por um viés de resultado). O estresse socioavaliativo, associado ao medo do fracasso e da condenação pelos membros da equipe, pode ser uma influência poderosa na tomada de decisões.

Percepção: desafio ou ameaça

O cérebro humano não é capaz de processar todas as informações recebidas durante a realização de uma intubação (como alarmes, pessoas falando, materiais sendo arrastados ou preparados etc.). As informações sensoriais são filtradas e triadas; as mais relevantes, de acordo com nossa motivação no momento, são trazidas à nossa atenção, mas nem sempre de forma sintetizada e precisa. O conjunto de informações sensoriais passa a ser traduzido como uma percepção da situação ao redor, que é então reduzida, simplificada, combinada, reorganizada e extrapolada. O quanto essa síntese é exata e apropriada para o momento em questão depende de nossas experiências passadas (ou da falta delas) e de nosso estado emocional naquele instante.

Nossas percepções também são baseadas em expectativas ou, até mesmo, em hipóteses preconcebidas pela mente, o que pode limitar uma avaliação mais completa da informação sensorial objetiva, pois nosso aparato cognitivo pode falhar em distinguir entre a informação real e a pré-construída. O resultado desse processo é capaz de levar a uma série de respostas, incluindo estresse, percepções errôneas e vieses cognitivos. É importante ressaltar que não existe ação puramente racional; comportamentos sempre seguem uma ação psicologicamente regulada.

O estresse é medido de forma única por cada médico como um descompasso em sua percepção acerca da disponibilidade de recursos pessoais e ambientais para atender às demandas de um determinado cenário. Quando os recursos são avaliados como suficientes, mesmo se a situação for considerada um desafio, o estresse é funcional e, muitas vezes, benéfico. Por outro lado, se os recursos forem avaliados como insuficientes, a situação é percebida como uma ameaça, e o sofrimento resultante pode se tornar disfuncional, com resultados adversos.

Sequestro límbico: efeito do estresse agudo no desempenho humano

A entrada de informações sensoriais do ambiente para o cérebro é recebida pelo tálamo. Depois, elas são distribuídas para o neocórtex (responsável pela função sensorial, motora e cognitiva), também conhecido como "cérebro pensante", e examinadas por um "registro de experiências" no hipocampo, que realimenta outras partes do cérebro, incluindo a amígdala – momento em que é desencadeada uma resposta racional, que pode ou não ser percebida como estressante.

Se o hipocampo identificar a informação recebida como uma ameaça, o *feedback* para a amígdala pode chegar antes daquele que vem do cérebro pensante, causando uma resposta desproporcional, muitas vezes disfuncional e, até mesmo, "irracional". Esse atalho mediado pela amígdala, que reage sem o benefício perceptivo do cérebro pensante, tem sido chamado de "sequestro da amígdala" ou "sequestro límbico".

A resposta ao estresse, comumente resumida como "lutar, fugir ou congelar", resulta da ativação do hipotálamo; este, por sua vez, estimula duas vias: a via simpático-medular, que estimula a medula adrenal a liberar adrenalina; e o eixo hipotálamo-hipofisário-adrenal, que leva à secreção de cortisol e aldosterona do córtex adrenal. A resposta fisiológica mais imediata é mediada pela via simpático-medular, resultando em uma descarga de adrenalina, com rápido aumento das frequências cardíaca e respiratória. Além disso, as pupilas se dilatam, o fluxo sanguíneo é desviado do trato gastrointestinal para o músculo esquelético e a glicose sanguínea aumenta – todas essas alterações ocorrem em apoio à resposta de luta ou fuga. Se for repentina, a resposta fisiológica periférica ativa esses caminhos com maior intensidade, transformando o desafio percebido em uma ameaça. A liberação de cortisol resultante da via hipotálamo-hipofisário-adrenal, enquanto exerce seus efeitos perifericamente, com a liberação adicional de estoques de energia, é considerada o mediador primário da resposta de ameaça que influencia o cérebro e, em particular, os centros emocionais do sistema límbico.

O estresse é melhor representado como parte de um *continuum* não linear, em que o desafio de uma determinada situação leva a um estado de excitação progressiva, gerando um aumento de desempenho, cujas vantagens incluem, mas não se limitam a: aumento de motivação e energia, reações mais rápidas, pensamento mais claro e melhor recuperação da memória. Essa resposta tem sido geralmente atribuída a uma adaptação evolutiva que permitiu que os seres humanos se preparassem para lidar com o perigo e gerenciar diferentes ameaças de forma eficaz. Apesar de os efeitos do estresse serem retratados como indesejáveis com muita frequência, alguns deles são desejáveis. No entanto, assim como muitos mecanismos compensatórios fisiológicos, o desempenho melhora até um ponto ideal; à medida que a resposta ao estresse continua, os efeitos benéficos diminuem e os deletérios podem ser sentidos, e o estresse adicional pode causar a deterioração do desempenho.

Ainda, o estresse melhora a atenção seletiva ou focada e a consciência da situação "local", permitindo que o indivíduo se concentre em uma determinada tarefa e exclua informações irrelevantes. Uma importante ressalva é que esse benefício potencial só será percebido se o estresse estiver diretamente relacionado à tarefa em questão; se o estresse for periférico à tarefa (p. ex., relacionado ao medo da condenação por um colega eminente), a atenção seletiva será uma distração.

Já o estresse disfuncional pode levar à visão de túnel ou erro de fixação, resultando na exclusão inadequada de sinais e pistas importantes. Conforme descrito anteriormente, o médico pode ficar focado no imperativo técnico de "passar o tubo", por exemplo, sendo movido pelo medo do fracasso, e acabar por ignorar os riscos da queda da saturação. Por fim, o estresse também altera nosso processo cognitivo e atrapalha nossas habilidades de busca na memória, análise e raciocínio, além de interferir em nossa capacidade de julgamento e tomada de decisões.

Vieses de tomada de decisão clínica

Durante o manejo da via aérea, principalmente em situações de crise, realizamos diversas tomadas de decisão sob pressão e, com isso, estamos mais suscetíveis a vieses no processo decisório. Um viés é definido como um atalho mental tomado de forma inconsciente, resultando em um falso julgamento de uma situação. Compreender como reagimos ao estresse e saber quais são os vieses envolvidos no processo decisório é fundamental para uma evolução pessoal e profissional diante situações de crise. Importante ressaltar a presença de alguns vieses no manejo da via aérea comumente percebidos, como:

- **Viés de excesso de confiança**. É natural que médicos em início de carreira se sintam muito confiantes após suas primeiras intubações, visto que a via aérea anatomicamente difícil é rara. Esse excesso de confiança pode gerar complacência e comportamentos de risco, como a falta de preparação adequada do material ou a verbalização de planos alternativos de intubação. Com o tempo, um médico confiante passa a experimentar um sentimento de humildade, ao se deparar com situações difíceis e desfechos ruins.
- **Viés de omissão**. Em geral, é comum sentir-se mais confortável com um resultado negativo ao se omitir de realizar um procedimento do que experimentar um resultado negativo semelhante tendo realizado um procedimento pouco praticado. Um exemplo é o caso da morte do primeiro presidente dos Estados Unidos da América, George Washington, que, na época, sofria do que hoje se acredita ter sido uma epiglotite: ele apresentava dificuldade para deglutir e falar, bem como dispneia progressiva. Na época, a traqueostomia como modalidade de tratamento ainda era pouco difundida. Apesar de um dos três médicos de George Washington ter sugerido essa técnica, ela foi prontamente rejeitada pelos demais colegas, que tomaram a decisão final de manter o tratamento padrão da época, o que resultou em um desfecho não favorável.
- **Viés de resultado**. É muito importante mudar o paradigma em relação ao objetivo final da intubação. Garantir a troca gasosa adequada é mais importante para evitar eventos adversos graves do que realizar a intubação traqueal. Em caso de falha na intubação, a oxigenação pode ser alcançada com uma técnica adequada de ventilação com bolsa-válvula-máscara (BVM) ou dispositivo extraglótico.
- **Erro de fixação**. Durante o manejo da via aérea, a resposta mais comum à dificuldade é repetir uma ação que já falhou. Logo, buscar alternativas para melhorar a laringoscopia e a ventilação é fundamental para evitar eventos adversos graves.
- **Prevenção de conflitos**. Evitar pedir uma segunda opinião médica ou acionar outro especialista por medo de conflitos re-

lacionados a uma interação anterior ou de ser visto como não apto pode ter consequências clínicas perigosas. Se a escolha do médico estiver relacionada a evitar conflitos com um consultor, isso significa que ele está colocando seu senso de segurança e seus interesses pessoais à frente das necessidades do paciente.

OBJETIVOS DE UMA INTUBAÇÃO

A principal mudança de paradigma necessária é restabelecer, em nosso modelo mental, o que significa uma via aérea de sucesso. Como apontado previamente na análise do viés de resultado, o objetivo final do emergencista não é simplesmente o resultado mecânico da passagem do tubo traqueal. Principalmente por estar sempre conduzindo pacientes críticos, com várias características de complexidade, é importante que o médico emergencista tenha em mente que seu objetivo final no manejo da via aérea deve ser garantir a oxigenação por um tempo adequado.

A intubação, por si só, causa várias respostas fisiológicas e hemodinâmicas que podem aumentar o risco de desfechos ruins para o paciente, sendo muitas dessas alterações previsíveis e controláveis. Kovacs et al. descreveu o que se interpreta como a "regra dos 90s", com objetivos mínimos a serem cumpridos a fim de se obter uma intubação de sucesso:

- manter a taxa de intubação em primeira tentativa acima de 90%;
- manter a saturação de oxigênio do paciente acima de 90% durante todo o procedimento;
- manter a pressão arterial sistólica (PAS) > 90 mmHg durante todo o procedimento;
- realizar a laringoscopia e a intubação em menos de 90 segundos.

ESTRATÉGIAS PARA REFORÇO COGNITIVO

Autorregulação

O primeiro passo para lidar com o estresse é desenvolver uma forma natural de autovigilância, visto que sua frequência é imprevisível no cenário da emergência.

É natural que, diante de uma situação de alto risco, principalmente quando surgem características complexas não familiares ou inesperadas, o emergencista sofra com uma carga excessiva de estresse, como ao ter que realizar uma intubação num paciente com obesidade grau 3 com uma equipe nova de plantão.

Há um conjunto de evidências científicas que demonstram como habilidades psicológicas podem ser usadas para melhorar a *performance* em situações de estresse. Uma das ferramentas é o BTSF (do inglês *beat the stress, fool!*):

- **B – *Breathe* (respire)**: use a respiração para melhorar seu desempenho. Nós não temos controle sobre a maioria de nossas funções corporais mediadas pelo sistema nervoso autônomo, com exceção da respiração. Algumas técnicas de controle da respiração (p. ex., rítmica, estratégica e diafragmática) ajudam a reduzir o efeito nocivo do estresse agudo, podem diminuir a frequência cardíaca e, por meio da estimulação diafragmática, estimulam o sistema nervoso parassimpático. Uma técnica de respiração estratégica é: respire fundo por quatro segundos; segure a respiração por quatro segundos; expire lentamente por quatro segundos; e prenda a respiração por quatro segundos.

- **T - *Talk* (fale)**: use a conversa interna positiva. Nossa mente está muito aberta ao poder da autossugestão. O que você pensa - ou seja, o que você diz a si mesmo - pode influenciar suas emoções e comportamento e vice-versa. Dizer a si mesmo que um objetivo pode ser alcançado aumenta sua percepção de que você pode ser bem-sucedido (fenômeno conhecido como autoeficácia) e aprimora seu desempenho. No cenário de simulação militar, por exemplo, soldados são treinados para pensar positivamente quando são baleados; envolver-se em uma conversa interna, dizendo "estou vivo", fornece-lhes uma mentalidade de sobreviventes funcionais, em oposição a uma abordagem derrotista do tipo "vou morrer". Quando não conseguir intubar um paciente e houver a necessidade de iniciar um resgate com a BVM, você pode dizer a você mesmo: "Vamos conseguir resgatar. Respire fundo. Otimize a BVM, melhore o posicionamento, levante a mandíbula".
- **S - *See* (veja)**: imaginar as estruturas necessárias para uma intubação ideal e todo processo mecânico acontecendo é uma técnica baseada na teoria de que imagens melhoram a codificação e a recuperação da memória. O ensaio mental pode estimular a mesma região usada quando o ato motor ensaiado é realizado. A prática psicomotora envolve uma combinação de imagens, e é possível ensaiar manualmente o ato com ou sem as ferramentas em mãos.
- **F - *Focus* (foco)**: imediatamente antes de executar uma tarefa específica, uma palavra gatilho pode ser utilizada para ancorar sua atenção nos estímulos importantes e relevantes para a tarefa. Ao recitar essa palavra ou frase (como "foco" ou "100% de atenção"), ela ecoa no seu subconsciente, podendo fazer com que o significado da frase se realize. Isso pode aliviar a invasão de distrações no fluxo do pensamento consciente e permitir uma melhor concentração, exclusivamente em informações pertinentes.

Auxiliar cognitivo

Checklists, algoritmos e *guidelines* podem compensar falhas de memória em situações de estresse, assim como auxiliares de tomada de decisão (p. ex., siglas mnemônicas bem construídas). É importante entender que esses auxiliares devem ser bem compreendidos antecipadamente e serem treinados com frequência, como em situações simuladas, em ambiente de simulação realística ou mesmo na imaginação (construção de mapa mental).

Um exemplo de ferramenta cognitiva é a abordagem em vórtex (Figura 1), representado por um funil 3D, feito para equipes que lidam com o manejo da via aérea. A borda do funil é representada por uma área verde, que significa a oxigenação de segurança do paciente; a porção interna representa as tentativas de intubação e os dispositivos de ventilação de resgate. A falha tanto da tentativa de intubação quanto da oxigenação coloca o paciente em risco, resultando em uma espiral descendente em direção ao procedimento final, a cricotireoidostomia.

Um outro exemplo é o uso de *checklists*, que tem o intuito de verificar uma possível falta de materiais antes de iniciar a tentativa de intubação. A Figura 2 representa a sugestão de um *checklist* para a intubação orotraqueal.

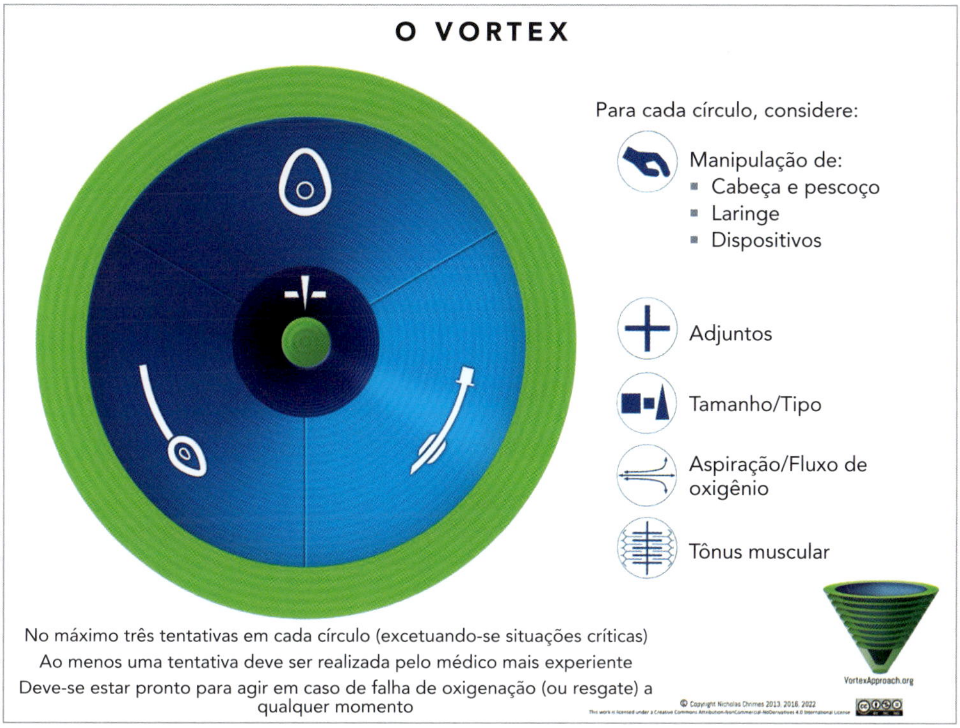

FIGURA 1 Exemplo de abordagem em vórtex.
Fonte: http://vortexapproach.org/.

Briefing: planos

Assim que você decidir intubar o paciente, informe sua equipe da decisão e explique as dificuldades/complexidades que você prevê no procedimento, assim como o seu plano e as opções secundárias. Quanto melhor sua equipe entender os riscos e a urgência do procedimento, mais ela estará engajada. Esteja aberto a sugestões. Peça *feedback* deliberadamente e esteja preparado para justificar com clareza suas decisões. Um bom líder consegue criar um ambiente seguro para que a equipe possa fazer sugestões, o que muitas vezes é valioso.

O passo a passo cognitivo deve fazer parte do *briefing* com toda a equipe reunida, revisando as especificidades do procedimento e incluindo dicas de transição do plano original para o resgate. O plano de resgate é direcionado para situações hipotéticas de complicações, principalmente quando se tem pressa e o paciente está em risco. Confira o exemplo a seguir:

"Ok, *pessoal. Como decidimos, vamos realizar uma sequência rápida de intubação. Vou começar com a laringoscopia direta e com o tubo com fio guia; se eu encontrar alguma dificuldade, vou pedir o* bougie *para o Felipe, que deve passar o* bougie *e retirar o fio guia do tubo. Caso eu não consiga intubar e a saturação do paciente chegar a 90%, a Andressa vai me avisar da saturação e vamos começar o resgate com a BVM. Se a BVM não funcionar, se não houver expansão do tórax e*

Plano de via aérea verbalizado	☐
Hemodinâmica otimizada	☐
Posição otimizada	☐
Preoxigenação	☐
Aspiração testada	☐
Prótese dentária	☐
Ambu testado	☐
Ventilador pronto	☐
Monitorizações	☐
Acesso fluindo	☐
Acesso adicional fluindo	☐
Manguito em braço oposto ao oxímetro/acesso	☐
Drogas aspiradas/identificadas	☐
Cânula de Guedel/M. Laríngea	☐
Laringoscópio testado	☐
Tubo testado	☐
Tubo menor testado	☐
Seringa de 20 mL	☐
Bougie	☐
Fixador de tubo	☐
Material de crico	☐
Capnogratia	☐
FEEDBACK	COMO MELHORAR?

FIGURA 2 Exemplo de *checklist* para intubação orotraqueal.

a saturação continuar caindo, mesmo depois de uma boa otimização, vamos passar para a máscara laríngea. Se a máscara laríngea não funcionar mesmo com otimização e se a saturação continuar caindo, o Felipe fará a cricotireoidostomia cirúrgica guiada por bougie."

Em termos de reforço cognitivo e de liderança, há muitos benefícios ao verbalizar os planos de resgate para a equipe: além de garantir que todos estejam no mesmo plano mental para lidar com as possíveis adversidades, é feito um *checklist* básico de todos os dispositivos necessários para o resgate, que devem estar ao lado do paciente. Além disso, esse procedimento auxilia o médico a solidificar seu plano mental e passa segurança para a equipe, por saber que tal plano existe. É importante que você tenha intenção de cumprir seus planos: eles precisam ser reais e práticos. Também é importante definir as funções de cada indivíduo da equipe com antecedência e se certificar de que eles tenham experiência nas suas respectivas funções.

DICAS PRÁTICAS

- Use ferramentas de apoio cognitivo.
- Pratique com antecedência o uso dos seus auxiliares de reforço cognitivo. Sob estresse, acomodamo-nos com padrões familiares de pensar e se comportar; isso significa que, se o próximo passo não for prático, essa ideia não vai estar facilmente disponível em nosso pensamento nos momentos de crise.
- Esteja consciente dos seus instintos em situações de crise. Uma sensação "ruim" nunca deve passar batido.
- Não fazer nada também é uma decisão. Alguns minutos extra para pensar e decidir pode ser uma excelente estratégia.
- Corrija erros imediatamente. Retificar é mais importante que justificar.
- Peça ajuda cedo. Coloque a segurança do paciente em primeiro lugar.
- Crie um ambiente seguro para comunicação. Solicite conselhos e observações da equipe e agradeça a ajuda.

LITERATURA RECOMENDADA

1. Pierre M, Hofinger G, Simon R. Crisis management in acute care settings human factors and team psychology in a high-stakes environment. Cham, Switzerland: Springer International Publishing, 2018.
2. Gleeson S, Groom P, Mercer S. Human factors in complex airway management. BJA Educ. 2016;16(6):191-197.
3. Yentis S. Of humans, factors, failings and fixations. Anaesth. 2010;65(1):1-3.
4. Cook TM, Woodall N, Frerk C. A national survey of the impact of NAP4 on airway management practice in United Kingdom hospitals: closing the safety gap in anaesthesia, intensive care and the emergency department. Br J Anaesth. 2016; 117(2):182-190.
5. Schnittker R, Marshall S, Horberry T, Young KL. Human factors enablers and barriers for successful airway management – An in-depth interview study. Anaesth. 2018; 73(8):980-989.
6. Kohn LT, Corrigan JM, Donaldson MS (eds.); Institute of Medicine (US) Committee on Quality of Health Care in America. To err is human: building a safer health system. Washington, D.C.: National Academy Press, 2000.
7. Kovacs G, Law JA (eds.). Airway management in emergencies: the infinity edition — a free open access living textbook. Disponível em: <https://aimeairway.ca/book#/>. Acesso em: 15 fev. 2023.
8. Abou-Foul AK. A lesson on human factors in airway management learnt from the death of George Washington. Otolaryngol Head Neck Surg. 2020;163(5):1000-1002.
9. Mosier JM, Sakles JC, Law JA, Brown CA III, Brindley PG. Tracheal intubation in the critically ill. Where we came from and where we should go. Am J Respir Crit Care Med. 2020;201(7):775-788.
10. Chrimes N. The vortex: a universal 'high-acuity implementation tool' for emergency airway management. Br J Anaesth. 2016;117:i20-i27.

SEÇÃO 2

Oferta de oxigênio

CAPÍTULO 8

Princípios básicos da oferta de oxigênio

Guilherme de Abreu Pereira
Hassan Rahhal
Fernando Salvetti Valente

PONTOS IMPORTANTES

- A utilização de dispositivos de oxigênio deve ser criteriosa, uma vez que seu uso de maneira liberal pode aumentar a mortalidade de pacientes com doenças agudas.
- A pré-oxigenação é um passo fundamental para a intubação orotraqueal, pois aumenta o tempo de apneia segura, ou seja, sem dessaturação.
- A oxigenação apneica pode ser realizada durante a intubação orotraqueal para reduzir hipoxemia, elevar o nadir de saturação e aumentar o sucesso da primeira passagem do tubo.

INTRODUÇÃO

A atmosfera da Terra é composta por 21% de oxigênio (O_2), 78% de nitrogênio e 1% de demais gases, como dióxido de carbono (CO_2), neon e hidrogênio. Esse ar, com fração inspirada de oxigênio (FiO_2) de 21%, é inalado pelos seres humanos e deslocado por cavidade nasal, faringe, laringe, traqueia, brônquios e bronquíolos, até atingir os alvéolos. Esse processo de deslocamento do ar é chamado de ventilação pulmonar e depende do gradiente de pressão gerado por diafragma e musculatura torácica. Assegurada a ventilação, o oxigênio atinge os alvéolos e se difunde passivamente para a corrente sanguínea. Na corrente sanguínea, a maior parte do conteúdo de oxigênio (CaO_2) é transportada em ligação com a hemoglobina, caracterizando sua saturação ($SatO_2$); uma menor parcela é dissolvida na corrente sanguínea, a chamada pressão parcial de O_2 (PaO_2).

$$CaO_2 = (Hb \times 1{,}39\ mL/g\ de\ hemoglobina \times SatO_2) + (PaO_2 \times 0{,}0031)$$

A oferta de O_2 à periferia (*delivery of oxygen* – DO_2) depende do débito cardíaco (DC) e do conteúdo arterial de oxigênio. O débito cardíaco é resultado da multiplicação do volume sistólico pela frequência cardíaca.

$$DO_2 = CaO_2 \times DC \times 10$$

Já o volume de oxigênio consumido (VO_2) representa a quantidade de oxigênio removido da corrente sanguínea pelos tecidos, sendo identificado pela subtração do conteúdo arterial pelo conteúdo de oxigênio venoso (CvO_2).

$$VO_2 = (CaO_2 - CvO_2) \times DC \times 10$$

Adicionalmente, a extração de oxigênio é definida como a proporção de oxigênio consumido em relação ao ofertado.

$$\text{Razão de extração} = VO_2/DO_2$$

ou

$$\text{Razão de extração} = (CaO_2 - CvO_2)/CaO_2$$

A extração de oxigênio é inversamente proporcional ao aporte de oxigênio (DO_2), de modo a manter o consumo de oxigênio (VO_2) constante. Existem múltiplos mecanismos compensatórios auxiliares, como elevação de volume sistólico e de frequência cardíaca, redistribuição de fluxo sanguíneo vascular, recrutamento capilar e mudança na afinidade da hemoglobina. No entanto, exauridos esses mecanismos compensatórios, existe um ponto crítico em que a capacidade de extração não consegue suplantar a oferta de O_2 insuficiente. Esse evento causa hipoxemia, isto é, queda da oxigenação sanguínea com potencial hipóxia, ou seja, baixa oxigenação tecidual.

Para melhor compreender esse processo e avaliar adequadamente um paciente hipoxêmico, é fundamental analisar a curva de dissociação de oxigênio-hemoglobina (Figura 1). À medida que a PaO_2 cai, a saturação de oxigênio permanece elevada. Esse platô inicial é garantido pela reserva fisiológica de O_2. Portanto, quando uma dessaturação é identificada na monitorização de um paciente, a PaO_2 já teve uma queda importante. Outra questão relevante é a afinidade do oxigênio com a hemoglobina, que é impactada por uma série de fatores, como queda de pH, elevação de pressão parcial de CO_2 no sangue ($PaCO_2$) e elevação de temperatura, que reduzem a afinidade do O_2 à hemoglobina, deslocando a curva para a direita e facilitando sua liberação tecidual. Adicionalmente, o 2,3-difosfoglicerato (2,3-DPG) nas hemácias reduz a afinidade do oxigênio com a hemoglobina, facilitando

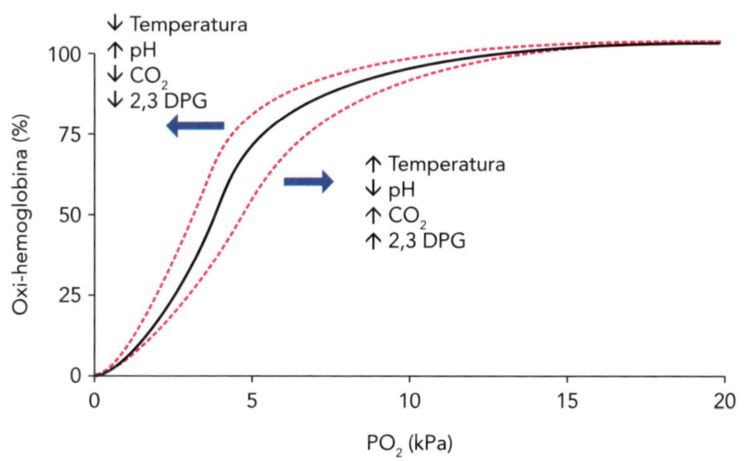

FIGURA 1 Curva de dissociação de oxigênio-hemoglobina.

sua liberação tecidual. A síntese do 2,3-DPG exerce também função de mecanismo compensatório para situações de hipoxemia, ao ajustar a afinidade da hemoglobina ao O_2, como previamente mencionado.

O raciocínio clínico diante do paciente hipoxêmico pode ser complementado pelo cálculo do gradiente alvéolo arterial (G (A – a)), que representa a diferença entre os teores de oxigênio alveolar (PAO_2) e oxigênio arterial dissolvido (PaO_2).

$$G\,(A - a) = PAO_2 - PaO_2$$
$$PAO_2 = [FiO_2 \times (Patm - PH_2O)] - (PaCO_2/R)$$

Em que a pressão atmosférica (Patm) ao nível do mar é de 760 mmHg, a pressão do vapor de água (PH_2O) no alvéolo a 37°C é de 47 mmHg e R representa o quociente respiratório, habitualmente de 0,8. O gradiente alvéolo-arterial deve ser ajustado para a idade do paciente.

$$G\,(A - a)\ \text{esperado} = \text{idade}/4 + 4$$

Caso seja identificado um gradiente alvéolo-arterial aumentado acima do esperado para a idade, deve-se considerar o diagnóstico diferencial de distúrbios ventilação-perfusão, como tromboembolismo pulmonar, pneumonia e congestão pulmonar. Em contrapartida, valores normais de gradiente alvéolo-arterial apontam para um estado de hipoventilação, como na doença pulmonar obstrutiva crônica (DPOC) e nas doenças neuromusculares.

INDICAÇÕES CLÍNICAS DE SUPLEMENTAÇÃO DE OXIGÊNIO

A despeito da premissa de que suplementar oxigênio é uma prática inofensiva, a literatura médica acumula evidências científicas de que o aporte de oxigênio de maneira liberal em pacientes com doenças agudas causa elevação de mortalidade. Em meta-análise de 25 ensaios clínicos randomizados publicada na revista *Lancet*, que inclui estudos sobre sepse, acidente vascular encefálico, infarto agudo do miocárdio, trauma e cirurgia de emergência, o aporte liberal de oxigênio, quando comparado ao uso conservador (com alvo de saturação), identificou aumento de mortalidade hospitalar em 30 dias.

Além de tão relevante desfecho como a mortalidade, o uso de oxigênio pode agregar uma série de inconvenientes, como:

- irritação nasal e aumento de risco de epistaxe com o uso de cateteres nasais;
- desconforto orofaríngeo, sensação de claustrofobia e dificuldade de comunicação com o uso de máscaras;
- restrição da mobilidade do paciente;
- custo desnecessário para os sistemas de saúde.

Portanto, é preciso ser criterioso ao instalar dispositivos como cateter nasal de oxigênio, dispositivo de Venturi, máscara facial com reservatório (não reinalante) e cateter nasal de alto fluxo. Habitualmente, a indicação do uso de oxigênio se dá a partir da saturação de oxigênio por monitores não invasivos. Em diretriz publicada no *British Medical Journal*, um painel internacional, embasado em ensaios clínicos randomizados, fez as seguintes recomendações:

- estabelecer a saturação de oxigênio de 96% como limite superior para não necessitar de aporte ou limitá-lo, exceto em condições como intoxicação por monóxido de carbono, cefaleia primária em salvas, crise falcêmica e pneumotórax;

- não iniciar oxigênio para pacientes com saturação de oxigênio de 93% ou mais, em especial pacientes com infarto agudo do miocárdio e acidente vascular encefálico, condições em que os efeitos deletérios da hiperóxia foram mais estudados;
- considerar não iniciar aporte de oxigênio com saturação de oxigênio entre 90 e 92% em pacientes com infarto agudo do miocárdio.

Existem, no entanto, condições em que o limite de saturação de oxigênio deve ser ainda mais baixo, com alvo entre 88 e 92%. A situação clínica mais frequente que requer esse alvo é a de pacientes com DPOC e retenção crônica de dióxido de carbono ou outras situações com risco de insuficiência respiratória ventilatória ou hipercápnica. Pacientes com DPOC possuem aumento de espaço morto secundário à perda da vasoconstrição hipóxica (que é, provavelmente, o componente fisiológico mais importante), além de componente de retirada do gatilho respiratório por hipóxia a partir da oferta de oxigênio de maneira liberal. O uso cauteloso de oxigênio também se aplica a pacientes com síndrome de hipoventilação da obesidade, síndrome da apneia e hipopneia obstrutiva do sono e doenças respiratórias neuromusculares.

É importante mencionar que há evidências de que os oxímetros de pulso disponíveis atualmente subestimam a hipoxemia em pacientes negros, podendo levar a decisões médicas inadequadas em uma população que já sofre com múltiplos efeitos da discriminação. Em um estudo, a prevalência de hipoxemia oculta (definida como saturação de oxigênio menor que 88% na gasometria enquanto o oxímetro de pulso mostra valores acima de 92%) foi cerca de três vezes maior em pacientes negros, em comparação a pacientes brancos. Por outro lado, situações como anemia, uso de esmalte e baixa perfusão podem subestimar a saturação de oxigênio, enquanto níveis aumentados de carboxi-hemoglobina e meta-hemoglobina alteram a extração de oxigênio.

DISPOSITIVOS PARA OFERTA DE OXIGÊNIO

Alguns dispositivos não permitem que se tenha certeza sobre a FiO_2 que está sendo entregue aos pacientes, como é o caso do cateter nasal e da máscara facial com reservatório. Na verdade, a FiO_2 depende da altura, da $PaCO_2$ e da frequência respiratória da pessoa naquele momento, mas existem algumas fórmulas matemáticas que tentam se correlacionar com a FiO_2. Classicamente, é ensinado que o incremento de 1 L/min de oxigênio aumentaria a FiO_2 em 3%.

$$FiO_2 \text{ estimada} = 21\% + (\text{fluxo de oxigênio em L/min}) \times 3$$

Cateter nasal de oxigênio

O cateter nasal de oxigênio oferece fluxo de 0,5 a 6 L/min para pacientes com hipoxemia leve. Apresenta como vantagens a possibilidade de alimentação e melhor comunicação. No entanto, pode causar ressecamento da mucosa nasal e oral, prejuízo do sono e epistaxe, particularmente com fluxos acima de 4 a 6L/min. Pacientes com essas queixas podem apresentar melhora com o uso de um umidificador contendo água ou soro fisiológico, para aumentar a umidade relativa do ar inspirado. Adicionalmente, o cateter nasal é facilmente deslocado das narinas e pode não funcionar adequadamente em pacientes com desvio de septo nasal ou pólipos nasais (Figuras 2 e 3).

Dispositivo de Venturi

O dispositivo de Venturi promove a mistura de ar ambiente com oxigênio. Esse dispositivo possui algumas peças que permitem a entrega de diferentes FiO_2, chegando num valor máximo próximo de 50%. Para isso, deve-se selecionar as peças corretas e ajustar o fluxo de O_2 conforme as orientações do fabricante.

O dispositivo recebeu o nome Venturi em homenagem ao processo físico descrito por Giovanni Battista Venturi. Para que funcione adequadamente, todas as peças que compõem o dispositivo devem estar presentes. É uma prática comum retirar ou obstruir algumas dessas peças acreditando que isso trará algum benefício, quando, na verdade, essa prática torna o dispositivo inapropriado para o princípio físico que foi criado (Figuras 4 e 5).

Máscara facial com reservatório

A máscara facial com reservatório, também chamada de máscara não reinalante, permite o aporte de oxigênio de, no mínimo, 6L/min até altos fluxos (*flush rate*), atingindo FiO2 de 60 a 100%. Possui válvulas expiratórias, de modo a reduzir a reinalação do

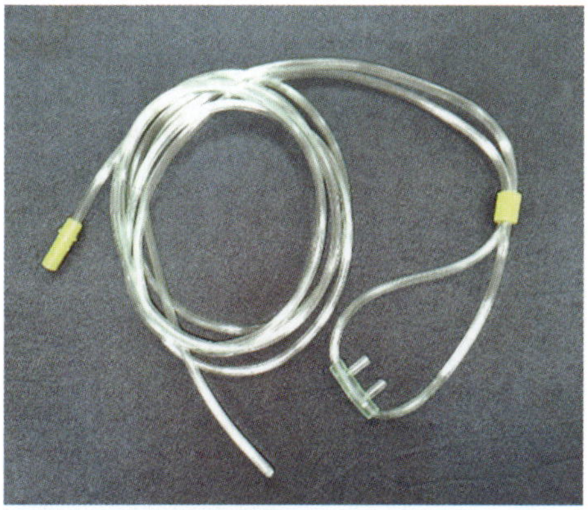

FIGURA 2 Cateter nasal de oxigênio.

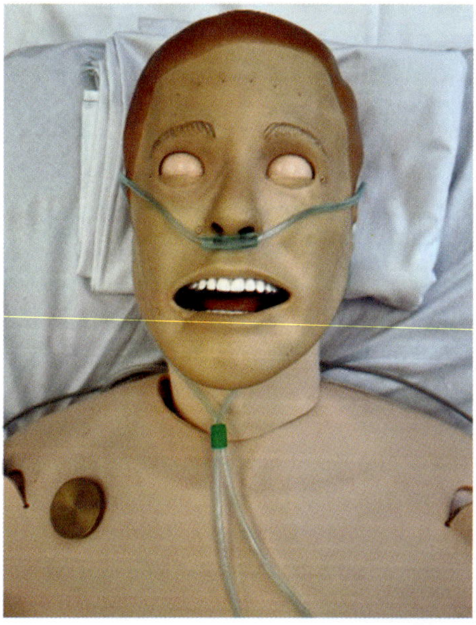

FIGURA 3 Cateter nasal de oxigênio instalado.

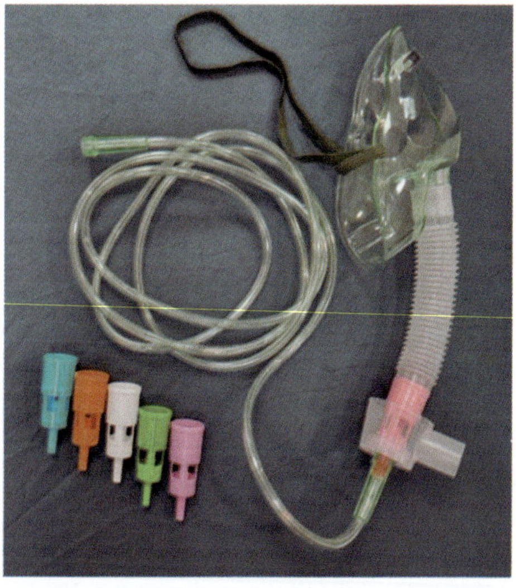

FIGURA 4 Exemplo de dispositivo de Venturi com diferentes peças para cada FiO_2 estimada.

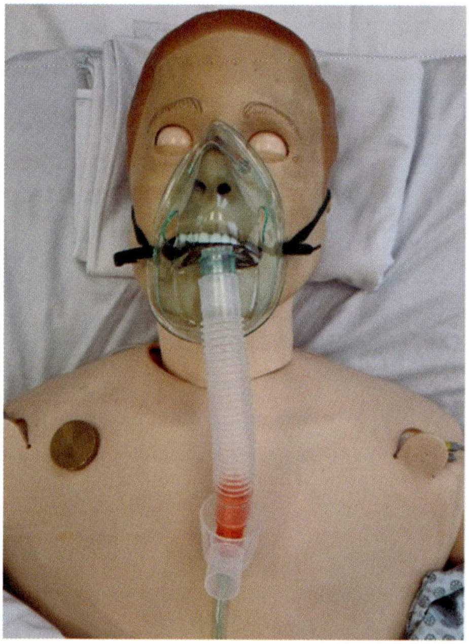

FIGURA 5 Dispositivo de Venturi instalado.

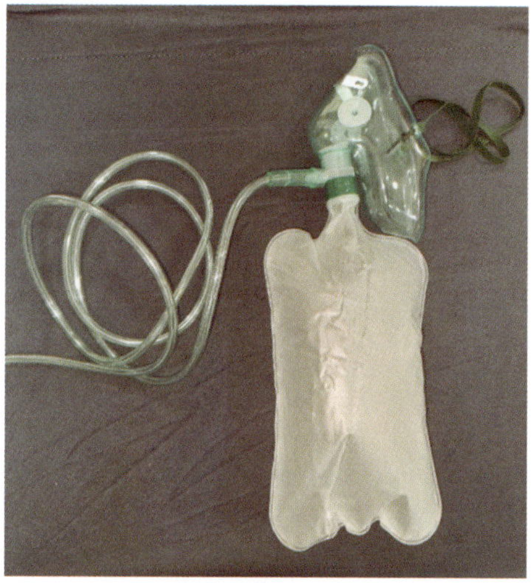

FIGURA 6 Máscara facial com reservatório.

dióxido de carbono expirado. O dispositivo é utilizado em indivíduos com necessidade de maior fluxo de oxigênio, como síndrome do desconforto respiratório agudo ou pneumonia grave (Figuras 6 e 7 e Tabela 1).

Cânula nasal de alto fluxo

A cânula nasal de alto fluxo oferece oxigênio a fluxos de 20 a 60 L/min, com regulação de FiO_2. O ar é aquecido e umidificado pelo aparelho acoplado ao cateter, de modo a otimizar a tolerância do paciente (Figuras 8 a 10).

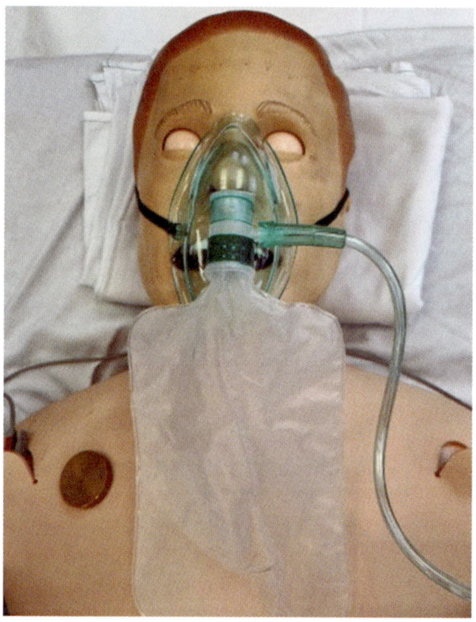

FIGURA 7 Máscara facial com reservatório instalada.

TABELA 1 Tipos de dispositivo de suporte de O_2 e a respectiva FiO_2 ofertada.

Tipo de dispositivo	Fluxo de O_2	FiO_2 ofertada aproximada com FR < 20
Cateter nasal	0,5 a 6 L/min	22,5 a 36%
Máscara facial simples/Venturi	5 a 12 L/min	28 a 50%
Máscara com reservatório de O_2	6 a 15 L/min	60 a 100%

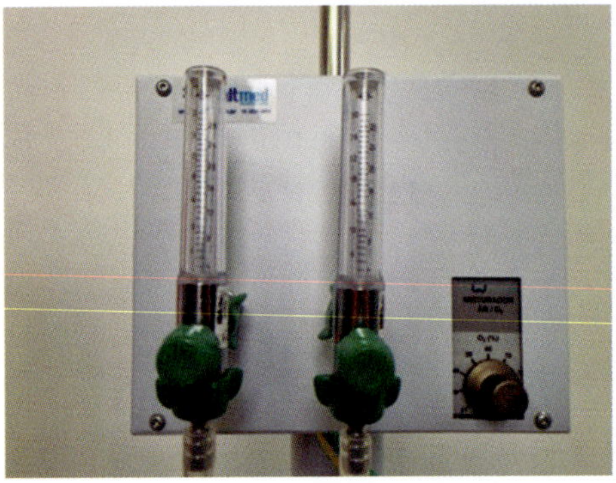

FIGURA 8 Fluxômetro de cateter nasal de alto fluxo.

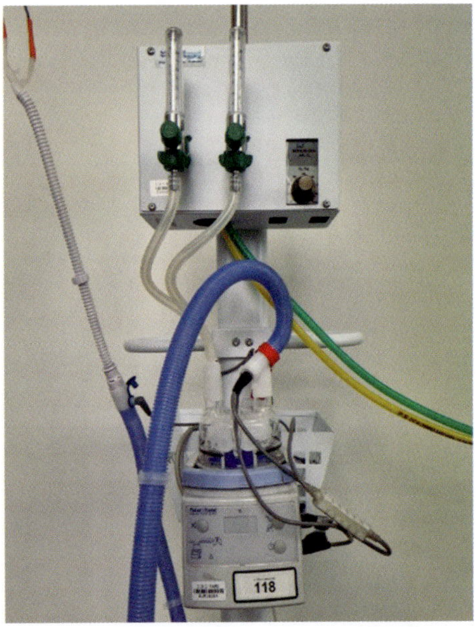

FIGURA 9 Fluxômetro e umidificador do ar do cateter nasal de alto fluxo.

O ensaio clínico randomizado FLORALI comparou o uso do cateter nasal de alto fluxo (CNAF) à ventilação não invasiva e à terapia de oxigênio padrão, com máscara facial, em pacientes com insuficiência respiratória hipoxêmica. O CNAF não reduziu a incidência de intubação quando comparado aos outros métodos, no entanto, reduziu mortalidade de pacientes em um período de 90 dias.

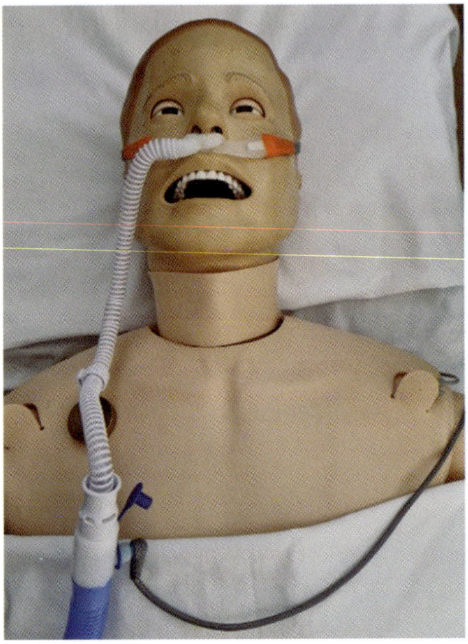

FIGURA 10 Interface nasal do cateter nasal de alto fluxo instalada.

PRÉ-OXIGENAÇÃO

A pré-oxigenação corresponde à oferta de oxigênio previamente à intubação orotraqueal. Ela deve ser realizada mesmo em pacientes com saturação de oxigênio adequada, uma vez que promove a desnitrogenação (substituição do nitrogênio, que é usualmente o gás em maior quantidade no ar, por oxigênio), garantindo maior tempo de apneia segura. A pré-oxigenação pode ser realizada com dispositivo bolsa-válvula-máscara, máscara facial com reservatório (não reinalante) e ventilação não invasiva. Sugere-se posicionar o paciente com a cabeceira elevada de 30 a 45 graus, em especial pacientes obesos, uma vez que essa disposição aumenta o tempo de apneia segura. Em alguns casos, pode ser feita com o paciente sentado a 90 graus, de forma a maximizar o recrutamento alveolar nas bases pulmonares.

OXIGENAÇÃO APNEICA

A oxigenação apneica é caracterizada pela oferta de oxigênio durante a laringoscopia. Ela pode ser realizada com cateter nasal de oxigênio ou cateter nasal de alto fluxo. Em meta-análise publicada no *Annals of Emergency Medicine*, há sugestão de redução de hipoxemia, elevação de nadir de saturação e aumento de sucesso de primeira passagem na intubação orotraqueal realizada em pacientes em unidade de terapia intensiva. Essa meta-análise é baseada em quatro estudos observacionais e somente quatro ensaios clínicos randomizados. Desses ensaios, apenas uma das publicações foi positiva para o desfecho primário. Portanto, a qualidade do respaldo científico para o uso da oxigenação apneica é de baixa a moderada, além de haver variação entre a seleção de dispositivo para promovê-la. No entanto, a oxigenação apneica é utilizada há décadas em pacientes durante a prova de morte encefálica, a fim de garantir saturação apropriada durante a prova de apneia. Comprovadamente, a oxigenação apneica é capaz de sustentar a saturação desses pacientes. Por isso, a sua utilização em pacientes com insuficiência respiratória que necessitam de intubação é considerada uma intervenção segura e com potencial benéfico suficiente para que seja recomendada.

DICAS PRÁTICAS

- Utilizar um medidor de fluxo de oxigênio (fluxômetro) com escala menor (p. ex., 0,1 a 1,5 L/min) em pacientes com pneumopatia crônica que necessitam de baixo aporte de oxigênio reduz a possibilidade de hiperóxia.
- A máscara facial com reservatório (não reinalante) deve ser utilizada com fluxo de, no mínimo, 6 L/min. Vale ressaltar que, se o fluxo estiver menor que 10 L/min, há um risco de reinalação de dióxido de carbono e carbonarcose, particularmente se o volume-minuto do paciente estiver reduzido.

LITERATURA SUGERIDA

1. Nichols D, Nielsen ND. Oxygen delivery and consumption: a macrocirculatory perspective. Crit Care Clin. 2010;26(2):239-253.
2. Siemieniuk RAC, Chu DK, Kim LH, Güell-Rous MR, Alhazzani W, Soccal PM et al. Oxygen therapy for acutely ill medical patients: a clinical practice guideline. BMJ. 2018;363:k4169.
3. Chu DK, Kim LH, Young PJ, Zamiri N, Almenawer SA, Jaeschke R et al. Mortality and morbidity in acutely ill adults treated with liberal versus conservative oxygen therapy (IOTA): a systematic review and meta-analysis. Lancet. 2018;391(10131):1693-1705.
4. Austin MA, Wills KE, Blizzard L, Walters EH, Wood-Baker R. Effect of high flow oxygen on mortality in chronic obstructive pulmonary disease patients in prehospital setting: randomised controlled trial. BMJ. 2010;341:c5462.
5. Frat JP, Thille AW, Mercat A, Girault C, Ragot S, Perbet S et al.; FLORALI Study Group; REVA Network. High-flow oxygen through nasal cannula in acute hypoxemic respiratory failure. N Engl J Med. 2015;372(23):2185-2196.
6. Marjanovic N, Guénézan J, Frat JP, Mimoz O, Thille AW. High-flow nasal cannula oxygen therapy in acute respiratory failure at emergency departments: A systematic review. Am J Emerg Med. 2020;38(7):1508-1514.
7. Hanouz JL, Lhermitte D, Gérard JL, Fischer MO. Comparison of pre-oxygenation using spontaneous breathing through face mask and high-flow nasal oxygen: a randomised controlled crossover study in healthy volunteers. Eur J Anaesthesiol. 2019;36(5):335-341.
8. Altermatt FR, Muñoz HR, Delfino AE, Cortínez LI. Pre-oxygenation in the obese patient: effects of position on tolerance to apnoea. Br J Anaesth. 2005;95(5):706-9.
9. Smith SJ, Harten JM, Jack E, Carter R, Kinsella J. Pre-oxygenation in healthy volunteers: a comparison

of the supine and 45° seated positions*. Anaesthesia. 2010;65(10):980-983.
10. Oliveira JE, Silva L, Cabrera D, Barrionuevo P, Johnson RL, Erwin PJ et al. Effectiveness of apneic oxygenation during intubation: a systematic review and meta-analysis. Ann Emerg Med. 2017;70(4):483-494.e11.
11. Sjoding MW, Dickson RP, Iwashyna TJ, Gay SE, Valley TS. Racial bias in pulse oximetry measurement. N Engl J Med. 2020;383(25):2477-2478.
12. Coudroy R, Frat J-P, Girault C, Thille AW. Reliability of methods to estimate the fraction of inspired oxygen in patients with acute respiratory failure breathing through non-rebreather reservoir bag oxygen mask. Thorax. 2020;75(9):805-807.
13. Abdo WF, Heunks LMA. Oxygen-induced hypercapnia in COPD: myths and facts. Crit care. 2012;16(5):323.

Nota de agradecimento
Agradecemos Andressa Cruz Gonçalves, Yasmine Souza Filippo Fernandes e Patrícia Albuquerque de Moura pelo auxílio do registro fotográfico de dispositivos.

CAPÍTULO 9

Ventilação não invasiva

Patrícia Albuquerque de Moura
Julio Flavio Meirelles Marchini
Júlio César Garcia de Alencar

PONTOS IMPORTANTES

- No departamento de emergência, a ventilação não invasiva (VNI) é frequentemente utilizada para manejar quadros de insuficiência respiratória aguda.
- As principais indicações de uso da VNI são:
  - prejuízo na troca gasosa ($PaO_2/FiO_2 < 200$ ou $SatO_2 < 92\%$);
  - hipercapnia e acidose respiratória ($PaCO_2 > 45$ mmHg e pH < 7,35);
  - dispneia associada ao uso de musculatura acessória da respiração ou respiração paradoxal;
  - taquipneia.
- O ajuste dos parâmetros ventilatórios demanda individualização, análise da indicação e de possíveis contraindicações e conforto do paciente.

INTRODUÇÃO

A ventilação não invasiva (VNI) representa um grande avanço no manejo do paciente com insuficiência respiratória.

Insuficiência respiratória é a incapacidade do sistema respiratório de manter a ventilação ou a oxigenação adequada dos tecidos, sendo diagnosticada como $PaO_2 <$ 60 mmHg ou $PaCO_2 >$ 50 mmHg.

No departamento de emergência (DE), a prevalência de pacientes com insuficiência respiratória chega a 25% dos atendimentos, e a demora na resolução dos sintomas é associada a maior necessidade de internação, maior tempo de hospitalização e maior mortalidade.

Assim, a demanda por um manejo seguro de sintomas respiratórios, enquanto diagnósticos são realizados e planos de tratamento são implementados, torna a VNI uma ferramenta indispensável no manejo de pacientes no DE.

DEFINIÇÃO

Define-se ventilação não invasiva (VNI) como a administração de ventilação com pressão positiva, com um ou dois níveis de pressão, através de uma interface, como máscaras ou *prongs* nasais.

De forma geral, a VNI pode ser instituída por meio de dois modos ventilatórios espontâneos: pressão positiva contínua nas vias aéreas (CPAP) ou pressão positiva nas vias aéreas em dois níveis (BiPAP).

CPAP (*continuous positive airway pressure*)

Estabelece uma pressão contínua durante a inspiração e a expiração, sem assistência ativa para a inspiração. Possibilita a estabilização da via aérea superior durante o sono, o recrutamento alveolar, a redução de atelectasias e a redução do trabalho inspiratório.

BiPAP (*bilevel positive airway pressure*)

Ventilação com pressão positiva em dois níveis, sendo um nível de suporte inspiratório (IPAP – *inspiratory positive pressure*) e um nível de pressão no final da expiração (EPAP ou PEEP – *expiratory positive airway pressure* ou *positive end-expiratory pressure*). Possibilita maior assistência respiratória e maior ventilação alveolar, já que aplica uma pressão inspiratória, que é maior do que a pressão expiratória, na via aérea do paciente. A diferença entre IPAP e EPAP, conhecida como gradiente de pressão, representa o nível de suporte e determina o volume corrente (VC) do paciente. Vale ressaltar que os efeitos fisiológicos da pressão positiva ofertada na VNI afetam a mecânica pulmonar e o sistema cardiovascular, com influência sobre a pré e a pós-carga, e o débito cardíaco (Tabela 1).

TÉCNICA

Indicações

A intubação seguida pela ventilação mecânica oferece complicações ao paciente, tanto relacionadas diretamente ao procedimento (hipoxemia, hipotensão, trauma na via aérea) quanto indiretamente (pneumonia associada à ventilação mecânica, maior tempo de internação etc.).

Nesse sentido, a VNI desponta como uma alternativa para o tratamento da insuficiência respiratória, estando associada a diversos aspectos positivos, como redução da necessidade de intubação, redução de custos e menor mortalidade (Tabelas 2 e 3).

TABELA 2 Vantagens do uso da ventilação não invasiva em relação à ventilação mecânica invasiva.

Redução do trabalho respiratório
Melhora da relação ventilação-perfusão, da troca gasosa e da oxigenação
Redução da pré e da pós-carga em ventrículo esquerdo, que pode causar diminuição ou aumento do débito cardíaco
Manejo da insuficiência respiratória, com possibilidade de manter a fala e a alimentação
Redução da administração de medicações, como sedativos
Menor risco de instabilidade hemodinâmica
Menor risco de infecções hospitalares
Menor incidência de lesões traqueais
Menor tempo de ventilação mecânica e de internação

TABELA 1 Ventilação não invasiva e seus efeitos no débito cardíaco.

Efeito hemodinâmico da ventilação com pressão positiva		Provável efeito no débito cardíaco	
		Pré-carga dependente	Pós-carga dependente
VD	Diminui pré-carga Aumenta pós-carga	↓	↓
VE	Diminui pré-carga Diminui pós-carga	↓	↑

VD: ventrículo direito, VE: ventrículo esquerdo.

TABELA 3 Indicações gerais da ventilação não invasiva.

Prejuízo na troca gasosa ($PaO_2/FiO_2 < 200$ ou $SatO_2 < 92\%$)
Hipercapnia e acidose respiratória ($PaCO_2 >$ 45 mmHg e pH < 7,35)
Dispneia associada ao uso de musculatura acessória ou respiração paradoxal
Taquipneia

A VNI também apresenta contraindicações, que são divididas em absolutas e relativas e estão elencadas nas Tabelas 4 e 5.

TABELA 4 Contraindicações absolutas à VNI.

Indicação de estabelecimento de via aérea definitiva
Parada cardiorrespiratória
Instabilidade hemodinâmica grave
Indícios de não proteção de via aérea (tosse e/ou deglutição ineficazes, presença de secreção em cavidade oral)
Pneumotórax não drenado
Obstrução de via aérea superior

TABELA 5 Contraindicações relativas ao uso da VNI.

Lesões ou trauma em face
Incapacidade de tolerar a utilização da interface
Agitação, não cooperação

Doença pulmonar obstrutiva crônica (DPOC)

A insuficiência respiratória hipercápnica ($PaCO_2 > 50$ mmHg) é um condição de alta prevalência nas descompensações da doença. A VNI pode ser utilizada para:

- prevenir intubação orotraqueal e ventilação mecânica invasiva em pacientes com acidose moderada;
- reduzir trabalho respiratório.

O BiPAP é o método de escolha, devendo ser considerado quando pH $\leqslant$ 7,35, $PaCO_2$ > 45 mmHg e frequência respiratória > 20 respirações por minuto. Não há limite inferior de pH para a instalação da VNI, entretanto, quanto menor o pH, maior o risco de falha – e, nesse caso, a intubação não pode ser postergada.

Pacientes com exacerbação de DPOC hipercápnicos e não acidóticos se beneficiam menos da VNI, pois apresentam pouca tolerância ao procedimento e não há redução nas taxas de intubação ou de mortalidade.

Edema agudo

A fisiopatologia da insuficiência respiratória durante o edema agudo de pulmão cardiogênico inclui diminuição da complacência do sistema respiratório e alagamento alveolar por aumento da pressão capilar, associada ou não à disfunção ventricular.

Os efeitos benéficos da pressão positiva contínua sobre o desempenho cardíaco podem ser traduzidos como redução do retorno venoso e redução da pós-carga, por meio de diminuição da pressão transmural do ventrículo esquerdo.

A redução de líquido do interstício pulmonar também diminui o gradiente alvéolo-arterial, com consequente melhora da oxigenação, ocasionando aumento da complacência pulmonar ao reduzir o número de alvéolos colabados, com a desejável redução do trabalho respiratório.

Asma

A principal característica da crise de asma é o início súbito e potencialmente reversível de broncoconstrição, que leva a um aumento da resistência das vias aéreas. O componente resistivo gera hiperinsuflação, aumento do esforço muscular respiratório e dispneia.

A VNI pode ser utilizada com o objetivo de diminuir o trabalho muscular respiratório, melhorar a ventilação, reduzir a dispneia e prevenir a intubação. Vale ressaltar, entretanto, que a não convergência da literatura enfraquece a recomendação do uso da VNI para asma aguda.

Pacientes elegíveis a cuidados paliativos

O BiPAP também pode ser utilizado como estratégia para manejo da dispneia em pacientes com limitação ao suporte avançado de vida, respeitando as contraindicações do procedimento e o momento da doença e do paciente.

Dispneia é um sintoma altamente prevalente nessa população e tem boa resposta com o uso de opioides. No entanto, a associação da VNI resulta em menores doses de medicação, menor risco de intoxicação, melhor cognição e melhor funcionalidade.

Pré-oxigenação para intubação

A pré-oxigenação para intubação realizada com VNI garante melhor saturação de oxigênio no período de apneia em comparação com dispositivo bolsa-válvula-máscara.

Além disso, a VNI é ferramenta imprescindível na pré-oxigenação de pacientes durante a sequência prolongada de intubação (SPI).

Pós-extubação

Em pacientes com alto risco de falha de extubação (> 65 anos, portadores de doença cardíaca ou respiratória prévias), a literatura sugere que o uso da VNI (tempo mínimo de 8 horas por dia, por 1 a 2 dias) reduz a taxa de insuficiência respiratória, reintubação e mortalidade, quando comparado ao uso de oxigenoterapia convencional.

Equipamentos

Virtualmente, qualquer ventilador mecânico pode ser utilizado para a realização de VNI, desde que o seu funcionamento não seja prejudicado pela presença de vazamento de ar.

Ventiladores específicos para VNI têm como característica a presença de um circuito com ramo único, por onde ocorrem tanto a inspiração quanto a expiração (Figura 1). Esse circuito apresenta um orifício que permite a exalação de dióxido de carbono (CO_2), reduzindo sua reinalação durante a inspiração.

Tolerância ao vazamento, boa sincronia paciente-ventilador e preço competitivo são as principais vantagens dos aparelhos específicos para VNI quando comparados aos ventiladores mecânicos hospitalares.

Como já citado, a VNI também pode ser realizada por meio de um ventilador

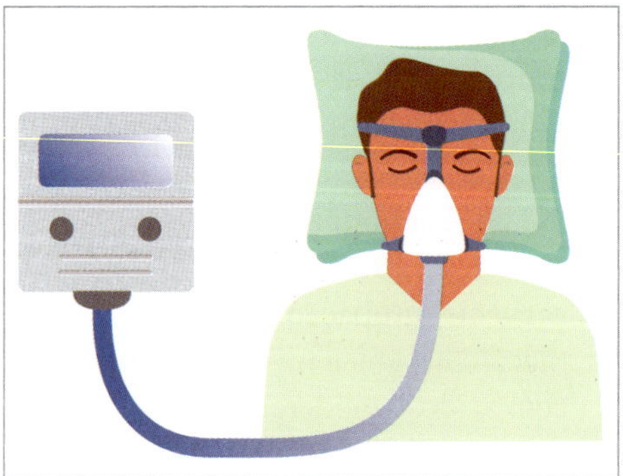

FIGURA 1 O circuito de aparelhos de VNI tem ramo único com válvula exalatória.

mecânico invasivo, comumente utilizado no atendimento de pacientes críticos, que geralmente se vale de circuito com ramo duplo, ou seja, inspiratório e expiratório (Figura 2). Esses ventiladores mecânicos possuem programação para a compensação automática de vazamento e a possibilidade de ajuste do critério de ciclagem da fase inspiratória, de modo a facilitar seu uso para o suporte ventilatório não invasivo.

Ajuste ventilatório

O ajuste dos parâmetros ventilatórios pode ser fonte de dúvida e insegurança na prática clínica. A escolha demanda individualização e análise de indicações e contraindicações. Os ajustes devem ser realizados em resposta à saturação de oxigênio, ao dióxido de carbono e ao esforço do paciente para respirar.

Embora as diretrizes recomendem o início de ventilação com baixos níveis de pressão (EPAP: 3 a 4 cmH_2O; IPAP: 8 a 10 cmH_2O) e o aumento do suporte pressórico progressivamente, de acordo com a adaptação do paciente, não há ensaios clínicos que abordem a melhor forma de iniciar e progredir a VNI.

O ajuste de PEEP/EPAP depende da hipótese diagnóstica apresentada. Sugere-se o seu ajuste inicial em torno de 5 cmH_2O, e seu incremento de acordo com a melhora da

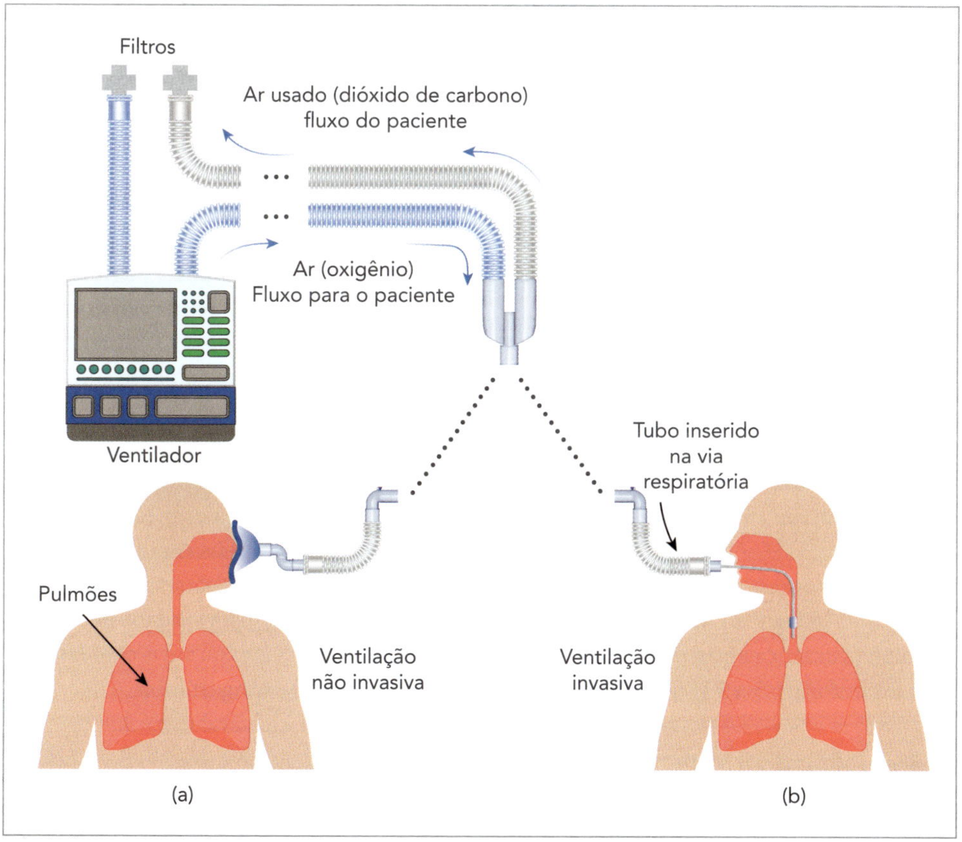

FIGURA 2 Ventilação mecânica não invasiva e invasiva.

troca gasosa. A evidência sugere que, para casos de edema agudo de pulmão, deve-se utilizar um valor mínimo de 10 cmH_2O para garantir os benefícios hemodinâmicos e ventilatórios propostos.

A pressão de suporte (PS ou IPAP) deve ser ajustada para gerar um volume corrente em torno de 6 a 8 mL/kg de peso predito do paciente, e a frequência respiratória ajustada para < 30 irpm. O gradiente de pressão reduz a retenção de CO_2 e diminui a pressão parcial de CO_2 ($PaCO_2$), por permitir ventilação alveolar. Por outro lado, pressões elevadas podem causar vazamento excessivo de ar, assincronia (especialmente quando o paciente está taquipneico) e aumentar o desconforto.

O modo ventilatório CPAP não é capaz de aumentar a ventilação alveolar, motivo pelo qual, na presença de hipercapnia, é preferível o uso da ventilação não invasiva com dois níveis de pressão (BiPAP).

A fração inspirada de oxigênio (FiO_2) deve ser ajustada para a saturação de oxigênio alvo, geralmente em torno de 92%. É fundamental que se respeite o risco de carbonarcose nos indivíduos com diagnóstico de DPOC, assim como os efeitos deletérios da hiperóxia.

O disparo do ventilador (mudança da fase expiratória para a fase inspiratória) deve ser ajustado para garantir conforto ao paciente e possibilitar melhor sincronia paciente-ventilador. Pode ser ajustado por pressão ou fluxo:

- pressão (pressão negativa abaixo da PEEP): – 0,5 a – 2 cmH_2O;
- fluxo (diferença entre fluxo inspiratório e expiratório): 3 a 5 L/min.

Descontinuando a VNI

O uso da VNI deve ser monitorado de forma contínua à beira-leito.

Depois de 30 minutos a 2 horas de instalação, espera-se redução da frequência respiratória, aumento do volume corrente, melhora do nível de consciência, diminuição ou ausência do uso de musculatura acessória, aumento da PaO_2 e diminuição da $PaCO_2$ sem distensão abdominal significativa.

Quando não há sucesso, recomenda-se suspender a VNI e proceder a outras formas de abordagem da via aérea.

Interfaces

Existem diversos modelos de interface paciente-ventilador que permitem melhor adesão ao tratamento em razão de aspectos como ajustes individualizados, conforto e menor vazamento de ar.

Os vazamentos geralmente resultam de um encaixe inadequado entre a máscara e o rosto do paciente e, quando em excesso, podem reduzir a ventilação e a sincronia do paciente ao ventilador.

A máscara nasal é provavelmente a interface mais confortável, mas a resistência das narinas ao fluxo de ar e a ocorrência de vazamento de ar pela boca podem limitar seu uso.

A máscara oronasal, também conhecida como facial, é a interface mais utilizada para pacientes com insuficiência respiratória, pois permite maior volume corrente em comparação com a máscara nasal e, consequentemente, correção mais rápida das trocas gasosas. Mesmo assim, não existe evidências que demonstrem a superioridade de seu uso, além de serem mais associadas com ressecamento oronasal e claustrofobia.

A máscara facial total tem a vantagem de diminuir vazamentos e possibilitar o uso de maiores pressões. A maior área de contato entre a máscara e a face do paciente diminui a ocorrência de lesões de pele e torna o seu uso mais tolerável. Apesar do maior volume interno de ar, a reinalação de CO_2 é semelhante às máscaras oronasais.

Os capacetes têm a vantagem de eliminar o contato da interface com a face do paciente, evitando a complicação mais frequente da VNI, que é a lesão de pele. No entanto, o grande espaço morto dos capacetes e a complacência de sua parede podem implicar em reinalação de CO_2, fazendo com que ajustes maiores de valores de pressão inspiratória devam ser realizados para garantir a correção das trocas gasosas. O ruído interno pode ser intolerável e impossibilitar o seu uso.

Por fim, máscaras com orifício de exalação diminuem a reinalação de CO_2 quando comparadas com o uso de orifícios de exalação nos circuitos.

DICAS PRÁTICAS

Treinamento, vigilância, ajustes individualizados e constantes do ventilador, além de adaptação à interface, são aspectos fundamentais para a efetividade da VNI e, consequentemente, para alcançar desfechos clínicos favoráveis no manejo da insuficiência respiratória.

LITERATURA RECOMENDADA

1. Silva DR, Viana VP, Müller AM, Coelho AC, Deponti GN, Livi FP et al. Epidemiological aspects of respiratory symptoms treated in the emergency room of a tertiary care hospital. J Bras Pneumol. 2013;39(2):164-172.
2. Cordeiro CG, Mendes AFL, Ferreira DL, Santos VT. Evidências do uso de ventilação não invasiva com pressão positiva pós-extubação: uma revisão de literatura. Research, Society and Development. 2022;11(1):e39911125109.
3. Schettino GPP, Reis MAS, Galas F, Park M, Franca SA, Okamto VN et al. Ventilação mecânica não-invasiva com pressão positiva. Rev Bras Ter Intensiva. 2007;19(2):245-257.
4. American Thoracic Society; The European Respiratory Society; The European Society of Intensive Care Medicine; The Société de Réanimation de Langue Française; ATS Board of Directors. International Consensus Conferences in Intensive Care Medicine: noninvasive positive pressure ventilation in acute Respiratory failure. Am J Respir Crit Care Med. 2001;163(1):283-291.
5. Rochwerg B, Brochard L, Elliott MW, Hess D, Hill NS, Nava S et al. Official ERS/ATS clinical practice guidelines: noninvasive ventilation for acute respiratory failure. Eur Respir J. 2017;50:1602426.
6. Farmery A, Roe P. A model to describe the rate of oxyhaemoglobin desaturation during apnoea. Br J Anaesth. 1996;76(2):284-291.
7. Baillard C, Fosse JP, Sebbane M, Chanques G, Vincent F, Courouble P et al. Noninvasive ventilation improves preoxygenation before intubation of hypoxic patients. Am J Respir Crit Care Med. 2006;174(2):171-177.
8. Nava S, Hill N. Non-invasive ventilation in acute respiratory failure. Lancet. 2009;374(9685):250-259.
9. Holanda MA, Reis RC, Winkeler GF, Fortaleza SC, Lima JW, Pereira ED. Influence of total face, facial and nasal masks on short-term adverse effects during noninvasive ventilation. J Bras Pneumol. 2009;35(2):164-173.
10. Keenan SP, Winston B. Interfaces for noninvasive ventilation: Does it matter? J Bras Pneumol. 2009;35(2):103-105.

CAPÍTULO 10

Princípios de ventilação mecânica invasiva

Caterina Lure Nema Paiva
Lucas Oliveira Marino
Ian Ward Abdalla Maia
Thaís Gregol

PONTOS IMPORTANTES

- A escolha da frequência respiratória deve levar em consideração a demanda ventilatória antecipada do paciente.
- A oferta de oxigênio aos tecidos depende do débito cardíaco e do conteúdo arterial de oxigênio, sendo este último dependente, por sua vez, da concentração de hemoglobina, da saturação de oxigênio e, em menor escala, da pressão parcial livre de oxigênio.
- A hipoxemia pode ocorrer por alguns mecanismos: *shunt*, alteração da relação ventilação/perfusão (V/Q), alteração da difusão pela membrana alvéolo-capilar e hipoventilação (hipoxemia com gradiente alvéolo-arterial normal).
- O ciclo respiratório consiste em quatro fases: disparo (*trigger*), fase inspiratória, ciclagem e fase expiratória.
- A escolha do volume corrente (Vt, do inglês *tidal volume*) depende da condição que levou à indicação da ventilação mecânica (VM).
- Nos pacientes em VM que apresentam deterioração clínica e dessaturação, devemos avaliar e corrigir as situações conhecidas pela sigla mnemônica DOPE.

INTRODUÇÃO

A ventilação mecânica invasiva é uma modalidade de suporte ventilatório que realiza a entrega de gases através de uma cânula endotraqueal, com aplicação de pressão positiva nas vias aéreas. As principais indicações desta modalidade incluem: insuficiência respiratória refratária a terapias não invasivas, necessidade de proteção das vias aéreas e instabilidade hemodinâmica.

O suporte ventilatório invasivo tem como objetivos principais manter a troca gasosa adequada e reduzir o trabalho respiratório. Diante da necessidade de suporte ventilatório invasivo, deve-se sempre evitar os efeitos deletérios possíveis de tal modalidade, como a lesão pulmonar induzida pela ventilação mecânica e as assincronias ventilatórias, buscando sempre o menor tempo possível de terapia ventilatória invasiva.

Insuficiência respiratória

A falha do sistema respiratório em eliminar CO_2 pode ter como causa a falência da bomba respiratória, seja por causa neurológica (central ou periférica), por alterações da caixa torácica ou pela incapacidade de compensar a ineficiência na eliminação de CO_2 em casos de doenças pulmonares.

A manutenção da normocapnia é uma das metas da VM. Em alguns pacientes, a normocapnia só é atingida com alto Vt e/ou alta frequência respiratória (FR), o que pode ser lesivo. Nesses casos, a hipercapnia pode ser tolerada, contanto que não gere acidemia importante (pH < 7,2), estratégia denominada hipercapnia permissiva. Não se sabe se, isoladamente, altos níveis de CO_2 podem ser prejudiciais, para além dos efeitos da acidose. Essa estratégia não é adequada em pacientes com condições neurológicas agudas que cursem com hipertensão intracraniana, em razão do impacto direto dos níveis de CO_2 na circulação intracraniana.

Ciclo respiratório

O ciclo respiratório consiste em quatro fases (Figura 1):

1. Disparo (*trigger*): corresponde ao início da inspiração, quando há abertura da válvula inspiratória para liberação do fluxo inspiratório. Existem três formas de iniciar o disparo: tempo, pressão ou fluxo.
2. Fase inspiratória: momento em que o ventilador mantém a válvula inspiratória aberta, liberando o fluxo inspiratório. Nesta fase, o fluxo inspiratório que será fornecido ao paciente pode ser controlado de acordo com um limite de pressão ou de fluxo (volume).
3. Ciclagem: corresponde ao momento do ciclo respiratório em que há o fechamento da válvula inspiratória, marcando o fim da fase inspiratória, e abertura da válvula expiratória, dando início a expiração. A ciclagem pode ser ajustada por tempo, volume e fluxo. Além disso, a ciclagem pode ocorrer por pressão, como um mecanismo de segurança, quando então ajustam-se limites de segurança de pressão nas vias aéreas.
4. Fase expiratória: corresponde a expiração, que em todos os modos ventilatórios ocorre de forma passiva, de acordo com as propriedades elásticas do sistema respiratório.

Os ciclos respiratórios podem ser classificados como mandatórios quando o disparo e a ciclagem são realizados pelo ventilador mecânico; quando o disparo é realizado pelo paciente, mas a ciclagem ocorre de acordo com os ajustes ventilatórios, o ciclo pode ser

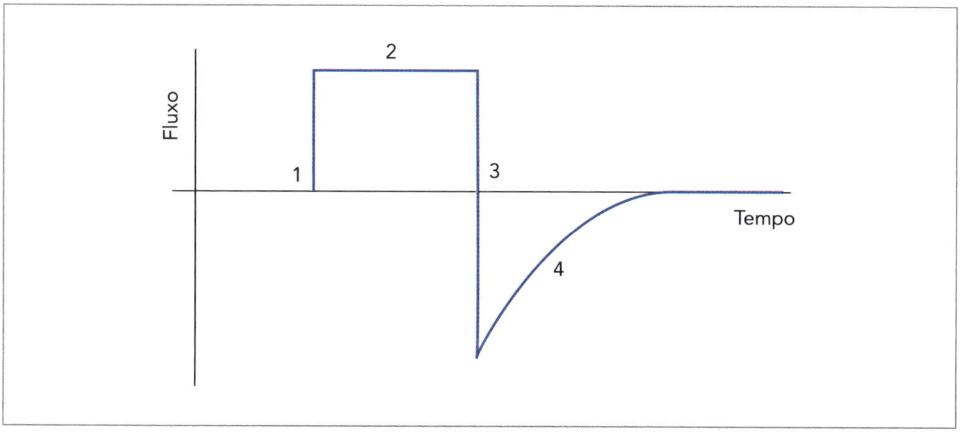

FIGURA 1 Curva de fluxo, demonstrando as fases do ciclo respiratório: 1 – disparo; 2 – fase inspiratória; 3 – ciclagem; 4 – fase expiratória.

chamado de assisto-controlado; nos casos em que disparo e ciclagem são realizados pelo paciente, os ciclos serão denominados de espontâneos.

Nos modos intermitentes, que não serão abordados neste capítulo, o paciente pode, entre ciclos mandatórios, disparar e ciclar o ventilador.

Os principais modos básicos para iniciar a VM são: assisto-controlado a pressão (PCV) e assisto-controlado a volume (VCV). Modos avançados não serão discutidos. É importante notar que diferentes ventiladores usam nomenclaturas distintas para o mesmo modo ventilatório.

MODOS BÁSICOS DE VENTILAÇÃO MECÂNICA

O modo ventilatório é a forma pré-estabelecida do ventilador realizar o ciclo respiratório, contemplando ajustes específicos em relação a fase inspiratória (a forma como será entregue o fluxo inspiratório) e a ciclagem.

Os modos ventilatórios básicos são assim denominados por serem modos de alça aberta – isto é, o ventilador recebe uma diretiva, sendo tal meta cumprida independente da demanda ventilatória do paciente. Os modos ventilatórios PCV (ventilação com controle de pressão), VCV (ventilação com controle de volume) e PSV (ventilação com pressão de suporte) são exemplos de modos ventilatórios de alça aberta. Nos modos ventilatórios classificados como de alça fechada, o ventilador realiza alguma análise do resultado obtido após a entrega da meta programada, permitindo adaptações nos ciclos seguintes. O modo PAV (ventilação assistida proporcional) e NAVA (ventilação assistida com ajuste neural) são exemplos de modos ventilatórios de alça fechada, mas que não serão contemplados neste capítulo.

Modos assisto-controlados

Os modos ventilatórios PCV e VCV (Figura 2) são as duas modalidades de ventilação mecânica assisto-controlada mais utilizadas na prática clínica. Não existe superioridade entre os modos ventilatórios. Em determinados cenários clínicos, pode haver vantagens no uso de cada um deles.

Prefere-se o uso de VCV quando é necessário o controle do volume minuto (expressão matemática que representa o produto entre a frequência respiratória e volume corrente), como nos pacientes com limitação ao fluxo expiratório (ex: asma e DPOC), uma vez que as mudanças frequentes na mecânica respiratória (como o aumento ou queda na resistência da via aérea) podem gerar grandes variações de volume quando utiliza-se o modo PCV. Pacientes com hipertensão intracraniana também podem beneficiar-se do modo VCV, uma vez que nestes casos há necessidade de controle rigoroso da $PaCO_2$.

Em situações em que o controle da pressão na via aérea é prioritário, o uso de PCV pode ser mais adequado, como em pacientes com fístula aérea. Além disso, o modo PCV associa-se a maior probabilidade de sincronia ventilatória, uma vez que tal modo caracteriza-se por fluxo inspiratório livre, como veremos a seguir.

Abordaremos inicialmente os ajustes específicos de cada modo ventilatório, seguido dos ajustes presentes em todos os modos (frequência respiratória, fração inspirada de oxigênio, PEEP e sensibilidade do disparo).

Ventilação com controle de volume (VCV)

Os ajustes específicos a serem realizados pelo operador no modo VCV incluem:

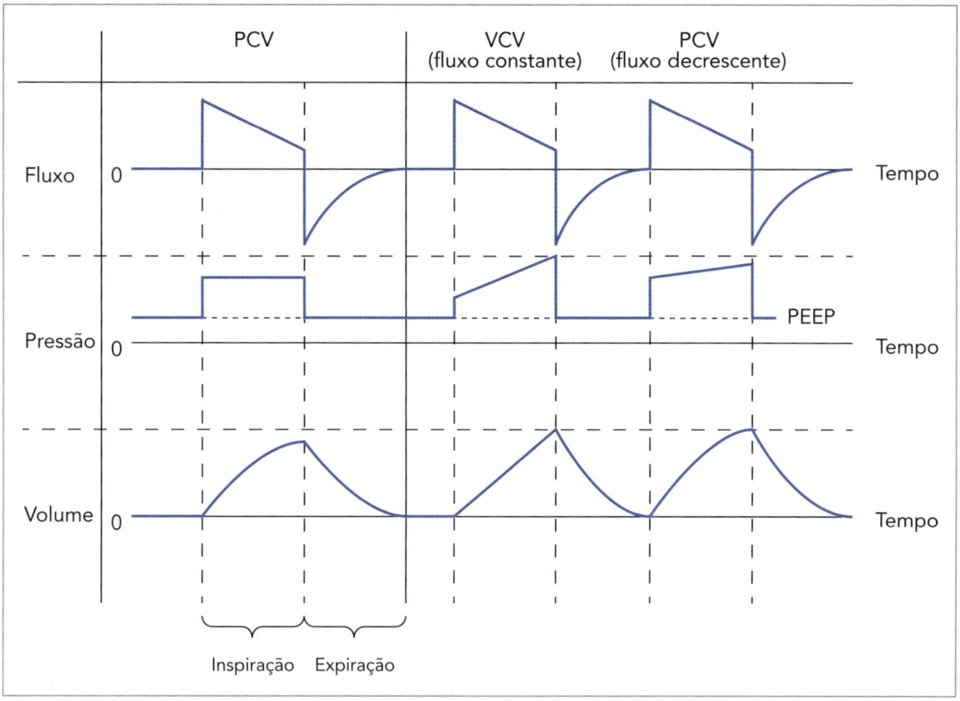

FIGURA 2 Curvas de fluxo, pressão e volume ao longo do tempo nos modos assisto-controlados.
Em PCV, a pressão é a variável de controle, sendo constante ao longo da fase inspiratória, enquanto o fluxo inspiratório é variável.
Em VCV, o fluxo é a variável de limite, sendo o volume corrente controlado. O padrão da curva de fluxo inspiratório em VCV pode ser ajustado em quadrado (fluxo constante) ou ainda, decrescente.

- Volume corrente
- Taxa e padrão do fluxo inspiratório

Nesta modalidade, o operador escolhe diretamente o volume corrente a ser entregue durante a fase inspiratória. Após a entrega do volume corrente estabelecido, ocorrerá a ciclagem. Além disso, deve-se escolher a taxa de fluxo inspiratório. Cabe lembrar, neste momento, que o termo "fluxo" refere-se a velocidade de deslocamento dos gases. Normalmente, utilizam-se taxas de fluxo inspiratório de 40 a 80 litros/minuto. A escolha da taxa de fluxo inspiratório influencia diretamente no tempo inspiratório e expiratório: o aumento da taxa de fluxo inspiratório reduz o tempo inspiratório e aumenta o tempo expiratório. No modo VCV é possível escolher o padrão que o fluxo inspiratório será entregue. Os dois padrões de fluxo inspiratório mais utilizados são: 1) fluxo quadrado (com fluxo constante durante toda a inspiração, sendo utilizado preferencialmente para cálculo da mecânica pulmonar, isto é, complacência e resistência do sistema respiratório) e fluxo decrescente (um padrão de fluxo que correlaciona-se com melhor distribuição do gás inspiratório).

Um ajuste adicional é a inclusão de uma pausa ao final da inspiração. Uma pausa inspiratória de 0,2 a 0,3 segundos, quando então não há mais fluxo inspiratório, pode ser útil para melhorar a eficiência das trocas gasosas, além da possibilidade de acessar a pressão alveolar e permitir o cálculo da mecânica pulmonar.

É importante ressaltar que, ainda que seja possível realizar ajustes no fluxo e volume corrente, o limite de fluxo inspiratório pode ser desconfortável em pacientes que se apresentem ativos na ventilação mecânica, realizando disparos. Desta forma, o modo VCV pode ser melhor aplicado em pacientes que estejam passivos no ventilador mecânico, com ciclos respiratórios apenas controlados.

O operador do ventilador mecânico deve atentar-se ainda que nesta modalidade não há controle dos valores pressóricos resultantes nas vias aéreas. Dessa forma, é de extrema importância que os ajustes de alarme sejam colocados em uma determinada faixa de segurança, reduzindo o risco de barotrauma.

Ventilação com controle de pressão (PCV)

Na ventilação com controle de pressão, os ajustes específicos incluem:

- Pressão inspiratória acima da PEEP;
- Tempo inspiratório

Neste modo, o parâmetro controlado é a pressão na via aérea durante a inspiração. O volume corrente é resultante do valor de pressão inspiratória instituído e das propriedades mecânicas do sistema respiratório. Neste momento, vale lembrar que o fluxo de gás ocorre sempre que houver uma diferença de pressão; logo, quando maior o gradiente de pressão, maior o fluxo de gás. É por esse motivo que o aumento da pressão inspiratória se associa ao aumento do volume corrente. Os valores de pressão inspiratória devem ser escolhidos objetivando-se o volume corrente alvo; normalmente, ajustes iniciais entre 10 a 15 cmH_2O são suficientes, com posterior reavaliação e titulação.

Nesta modalidade não ajustamos diretamente o fluxo inspiratório; em PCV o fluxo inspiratório é livre, sendo uma resultante do gradiente pressórico instituído (PEEP e pressão inspiratória), do esforço muscular do paciente e da mecânica do sistema respiratório.

O segundo parâmetro a ser ajustado é o tempo inspiratório. Habitualmente, escolhe-se valores entre 0,8 e 1,2 segundos. O ajuste do tempo inspiratório quando o fluxo inspiratório alcança o valor de zero ao final da inspiração associa-se ao maior volume corrente possível para um determinado gradiente pressórico.

Outro ajuste possível em PCV é o tempo de rampa inspiratória. Com este ajuste o operador pode estender em até 0,3 segundos o tempo inicial de alcance da pressão inspiratória instituída.

Ao contrário do que ocorre no modo VCV, a modalidade PCV permite o controle da pressão no sistema respiratório; por outro lado, há variabilidade do volume corrente. Assim como dito anteriormente, é possível realizar ajustes de alarmes para o volume corrente, frequência respiratória e volume-minuto, evitando variações bruscas de tais parâmetros.

Ventilação com pressão de suporte (PSV)

No momento inicial da instituição da ventilação mecânica, o paciente geralmente está sedado e, eventualmente, recebendo também bloqueador neuromuscular. Nesse momento, o uso de modos espontâneos não é adequado, uma vez que o paciente pode não ser capaz de realizar um esforço muscular respiratório (por inibição do *drive* ventilatório e/ou por força muscular reduzida). Uma vez reduzido o efeito dos sedativos, o modo ventilatório pode ser modificado para o modo espontâneo, visando melhor sincronia e desmame ventilatório.

Os ajustes necessários para o modo PSV incluem:

- Pressão de suporte acima da PEEP durante a fase inspiratória.
- Percentagem do pico de fluxo para a ciclagem.

A pressão de suporte deve ser ajustada de tal forma que não ofereça assistência ventilatória excessiva e nem subassistência. Inicialmente, pode-se ajustar valores entre 10-15 cmH_2O, com posterior titulação de acordo com esforço muscular, volume corrente e frequência respiratória resultantes. Assim como no modo PCV, o fluxo inspiratório em PSV também é livre.

A ciclagem é determinada de acordo com o ajuste do percentual de pico de fluxo inspiratório. Em PSV, o ventilador mecânico adota o pico de fluxo como uma referência percentual de 100%; ajusta-se um valor de queda do pico de fluxo inspiratório para que ocorra a ciclagem. Habitualmente, um valor de 25% (ou seja, quando houver queda da taxa de fluxo inspiratório para 25% do pico de fluxo inspiratório, ocorrerá a ciclagem) é confortável para a maioria dos pacientes; em alguns pacientes, a depender do tempo inspiratório e expiratório desejados, pode-se ajustar tal critério.

Perceba que nesta modalidade não haverá ajuste de frequência respiratória, uma vez que por ser um modo espontâneo, todos os ciclos deverão ser disparados pelo paciente.

Como mecanismo de segurança, assim como em todos os modos ventilatórios, o operador deve sempre checar os limites de segurança de valores pressóricos, volume corrente, frequência respiratória e volume minuto.

Em PSV o operador ainda deve escolher um tempo tolerável de apneia (ex: 30 segundos), além de escolher uma modalidade ventilatória (PCV ou VCV) a ser iniciada como ventilação de resgate para quando o critério de apneia for atingido.

AJUSTE INICIAL DOS PARÂMETROS DO VENTILADOR

Fração inspirada de oxigênio (FiO_2)

A FiO_2 representa a percentagem de oxigênio presente na mistura de gás que é entregue pelo ventilador, variando de 21% (ar ambiente) a 100%. Costuma-se iniciar a ventilação com FiO_2 de 100%, reduzindo-a progressivamente conforme o valor da saturação periférica de oxigênio até atingir oxigenação suficiente - geralmente SpO_2 entre 92-96%. A correção da hipoxemia também pode ser obtida com ajustes na PEEP. Pacientes com intoxicação por monóxido de carbono devem receber FiO_2 de 100%, independente da oximetria.

Pressão expiratória positiva final (PEEP)

A PEEP (pressão positiva ao final da expiração) correlaciona-se com o volume pulmonar ao final da expiração. O efeito fisiológico desejado da PEEP é a manutenção de unidades alveolares abertas ao final da expiração, permitindo que tais unidades mantenham-se realizando as trocas gasosas. Em pacientes sem doença pulmonar, valores de PEEP entre 5 e 10 cmH_2O parecem ser suficientes para manter a pressão alveolar acima da pressão de fechamento dos alvéolos. Em pacientes obesos, pode-se considerar valores maiores, tendo em vista que o aumento da pressão abdominal pode favorecer o colapso alveolar, principalmente no contexto de uso de sedativos e bloqueadores neuromusculares.

Não há consenso na literatura sobre qual a melhor estratégia para a escolha da PEEP em pacientes com síndrome do desconforto respiratório agudo (ARDS, do inglês *adult respiratory distress syndrome*), embora algumas evidências apontem para benefício do uso de PEEP mais alta, particularmente em ARDS moderada a grave ($PaO_2/FiO_2 \leq$ 200). Deve-se ainda considerar que valores mais elevados de PEEP podem levar ao barotrauma, além de instabilidade hemodinâmica (devido a redução do retorno venoso e aumento da pós-carga do ventrículo direito) e aumento do espaço morto quando tal valor gera hiperdistensão alveolar.

Algumas estratégias já descritas para determinar a PEEP na ARDS incluem:

1. Uso da tabela de PEEP (reproduzida na Tabela 1), criada pelo grupo de pesquisa ArdsNet, em que a escolha da PEEP é baseada na oxigenação. Existem dois modelos sugeridos que correlacionam a PEEP e FiO_2: a tabela com menores valores de PEEP, criada pelo grupo em 1995 e utilizada no estudo ARMA; e outra com maiores valores de PEEP, utilizada no estudo ALVEOLI, quando então percebeu-se que maiores valores de PEEP poderiam ser benéficos em pacientes com ARDS.
2. Titulação decremental da PEEP, com a escolha da PEEP que se associa ao melhor valor de complacência;
3. Escolha da maiores valores de PEEP, desde que não ultrapasse Pplatô de 28-30 cmH_2O: os estudos LOVS e Express evidenciaram que o uso de maiores valores de PEEP associavam-se a menor necessidade de manobras de resgate (uso de óxido nítrico e posição prona), menor tempo de ventilação mecânica e redução do número de dias com disfunção múltipla de órgãos.

Em pacientes com doenças obstrutivas e limitação ao fluxo aéreo expiratório, devemos nos atentar ainda mais para a escolha de PEEP extrínseca (ajustada no ventilador mecânico), uma vez que nesses pacientes há maior risco de hiperinsuflação dinâmica e aparecimento de PEEP intrínseca (também chamada de auto-PEEP – fenômeno caracterizado pela aumento progressivo das pressões alveolares devido a resistência elevada e/ou aplicação de altos volumes correntes e frequências respiratórias, impossibilitando o adequado esvaziamento pulmonar durante a expiração). Geralmente, valores de PEEP de 5 cmH_2O são suficientes. Nos pacientes com DPOC, devido a instabilidade das pequenas vias aéreas associada à destruição do parênquima pulmonar, pode haver colapso das vias aéreas; nesse sentido, pode ser necessário instituir o valor de PEEP que se associa a abertura das vias aéreas (manobra de avaliação de pressão de abertura de vias aéreas) ou ainda, por escolha da PEEP

TABELA 1 Sugestão de ajuste da PEEP conforme FiO_2, validada pelo grupo ARDSNet.

Tabela de PEEP baixa														
FIO_2	0,3	0,4	0,4	0,5	0,5	0,6	0,7	0,7	0,7	0,8	0,9	0,9	0,9	1,0
PEEP	5	5	8	8	10	10	10	12	14	14	14	16	18	18-24
Tabela de PEEP alta														
FIO_2	0,3	0,3	0,4	0,4	0,5	0,5	0,5	0,6	0,7	0,8	0,8	0,9	1,0	
PEEP	12	14	14	16	16	18	20	20	20	20	22	22	22-24	

baseada no menor valor de pressão de platô no modo VCV.

Nos pacientes que estejam realizando disparos no ventilador e que apresentam auto-PEEP, podemos considerar aumentar a PEEP extrínseca para valores próximos a 85% do valor da PEEP intrínseca, reduzindo o esforço muscular necessário para realizar o disparo.

Volume corrente

A escolha do volume corrente inspirado dependerá do motivo pelo qual o paciente necessitou de suporte ventilatório invasivo. Em pacientes sem lesão pulmonar, valores de 8 mL/kg parecem ser adequados. Vale lembrar que a escolha do volume corrente deve se basear no peso predito do paciente, conforme cálculo descrito na Tabela 2.

Em pacientes com SDRA, o estudo ARMA evidenciou que a redução de volume corrente para 6 mL/kg associou-se a menor mortalidade. Reduções progressivas podem ser necessárias em pacientes com baixos valores de complacência pulmonar, adotando-se o conceito de hipercapnia permissiva – desde que o paciente mantenha-se com estabilidade hemodinâmica.

Vale lembrar que no modo VCV ajustamos diretamente o volume corrente inspirado, enquanto que nos modos PCV e PSV ajusta-se um valor de pressão inspiratória acima da PEEP, sendo o volume corrente resultante do gradiente pressórico instituído, do esforço muscular do paciente e das propriedades mecânicas do sistema respiratório.

TABELA 2 Cálculo do peso predito para ajuste de volume corrente ideal.

Sexo atribuído ao nascimento	Fórmula do peso predito em kg
Masculino	50 + 0,91 × (altura [cm] – 152,4)
Feminino	45.5 + 0,91 × (altura [cm] – 152,4)

Frequência respiratória

Nos modos PCV e VCV, o operador deve escolher uma frequência respiratória. Em ambos os modos, os ciclos podem ser assistidos, de tal forma que o paciente pode realizar uma frequência respiratória acima daquela escolhida pelo operador.

A escolha da frequência respiratória deve levar em consideração a demanda ventilatória prévia ao suporte ventilatório invasivo. Especial atenção deve ser dada para situações de aumento da produção de CO_2 (VCO_2) ou quando há importante acidose metabólica, pois a escolha inicial de frequências inapropriadamente baixas pode levar ao acúmulo de CO_2, piorando a acidose e a instabilidade hemodinâmica.

Em pacientes sem doenças pulmonares e sem distúrbios metabólicos, considerando-se valores de volume corrente de 8 mL/kg e objetivando um volume minuto (produto da frequência respiratória e volume corrente) de 70-100 mL/kg, a frequência respiratória pode ser ajustada entre 12-16 irpm.

Em pacientes com ARDS, devido ao desequilíbrio da relação ventilação-perfusão e a redução do tamanho funcional do pulmão que realiza efetivamente as trocas gasosas, em geral, são necessárias frequências respiratórias maiores (25-35 irpm). A frequência deve ser ajustada de forma a manter as trocas gasosas em valores aceitáveis: se por um lado podemos tolerar a hipercapnia permisiva com valores menores de frequência respiratória, por outro, devemos intervir quando há acidose importante ($pH < 7,2$) ou instabilidade hemodinâmica, desde que tais valores não gerem auto-PEEP.

Em pacientes com obstrução do fluxo expiratório, pode ser necessário o uso de baixos valores de frequência respiratória (< 12 irpm), permitindo maior tempo expiratório e evitando a hiperinsuflação pulmonar dinâmica.

Já nos pacientes com hipoventilação e necessidade de correção da hipercapnia, o aumento a frequência respiratória é menos eficiente do que o aumento do volume corrente. Ao aumentar o volume corrente, a relação entre espaço morto fisiológico (anatômico e alveolar) e volume corrente (Vd/Vt) é reduzida, ao passo que o aumento de frequência respiratória mantém a mesma relação Vd/Vt, aumentando a ventilação de espaço morto por minuto. Por exemplo: dado o mesmo volume minuto de 10 L/min e um volume de espaço morto de 200 mL, a manutenção de um Vt de 400 mL/ciclo combinado a FR de 25 irpm gera menos ventilação alveolar (5 L/min) do que a combinação de um Vt de 500 mL com FR de 20 irpm (6 L/min de ventilação alveolar).

Tempo inspiratório e relação Inspiração: Expiraçao (I:E)

A depender do modo ventilatório e do modelo do ventilador mecânico, as variáveis de tempo inspiratório, de fluxo inspiratório e de relação I:E são ajustadas diretamente, ou então derivadas da determinação das demais. A escolha desses parâmetros deve ser adequada à condição do paciente. Em pacientes com doença obstrutiva (como asma e DPOC), devido a hiperinsuflação dinâmica, o tempo inspiratório deve ser mais curto, com uma relação I:E em torno de 1:4 a 1:5.

Já em pacientes com insuficiência respiratória hipoxêmica e baixa complacência pulmonar (p. ex., ARDS), uma relação I:E próxima a 1:1 pode ser mais adequada, visando manutenção de maiores valores de pressão nas vias aéreas e com isso, melhora de hipoxemia. Ajustes para aumentar o tempo expiratório podem ser necessários quando os valores de $PaCO_2$ tornam-se excessivos.

Em VCV, normalmente define-se o volume corrente e a taxa de fluxo inspiratório. A relação I:E é, portanto, uma resultante de tais variáveis e também do ajuste da frequência respiratória. Alguns ventiladores, no entanto, permitem o ajuste da relação I:E ou mesmo do tempo inspiratório, sendo o fluxo inspiratório a variável resultante. Já no modo PCV, ajusta-se diretamente o tempo inspiratório, sendo a relação I:E resultante de tal ajuste.

Além dos ajustes de tempo inspiratório que visam manter um tempo eficiente para as trocas gasosas, é necessário que o tempo inspiratório adapte-se ao tempo neural do paciente, evitando as assincronias ventilatórias.

Sensibilidade da variável de disparo

Existem três formas de iniciar o disparo e dar início a entrega de um fluxo inspiratório: tempo, pressão e fluxo. O disparo a tempo ocorre quando não há esforço muscular do paciente, ocorrendo de acordo com a frequência respiratória ajustada no ventilador mecânico.

O disparo à pressão e fluxo são utilizados quando o paciente realiza esforço muscular inspiratório.

No disparo a pressão, escolhe-se o gradiente pressórico abaixo da PEEP necessário para iniciar o ciclo respiratório. Geralmente valores de 1 – 2 cmH_2O são suficientes. Por exemplo: em um paciente ventilado com PEEP de 5 cmH_2O, ao escolher uma sensibilidade de disparo a pressão de 1 cmH_2O, haverá início do ciclo respiratório quando o paciente realizar um esforço muscular que cause a queda de pressão nas vias aéreas para um valor de 4 cmH_2O.

Na sensibilidade ajustada a fluxo há um mecanismo adicional: ao final da expiração o ventilador mecânico mantém um fluxo contínuo (também conhecido como *bias flow* ou fluxo de base) que sairá da válvula inspiratória em direção à válvula expiratória. Em alguns ventiladores é possível regular o *bias flow*; em outros, o fluxo é fixo (por exemplo, de 10L/minutos). Na sensibilidade a fluxo, o disparo ocorrerá quando houver um roubo do fluxo de base em um valor ajustado pelo operador. Por exemplo: quando ajusta-se uma sensibilidade a fluxo de 2L/min, sempre que o paciente realizar um esforço muscular inspiratório que gera um roubo de fluxo de pelo menos 2L/min, o disparo será realizado, com abertura da válvula inspiratória e início de um ciclo respiratório.

Não existe superioridade entre um ou outro critério de disparo, entretanto, o disparo a fluxo parece ser mais fácil e confortável ao paciente, especialmente em pacientes com doenças obstrutivas.

Os ajustes de sensibilidade devem ser titulados de forma a evitar a necessidade de esforço excessivo, ao mesmo tempo que evita o autodisparo (assincronia ventilatória em que o início do ciclo ventilatório ocorre sem que o paciente tenha de fato realizado o esforço, como ocorre, por exemplo, no disparo por oscilação de pressão associada aos batimentos cardíacos).

Em geral, sugere-se ajustar o disparo a fluxo em 1-2 L/min abaixo do fluxo contínuo do ventilador (*bias flow*); ou quando é escolhido disparo a pressão, em 1-2 cmH_2O abaixo da PEEP.

A Tabela 3 apresenta sugestões de ajustes iniciais dos parâmetros ventilatórios – independentemente do modo ventilatório (PCV ou VCV).

A Tabela 4 apresenta uma sugestão de ajuste inicial dos parâmetros nos modos VCV e PCV.

TABELA 3 Sugestão de ajuste de parâmetros na ventilação inicial.

Parâmetro	Ajuste inicial	Comentários
FiO_2	Iniciar a 100% e diminuir até obter valor de oxigenação adequado	Meta de $SatO_2$: ▪ Pacientes retentores de CO_2: 88-92% ▪ Demais pacientes: 92-96%
PEEP	Geral: 5-10 cmH_2O ARDS: conforme tabela de PEEP Doenças obstrutivas: menos que 75-85% do valor da PEEP intrínseca	Ver seção "PEEP"
FR	Geral: 12-16 irpm ARDS: FR > 20-35 irpm Doenças obstrutivas: FR 8-12 irpm	FR inicial maior em pacientes com acidose metabólica ou sepse Atentar para risco de hiperinsuflação em obstruídos Ajustar conforme demanda ventilatória ($PaCO_2$)
Sensibilidade da variável de disparo	Fluxo: –1 a –2 L/s Pressão: –1 a –2 cmH_2O	Preferir disparo a fluxo em pacientes obstruídos Ajustar para evitar autodisparo (muito sensível) e esforço ineficaz (pouco sensível)

TABELA 4 Sugestão de ajuste de parâmetros conforme o modo ventilatório.

Parâmetro	VCV	PCV	Comentários
Vt	Geral: 6-8 mL/kg ARDS: 4-8 mL/kg	Não ajustado diretamente	Preferir Vt menor em pacientes com baixa complacência
Pressão inspiratória	Não ajustada diretamente	Geral: 10 a 25 cmH_2O	Pressão necessária para obter o Vt desejado
Fluxo inspiratório	Geral: 40-60 L/min Doenças obstrutivas: 60-80 L/min	Não ajustado diretamente	Ajustar para relação I:E e atentar na hiperinsuflação ▪ Geral: 1:2 a 1:3 ▪ Doenças obstrutivas: 1:4 a 1:5 ▪ ARDS: 1:1 a 1:2
Tempo inspiratório	Não ajustado diretamente	Geral: 1 s	Ajustar para relação I:E desejada Doenças obstrutivas: ajustar relação I:E para 1:4 a 1:5

MONITORIZAÇÃO

É imprescindível que após estabelecer os parâmetros iniciais, sua adequação ao paciente seja constantemente reavaliada, garantindo ventilação, oxigenação e segurança. A gasometria arterial é importante para avaliar se a ventilação ($PaCO_2$) e oxigenação (PaO_2) estão adequadas; sugere-se a coleta de uma gasometria arterial após 20 a 30 minutos após iniciada a ventilação mecânica. É importante registrar os parâmetros ventilatórios no momento da coleta da gasometria (especialmente FiO_2, volume corrente e frequência respiratória).

Monitorização clínica

Assim que instituída a VM, devem-se guiar os ajustes ventilatórios com base em informações disponíveis à beira leito. Deve-se avaliar a presença e simetria das incursões respiratórias, tanto pela expansibilidade torácica como pela ausculta pulmonar. Recomenda-se a monitorização contínua da saturação periférica com oximetria de pulso, por meio da qual é possível titular a FiO_2.

Quando disponível, a capnografia pode ser útil, tanto no momento inicial, para a confirmação do posicionamento da cânula orotraqueal, quanto para auxílio no diagnóstico e manejo. Por exemplo, a curva de capnografia com formato em barbatana de tubarão sugere doença obstrutiva (como asma ou DPOC). Fisiologicamente, o CO_2 ao final da expiração ($EtCO_2$) é menor que a $PaCO_2$, devido ao espaço morto fisiológico. Uma diferença maior que 5-6 mmHg sugere aumento da fração de espaço morto. Alterações de $EtCO_2$ podem auxiliar o reconhecimento precoce de hipoventilação (quando há aumento do $EtCO_2$) e hiperventilação (diminuição do $EtCO_2$).

Além dos parâmetros ventilatórios e de oxigenação, a avaliação hemodinâmica (FC, pressão arterial, perfusão periférica) pode indicar necessidade de ajustes na ventilação.

Variáveis dependentes, ajustes de alarmes e monitorização gráfica

De acordo com a escolha do modo ventilatório, uma variável será controlada pelo ventilador. A variável dependente, ou seja, aquela que não é diretamente controlada, será determinada pelas propriedades mecânicas do sistema respiratório, que podem variar ao longo do tempo.

Em VCV, a variável de controle é o volume corrente, entretanto, os valores pressóricos resultantes não são controlados. Dessa forma, as pressões de pico e de platô devem ser monitoradas.

Já em PCV, a variável de controle é a pressão durante a fase inspiratória, sendo o volume corrente uma variável que deverá ser monitorizada.

Visando a proteção do paciente, deve-se ter especial atenção para os ajustes de alarmes das variáveis dependentes. Os ajustes de alarme incluem: pressão de pico, volume-minuto, frequência respiratória e PEEP. O operador deve sempre garantir que os limites superiores e inferiores de cada um dos parâmetros de alarme estejam dentro de uma faixa de segurança. Em pacientes com doenças de vias aéreas, frequentemente é necessário ajustar o alarme de pressão de pico para valores maiores que 50 a 100 cmH_2O para que seja possível ventilar o paciente sem que haja interrupção da fase inspiratória. Vale lembrar que quando a maior parte dessa pressão é dissipada na via aérea e na cânula endotraqueal, não há grandes riscos de barotrauma; entretanto, quando grande parte desse valor pressórico corresponde à pressão de platô, há risco de barotrauma.

Em ambos os modos, devemos nos atentar às curvas de pressão-tempo, fluxo-tempo e volume-tempo presentes na tela de monitorização da maioria dos ventiladores. Deve-se avaliar a sincronia entre paciente e ventilador, adequação do tempo expiratório e mudanças na mecânica ventilatória. A análise gráfica das curvas de ventilação mecânica permite o diagnóstico de assincronias e revela de que forma está ocorrendo a interação entre o paciente e ventilador.

Na inspiração, alterações na curva de pressão no modo VCV podem indicar alterações de complacência pulmonar. Além disso, a presença de curva convexa pode indicar que o pulmão tem áreas alveolares passíveis de recrutamento, fenômeno conhecido como *stress-índex*.

Na fase expiratória, alterações na curva de fluxo expiratório podem sugerir aumento da resistência de vias aéreas, presença de secreção ou mesmo tempo expiratório insuficiente.

Em pacientes que não estejam realizando esforços musculares, pode-se realizar a manobra de pausa expiratória para avaliar a presença de PEEP intrínseca (ou auto-PEEP) – como representado na Figura 3.

MONITORIZAÇÃO DA MECÂNICA VENTILATÓRIA E EQUAÇÃO DO MOVIMENTO

O cálculo da mecânica respiratória pode ser realizado logo após a intubação orotraqueal, momento em que o paciente frequentemente estará sob efeito de bloqueio neuromuscular.

O cálculo de resistência das vias aéreas e a complacência do sistema respiratório também são úteis no diagnóstico da causa da insuficiência respiratória, no manejo ventilatório e no seguimento.

Para a compreensão do sistema respiratório, é valido enxergá-lo como um sistema composto por uma tubulação (vias aéreas), que oferece resistência à passagem de ar, seguida de um balão (componente alveolar), que, por sua característica elástica, comporta variações de volume com determinadas variações de pressão (complacência) (Figura 4).

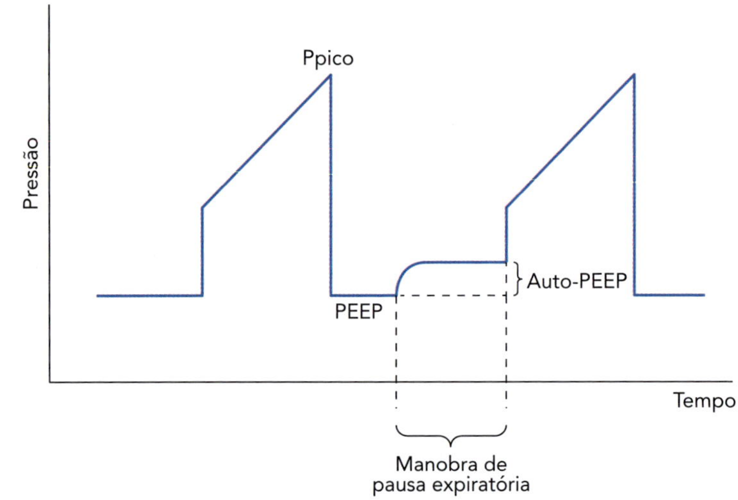

FIGURA 3 Manobra de pausa expiratória (ao final da expiração), demonstrando auto-PEEP.

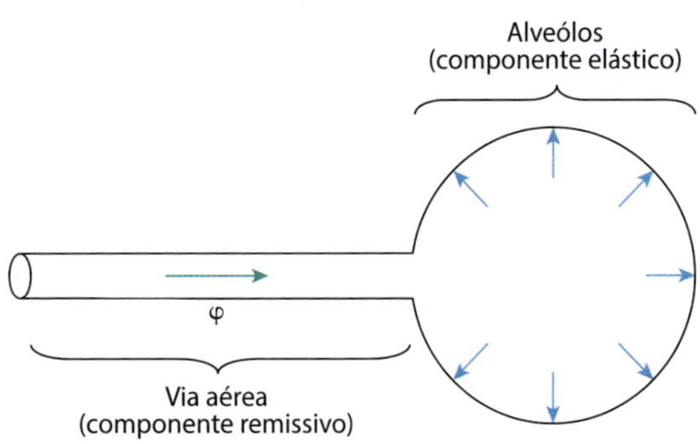

FIGURA 4 Modelo do sistema respiratório: tubulação que oferece resistência ao fluxo de ar (vias aéreas), seguida de balão complacente (componente alveolar, elástico).

Essa simplificação permite a utilização da equação do movimento (Equação 1, modelo matemático que exemplifica qual a pressão necessária a ser aplicada no sistema respiratório para gerar um fluxo de gás):

$$Pao + Pmusc = PEEPtotal + Pres + Pel$$

EQUAÇÃO 1 Pao: pressão na abertura da via aérea; PEEPtotal: pressão positiva ao final da expiração total (somatória das PEEP intrínseca e extrínseca); Pres: pressão necessária para vencer o componente resistivo das vias aéreas; Pel: pressão necessária para superar o componente elástico; Pmusc: pressão exercida pela musculatura respiratória.

A pressão para vencer o componente resistivo depende do fluxo de ar (φ) e da resistência da via aérea (R). Conforme demonstrado pela lei de Ohm (Equação 2), podemos escrever:

$$Pres = \varphi * R$$

EQUAÇÃO 2 φ: fluxo de ar; R: resistência da via aérea.

A pressão exercida pelo componente elástico depende da complacência estática (C) e da variação de volume acima do volume ao final da expiração (ΔV, ou Vt), considerando-se a Equação 3:

$$Pel = \Delta V / C$$

EQUAÇÃO 3 Pel: pressão elástica; ΔV: variação de volume acima do volume ao final da expiração; C: complacência estática.

Em pacientes sob efeito de bloqueio neuromuscular, a força muscular (Pmusc) realizada pelo paciente será zero. Logo, podemos simplificar a Equação 1 em:

$$Pao = PEEPtotal + Pres + Pel$$

Ao fazer uma pausa ao final da inspiração (pausa inspiratória, feita por 2 a 3 segundos na ausência de vazamentos), não haverá mais fluxo inspiratório, ou seja, não há mais o componente resistivo contribuindo para a pressão na via aérea (Figura 5).

A pressão durante a pausa inspiratória é denominada pressão de platô (Pplatô). A diferença entre a pressão de pico e a Pplatô ocorre pelo componente resistivo. Sendo assim, em uma situação de fluxo constante (curva quadrada), podemos calcular a resistência da via aérea usando a Equação 2.

$$Pres = Ppico - Pplatô = \varphi * R$$
$$R = (Ppico - Pplatô) / \varphi \text{ (sendo } \varphi \text{ o fluxo em litros por segundo)}$$

A resistência de via aérea em indivíduos em VM é, em geral, $< 10\ cmH_2O/L.s^{-1}$. Pacientes com alta resistência na via aérea podem apresentar doenças obstrutivas (como asma ou DPOC), secreção, dobra na cânula traqueal ou cânula de calibre reduzido.

O resultado da subtração da Pplatô do valor da Peep total é chamado *driving pressure* (DP), que corresponde à pressão de distensão elástica do sistema respiratório. A divisão

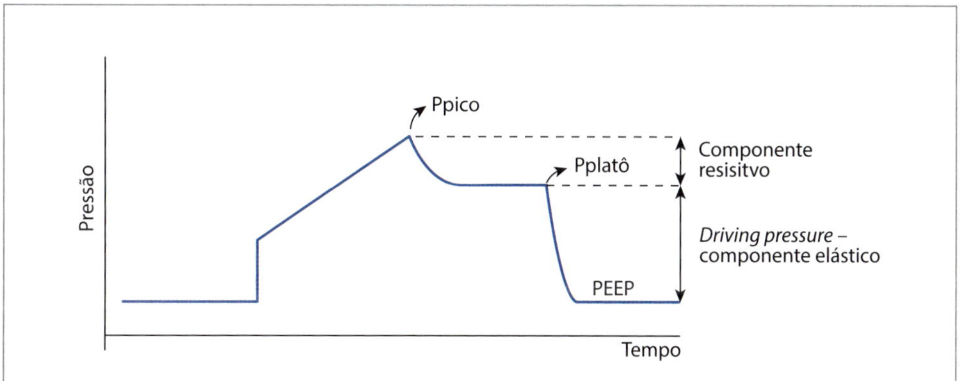

FIGURA 5 Manobra de pausa inspiratória, com queda da pressão até a pressão de platô.

do volume corrente pela DP corresponde à complacência, conforme mostra a Equação 3.

$$Pel = DP = Pplatô - PEEP = \Delta V / C$$
$$C = \Delta V / (Pplatô - PEEP)$$

A complacência estática do sistema respiratório normal é de cerca de 0,1 L/cmH_2O (100 mL/cmH_2O); no paciente intubado, de > 0,05 L/cmH_2O (50 mL/cmH_2O). Pacientes com baixa complacência do sistema respiratório podem apresentar doenças do parênquima pulmonar (p. ex., ARDS, congestão pulmonar, fibrose pulmonar), alterações da complacência da caixa torácica (p. ex., obesidade, síndrome compartimental abdominal, restrição de expansão torácica por queimadura), intubação seletiva ou pneumotórax. Pacientes com DPOC, em geral, têm complacência normal ou alta, mas com resistência de vias aéreas elevada.

Constante de tempo

O produto da resistência pela complacência é a constante de tempo (CT). Ela equivale ao tempo necessário para esvaziar cerca de ⅔ do volume inspirado. O tempo para esvaziamento quase completo do volume corrente é de cerca de três a quatro CT. Nos doentes obstruídos, a CT é alta, o que faz com que o tempo expiratório necessário para que haja o esvaziamento pulmonar seja maior.

Exemplo:
Paciente com DPOC exacerbado, 70 kg de peso predito, ventilado com Vt = 6 mL/kg (0,420 L), apresenta os seguintes parâmetros: PEEP extrínseca de 4 cmH_2O; PEEP intrínseca de 6 cmH_2O (aferida em pausa expiratória); curva de fluxo quadrada, com fluxo de 1 L/s (60 L/min); Ppico de 45 cmH_2O. Realiza-se uma pausa inspiratória e afere-se Pplatô = 15 cmH_2O. Para calcular a resistência, fazemos:

$$R = (Ppico\text{-}Pplatô) / \varphi$$

Logo,

$$R = 45\text{-}15 / 1 = 30 cmH_2O/L.s^{-1}$$

Para o cálculo da complacência estática, fazemos:

$$C = Vt / (Pplatô\text{-}PEEPtotal) = 0,420/(15\text{-}(4+6)) = 0,84\ L/cmH_2O$$

Por fim, para o cálculo de CT, fazemos:

$$CT = C * R = 30 \times 0,84 = 2,52s$$

SOLUÇÃO DE PROBLEMAS

A instituição de VM, assim como todos os suportes avançados de vida, acrescenta complexidade e, com isso, risco à segurança do paciente. Por isso, é necessário o rápido reconhecimento das possíveis situações de risco.

Dessaturação em VM

Nos pacientes em VM que apresentam deterioração clínica e dessaturação, é preciso avaliar e corrigir as seguintes situações, que podem ser simplificadas pela sigla mnemônica DOPE:

- **D**eslocamento do tubo: exteriorização do tubo ou seletivação, com introdução em algum dos brônquios fonte, em geral à direita. A intubação seletiva ocasiona assimetria das incursões, na ausculta e perda da complacência pulmonar. Tracionar o tubo corrige a intubação seletiva. A reintubação é necessária caso haja exteriorização da cânula.
- **O**bstrução: presença de secreções espessas ("rolhas") obstruindo a cânula endotraqueal ou dobras (*kinking*) na cânula. A aspiração pode corrigir obstrução por

secreção, porém pode ser necessária a troca da cânula.

- **P**neumotórax: a ventilação com pressão positiva predispõe à ocorrência de pneumotórax, que pode se manifestar com assimetria na expansibilidade torácica e na ausculta, queda na complacência, timpanismo à percussão torácica e enfisema de subcutâneo. Em casos de pneumotórax de grande monta, pode ocorrer instabilidade hemodinâmica (pneumotórax hipertensivo). A identificação pode ser feita com o uso de ultrassonografia de tórax (achados que sugerem pneumotórax incluem a ausência de *lung sliding*, ausência de *lung pulse* e ausência de linhas B; a presença de *lung point* é o único achado que confirma a presença de pneumotórax) ou através de uma radiografia de tórax. A conduta a ser tomada é a drenagem de tórax.
- **E**quipamento: mau funcionamento do ventilador, vazamento no circuito e *cuff* desinsuflado ou roto. É necessário manter um dispositivo de BVM próximo ao paciente, que deve ser utilizado na ocasião de mau funcionamento do ventilador mecânico. No caso de vazamento pelo *cuff*, deve-se insuflá-lo e avaliar se há perda rápida de pressão. Caso ocorra, deve-se suspeitar de sua rotura, o que requer troca da cânula.

Início da VM em pacientes com alta demanda metabólica ou acidose respiratória

É necessária especial atenção na instituição da VM em pacientes com alta demanda ventilatória, como pacientes sépticos ou com acidose metabólica (p. ex., cetoacidose), visto que o uso de volume minuto tido como normal pode ocasionar acidose grave e, inclusive, parada cardiorrespiratória. Esses pacientes necessitam de volume minuto maior, seja por produção de CO_2 elevada (em pacientes com alta demanda metabólica), seja pela necessidade de compensação respiratória de uma acidose metabólica. Nesses casos, o início da ventilação com Vt mais alto (8 mL/kg) e FR maior (p. ex., 25 a 35 irpm) pode ser mais seguro, até que a gasometria esteja disponível e os mecanismos que causaram os distúrbios gasométricos sejam revertidos.

Instabilidade hemodinâmica após instituição de VM

A iniciação da VM pode cursar com instabilidade hemodinâmica por diversos motivos, como:

- efeito das medicações sedativas;
- queda de retorno venoso, ocasionado por pressão positiva intratorácica (mais relevante em pacientes com hipovolemia, tamponamento cardíaco e disfunção ventricular direita);
- acidose respiratória;
- aprisionamento aéreo (auto-PEEP).

O efeito hipotensor dos sedativos ocorre por vasodilatação; costuma ser transitório e pode ser resolvido com uso de vasopressor. A redução da PEEP pode melhorar a hemodinâmica. Na suspeita de acidose respiratória, deve-se aumentar o volume minuto e reavaliar com gasometria arterial. A presença de aprisionamento aéreo (em doenças obstrutivas) pode levar a aumento expressivo de pressão intratorácica e, com isso, hipotensão. A correção pode ser realizada com ajuste de parâmetros ventilatórios adequados (redução do volume corrente e frequência respiratória; adequação de PEEP que mantenha vias aéreas abertas; tempo expiratório prolongado) e broncodilatadores inalatórios. Em casos mais graves, pode-se considerar a desconexão do ventilador, permitindo o esvaziamento pulmonar, reconectando-o após ajuste dos parâmetros a fim de reduzir a hiperinsuflação dinâmica (como redução da relação I:E e da FR).

Assincronias

A ocorrência de distúrbios na interação entre paciente e ventilador é chamada de assincronia, que pode ocorrer por diversas suas causas. As assincronias podem causar o aumento do trabalho respiratório, aumento do tempo de ventilação mecânica e se associam a maior risco de lesão pulmonar, além de ter possível associação com mortalidade. A compreensão da interação entre o paciente e os ajustes ventiladores pode ser melhor avaliada através da análise gráfica das curvas de pressão, fluxo e volume.

Não abordaremos em detalhe esse tema. No entanto, uma assincronia com maior implicação clínica e que deve ser prontamente reconhecida é o duplo disparo. Ela ocorre quando o tempo neural do paciente é maior que o tempo inspiratório entregue pelo ventilador (tempo mecânico). A presença de esforço inspiratório prolongado pode disparar um novo ciclo inspiratório sem que tenha havido esvaziamento do volume inspirado no ciclo anterior (Figura 6). Ocorre, então, o empilhamento de ciclos, podendo ocasionar lesão por sobredistensão pulmonar, especialmente no modo VCV. A correção dessa assincronia pode ser realizada aumentando-se o tempo inspiratório (no modo VCV, reduzindo-se o fluxo inspiratório).

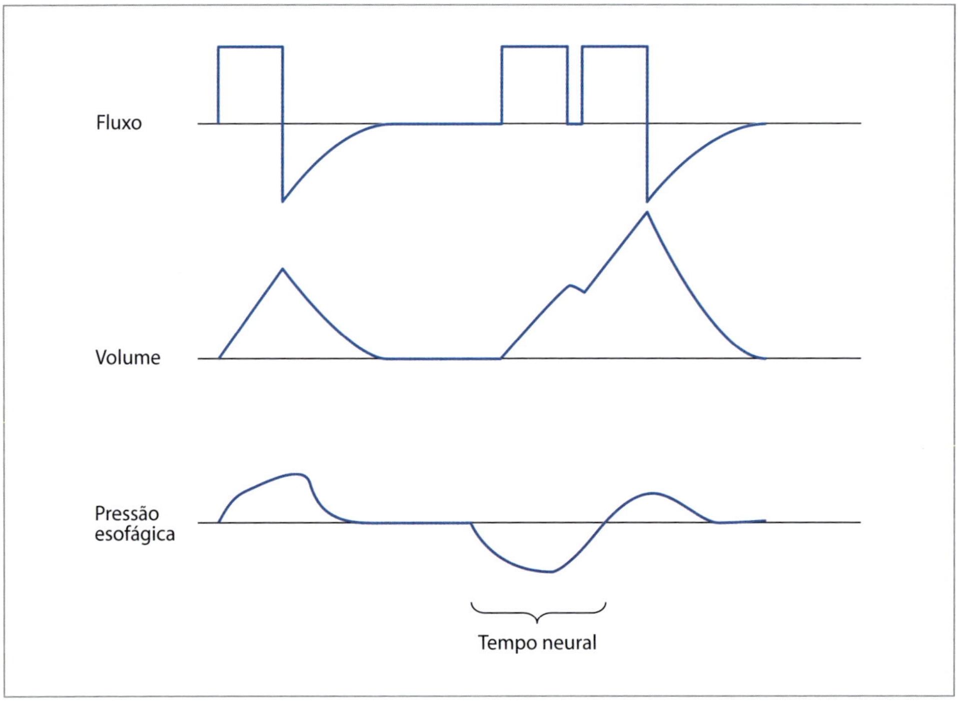

FIGURA 6 Empilhamento de volume pela ocorrência de duplo disparo. O tempo inspiratório do paciente, demonstrado pela pressão esofágica, é maior que o tempo do ventilador.

LITERATURA RECOMENDADA

1. Tobin MJ. Principles and practice of mechanical ventilation. 3.ed. New York: McGraw-Hill Medical, 2013.
2. Hess DR, Kacmarek RM. Essentials of mechanical ventilation. 3.ed. New York, NY: McGraw Hill Medical, 2014.
3. Acute Respiratory Distress Syndrome Network; Brower RG, Matthay MA, Morris A, Schoenfeld D, Thompson BT, Wheeler A. Ventilation with lower tidal volumes as compared with traditional tidal volumes for acute lung injury and the acute respiratory distress syndrome. N Engl J Med. 2000;342(18):1301-1308.
4. Writing Group for the PReVENT Investigators; Simonis FD, Serpa Neto A, Binnekade JM, Braber A, Bruin KCM, Determann RM et al. Effect of a low vs intermediate tidal volume strategy on ventilator-free days in intensive care unit patients without ARDS: a randomized clinical trial. JAMA. 2018;320(18):1872-1880.
5. Amato MB, Barbas CS, Medeiros DM, Magaldi RB, Schettino GP, Lorenzi-Filho G et al. Effect of a protective-ventilation strategy on mortality in the acute respiratory distress syndrome. N Engl J Med. 1998;338(6):347-354.
6. Brower RG, Lanken PN, MacIntyre N, Matthay MA, Morris A, Ancukiewicz M et al. Higher versus lower positive end-expiratory pressures in patients with the acute respiratory distress syndrome. N Engl J Med. 2004;351(4):327-336.
7. Mercat A, Richard J-CM, Vielle B, Jaber S, Osman D, Diehl J-L et al. Positive end-expiratory pressure setting in adults with acute lung injury and acute respiratory distress syndrome: a randomized controlled trial. JAMA. 2008;299(6):646-655.
8. Meade MO, Cook DJ, Guyatt GH, Slutsky AS, Arabi YM, Cooper DJ et al. Ventilation strategy using low tidal volumes, recruitment maneuvers, and high positive end-expiratory pressure for acute lung injury and acute respiratory distress syndrome: a randomized controlled trial. JAMA. 2008;299(6):637-645.
9. Briel M, Meade M, Mercat A, Brower RG, Talmor D, Walter SD et al. Higher vs lower positive end-expiratory pressure in patients with acute lung injury and acute respiratory distress syndrome: Systematic review and meta-analysis. JAMA. 2010; 303(9):865-873.
10. Barnett A, Beasley R, Buchan C, Chien J, Farah CS, King G et al. Statement on acute oxygen use in adults: "swimming between the flags". Respirology. 2022;27(4):262-276.
11. Chacko B, Peter JV, Tharyan P, John G, Jeyaseelan L. Pressure-controlled versus volume-controlled ventilation for acute respiratory failure due to acute lung injury (ALI) or acute respiratory distress syndrome (ARDS). Cochrane Database Syst Rev. 2015;1:CD008807.

SEÇÃO 3

Dispositivos auxiliares na ventilação

CAPÍTULO 11

Bolsa-válvula-máscara

Yasmine Souza Filippo Fernandes
Júlio César Garcia de Alencar

PONTOS IMPORTANTES

- A ventilação com dispositivo bolsa-válvula-máscara (BVM) é uma habilidade fundamental no manejo emergencial da via aérea.
- BVM é o modo inicial de ventilação para pacientes com *drive* respiratório inadequado ou em apneia, representando a primeira linha de resgate quando técnicas avançadas de manejo da via aérea falharam.
- Em contraposição à sua importância, o treinamento da ventilação com BVM é costumeiramente negligenciado por profissionais de saúde.

INTRODUÇÃO

Ao discutir o manejo da via aérea, sobretudo a pré-oxigenação, o resgate da intubação orotraqueal e o atendimento ao paciente em parada cardiorrespiratória, a habilidade de ventilação com o dispositivo bolsa-válvula-máscara (BVM) é fundamental.

A BVM se disseminou a partir de 1952, durante a epidemia de poliomielite, e atualmente está presente em todos os cenários de emergência hospitalares e pré-hospitalares do mundo, sendo, muitas vezes, o único equipamento disponível no atendimento inicial de uma emergência envolvendo a via aérea.

DEFINIÇÃO

O dispositivo bolsa-válvula-máscara é composto por: máscara, válvula não reinalante, válvula de alívio de pressão (*pop-off*), bolsa expansiva, encaixe da extensão de oxigênio e reservatório de oxigênio (Figura 1). Alguns dispositivos possuem ainda uma válvula de PEEP (*positive end-expiratory pressure*).

A máscara apresenta uma concha (ou corpo duro) que costuma ser transparente, a fim de permitir o monitoramento contínuo da boca e do nariz do paciente e a visualização de vômitos ou secreções; um coxim inflável para distribuir igualmente a pressão sobre a face do paciente, promovendo uma vedação efetiva; e um orifício posterior, redondo e com diâmetro padrão de 22 mm.

A válvula não reinalante é unidirecional, o que faz com que o paciente receba oxigênio com a maior fração inspirada de oxigênio (FiO_2) possível, e não permite que o gás exalado seja reinalado.

A válvula de alívio de pressão (*pop-off*) é utilizada com a finalidade de adequar o pico

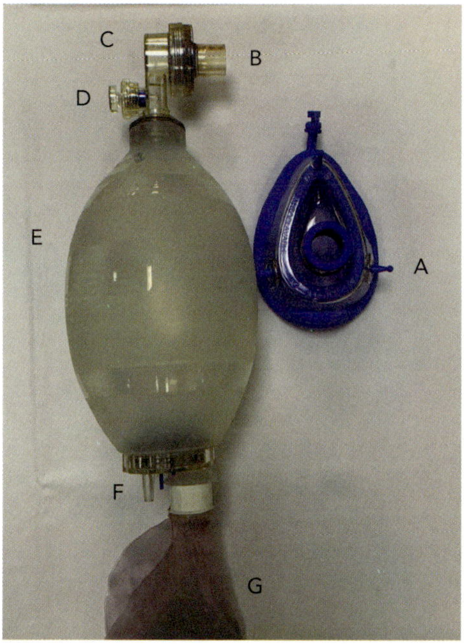

FIGURA 1 Dispositivo bolsa-válvula-máscara. (A) máscara; (B) encaixe da máscara/saída do paciente; (C) válvula unidirecional; (D) válvula *pop-off*; (E) bolsa expansiva; (F) encaixe para extensão de oxigênio; (G) reservatório de oxigênio.

de pressão atingido pela BVM, minimizando o risco de barotrauma. A American Society for Testing and Materials (ASTM International) preconiza que todos os dispositivos de BVM possuam essa válvula, para que haja um alívio da pressão ao se atingir 40 ± 5 cmH_2O. Caso haja necessidade de ventilação com altas pressões, a válvula pode ser fechada manualmente.

O reservatório de oxigênio tem capacidade de cerca de 1,5 L no modelo adulto. Os modelos de BVM pediátrico e neonatal apresentam capacidade de 500 mL e 250 mL, respectivamente.

Durante a pré-oxigenação, se a máscara estiver bem vedada e com o fluxômetro na rede de oxigênio em *flush rate* (> 40 L/min), pode-se ofertar uma FiO_2 próxima a 100%.

Se a vedação da máscara estiver comprometida, o paciente receberá uma mistura com ar ambiente e a FiO_2 será significativamente menor.

TÉCNICA

Para obter uma ventilação com BVM bem-sucedida, três fatores são fundamentais:

- via aérea pérvia;
- vedação adequada da máscara;
- ventilação apropriada.

Uma via aérea pérvia garante a administração de volumes correntes apropriados com a menor pressão positiva possível. Os métodos básicos para a abertura da via aérea incluem o posicionamento do paciente, as manobras de elevação do queixo e de anteriorização da mandíbula e o uso de dispositivos auxiliares, como cânulas oro e nasofaríngeas.

O manuseio da máscara com mão única pode ser necessário quando houver limitação de equipe. A ventilação com BVM é bem-sucedida quando a mão do profissional se posiciona bem o suficiente para manter uma vedação adequada por um longo período. Nessa técnica, a mão dominante do profissional é usada para segurar e apertar a bolsa, enquanto a mão não dominante é utilizada para vedar a máscara com os dedos polegar e o indicador parcialmente ao redor do conector da máscara, como se estivesse fazendo o sinal de "ok". Essa maneira de segurar a máscara é chamada de "pegada C-E", em que a letra "E" é formada pelos dedos médio, anelar e mínimo, e a letra "C", pelo dedos polegar e indicador. Os dedos anelar e mínimo são usados para puxar o corpo da mandíbula para cima, em direção à máscara, enquanto a ponta do dedo médio é colocada abaixo da ponta do queixo, para mantê-lo elevado (Figura 2).

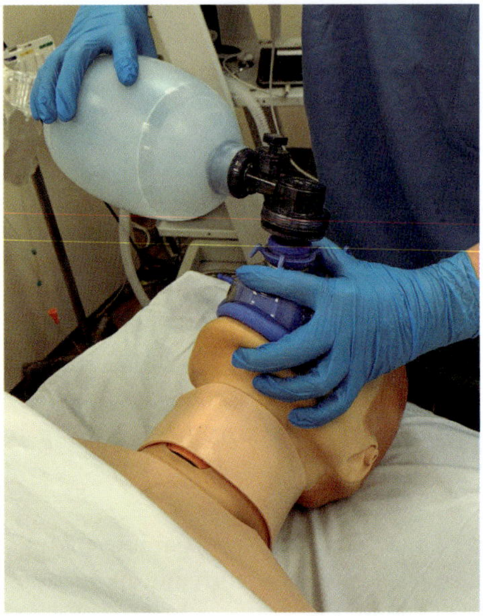

FIGURA 2 Técnica de vedação da máscara com uma mão – "pegada C-E".

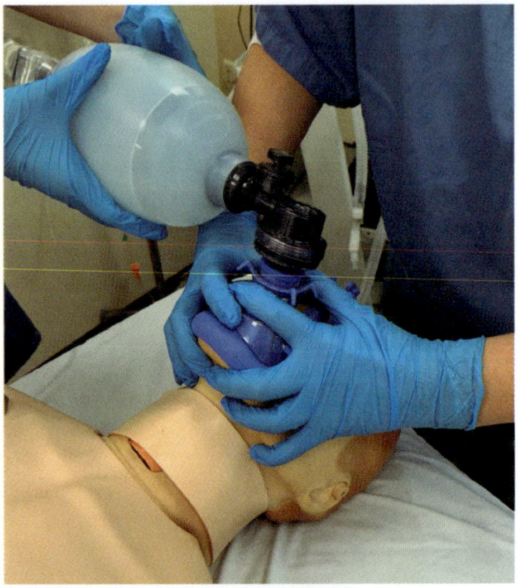

FIGURA 3 Técnica de vedação da máscara com duas mãos.

Na vedação da máscara com duas mãos, o profissional pode posicionar as mãos de duas maneiras. O método tradicional é a chamada "pegada C-E", já explicada anteriormente, porém agora com ambas as mãos sobre a máscara (Figura 3). Outro método consiste em usar as eminências tenares sobre o corpo da máscara, paralelamente entre si, com os polegares em direção caudal. Os dedos indicador, médio, anelar e mínimo de cada mão seguram e tracionam a mandíbula para frente, em direção à máscara, realizando a vedação (Figura 4). A manobra de anteriorização da mandíbula feita desta forma é mais efetiva do que a produzida com a "pegada C-E", além de proporcionar menor escape de ar. Desta forma, preconiza-se esta técnica como primeira escolha.

Sempre que houver disponibilidade de vários profissionais, o ideal é optar pela vedação da máscara com duas mãos, pois esse é o método mais efetivo para a abertura da via aérea e para a manutenção de uma vedação

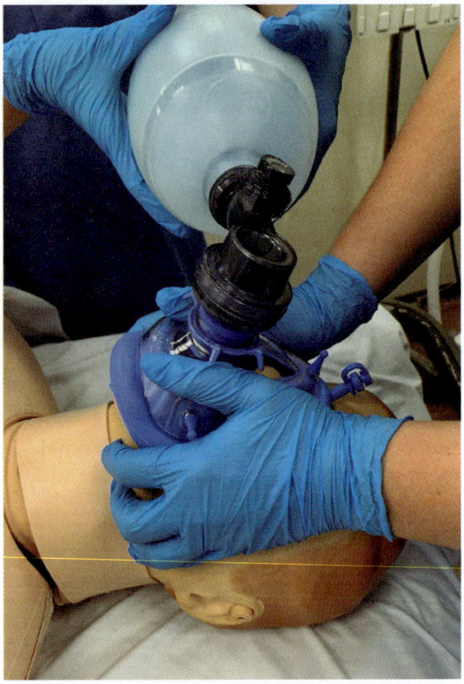

FIGURA 4 Técnica de vedação com pegada tenar com duas mãos – "pegada C-E".

adequada. Enquanto um membro da equipe fica responsável por garantir o posicionamento adequado e a vedação da máscara, o outro realiza a ventilação com a bolsa.

CÂNULA OROFARÍNGEA E CÂNULA NASOFARÍNGEA

A utilização das cânulas orofaríngeas (COF) e nasofaríngeas (CNF) mantém a via aérea pérvia para que seja possível garantir a ventilação adequada ao paciente.

As COF normalmente são rígidas, feitas de material plástico e tem formato semicircular, que se adaptam à língua e a deslocam para longe da parede posterior da faringe.

Os tamanhos podem variar de 000 a 6, sendo a de menor valor para uso neonatal, medindo 40 mm, e a de maior valor para uso adulto, medindo 120 mm (Figura 5).

Para escolher o tamanho ideal, coloque a parte circular da COF na extremidade da boca do paciente e a ponta no sentido do ângulo da mandíbula.

É importante que as secreções, caso presentes, sejam removidas por aspiração antes da colocação da cânula. Além disso, sempre verifique se o paciente possui prótese dentária.

Deve-se inserir a cânula orofaríngea com sua parte côncava voltada para cima, em direção cranial até o palato, fazer uma rotação de 180° e posicioná-la sobre a língua, como é mostrado na Figura 6.

Já as CNF são feitas de material flexível, têm o formato de trompete e a ponta arredondada (Figura 7). Normalmente, são

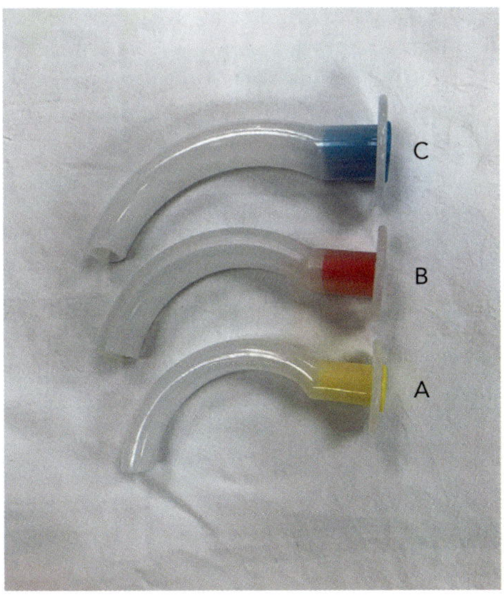

FIGURA 5 Cânulas orofaríngeas: (A) tamanho 3; (B) tamanho 4; (C) tamanho 5.

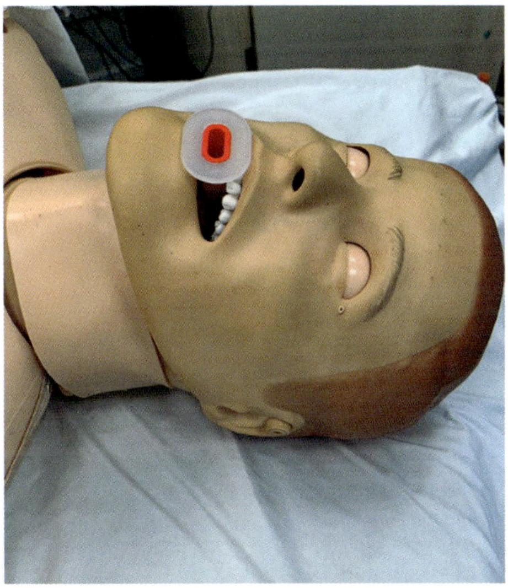

FIGURA 6 Cânula orofaríngea inserida.

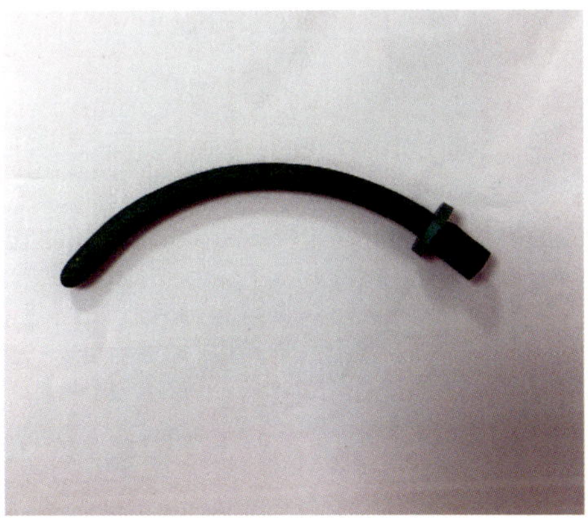

FIGURA 7 Cânula nasofaríngea.

escolhidas em contextos em que as cânulas orofaríngeas não podem ser utilizadas, como em pacientes conscientes ou com trismo.

Para minimizar o potencial de trauma nasal, deve ser utilizado o menor tubo efetivo e utilizar lidocaína aquosa a 4% ou gel de lidocaína a 2%.

Para saber o tamanho ideal da CNF, deve-se usar a distância de uma linha reta da ponta da narina até o lóbulo da orelha.

A CNF lubrificada deve ser inserida através do meato nasal inferior, paralelamente ao palato, até que o rebordo repouse na narina. Uma rotação discreta durante a inserção pode facilitar a passagem.

DICAS PRÁTICAS

Como testar a BVM?

- Teste 1: com a válvula *pop-off* fechada, oclua a saída que vai para o paciente (sem a máscara) com a mão e aperte a bolsa expansiva; se não for possível comprimir a bolsa, significa que não há vazamento. Depois, abra a válvula *pop-off*, aperte novamente a bolsa expansiva e veja se há escape de ar pela válvula.
- Teste 2: com o pulmão de teste acoplado na saída para o paciente, aperte a bolsa expansiva e observe se ele insufla e esvazia corretamente.

Cânulas orofaríngeas (COF):

- A COF não deve ser utilizada em pacientes conscientes, pois pode causar náuseas e vômitos.
- Uma COF grande demais pode obstruir a laringe e causar trauma.
- Uma COF pequena demais pode comprimir a base da língua posteriormente e obstruir a via aérea.

Cânulas nasofaríngeas (CNF):

- A CNF não deve ser forçada. Caso encontre alguma resistência, troque por uma de tamanho menor.
- A CNF pode causar laringoespasmo e vômitos.
- Tenha cautela com seu uso em traumas craniomaxilofaciais.

LITERATURA RECOMENDADA

1. Velasco IT, Brandão Neto RA, Souza HP, Marino LO, Marchini JFM, Alencar JCG. Medicina de emergência: abordagem prática. 14.ed. Barueri: Manole, 2020.
2. Brown III CA, Sakles JC, Mick NW. The Walls – Manual of emergency airway management. 5 ed. Philadelphia: Wolters Kluwer, 2019.
3. Committee on Trauma. Advanced trauma life support. 10.ed. Chicago: American College of Surgeons, 2018.
4. American Heart Association. Advanced cardiovascular life support provider manual. Texas: American Heart Association, 2016.
5. Ortiz TA, Forti Junior G, Volpe MS, Beraldo MA, Amato MBP, Carvalho CRR et al. Avaliação de reanimadores manuais utilizados em UTIs brasileiras. J Bras Pneumol. 2013;39(5).
6. Oliveira PMN, Almeida Junior AA, Almeida CCB, Ribeiro MAGO, Ribeiro JD. Fatores que afetam a ventilação com o reanimador manual autoinflável: uma revisão sistemática. Rev Paul Pediatr. 2011;29(4).
7. Machado MGR. Bases da fisioterapia respiratória. Rio de Janeiro: Guanabara Koogan, 2008.

CAPÍTULO 12

Dispositivos extraglóticos

Clara Carvalho
Diego Amoroso

> **PONTOS IMPORTANTES**
>
> - Dispositivos extraglóticos são eficazes na ventilação e na oxigenação e seu uso deve ser considerado em situações de via aérea falha.
> - São classificados pela sua posição anatômica: superiores (supraglóticos) ou posteriores (retroglóticos) à abertura glótica.
> - Não são capazes de promover via aérea definitiva, são recursos temporários e não protegem adequadamente contra a aspiração gástrica.
> - Existem diversos modelos disponíveis e é recomendado que se conheça as particularidades dos dispositivos.

INTRODUÇÃO

Dispositivos extraglóticos (DEG) podem ser utilizados em diversos ambientes, intra ou extra-hospitalares; nestes, seu extenso uso justifica-se por sua facilidade de acesso e utilização. Em situações de parada cardiorrespiratória, durante a ressuscitação cardiopulmonar, eles podem ser utilizados como primeira escolha em substituição à intubação orotraqueal. Podem ainda ser utilizados como primeiro ou segundo dispositivo de resgate em situações de via aérea falha.

Quanto à sua posição anatômica, podem ser divididos em (Figura 1):

- supraglóticos: compreendem as máscaras laríngeas. São posicionados na hipofaringe, envolvendo a abertura glótica;
- retroglóticos: consistem nos tubos laríngeos. O seu *cuff* distal fica alocado no esôfago, e o *cuff* proximal, acima da glote.

Por não protegerem as vias aéreas da aspiração do conteúdo gástrico ou de obstruções, esses dispositivos são de uso temporário. Não existem contraindicações absolutas para seu uso em situações emergenciais, porém é importante escolher o melhor candidato para o uso com base em preditores fisiológicos e anatômicos. Algumas contraindicações relativas incluem: distorção anatômica; risco de vômito e aspiração; necessidade de alta pressão nas vias aéreas, como em doenças pulmonares obstrutivas e obesidade; potenciais doenças esofágicas, como varizes; e lesões por ingestão de conteúdos cáusticos.

DEFINIÇÃO

Dispositivos supraglóticos

Os dispositivos supraglóticos são máscaras laríngeas (ML) projetadas para criar uma

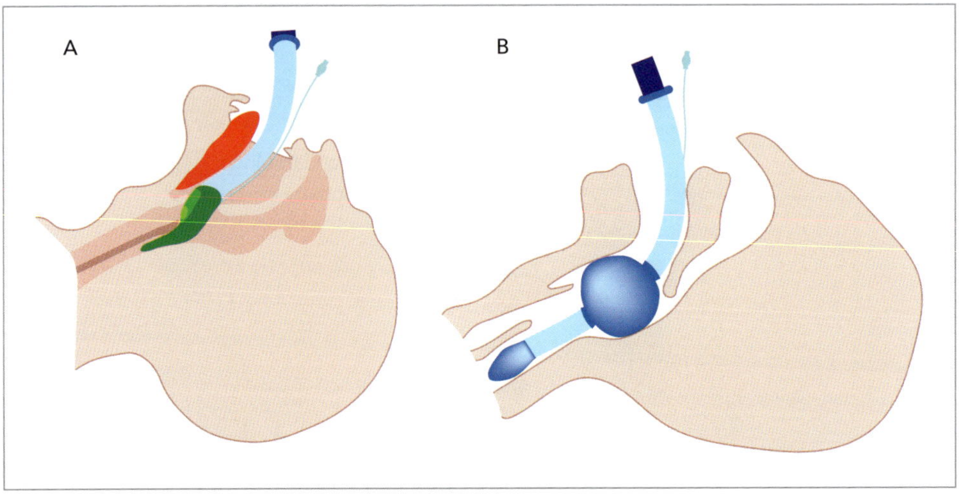

FIGURA 1 Dispositivos extraglóticos. (A): Dispositivo supraglótico; (B): dispositivo retroglótico.

vedação sobre a entrada laríngea, a fim de oxigenar e ventilar pacientes por períodos curtos a intermediários. Elas possuem um manguito pneumático (ou *cuff*) que se aloca superiormente ao redor da base da língua, lateralmente ao redor das pregas ariepiglóticas e dos recessos piriformes e inferiormente na parte superior do esôfago (Figura 2). Esse *cuff* é unificado com um tubo de ventilação, que se estende até um conector, usado para acoplar-se ao dispositivo bolsa-válvula-máscara (BVM) ou ao ventilador mecânico. Existem diversos modelos disponíveis, cujas suas principais diferenças funcionais são:

- a presença ou ausência de tubo gástrico;
- se o mecanismo de acoplamento laríngeo é inflável, não inflável ou autopressurizado;
- a capacidade de uso como via para intubação orotraqueal;
- a possibilidade ou não de reuso;
- a variação de tamanhos disponíveis.

A escolha do tamanho se dá a partir do peso do paciente. Cada modelo possui um sistema de numeração específico, com o volume de ar a ser usado para insuflar o *cuff* de acordo com a numeração correspondente; esses dados estão disponíveis no corpo ou na embalagem do dispositivo.

Não há contraindicações absolutas ao uso dos DEG. As contraindicações relativas incluem presença de reflexo de vômito e obstrução de via aérea inferior. Já o tubo laríngeo (TL) está também contraindicado em caso de lesões no esôfago proximal (p. ex., ingestão de soda cáustica, varizes esofágicas etc.).

Tipos de máscara laríngea

Máscara laríngea clássica

Criada em 1981, foi o primeiro dispositivo extraglótico. Trata-se de um dispositivo simples, com *cuff* insuflável e sem a possibilidade de intubação facilitada pela máscara ou passagem de sonda orogástrica. Está disponível em tamanhos adultos e pediátricos. Sua maior vantagem é o baixo custo.

LMA Supreme®

O modelo LMA Supreme® (Figura 3) possui *cuff* insuflável e tem como característica

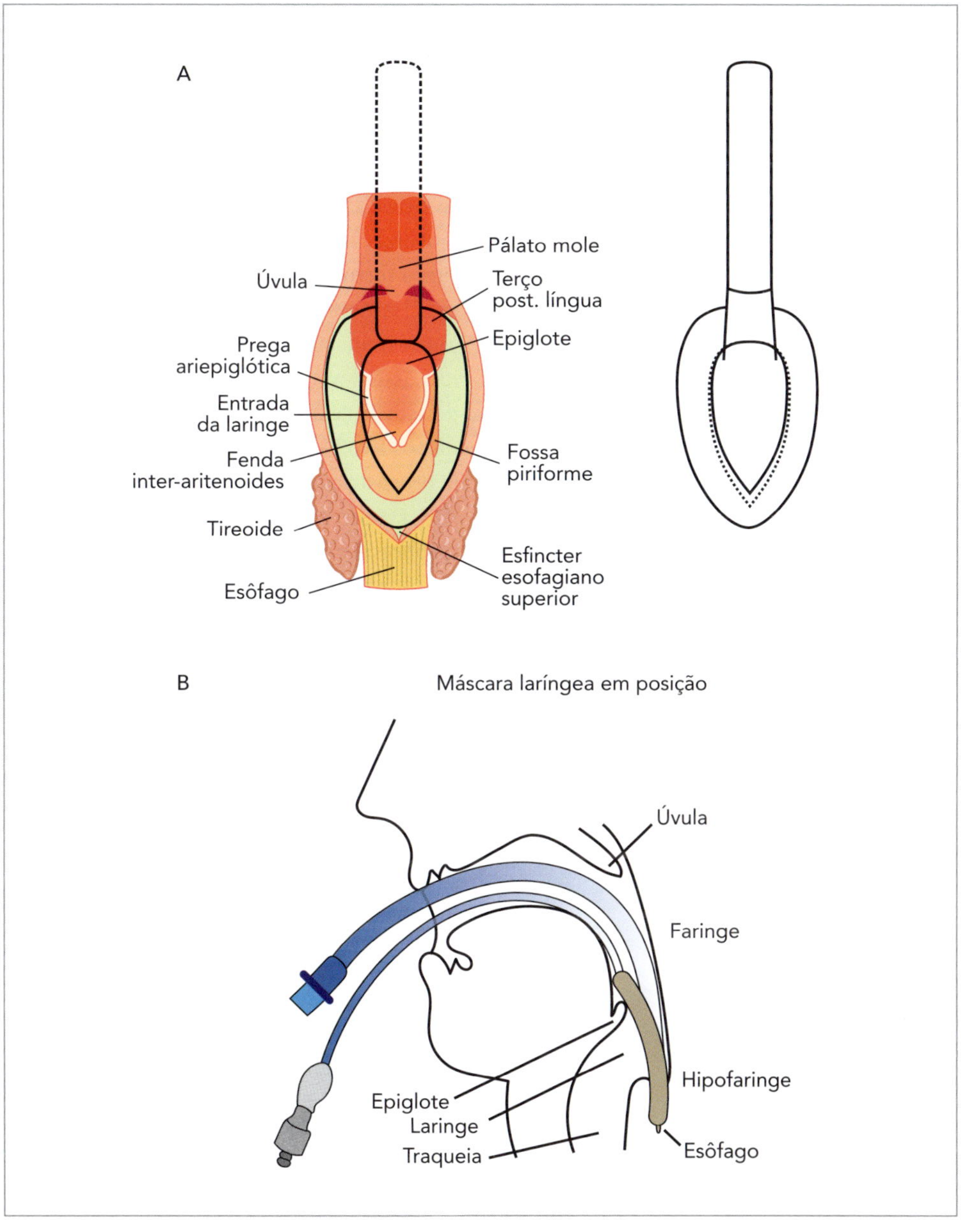

FIGURA 2 Posicionamento da máscara laríngea.

pressões de vazamento mais altas quando comparado com a máscara laríngea clássica. Permite descompressão gástrica através de sonda com tamanho de até 16 fr e não permite intubação endoscópica. Está disponível em tamanhos adulto e pediátrico.

LMA Fastrach®

A máscara laríngea LMA Fastrach® (Figura 4) tem seu *design* desenvolvido para facilitar a intubação às cegas. Consiste em um trajeto com angulação acentuada e um degrau próximo da glote, para dar angula-

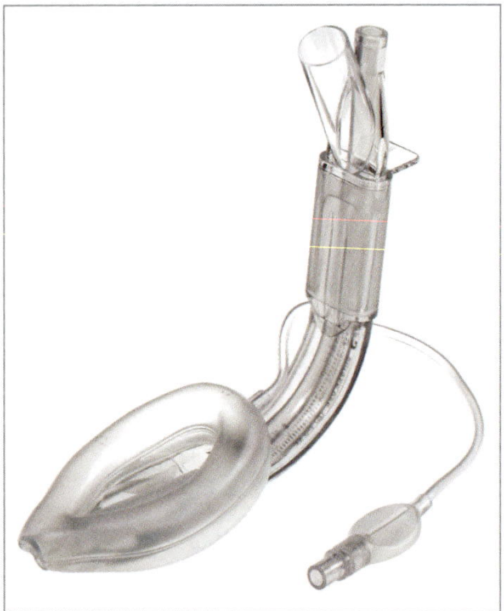

FIGURA 3 LMA Supreme®.

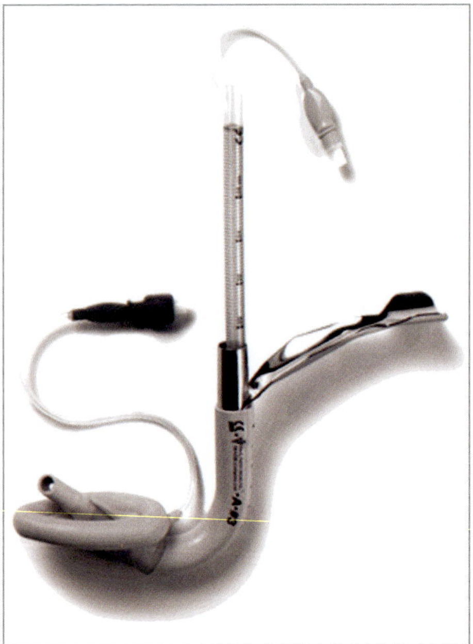

FIGURA 4 LMA Fastrach®.

ção adicional ao tubo, a fim de aumentar a chance de alcançar a abertura glótica com sucesso. O modelo não permite descompressão gástrica e só está disponível em tamanhos adultos e para crianças com mais de 30 kg.

I-gel®

O modelo I-gel (Figura 5) é um dispositivo descartável, pré-moldado, que substitui a utilização do *cuff* inflável por um elastômero termoplástico, feito para se adequar precisamente à anatomia em razão de sua autoexpansão quando exposto a calor. Em tese, isso deveria proporcionar maior pressão de vedação e maior velocidade de inserção. O dispositivo I-gel® possui um canal para cânula orogástrica, mas é relativamente pequeno, suportando apenas sondas de até 14 fr. Está disponível em tamanhos adulto e pediátrico.

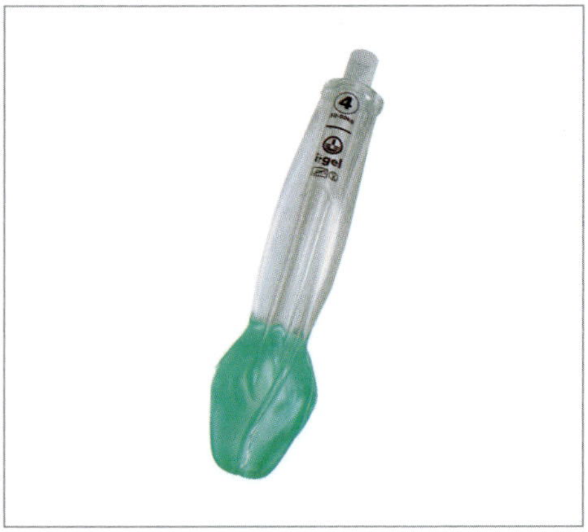

FIGURA 5 I-gel®.

Air-Q®

O grupo de máscaras laríngeas Air-Q® inclui os modelos Air-Q Blocker® (Figura 6), Air-Q Reusable®, Air-Q Disposable® e Air-Qsp®. Elas são capazes de promover intubação orotraqueal com diâmetros de até 8,5 mm. As principais diferenças entre os modelos são a capacidade de inserção de tubos orogástricos de calibres maiores (Air-Q Blocker®); a capacidade de reutiliza-

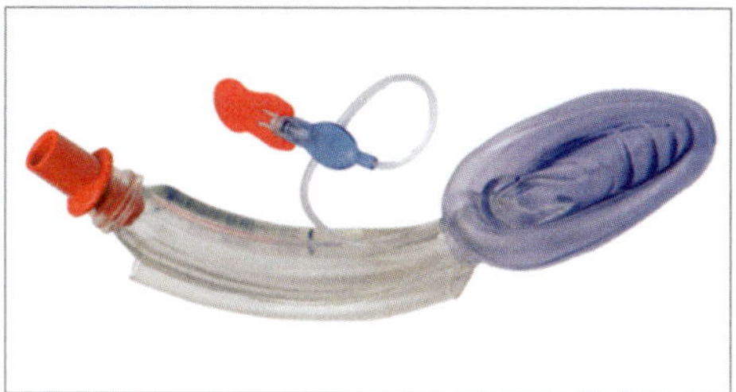

FIGURA 6 Air-Q Blocker®.

ção (Air-Q Reusable®); e a presença de *cuff* autopressurizável (Air-Qsp®), que dispensa a necessidade de insuflar o *cuff* para um bom acoplamento com a via aérea.

Dispositivos retroglóticos

Em comparação com os dispositivos retroglóticos, os supraglóticos têm um papel mais expressivo no manejo da via aérea, por serem mais simples e menos traumáticos durante a passagem, além de promoverem recursos adicionais, como capacidade de intubação facilitada pelo dispositivo e a possibilidade de fibroscopia utilizando o mesmo trajeto. Os retroglóticos, por sua vez, são projetados para vedar a orofaringe por meio de um balão faríngeo (proximal) e o esôfago por meio de um pequeno balão esofágico (distal). O Combitube® foi o dispositivo mais comumente utilizado até o advento do King LT®. O Combitube® foi associado a relatos de complicações graves e, considerando a maior facilidade de uso do King LT®, houve uma transição do seu uso para este último.

King LT®

O tubo laríngeo King LT® (Figura 7) possui um *cuff* faríngeo e um *cuff* esofágico, com uma porta entre os manguitos no nível da entrada laríngea para permitir a troca gasosa. A diferença para o Combitube® é que o tubo King LT® só possui um lúmen, enquanto

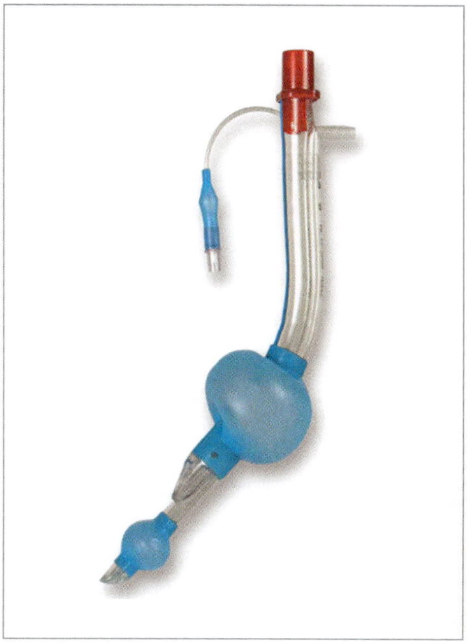

FIGURA 7 King LT®.

o Combitube® possui dois, o que facilita o equilíbrio de pressões entre os dois *cuffs* e reduz o tempo de aplicação do dispositivo. Ele ainda permite a descompressão gástrica por meio de sondas de até 18 Fr. Existem tamanhos para as populações adulta e pediátrica.

O modelo King LT® não é passível de ser utilizado para intubação, mas o seu sucessor, o iLTS-D®, possui esse recurso.

TÉCNICA

Dispositivo supraglótico

1. Preparação:
   - selecionar o tamanho apropriado com base no peso do paciente;
   - recomenda-se a deflação completa do *cuff* sobre uma superfície plana, seguida de injeção de pequena quantidade de ar antes da inserção, o que

pode prevenir que a ponta se dobre durante o seu posicionamento;
  - pode-se utilizar lubrificante à base de água na superfície posterior do *cuff* e no tubo de ventilação, para diminuir o atrito e facilitar a inserção de maneira mais rápida;
  - manobras de abertura da via aérea podem ajudar na inserção da máscara laríngea.
2. Passagem: posicionar o manguito pressionando o palato duro, utilizando o dedo indicador. Em seguida, com cuidado, deslizar a máscara laríngea ao longo do palato no sentido posterior e caudal, até encontrar resistência. Retirar o dedo gradativamente, conforme a introdução. Durante essa transição, a mesma mão deve manter o dispositivo no local, evitando deslocamento.
3. Insuflar o *cuff* com ar através de uma seringa, até atingir a pressão necessária para a vedação adequada ou o volume proposto pelo fabricante.
4. Solucionando possíveis problemas:
  - caso haja obstrução total da passagem de ar, tracionar a ML cerca de 5 cm, mantendo o *cuff* insuflado, e então realizar a progressão, até encontrar resistência novamente;
  - retornar o posicionamento da cervical do paciente para a posição neutra pode ajudar a conter pequenos escapes de ar.

Dispositivo retroglótico

1. Escolher o dispositivo de acordo com o peso do paciente (pediatria) ou a altura (adultos).
2. Testar o *cuff* e, então, retirar todo o ar.
3. Aplicar lubrificante se necessário.
4. O paciente deve, então, ser posicionado de forma neutra ou em posição olfativa.
5. Realizar a elevação da mandíbula com a mão não dominante.
6. Introduzir o tubo laríngeo na cavidade oral em um ângulo de 45° em relação à linha média.
7. Conforme o tubo avança na faringe, ele deve ser concomitantemente rotacionado, para alcançar o ângulo zero.
8. O tubo, então, deve ser progredido continuamente, até que os incisivos estejam alinhados com a marcação na face anterior do TL.
9. Os *cuffs* devem ser inflados pela válvula única com o volume correspondente à codificação de cores representada na seringa para o tamanho do TL em uso.
10. Caso não seja possível ventilar de forma eficaz, deve-se retrair o TL de forma progressiva, até que se observe sinais de ventilação. Nesse momento, deve-se retrair o TL mais 1 a 2 cm, a fim de fixá-lo na posição de melhor ventilação.

DICAS PRÁTICAS

Recomenda-se a permanência máxima de 4 horas até a troca do DEG por uma via aérea definitiva. No entanto, diversos relatos na literatura sugerem o possível uso prolongado desse dispositivo, caso haja necessidade. Deve-se checar adequadamente a pressão do *cuff* em caso de permanência que exceda o período recomendado.

Não se recomenda, de forma rotineira, a tentativa de intubação com auxílio de *bougie* através da máscara ou tubo laríngeo, pelo risco de lesão de via aérea, potencialmente piorando a ventilação que está sendo oferecida. Caso seja realizada, deve-se progredir o *bougie* com cautela adicional durante o procedimento.

LITERATURA RECOMENDADA

1. Moore A, Gregoire-Bertrand F, Massicotte N, Gauthier A, Lallo A, Ruel M et al. I-gel versus LMA-Fastrach supraglottic airway for flexible bronchoscope-guided tracheal intubation using a parker (GlideRite) endotracheal tube: a randomized controlled trial. Anesth Analg. 2015; 121(2):430-436..
2. Braude D, Steuerwald M, Wray T, Galgon R. Managing the out-of-hospital extraglottic airway device. Ann Emerg Med. 2019;74(3):416-422.
3. Radu RR, Kaserer A, Seifert B, Simmen H-P, Ruetzler K, Spahn DR et al. Prevalence and in-hospital outcome of aspiration in out-of-hospital intubated trauma patients. Eur J Emerg Med. 2018;25(5):362-367.
4. Subramanian A, Garcia-Marcinkiewicz AG, Brown DR, Brown MJ, Diedrich DA. Definitive airway management of patients presenting with a pre-hospital inserted King LT(S)-DTM laryngeal tube airway: a historical cohort study. Can J Anaesth. 2016;63(3):275-282.
5. Dodd K, Driver B, Reardon R. Trauma patients presenting with a King laryngeal tube™ in place can safely be intubated in the emergency department. Am J Emerg Med. 2018;36(3):503-504.
6. Länkimäki S, Alahuhta S, Kurola J. Feasibility of a laryngeal tube for airway management during cardiac arrest by first responders. Resuscitation. 2013; 84(4):446-449.
7. Roth D, Hafner C, Aufmesser W, Hudabiunigg K, Wutti C, Herkner H et al. Safety and feasibility of the laryngeal tube when used by EMTs during out-of-hospital cardiac arrest. Am J Emerg Med. 2015;33(8):1050-1055.
8. Driver BE, Martel M, Lai T, Marko TA, Reardon RF. Use of the intubating laryngeal mask airway in the emergency department: a ten-year retrospective review. Am J Emerg Med. 2020;38(7):1367-1372.
9. Genzwuerker HV, Vollmer T, Ellinger K. Fibreoptic tracheal intubation after placement of the laryngeal tube. Br J Anaesth. 2002;89(5):733-738.
10. van Zundert T, Wong D, van Zundert A. The LMA-SupremeTM as an intubation conduit in patients with known difficult airways: a prospective evaluation study. Acta Anaesthesiol Scand. 2013;57(1):77-81.
11. Brown III CA, Sakles JC, Mick NW. Manual de Walls para o manejo da via aérea na emergência. Porto Alegre: Artmed, 2019.
12. Lutes M, Worman DJ. An unanticipated complication of a novel approach to airway management. J Emerg Med. 2010;38(2):222-224.
13. Ruetzler K, Guzzella SE, Tscholl DW, Restin T, Cribari M, Turan A et al. Blind intubation through self-pressurized, disposable supraglottic airway laryngeal intubation masks. Anesthesiology. 2017;127(2):307-316.
14. Fleg J. Faculty opinions recommendation of effect of a strategy of initial laryngeal tube insertion vs endotracheal intubation on 72-hour survival in adults with out-of-hospital cardiac arrest: a randomized clinical trial. Faculty Opinions – Post-Publication Peer Review of the Biomedical Literature, 2018.

SEÇÃO 4

Acesso à via aérea avançada

CAPÍTULO 13

Laringoscopia direta

Daniel Ujakow Correa Schubert
Mário José Bueno
Ian Ward Abdalla Maia

PONTOS IMPORTANTES

- A laringoscopia direta (LD) é uma habilidade fundamental no manejo da via aérea para o médico emergencista.
- O posicionamento adequado deve ser prioridade: médico-leito, paciente-leito, médico-paciente.
- A abordagem da via aérea na LD com lâmina curva deve ser feita de maneira progressiva, identificando as estruturas anatômicas.
- A pressão cricoide e a manipulação externa da laringe (MEL) são duas manobras separadas, realizadas em diferentes estruturas anatômicas e com propósitos diferentes.
- A falha no acesso ao ligamento hioepiglótico na valécula é a dificuldade mais comum no que diz respeito a se conseguir uma boa visualização durante a LD realizada com lâmina curva.
- A abordagem *one and done* considera que a primeira tentativa sempre deve ser a melhor tentativa.
- A restrição cervical geralmente é responsável por uma visualização grau 3 (apenas a epiglote) durante a LD.
- Para evitar morbimortalidade, intubações esofágicas devem ser prontamente reconhecidas e corrigidas.

INTRODUÇÃO

Muito embora a videolaringoscopia (VL) tenha se tornado a técnica de escolha para muitos emergencistas, sendo considerada a mais segura pela literatura, a laringoscopia direta (LD), em mãos treinadas, também é uma técnica com alta taxa de sucesso, além de confiável, barata e amplamente disponível. Historicamente, a LD é considerada uma habilidade fundamental para o médico, sobretudo no manejo imediato da via aérea, seja no ambiente intra ou extra-hospitalar. Dados reportados pelo NEAR-III, em 2014, após a análise de 17.583 intubações no departamento de emergência (DE) em três países, evidenciaram que a LD foi a técnica de escolha em 84% das intubações, com taxa de sucesso em primeira tentativa superior a 80%. Sete anos depois, Russotto et al. publicaram uma análise de 2.964 intubações em 29 países, das quais 81% foram realizadas com LD. Assim, fica claro que, apesar dos avanços dos dispositivos, a LD ainda é a técnica mais usada para a intubação de emergência.

Este capítulo tem o objetivo de apresentar a técnica de LD e oferecer sugestões para contornar possíveis dificuldades.

Indicações

As indicações da LD se misturam com as indicações de intubação orotraqueal (IOT), como descritas no Capítulo ˜Indicando uma via aérea avançada˜.

Contraindicações

Existem poucas contraindicações absolutas para a intubação traqueal por LD. A maioria envolve patologias supraglóticas ou glóticas, que impedem o correto posicionamento do tubo orotraqueal (TOT) ou do próprio laringoscópio. Pacientes com perda dos referenciais anatômicos e sem abertura bucal para a introdução do laringoscópio também são, obviamente, contraindicações da técnica.

As contraindicações relativas à intubação traqueal por LD envolvem possíveis dificuldades na execução do procedimento, que podem estar relacionadas a características anatômicas e ao estado fisiológico do paciente.

DEFINIÇÃO

A definição de LD e seu conceito são extremamente simples: a LD é a criação de uma linha de visão direta (Figura 1) da boca até a laringe, para a visualização das cordas vocais com auxílio do laringoscópio. A Figura 2 exemplifica a visualização durante a LD.

TÉCNICA E ESTRATÉGIA

Em toda abordagem da via aérea, mas sobretudo na emergência, é imperativo o conceito de sucesso em primeira tentativa (SPT). O SPT tem por base as inúmeras complicações associadas com repetidas tentativas de intubação, principalmente em pacientes críticos. Assim, a primeira tentativa deve ser a melhor possível. O médico deve ter em mente que o procedimento de IOT necessita de uma preparação sistematizada (plano, equipamento, posicionamento), objetivando o SPT.

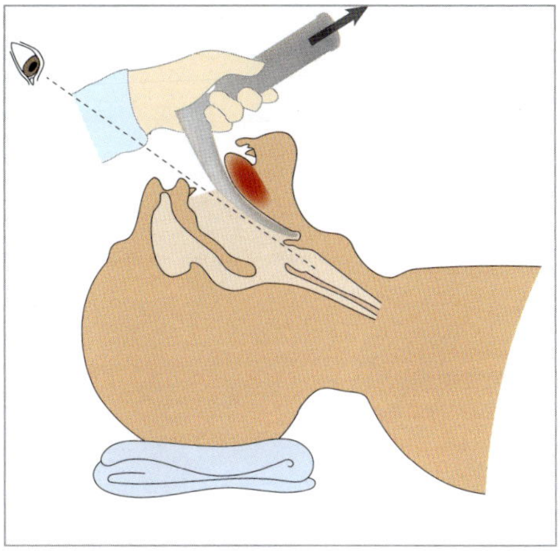

FIGURA 1 Exemplificação do termo "laringoscopia por visão direta".

Plano

O plano da LD engloba o reconhecimento de dificuldades anatômicas e fisiopatológicas do paciente; a eleição de dispositivos e técnicas de resgate; o preparo mental do médico e da equipe em casos de uma situação de "não intubo e não ventilo" (ver Capítulos "Preditores de via aérea anatomicamente difícil"; "Preditores de via aérea fisiologicamente difícil"; e "Sequência rápida de intubação").

Equipamento

Uma vez definido o plano, é fundamental solicitar e assegurar que todo o equipamento necessário para a LD e a IOT encontra-se

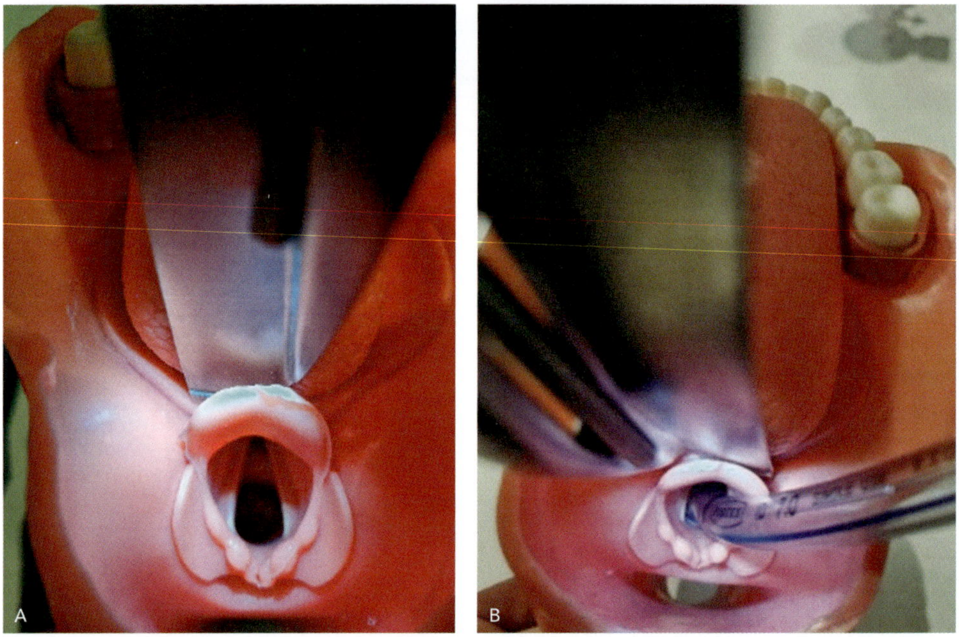

FIGURA 2 A. Demonstração da visualização durante a LD; B. visualização durante a laringoscopia com introdução do TOT.

disponível: aspiração, tubos, oxigênio, dois acessos, drogas, monitorização, lâminas, *bougie*, técnicas alternativas, dispositivos de resgate e técnica cirúrgica.

Aspiração

É fundamental ter certeza de que equipamentos e dispositivos para uma aspiração eficiente estejam disponíveis e com bom funcionamento. Recomenda-se utilizar um aspirador com ponteira rígida (Figura 3), que permite a aspiração de maiores volumes de secreções. Na ausência de um aspirador rígido, sugere-se utilizar o maior calibre disponível de cateter ou aspirar diretamente do dispositivo coletor. Em caso de uma grande quantidade de sangue e/ou regurgitação de conteúdo gástrico, ter duas fontes de aspiração próximas pode ser necessário, embora logisticamente complexo (ver Capítulo "Intubação na hematêmese, hemoptise e êmese maciça").

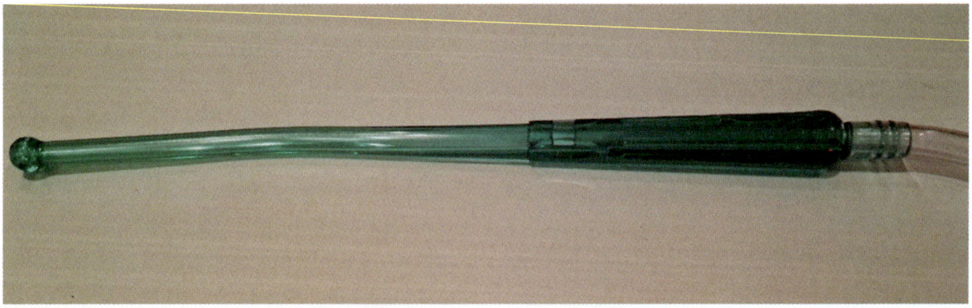

FIGURA 3 Aspirador rígido de Yankauer.

Tubos

O tamanho do tubo ideal é alvo de controvérsia na literatura. Sugere-se utilizar o tubo de tamanho 7-5 para mulheres e o 8-0 para homens, garantindo ainda a disponibilidade de tubos de tamanho imediatamente inferior e imediatamente superior em todas as situações (p. ex., se o tubo 8-0 for o escolhido, deverão estar disponíveis também os tamanhos 7-5 e 8-5). No caso de antecipação de uma via aérea queimada ou com preditores de obstrução, ter múltiplos tubos mais finos disponíveis é desejável (tamanhos 6-5, 6-0 e 5-5). O uso de lubrificação no *cuff*, com lidocaína *spray* ou gel, pode facilitar a passagem do tubo em certas situações, mas não se faz obrigatório em todas as intubações. Uma seringa dedicada para insuflação do *cuff* também deve estar disponível. Quando possível, recomenda-se testar o *cuff* antes da intubação, a fim de afastar a possibilidade de defeitos de fábrica. Consideramos o paciente devidamente intubado quando a marca de profundidade (traço preto) ultrapassa as cordas vocais e o *cuff* é insuflado. A Figura 4 apresenta um TOT padrão.

FIXADORES

Após a introdução do TOT, é prioritário que ele seja devidamente fixado, impossibilitando sua movimentação. A marcação da profundidade de introdução do tubo deve ser realizada na altura da comissura labial, utilizando-se as medidas já presentes no próprio tubo (na população adulta, geralmente em torno de 22 a 23 cm). A marcação em cor preta que existe no TOT logo acima do *cuff*, quando colocada imediatamente abaixo das cordas vocais, garante a profundidade adequada, independentemente do tamanho ou idade do paciente.

Oxigênio

Deve-se ter certeza de que a fonte de oxigênio e os dispositivos de oxigenação estejam funcionando adequadamente (pressão e fluxo) para uma boa pré-oxigenação e um apropriado aporte de oxigênio entre possíveis

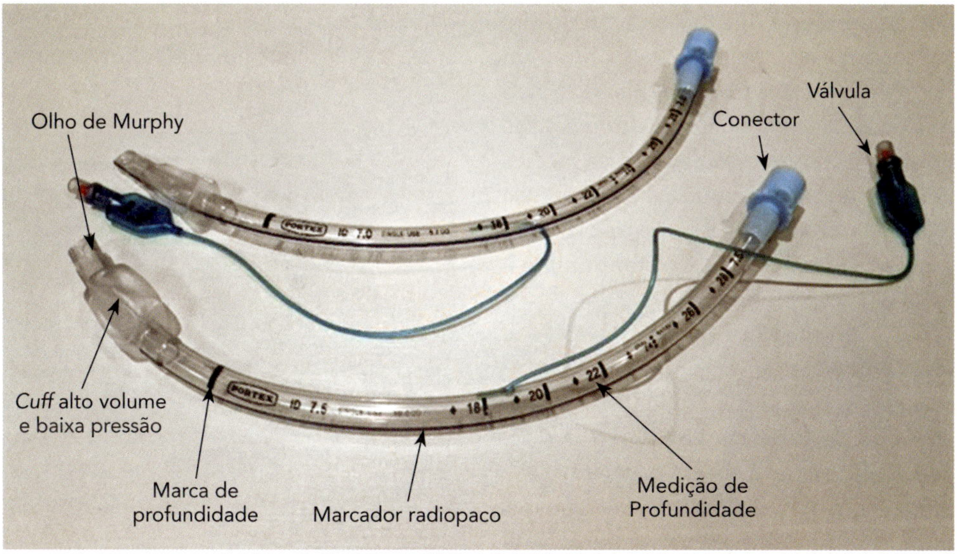

FIGURA 4 Descrição de um tubo orotraqueal padrão.

tentativas de intubação. Caso se opte pela realização da técnica de oxigenação apneica, sugere-se o uso de um cilindro acessório de oxigênio para a conexão do cateter nasal ou o uso de dispositivos em Y, uma vez que a maior parte dos leitos possui apenas uma conexão ao sistema de gases disponível para a saída de oxigênio.

Acesso venoso

É preciso garantir dois acessos venosos periféricos, com cateteres do maior calibre possível.

Drogas

As drogas escolhidas devem ser solicitadas e estar aspiradas e checadas quanto às doses previamente definidas e identificadas. Além disso, é importante ter as diluições com a sedação continua preparadas para início após intubação traqueal. O estudo ED-Awareness, realizado em um único centro e publicado em 2021, reportou que 2,6% dos pacientes intubados na emergência apresentaram consciência durante o bloqueio neuromuscular. Esse achado foi mais frequente durante a utilização de rocurônio para a intubação: seu uso apresentou um *odds ratio* de 5,1 (95%; IC: 1,30-20,1) para consciência durante bloqueio neuromuscular. Por isso, é considerada boa prática médica solicitar que as infusões de sedação contínua estejam prontas para serem iniciadas, a fim de evitar um possível despertar durante o bloqueio neuromuscular.

Monitorização

O paciente deve estar monitorizado com oximetria de pulso, cardioscopia e aferição de pressão arterial de maneira não invasiva, programada para ciclar a cada 60 segundos durante o procedimento de intubação. O manguito da pressão arterial deve ser instalado no membro cujo acesso venoso não será utilizado para a administração das drogas de indução e que não possui a oximetria de pulso aplicada. Recomenda-se que o monitor tenha disponível a capnografia com formato de onda para a confirmação da IOT.

Laringoscópios

Os laringoscópios convencionais possuem modelos distintos (lâminas curvas e retas – Figura 5), devendo ser escolhido aquele que ofereça, além de iluminação constante, a lâmina mais adequada para a anatomia do paciente e a experiência do intubador. É imperativo testar o laringoscópio previamente e ter um dispositivo de *backup* de fácil acesso e funcionante. Também deve ser seguido o preceito de segurança, em que ficam garantidas duas formas de intubar e duas formas de ventilar, evitando ao máximo o cenário "não intubo e não ventilo". Sugere-se o uso da lâmina curva número 4 como primeira escolha na intubação de mulheres e homens adultos. É importante ter as lâminas curvas números 3 e 5, bem como lâminas retas 3 e 4, disponíveis para uso imediato, caso necessário. As lâminas retas são utilizadas com frequência na população pediátrica e,

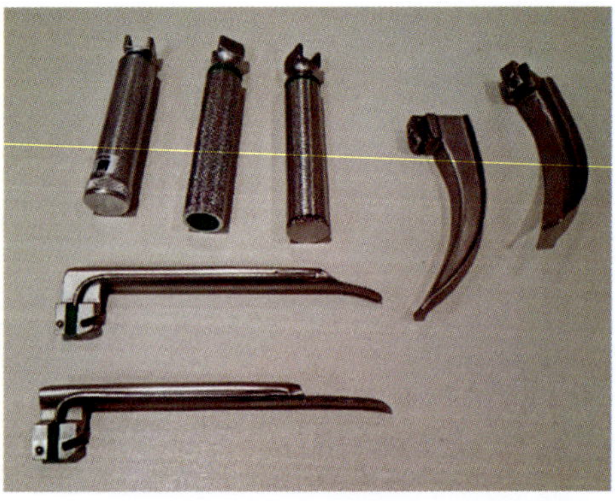

FIGURA 5 Demonstração das lâminas convencionais (reta e curva).

por seu menor tamanho, em pacientes com abertura bucal reduzida.

O laringoscópio utilizado na LD consiste em uma lâmina e um cabo. O cabo promove a fonte de energia e luz, e a lâmina é colocada no topo do cabo. É importante ressaltar que a lâmina entra no cabo na forma fechada e só depois é aberta, ativando a iluminação. A Figura 6 demonstra a sequência para a montagem correta do laringoscópio.

Além das lâminas tradicionais, a lâmina de McCoy, ou laringoscópio articulado (Figura 7), oferece uma vantagem na visualização da via aérea em virtude de sua ponta articulada, oferecendo a possibilidade de modificar a visualização durante a laringoscopia. A literatura atual sugere que sua utilização diminui em pelo menos um grau na escala de Cormack-Lehane.

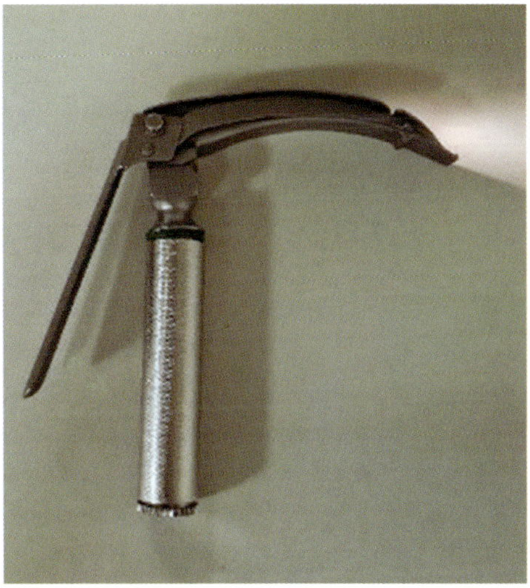

FIGURA 7 Laringoscópio articulado ou McCoy.

Bougie e guia

Recomenda-se o uso do guia com o objetivo de moldar o tubo no formato de taco de hóquei (Figura 8). Com a curvatura de 35º acima do *cuff*, permite-se uma melhor visualização da glote durante a passagem do TOT, ao contrário do tubo moldado em *banana shape* (Figura 8), que aumenta o grau de obstrução da visualização do intubador. Caso o intubador tenha familiaridade com o bougie (Figura 9) e o dispositivo seja de fácil reposição, recomenda-se seu uso em todas as intubações. Comentaremos, a seguir, sobre a técnica de utilização do *bougie*.

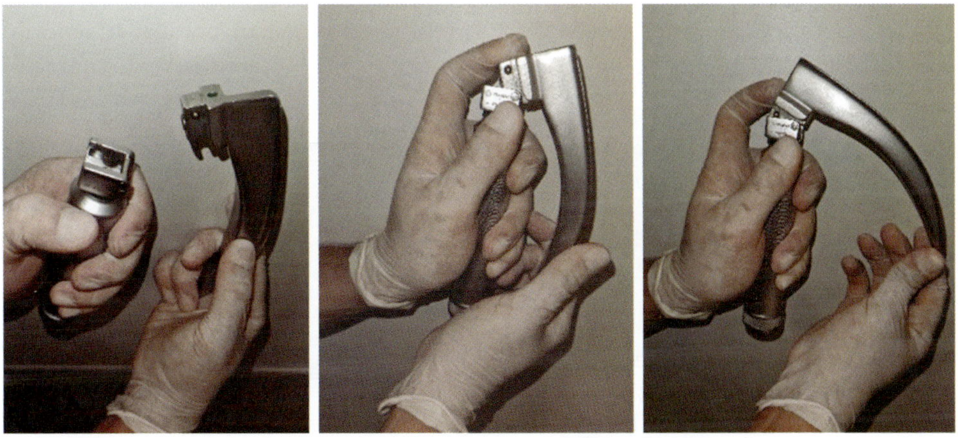

FIGURA 6 Demonstração dos passos para a correta montagem do laringoscópio.

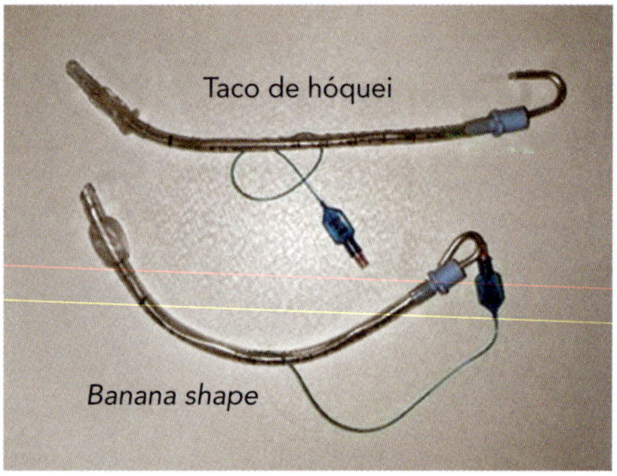

FIGURA 8 Tubo orotraqueal nos formatos mais utilizados.

Dispositivos de resgate ventilatório

O dispositivo de bolsa-válvula-máscara (BVM) deve estar testado e disponível durante a intubação, tanto com a finalidade de confirmar a localização quanto para resgate ventilatório, caso necessário. Além disso, é de extrema importância ter um dispositivo de resgate extraglótico (máscara laríngea ou tubo laríngeo).

Técnica cirúrgica

Recomenda-se que um *kit* de cricotireoidostomia esteja alcançável à beira-leito. Caso não seja possível, sugere-se separar um tubo 6-0, um *bougie* e um bisturi e deixá-los alcançáveis à beira-leito (ver Capítulo "Cricotireoidostomia").

Posicionamento

Posicionamento do paciente

Considerada uma etapa essencial para uma técnica de LD mais efetiva, o posicionamento do paciente tem o objetivo de criar uma linha direta de visualização entre o intubador e a via aérea. Para alcançar o posicionamento ideal, três eixos precisam estar alinhados (Figura 10): os eixos oral, faríngeo e laríngeo. A posição olfativa (*sniffing position*) é uma das técnicas conhecidas para realizar esse alinhamento. Ela é caracterizada pela flexão do pescoço na junção cervicotorácica e pela extensão da cabeça (extensão atlanto-occipital), que é alcançada alinhando o trágus da orelha com o ângulo esternal do paciente (Figura 11).

Evidências anedóticas indicam que o simples movimento da cabeceira da maca facilita o alinhamentos desses eixos. Logisticamente, o paciente é posicionado em Trendelenburg e elevado ao topo da maca. Em seguida, a cabeceira é elevada 30º acima da horizontal, e um coxim é usado para colocar a cabeça do paciente na posição olfativa. O posicionamento final é demonstrado na Figura 12. Em um estudo retrospectivo, Khandelwal et al. reportaram uma menor taxa de eventos adversos

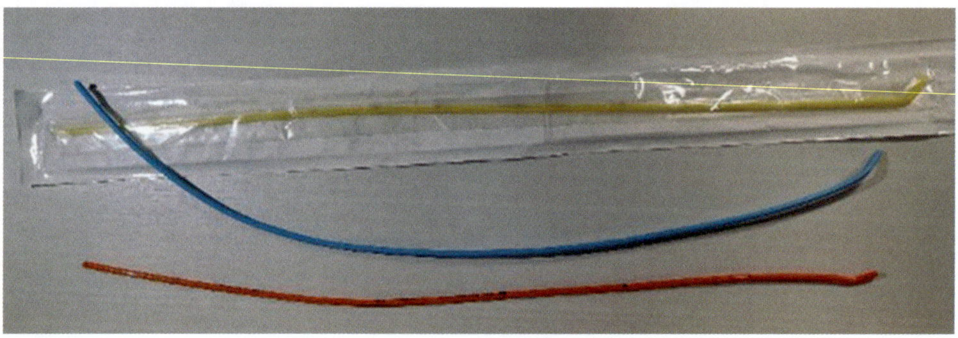

FIGURA 9 Exemplo de três *bougies* disponíveis no Brasil.

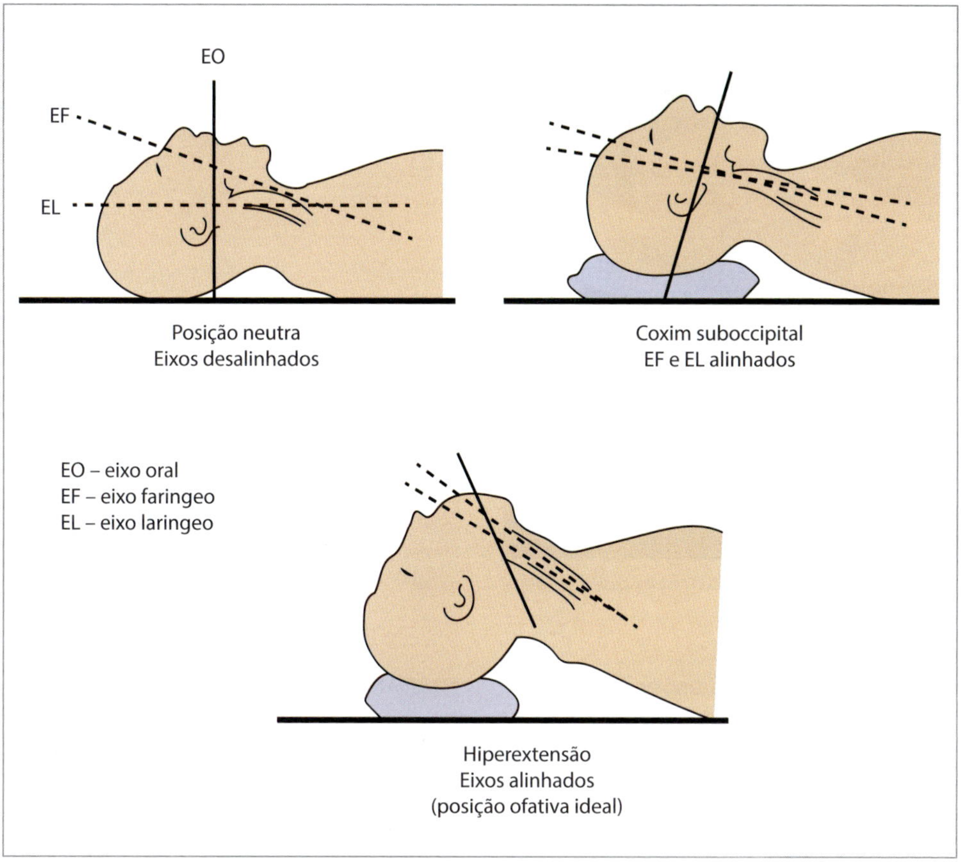

FIGURA 10 Alinhamento dos eixos oral, faríngeo e laríngeo.

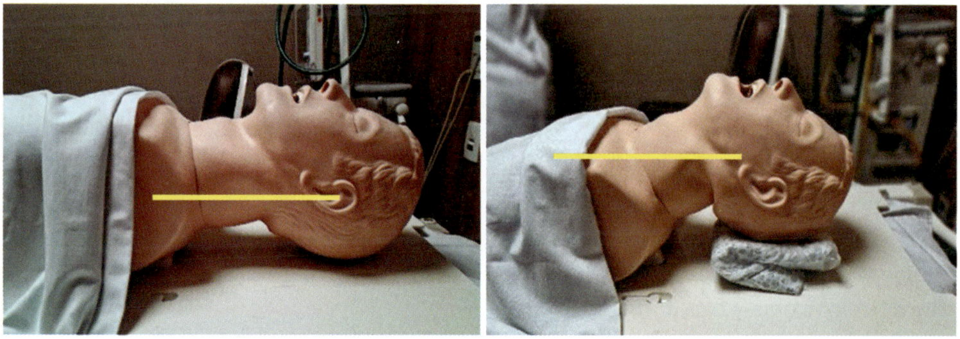

FIGURA 11 Exemplo de alinhamento do trágus com o esterno do paciente.

relacionados à intubação em pacientes intubados com a cabeceira elevada e na posição olfativa (9,3%) em comparação a pacientes intubados em posição supina (22,6%). É importante ressaltar que, em situações em que seja impraticável a mobilização cervical, a LD se torna mais difícil, mas não impossível.

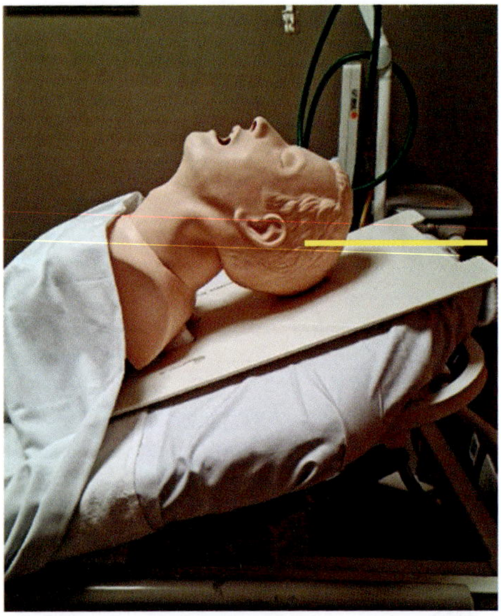

FIGURA 12 Cabeceira a 30°, com posição olfativa.

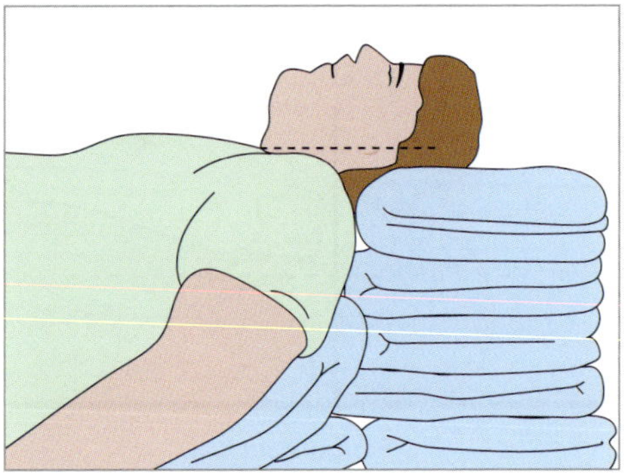

FIGURA 13 Paciente obeso posicionado em rampa com auxílio de lençóis.

Posição em situações específicas

Em pacientes obesos, o posicionamento é ainda mais importante. Recomenda-se o uso de um coxim em forma de rampa ou lençóis dobrados: um a três na área escapular; três a cinco nos ombros; e cinco a sete na região occipital. Embora a elevação da cabeceira otimize o posicionamento, apenas isso não é suficiente para a lateralização total das partes moles sob o tórax do paciente. Logo, sempre que possível, utiliza-se o posicionamento em rampa (Figura 13), facilitando tanto a oxigenação quanto a visualização durante a laringoscopia. Há também um perfil de paciente que, devido a condições fisiopatológicas em curso, não tolera o decúbito para a laringoscopia. Logo, o intubador deve adotar uma posição mais superior, como representado na Figura 14.

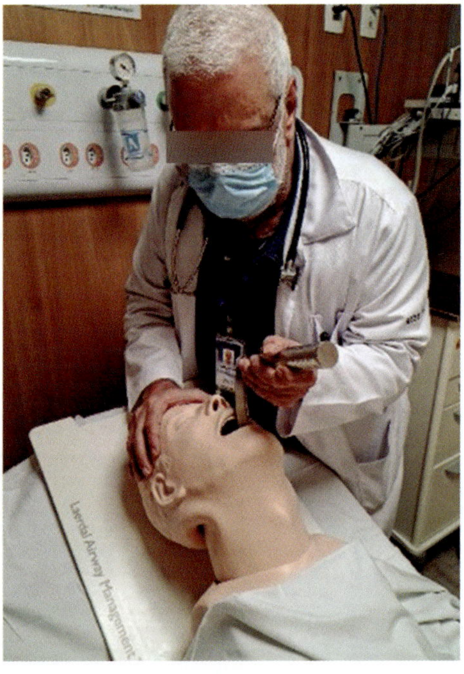

FIGURA 14 Exemplo de posicionamento do intubador em pacientes que não toleram o decúbito.

Posicionamento do médico

O médico deve segurar o laringoscópio no cabo, o mais próximo possível da base da lâmina (Figura 15). Com isso, a energia vetorial empregada durante o processo de LD é otimizada, resultando em menos fadiga muscular para o intubador. O braço esquerdo deve estar moderadamente flexionado na altura do cotovelo, próximo ao tronco. Além

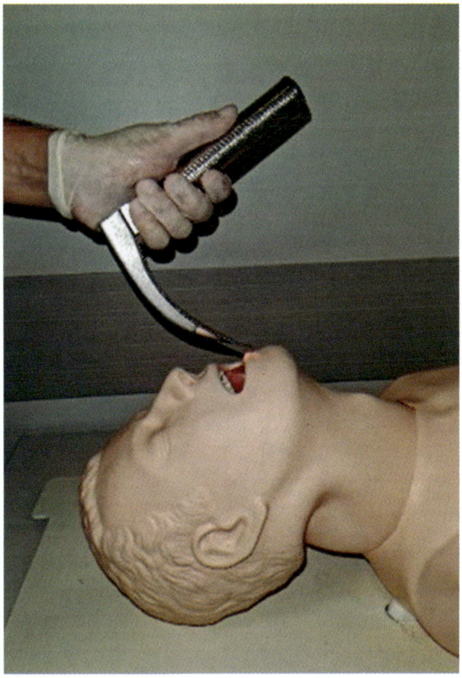

FIGURA 15 Demonstração da forma recomendada de manusear o laringoscópio.

disso, é importante ressaltar que, para que a energia vetorial seja a menor possível, permitindo uma melhor visualização, é necessário que a cabeceira da maca esteja na altura do processo xifoide do intubador.

TÉCNICA DE LARINGOSCOPIA

Pontos gerais

O médico deve estar familiarizado com a anatomia da via aérea e ser proficiente no reconhecimento de suas estruturas. Antes da introdução da lâmina, a abertura da boca do paciente deve ser a maior possível. Isso pode ser realizado pela técnica em tesoura ou, simplesmente, com o médico forçando a abertura com a mão. A técnica em tesoura consiste em utilizar o polegar para empurrar a mandíbula na direção caudal, enquanto o dedo indicador ou médio realiza contrapressão na maxila (Figura 16).

Técnica de utilização da lâmina curva

Um erro comum na técnica de laringoscopia é a progressão rápida da lâmina imediatamente após a passagem pela arcada dentária. Para evitar esse erro, uma sugestão é separar o processo de laringoscopia em etapas:

- oroscopia;
- epiglotoscopia;
- valeculoscopia;
- laringoscopia.

O laringoscópio é segurado com a mão esquerda e inserido na parte direita da boca do paciente, objetivando o controle da língua para a esquerda (Figura 17), realizan-

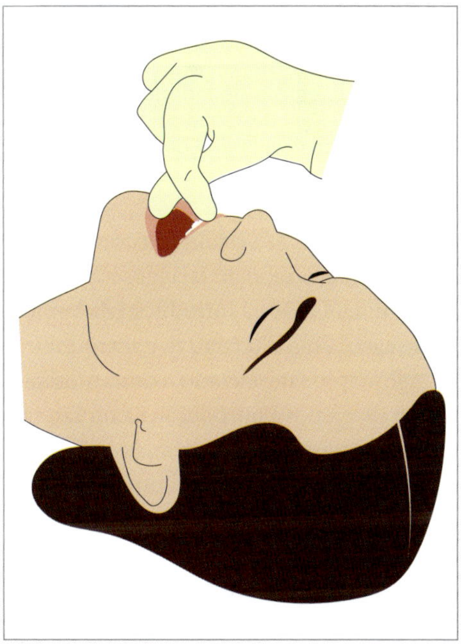

FIGURA 16 Demonstração da técnica em tesoura para abertura oral.

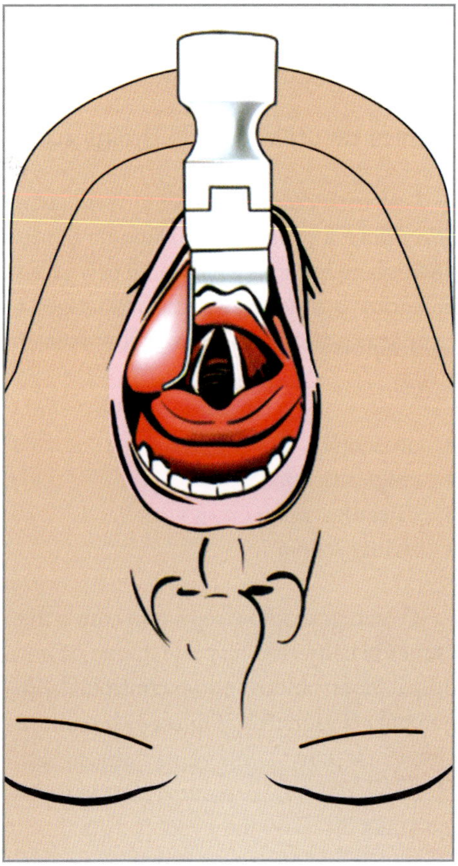

FIGURA 17 Exemplo de laringoscopia com a lâmina curva. Com destaque para o controle da língua pela canaleta lateral da lâmina curva.

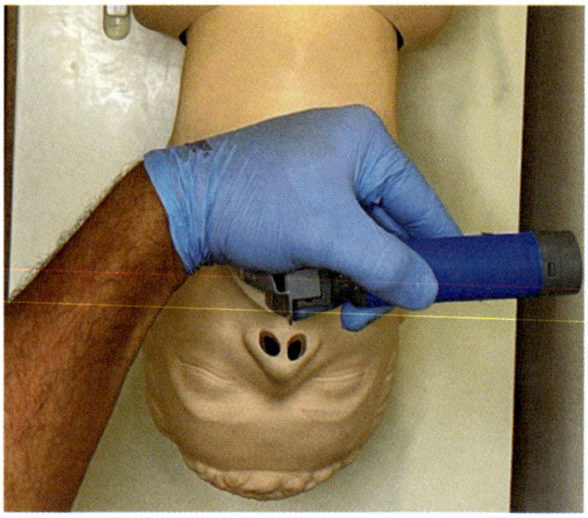

FIGURA 18 Demonstração da entrada lateralizada do laringoscópio.

do a oroscopia. Em pacientes com o tórax proeminente, o cabo do laringoscópio pode causar dificuldade na introdução da lâmina; nesse caso, uma alternativa é introduzir o laringoscópio lateralizado, como mostra a Figura 18, e, após a introdução na orofaringe, retornar à posição habitual.

A lâmina é, então, introduzida passo a passo na boca do paciente, sempre controlando a língua para que ela não obstrua o campo de visão do médico, até a visualização da epiglote. Esse processo pode ser denominado epiglotoscopia. A epiglote é o principal marcador anatômico a ser encontrado, pois a glote se encontra inferoposterior a ela.

A valeculoscopia é realizada posicionando a lâmina no espaço virtual entre a epiglote e a base da língua – ou seja, na valécula (Figura 19) –, que é o ponto mecânico da laringoscopia. Uma vez que a lâmina se encontre nessa região, uma pressão para cima e para a frente, criando um vetor na diagonal, de 30° a 45° do paciente, deve ser realizada para acessar o ligamento hioepiglótico e levantar a epiglote, realizando a laringoscopia. Nesse momento, é possível identificar as estruturas cartilaginosas posteriores e o nó interaritenoide (Figura 20). Essas estruturas marcam

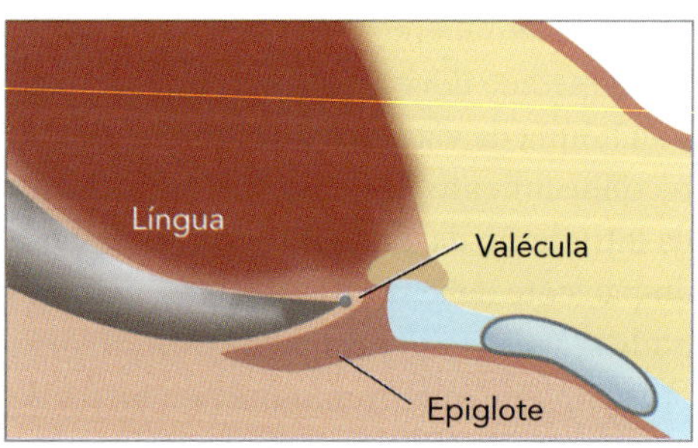

FIGURA 19 Posicionamento da ponta do laringoscópio na valécula.

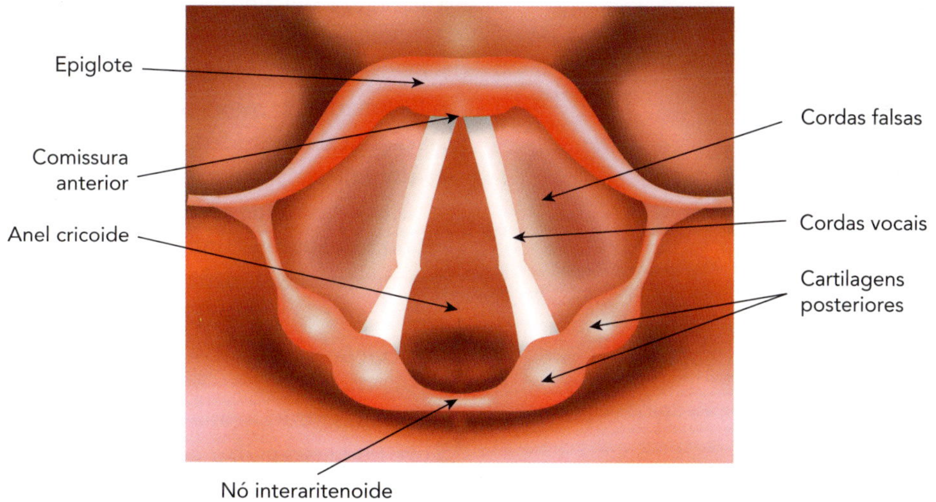

FIGURA 20 Estruturas anatômicas durante a laringoscopia.

a borda inferior da glote e separam a via aérea do esôfago. Com a sua identificação, a intubação traqueal pode ser realizada mesmo se as cordas vocais não forem visualizadas.

Técnica de utilização da lâmina reta

A abordagem progressiva exatamente igual à da lâmina curva pode ser realizada com a lâmina reta, exceto no momento de identificação da epiglote: em vez de deslizar a lâmina até a valécula e realizar o vetor de força, a epiglote é "pescada" diretamente pela ponta da lâmina reta e levantada, expondo a glote (Figura 21).

Outra forma de utilização da lâmina reta é a abordagem retromolar (ou paraglossal). Essa técnica é importante principalmente quando a lâmina curva falha. Em pacientes com incisivos superiores proeminentes, abertura oral limitada ou macroglossia, a técnica retromolar pode ser considerada como primeira tentativa. A lâmina reta é introduzida no canto direito da boca do paciente, objetivando o espaço entre a língua e a tonsila (Figura 22). Em seguida, a língua é rebatida para a esquerda e mantida à esquerda da lâmina. A ponta da lâmina prossegue em direção à linha média do paciente, mantendo sua parte posterior (adjacente ao

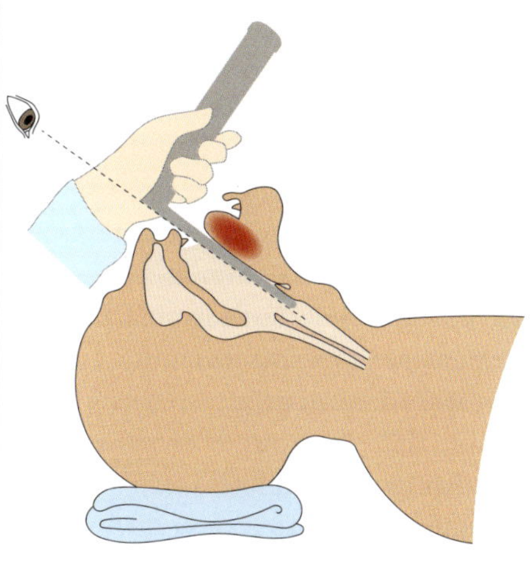

FIGURA 21 Demonstração da abordagem retromolar, com a lâmina reta.

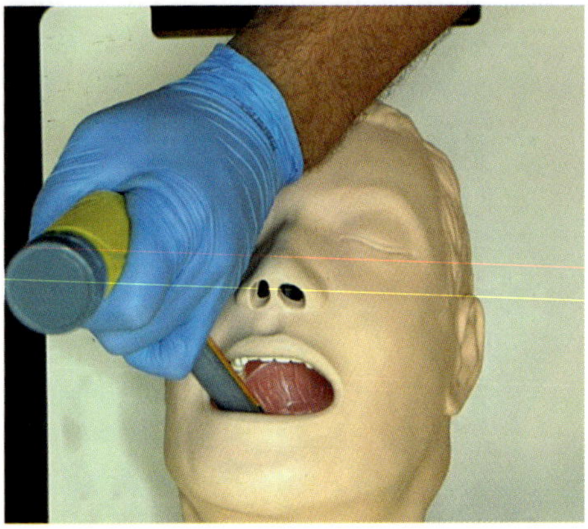

FIGURA 22 Demonstração do posicionamento da ponta da lâmina reta.

cabo do laringoscópio) à direita do paciente, na altura dos molares, entrando em eixo diagonal. A epiglote é identificada, "pescada" e levantada. Nesse momento, um assistente deve retrair a parte lateral direita da boca do paciente, a fim de obter espaço para a introdução do tubo. Sempre que possível, deve-se utilizar um *bougie* para facilitar a introdução do tubo, tendo em vista o espaço limitado para sua passagem.

Técnica de utilização da lâmina articulada de McCoy

A lâmina de McCoy possui praticamente a mesma curvatura da lâmina curva de Macintosh. A única diferença entre as duas é que a lâmina de McCoy tem a ponta articulada, acionada pela alavanca. Desse modo, a técnica de introdução da lâmina de McCoy é exatamente a mesma da lâmina curva. A abordagem deve ser progressiva, com a identificação das estruturas da orofaringe até a identificação da epiglote. Deve-se acessar a valécula realizando o vetor de força para cima e para frente, como já descrito. Caso não seja possível acessar o ligamento hioepiglótico e levantar a epiglote, deve-se acionar a alavanca mantendo a força vetorial (Figura 23). Existem dificuldades técnicas durante o uso da lâmina articulada, principalmente relacionadas ao momento de ativação da alavanca e à necessidade de manter a força vetorial nesse instante. A alavanca só deve ser acionada quando a força vetorial já estiver otimizada. Sugere-se utilizar o polegar para trazer a alavanca até o cabo do laringoscópio.

Intubação traqueal

Muitas vezes, o ângulo de entrada do TOT pode atrapalhar os eixos de visualização. Recomenda-se que o tubo entre pela direita da boca do paciente, com um assistente retraindo o lado direito do lábio do paciente com o intuito de aumentar o espaço de introdução do tubo e de visualização das estruturas (Figura 24).

Para otimizar o sucesso na primeira tentativa, a literatura recomenda o uso de um fio guia ou do *bougie*. Tanto o *bougie* quanto o guia rígido são indicados em situações em que há visualização grau 2 ou 3. Como frequentemente não é possível uma avaliação metódica da via aérea antes de uma intubação de emergência, preparar-se para uma visualização não ótima implica o uso de dispositivos auxiliares para otimizar o SPT. Existem controvérsias na literatura sobre qual seria a melhor ferramenta, *bougie* ou o guia rígido, ambos são responsáveis por mais de 80% do SPT.

Técnica de utilização do guia rígido

O guia rígido é colocado na altura do *cuff*, sem ultrapassar a abertura do "olho de Murphy". Estudos foram desenhados para descobrir qual seria o melhor método de utilização do guia, sobretudo para evitar problemas com a entrada do tubo no eixo de

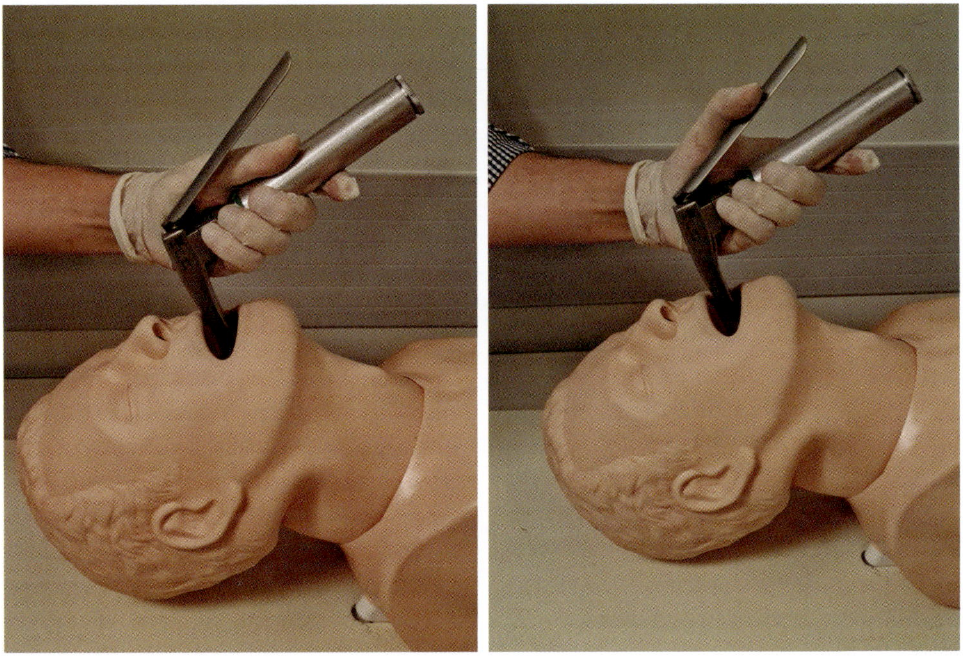

FIGURA 23 Demonstração de utilização da lâmina articulada.

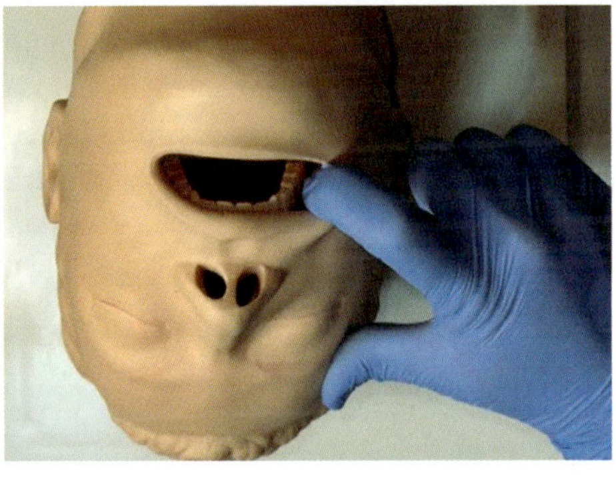

FIGURA 24 Retração labial para aumento do campo de visão durante a passagem do tubo orotraqueal.

visualização da LD. O formato rígido em taco de hóquei, com uma angulação não maior que 35º, foi o que demonstrou menores problemas na introdução e na visualização do tubo. É importante ressaltar que, quando o tubo está sendo introduzido e já se encontra próximo à entrada da glote, o guia rígido deve ser retirado antes da passagem completa do tubo pelas cordas vocais. A Figura 25 demonstra a entrada lateralizada do TOT.

OTIMIZANDO A LARINGOSCOPIA

Laringoscopia bimanual

Em algumas situações, por mais que o posicionamento adequado do paciente tenha sido estabelecido, condições anatômicas específicas podem dificultar a LD. O uso das duas mãos nesse processo é conhecido como laringoscopia bimanual. As técnicas de laringoscopia bimanual mais utilizadas são a elevação da cabeça e a manipulação externa da laringe.

Quando não houver contraindicações quanto à manipulação cervical, a elevação da cabeça durante a laringoscopia pode melhorar a visualização da glote. Durante a laringoscopia, a mão direita do intubador

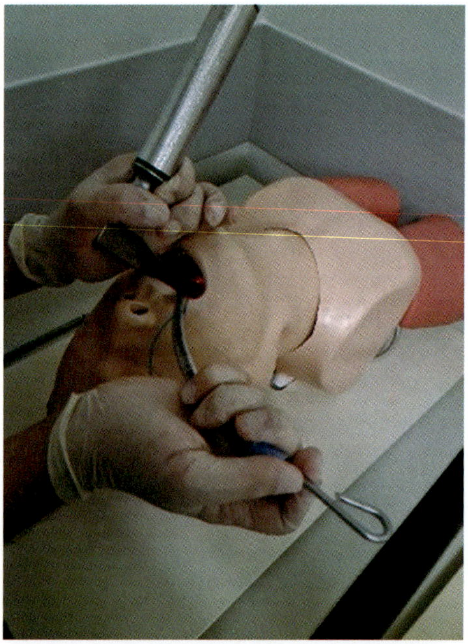

FIGURA 25 Demonstração da entrada do tubo orotraqueal de forma lateral e retirada do guia rígido durante sua progressão.

é colocada na região occipital do paciente, levantando sua cabeça para cima e mantendo-a paralela ao chão (Figura 26). Quando a visualização é atingida, a mão de um assistente assume a do operador na região occipital, liberando a mão direita para a passagem do tubo traqueal.

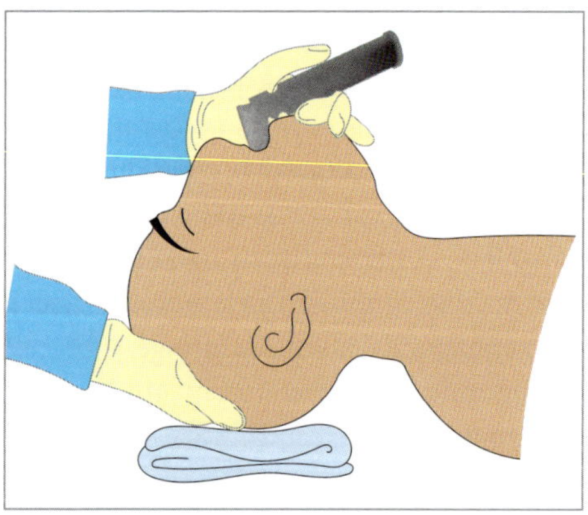

FIGURA 26 Exemplo de elevação da cabeça durante a laringoscopia.

A manipulação externa da laringe (MEL) refere-se à situação em que se realiza uma pressão externa na cartilagem tireóidea, com mobilizações durante a LD, podendo ser ajustada conforme a visualização do intubador. Uma forma de realizar a MEL é pelo método BURP (do inglês *backward, upward, right pressure*), demonstrado na Figura 27. Nessa técnica, um auxiliar realiza pressão e controle da cartilagem tireóidea, obedecendo os seguintes passos: pressão posterior, mobilização cranial e para direita. Nos anos de 1990, estudos realizados no ambiente cirúrgico consagraram essa manobra como sendo capaz de mostrar uma melhor visualização da glote concomitantemente à laringoscopia.

A técnica MEL foi aprimorada ao longo dos anos; atualmente, ela pode ser realizada pela mão direita do próprio intubador (Figura 28), sem restrições quanto a movimentações, realizando ajustes conforme a visualização glótica piora ou melhora. Quando alcançada a posição ideal durante a MEL, a mão do auxiliar mantém a posição da mão direita do intubador, permitindo que ele faça a passagem do tubo traqueal. Essa

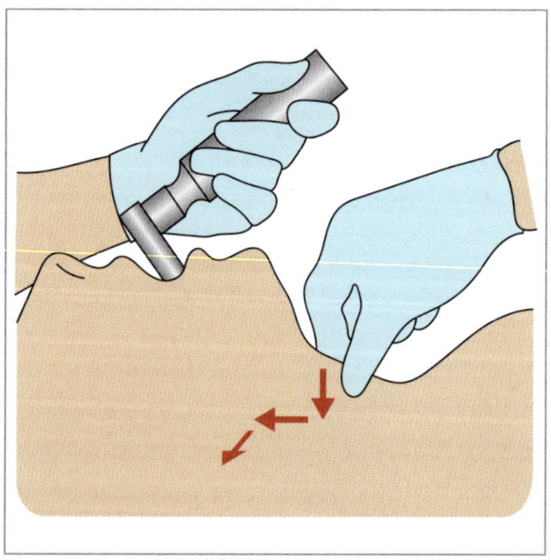

FIGURA 27 Exemplo de prático da realização do BURP.

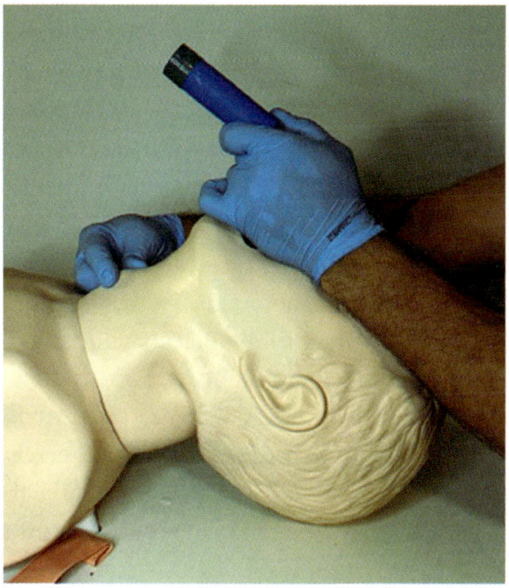

FIGURA 28 Exemplo de MEL sendo realizada pelo próprio intubador.

técnica pode ser modificada da seguinte forma: a mão do auxiliar controla a cartilagem tireóidea desde o início da laringoscopia; por cima da mão do auxiliar, o intubador, com a mão direita, realiza a MEL, até o ponto de melhor visualização glótica. Dessa forma, o auxiliar consegue manter a posição escolhida com mais facilidade.

É importante ressaltar que a pressão cricoide (como a manobra de Sellick) não é considerada uma forma de MEL. A pressão cricoide foi criada com o intuito de evitar regurgitação de conteúdos gástricos durante a ventilação/laringoscopia na sequência rápida de intubação (SRI), enquanto a MEL foi desenvolvida para proporcionar melhor visualização durante a laringoscopia.

Técnica de utilização do *bougie*

Tendo em vista a necessidade de treinamento tátil, é importante que o médico emergencista ganhe *expertise* com o *bougie*. A literatura atual é conflituosa em relação ao impacto desse dispositivo na taxa de SPT. Entretanto, percebe-se que seu uso por médicos experientes oferece um benefício na taxa de SPT. Logo, a literatura atual recomenda que, em locais onde houver disponibilidade do *bougie*, ele seja utilizado já nas primeiras tentativas, tanto pela aquisição de proficiência por parte dos médicos quanto por possíveis dificuldades anatômicas.

O *bougie* tem aproximadamente 60 cm de comprimento. Feito de plástico flexível, ele apresenta uma dobra fixa de cerca de 35° a 40° na ponta distal, chamada de ponta de Coudé. Após retirado da embalagem, seu uso pode ser facilitado realizando uma dobra de cerca de 60° na direção anterior, de 10 a 15 cm da ponta. Durante sua utilização, ele deve ser segurado com a ponta apontando para cima.

Seu uso pode ser benéfico diante de uma visualização subótima (classificações 2 ou 3 de Cormack-Lehane) da via aérea. Considera-se uma visualização grau 3 na classificação de Cormack-Lehane quando a epiglote é visualizada, mas as cordas vocais e as cartilagens posteriores não podem ser vistas. Já na visualização grau 2, apenas as cartilagens posteriores ou o nó interaritenoide são visualizados. A utilização do *bougie* facilita a intubação em razão do seu formato menos calibroso e de sua ponta angulada, otimizando a passagem em vias áreas anteriorizadas.

Em situações em que somente a epiglote é visualizada, o *bougie* é introduzido abaixo da epiglote e direcionado anteriormente, na direção da abertura glótica. Em situações de progressão do *bougie* sem confirmação visual da passagem entre as cordas vocais, três técnicas podem ser utilizadas para a confirmação indireta da localização traqueal:

1. Ao passar pelos anéis cartilaginosos traqueais, a ponta de Coudé gera, em mais de 90% das vezes, uma sensação semelhante à de vários cliques, algo facilmen-

te identificável em mãos treinadas, confirmando o acesso à via aérea. Esse estímulo tátil pode variar de paciente para paciente, de extremamente marcado a mais sutil; porém, essa sensação não ocorre quando a ponta entra em contato com a mucosa esofágica.

2. É importante observar a resistência encontrada conforme o *bougie* adentra os brônquios fonte e encontra a subdivisão da árvore brônquica, na via aérea de menor calibre e mais distal. Isso geralmente ocorre após cerca de 30 cm (+/ – 5 cm) de profundidade da inserção. Se, após 40 cm, o *bougie* continuar progredindo sem resistência, provavelmente ele está no esôfago. Vale ressaltar que isso deve ser realizado com cuidado, evitando uma possível laceração traqueal.
3. Um sinal mais sutil de progressão traqueal é quando o *bougie* apresenta tendência de deslizar no sentido horário, uma vez que bate na carina e entra no brônquio fonte direito, ficando tombado para a direita, independentemente das tentativas de rotação. O inverso pode acontecer caso o *bougie* seja direcionado para a esquerda e entre no brônquio fonte esquerdo, ficando tombado para a esquerda, não tolerando rotação. Caso o *bougie* esteja no esôfago, ele não ficará preso em nenhuma posição, podendo ser facilmente rotacionado sobre seu próprio eixo.

Uma vez confirmada a progressão traqueal, deve-se evitar o reflexo laringo-*bougie*, em que o intubador remove o laringoscópio antes da introdução do tubo. Geralmente, quando isso ocorre, há dificuldade de progressão do tubo, uma vez que há queda da língua e da epiglote, com perda dos espaços criados pelo laringoscópio. É imperativo manter a laringoscopia durante a inserção do TOT.

Após a confirmação indireta da progressão traqueal, deve-se solicitar que um auxiliar introduza o tubo lubrificado até o alcance do intubador. Essa dinâmica é demonstrada na Figura 29. Nesse momento, o auxiliar segura e mantém o bougie em posição, enquanto o intubador introduz o tubo. Pode ocorrer uma dificuldade de progressão do tubo, principalmente quando a corda vocal direita oferecer resistência contra a ponta do TOT. Diante de tal situação, recomenda-se que o intubador realize movimentos delicados com o tubo no sentido anti-horário, em até 90º, para vencer essa resistência (Figura 30). Essa técnica pode ser útil quando a mesma situação se repete durante a passagem do TOT com o guia rígido.

Em cenários com recursos humanos limitados, em que o intubador deve ser responsável pela progressão do TOT e, ao mesmo tempo, manter o *bougie* posicionado, podem-se usar técnicas modificadas. São elas:

- *Kiwi-grip*: método desenvolvido por paramédicos australianos. Nele, o TOT é introduzido na parte posterior do *bougie*, e sua ponta é introduzida pelo "olho de Murphy". Assim, uma vez confirmada a introdução traqueal, o próprio operador, com a ajuda do polegar, destrava o TOT e realiza a intubação. A Figura 31 demonstra esse procedimento.
- Técnica do polegar: após a passagem traqueal do *bougie*, o intubador, com o polegar da mão esquerda, segura o laringoscópio ao mesmo tempo em que estabiliza a posição do *bougie*, liberando, assim, a mão direita para progressão do TOT.

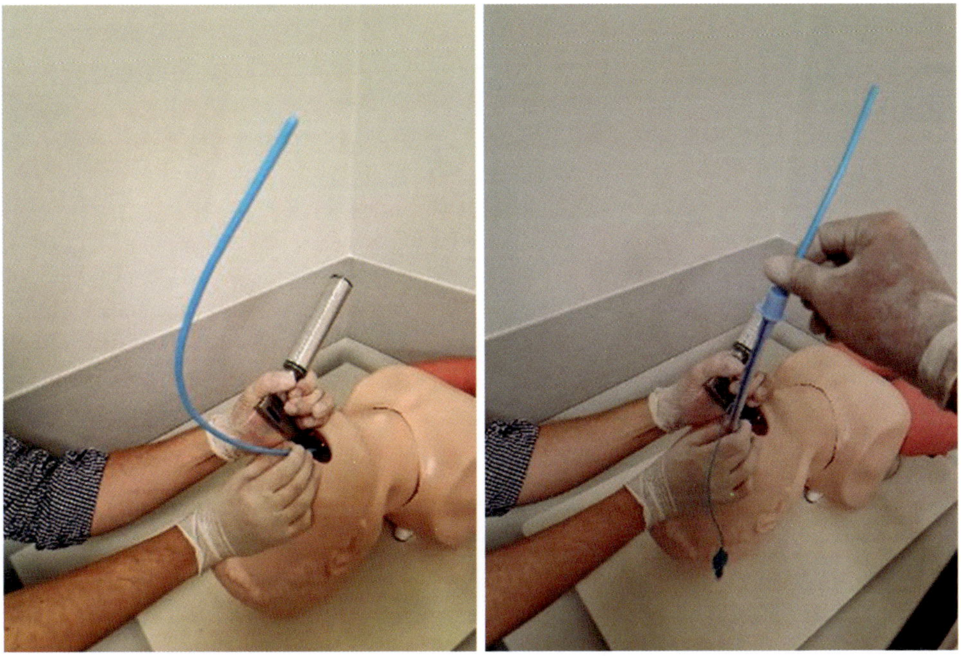

FIGURA 29 Demonstração da progressão do tubo com auxílio do *bougie*.

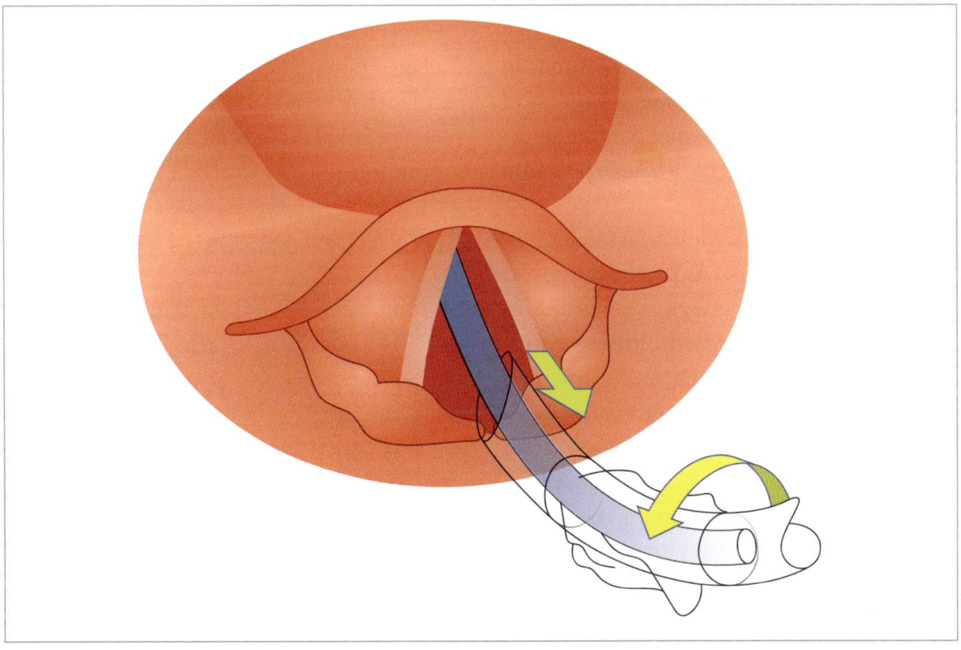

FIGURA 30 Exemplo de movimentação a ser realizada caso exista dificuldade da progressão do tubo orotraqueal pelo *bougie*.

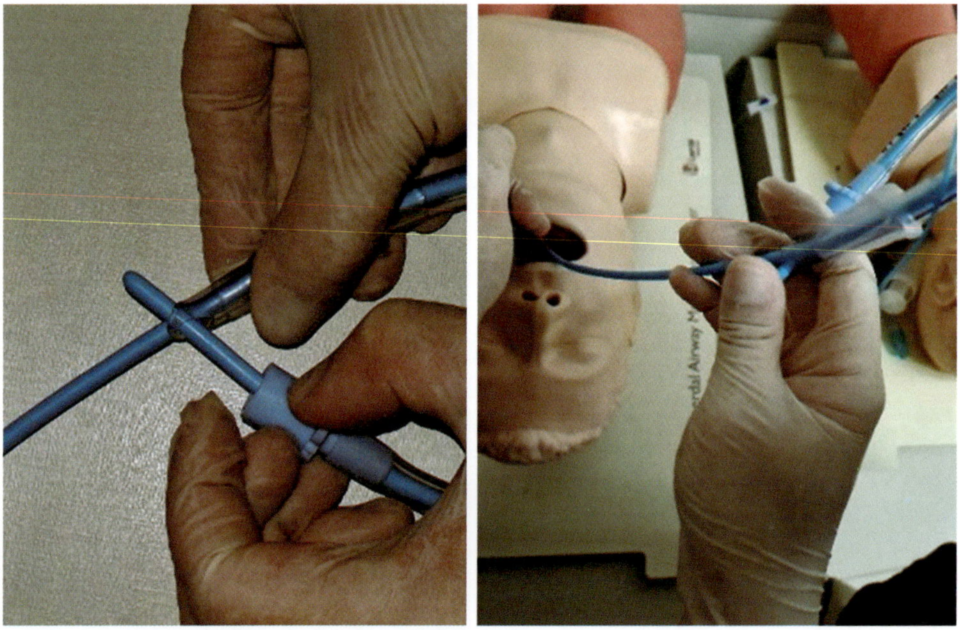

FIGURA 31 Demonstração da técnica *Kiwi-grip*.

DICAS IMPORTANTES

- A tomada de decisão para a intubação em quadros emergenciais implica um equilíbrio adequado, que permita a organização mínima para a segurança do procedimento.
- O procedimento de intubação requer treinamento e reciclagens periódicas.
- O emergencista deverá estar preparado para todas as possibilidades e dificuldades, em um cenário em que não há possibilidade de fazer avaliações e previsões sobre alterações anatômicas e fisiológicas.
- A pré-oxigenação e a estabilização dos pacientes mais graves garantem melhores condições para a IOT.
- Na laringoscopia, a etapa crítica é localizar a epiglote.
- A laringoscopia bimanual deve ser um procedimento habitual.
- O uso de um introdutor de tubo traqueal (ou *bougie*) deve ser de domínio do médico emergencista.
- Uma vez realizada a intubação, a confirmação da colocação adequada do tubo endotraqueal é crucial.

LITERATURA RECOMENDADA

1. Brown III CA, Sakles JC, Mick NW, Mosier JM, Braude DA (eds.). The Walls manual of emergency airway management. 6.ed. Philadelphia: Lippincott Williams & Wilkins, 2022.
2. Kovacs G, Law JA. Airway management in emergencies. New York: McGraw-Hill Medical, 2008.
3. Driver BE, Semler MW, Self WH, Ginde AA, Trent SA, Gandotra S et al. Effect of use of a bougie vs endotracheal tube with stylet on successful intubation on the first attempt among critically ill patients undergoing tracheal intubation: a randomized clinical trial. JAMA. 2021;326(24):2488-2497.
4. Driver BE, Prekker ME, Klein LR, Reardon RF, Miner JR, Fagerstrom ET et al. Effect of use of a bougie vs endotracheal tube and stylet on first-attempt

intubation success among patients with difficult airways undergoing emergency intubation: a randomized clinical trial. JAMA. 2018;319(21):2179-2189.

5. Long B, Koyfman A, Vivirito MA. Capnography in the emergency department: a review of uses, waveforms, and limitations. J Emerg Med. 2017;53(6):829-842.
6. Levitan RM, Pisaturo JT, Kinkle WC, Butler K, Everett WW. Stylet bend angles and tracheal tube passage using a straight-to-cuff shape. Acad Emerg Med. 2006;13(12):1255-1258.
7. Pappal RD, Roberts BW, Mohr NM, Ablordeppey E, Wessman BT, Drewry AM et al. The ED-AWARENESS study: a prospective, observational cohort study of awareness with paralysis in mechanically ventilated patients admitted from the emergency department. Ann Emerg Med. 2021;77(5):532-544.
8. Khandelwal N, Khorsand S, Mitchell SH, Joffe AM. Head-elevated patient positioning decreases complications of emergent tracheal intubation in the ward and intensive care unit. Anesth Analg. 2016;122(4):1101-1107.

CAPÍTULO 14

Videolaringoscopia e laringoscopia óptica

Felipe Mouzo Bortoleto
Victor Cezar de Azevedo Pessini
Rodrigo Castillo Schmidt
Ian Ward Abdalla Maia

PONTOS IMPORTANTES

- Um ponto chave para a intubação do paciente crítico é garantir o sucesso da intubação em primeira tentativa.
- Os dispositivos de videolaringoscopia (VL) consistem em laringoscópios acoplados a microcâmeras de alta resolução e a um monitor por vídeo. Esse design possibilita a visualização indireta da glote.
- O operador do VL não precisa deslocar a língua do paciente (embora o VL de geometria padrão também permita a laringoscopia direta).
- É importante manter a lâmina na linha média à medida que a mesma avança na cavidade oral e progredir sempre observando as principais estruturas no monitor do VL.
- O uso desses dispositivos permite que os supervisores observem os aprendizes, diminuindo a ansiedade e o estresse relacionados à IOT e, assim, permitindo a realização desse procedimento por aprendizes em ambientes críticos.

INTRODUÇÃO

A intubação orotraqueal (IOT) é um procedimento complexo que exige tomada de decisão rápida, habilidades psicomotoras e treinamento continuado.

Um ponto chave para a intubação do paciente crítico é garantir o sucesso da intubação em primeira tentativa. Essa máxima é endossada por dados que demonstram uma incidência de complicações que aumenta conforme o número de tentativas de intubação.

Os dispositivos de videolaringoscopia (VL) consistem em laringoscópios acoplados a microcâmeras de alta resolução e a um monitor por vídeo. Esse *design* possibilita a visualização indireta da glote, isto é, sem a obrigatoriedade da obtenção de uma linha direta de visão, o que é necessário nos métodos de laringoscopia direta. Tal propriedade se traduz em uma melhor visualização da glote e aumenta as chances de sucesso da IOT, especialmente em pacientes com preditores de via aérea anatomicamente difícil. Publicado na *New England Journal of Medicine* em Junho de 2023, o *trial DEVICE* comparou o uso da VL com a laringoscopia direta (LD) em intubações realizadas em 17 Unidades de Terapia Intensiva e Departamentos de Emergência nos Estados Unidos. Com 1.417 intubações randomizadas, o sucesso em primeira tentativa de intubação no grupo da VL foi de 85,1%, já no grupo da LD a taxa foi menor (70,8%). Com uma diferença de risco absoluto de 14,3 (95% CI, 9,9 – 18,7; $p < 0,001$) fica claro a importância do uso da VL nas intubações de pacientes críticos.

Essas características fazem da laringoscopia por vídeo a modalidade indicada em inúmeros *guidelines* internacionais, muitos dos quais inclusive adotam seu uso de forma rotineira em todas as intubações, além de ser a primeira escolha no Departamento de Emergência.

Já os dispositivos são menos utilizados devido a maior disponibilidade da videolaringoscopia, entretanto apresentam vantagem sobre a laringoscopia direta quando há preditores de dificuldade, como obesidade e uso de colar cervical. O principal dispositivo em uso no Brasil é o Airtraq®.

Nesse dispositivo, uma combinação de espelhos e prismas organizados geram uma imagem, que é visualizada através de uma óptica. É possível também acoplá-lo a uma tela para que sua imagem seja exibida em um ecrã, semelhante a um videolaringoscópio. De maneira geral, a imagem gerada é de menor qualidade, mas seu baixo custo o torna mais acessível no mercado.

A VIDEOLARINGOSCOPIA

Indicações

Embora considerada, por alguns autores, como a modalidade de escolha para o manejo da via aérea, as indicações clássicas fazem referência a pacientes com preditores de via aérea difícil, anatomia desfavorável (p.ex., obesidade), mobilidade cervical diminuída e limitação da abertura bucal. O argumento dos autores que defendem o uso da VL em todas as intubações segue o racional de melhora do manuseio do dispositivo pelo profissional, para que quando for necessário seu uso por dificuldades anatômicas o intubador tenha o conhecimento da técnica de VL.

Vantagens

As principais vantagens da utilização da VL referem-se à melhor visualização das estruturas envolvidas na IOT sem necessidade de um posicionamento adequado do paciente.

A utilização de uma câmera de alta resolução amplia o campo de visão do profissional que realiza a IOT: enquanto a laringoscopia direta fornece um ângulo de visão de aproximadamente 10°, os VL podem atingir um ângulo de visão de até 60°, atingindo 90° com o Airtraq®. Além disso, como sua inserção ocorre ao redor das estruturas da orofaringe, isso requer a aplicação de menos força durante a laringoscopia, já que não são necessárias a compressão e a tração de tecidos realizadas na laringoscopia direta.

Ademais, esses dispositivos facilitam a visualização em paciente com predição de via aérea difícil, anatomia desfavorável e limitação da abertura bucal.

Os dispositivos de VL também permitem o compartilhamento e a gravação em vídeo da tela, possibilitando que mais de um profissional acompanhe o procedimento. Dessa forma, podem ser utilizados em contextos de ensino e treinamento, permitindo revisão, *debriefing*, registro e documentação de cada procedimento.

Em relação aos dispositivos ópticos, a imagem gerada é, via de regra, de menor qualidade quando comparada aos VL, no entanto, apresentam desempenho semelhante, principalmente quando acoplados a uma câmera (embora não haja estudos robustos comparando os dois métodos).

Desvantagens

As principais desvantagens relacionadas aos VL referem-se à aquisição de imagens por câmeras ou ópticas, as quais estão sujeitas a obstruções e embaçamento das lentes por agentes presentes na orofaringe e na via aérea, como vapor d'água, sangue, secreções e conteúdo emético. Em muitos casos, a presença desses materiais pode impedir a realização da laringoscopia por vídeo, sendo necessária a adoção de técnicas adicionais, como aspiração contínua ou alocação do aspirador no esôfago durante o procedimento.

A necessidade de câmeras com resolução suficiente para o procedimento encarece o valor dos dispositivos, dificultando sua ampla implementação nos serviços de saúde. No intuito de superar esses desafios, iniciativas para a confecção de dispositivos em impressoras 3D, com câmeras que podem ser conectadas a dispositivos móveis (AirAngel®), têm surgido e se tornado populares. Embora ainda não estejam aprovados pela Anvisa para uso em humanos, possuem utilidade no treinamento da técnica com VL em modelos simulados.

Por fim, a utilização desses dispositivos exige treinamento específico e direcionado para cada um deles. Tal fato, associado à disponibilidade ainda escassa desses instrumentos em ambientes acadêmicos e de formação no país, contribuem para uma menor familiaridade com o método.

As principais vantagens e desvantagens estão resumidas nas Tabelas 1 e 2.

DISPOSITIVOS

Os dispositivos diferem entre si em relação aos seguintes aspectos:

- geometria da lâmina;
- presença de canaleta para guiar o TOT;
- maneira de gerar imagem;
- disposição do monitor de vídeo;
- reutilização da lâmina.

A principal classificação envolve a geometria da lâmina, mais especificamente, sua angulação:

- videolaringoscópio de geometria convencional de 30°;
- videolaringoscópio hiperangulado de 60° sem canaleta;
- videolaringoscópio hiperangulado de 90° com ou sem canaleta (King Vision VL®).
- dispositivo óptico hiperangulado de 90° com canaleta (Airtraq®).

Os VL convencionais (geometria padrão) apresentam lâmina do tipo Macintosh, com angulação aproximada de 30°, associada a um monitor de vídeo. Nesses dispositivos, a glote pode ser visualizada tanto de forma indireta (pelo monitor) quanto de forma direta (por laringoscopia direta).

Os VL hiperangulados (geometria anatômica), como a nomenclatura indica, apresentam uma maior angulação da porção distal de suas lâminas, com ângulos de aproximadamente 60°. Nesses dispositivos, a lâmina hiperangulada fornece uma visualização indireta (apenas) da glote, sem a necessidade de flexão ou extensão cervical, sendo indispensável, no entanto, o uso de um fio guia previamente moldado ou de um

TABELA 1 Principais vantagens e desvantagens da videolaringoscopia.

Vantagens	Desvantagens
Maior campo de visão Ampliação das estruturas da via aérea Menor necessidade do uso de força durante a laringoscopia Melhor visualização em pacientes com limitações anatômicas (obesidade, restrição cervical, abertura bucal limitada) Gravação e acompanhamento externo em tempo real	Obstrução e/ou embaçamento da câmera (condensação, sangue, vômito, secreções) Menor disponibilidade Maior custo Curva de aprendizado

TABELA 2 Vantagens e desvantagens segundo o tipo de VL.

Tipos	Vantagens	Desvantagens
VL sem canaleta	Lâmina angulada (melhora Cormack--Lehane em 2 pontos)	Uso de fio guia obrigatório para pré-moldar o tubo orotraqueal (TOT) Dificuldade de passagem do TOT pela glote (curva de aprendizado)
VL com canaleta	Lâmina angulada com canaleta (melhora Cormack-Lehane em 2 pontos) Sem necessidade de fio guia	Tamanho do dispositivo (em caso de abertura bucal limitada) Dificuldade de passagem do TOT pela glote (curva de aprendizado)
Combo	Laringoscopia direta e indireta com a mesma lâmina Possibilidade de inserção de uma lâmina hiperangulada no mesmo dispositivo Com ou sem canaleta Com monitor de vídeo acoplado ou separado	Laringoscopia indireta com lâmina convencional (Macintosh) melhora a visão pela escala Cormack-Lehane em 1 ponto
VL com monitor de vídeo separado	Tela maior Didática (treinamento e educação)	Mais pesado
VL com monitor de vídeo acoplado	Portabilidade	Tela menor Menos didático do que o VL com monitor separado
Airtraq®	Baixo custo Praticidade	Risco de contaminação do operador pela proximidade com o paciente Pior resolução de imagem Contraindicado quando há muita secreção na via aérea

fio guia rígido na curvatura específica para o dispositivo usado (p. ex., GlideRite®). Os VL hiperangulados com canaleta, por sua vez, não demandam um fio guia previamente moldado, sendo necessário posicionar o tubo através da canaleta no momento da intubação. No geral, possuem angulação de 90°.

Os dispositivos ópticos guiados por luz apresentam maior angulação na porção distal da lâmina, com ângulo de 90°. A visualização ocorre de maneira indireta por uma óptica de luz. Já a formação de imagem não se dá por uma câmera, como no VL, e sim por um conjunto de espelhos e prismas. Existem modelos com lâmina embutida (p. ex., Airtraq®), o que torna todo o conjunto descartável, com duração aproximada de 40 minutos contínuos, e outros com lâmina descartável separada da óptica (p. ex., Airtraq Avant®). Nestes, a óptica é reutilizável após esterilização, além de possuírem uma bateria recarregável com duração aproximada de 100 minutos.

Esse sistema de classificação de dispositivos é importante porque a mecânica e o sucesso da intubação diferem entre os dois grupos. A Tabela 3 resume os principais dispositivos e suas características.

TABELA 3 Classificação e características dos principais videolaringoscópios utilizados.

CLASSIFICAÇÃO DE DISPOSITIVOS			
Lâmina de geometria padrão			
Dispositivo	Lâminas	Descartável/Reutilizável	Versão Pediátrica
C-MAC	Mac 2 3 4 Miller 0-1	R/D	Sim
GVL Titanium MAC	Mac T3-T4 Mac S3-S4	R/D	Não
GVL Direct	Mac 3.S	R	Não
McGRATH MAC	Mac 2-3-4	D	Não
Venner AP Advance	Mac 3 4	D	Não
Lâmina Hiperangulada com canaleta			
King Vision	Adulto	D	Não
Pentax AWS	Adulto	D	Não
Venner AP Advance	Adulto	D	Não
Vividtrac	Adulto	D	Não
Lâmina Hiperangulada com canaleta			
GVL Titanium	T3-T4/S3-S4	R/D	
C-MAC D-Blade	Adulto	R	Sim
McGRATH MAC X- Blade	Adulto	D	Não
CoPilot VL	Adulto	D	Não

TÉCNICAS DE VIDEOLARINGOSCOPIA

Embora o videolaringoscópio apresente conformação e estrutura semelhante ao laringoscópio direto, existem algumas particularidades que diferenciam as duas técnicas e que são de fundamental importância para garantir o sucesso dos procedimentos.

Para que a intubação orotraqueal ocorra, é necessário o correto posicionamento do TOT na via aérea. A laringoscopia direta (LD) cumpre esse objetivo a partir do alinhamento de três grandes eixos (oral, faríngeo e laríngeo) e do vencimento de duas curvaturas (orofaríngea e faringo-glosso-traqueal), resultando na obtenção de um eixo linear que garante a visualização direta da glote a partir da cavidade oral. Para atingir esse objetivo, a técnica conta com o posicionamento otimizado do paciente, aliado ao deslocamento (por compressão ou tração) das diversas estruturas que se interpõem à via aérea (p. ex., deslocamento lateral da língua).

A laringoscopia por vídeo, por outro lado, atinge o objetivo de visualização da glote não por alinhamento e retificação dos eixos, mas por contornar (em vez de deslocar) as estruturas que se interpõem à via aérea e, assim, dispor uma câmera próxima à glote, originando uma imagem indireta, sem a necessidade de obtenção de um eixo linear. É justamente a diferença nessas duas propostas (visualização direta por deslocamento *versus* visualização indireta por contorno) que marcam as particularidades das técnicas de intubação por cada dispositivo.

A técnica é, ainda, influenciada pelo tipo de lâmina, com diferenças na abordagem entre os dispositivos convencionais e os hiperangulados: enquanto o VL de geometria convencional permite tanto a laringoscopia direta quanto a indireta, o VL hiperangulado permite apenas a laringoscopia indireta (Figura 1). A utilização de dispositivos auxiliares como o *bougie* ou fio guia também é modificada conforme a geometria da lâmina.

Embora a etapa de laringoscopia mude entre os dispositivos, todas as outras etapas (preparação, pré-oxigenação, posicionamento, indução etc.) são comuns ao processo de intubação, sendo imperativas para seu sucesso.

Videolaringoscopia com lâmina convencional

Antes de iniciar a intubação, é importante checar todo o material e verificar se o dispositivo apresenta bateria suficiente para a duração do procedimento. Para evitar o embaçamento da câmera por condensação, deve-se ligar o dispositivo pelo menos 3 minutos antes do inicio com o objetivo de aquecer levemente a óptica.

Considerando o objetivo da videolaringoscopia de contornar os tecidos, o operador do VL não precisa deslocar a língua do paciente (embora o VL de geometria padrão também permita a laringoscopia direta). Assim, a introdução da lâmina do dispositivo na cavidade oral deve ser realizada pela linha mediana, sob visualização direta, isto é, o operador deve visualizar a entrada do dispositivo na cavidade oral do paciente e avançá-lo seguindo a curvatura da língua.

Após a introdução inicial, o intubador deve voltar seu olhar para o monitor e continuar a progredir a lâmina, direcionando-a contra a língua e evitando seu contato com a orofaringe posterior, região que pode estar contaminada por acúmulo de secreções (p. ex., conteúdo emético). Em seguida, o intubador avança a lâmina de forma lenta e metodicamente observando marcos anatômicos, em pequenos passos, seguindo até a base da língua onde começará a visualizar a epiglote. Encontrar a epiglote é simples, desde que o intubador permaneça na linha média da língua e avance a lâmina deliberadamente.

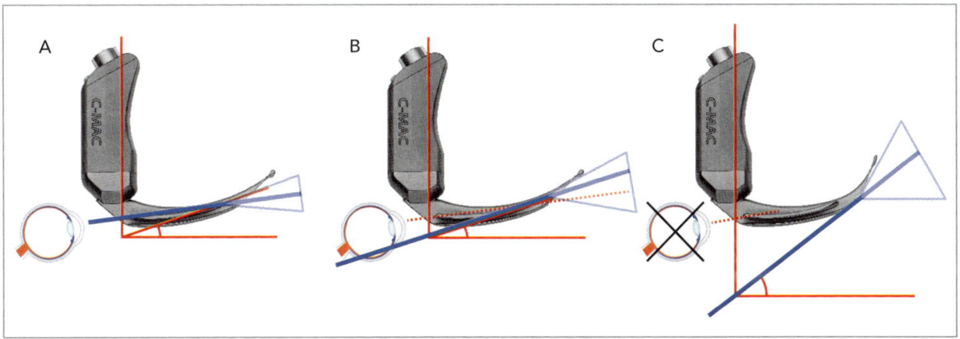

FIGURA 1 A. Laringoscópio com lâmina Macintosh, que possibilita apenas laringoscopia direta. B. Videolaringoscópio com lâmina convencional (Macintosh), que permite laringoscopia direta e indireta. C. Videolaringoscópio hiperangulado, que permite apenas laringoscopia indireta.
Fonte: Adaptado de Cavus, 2014.

Conforme ocorre a progressão do equipamento, a epiglote será visualizada, e a ponta da lâmina deverá ser direcionada à valécula, em direção à prega glossoepiglótica mediana (Figura 2A). Após o posicionamento adequado, o intubador deve ativar o ligamento hioglosso, realizando um movimento de balanço/anteriorização, que traciona a epiglote anteriormente e permite a visualização da laringe (Figura 2B e C).

Nesse momento, caso o intubador continue a progredir o laringoscópio, embora a visualização da glote melhore, a progressão do tubo será mais difícil. Isso ocorre porque a aproximação da lâmina à glote provoca anteriorização da laringe, acentuando o ângulo que o tubo deve vencer; diminuição da área de progressão do tubo, que corresponde à distância da ponta da lâmina à glote. Caso isso ocorra, o operador deve recuar levemente o laringoscópio, permitindo o retorno da laringe a uma posição mais posteriorizada, antes de seguir para uma nova tentativa de passagem do TOT.

Passagem do TOT auxiliada por fio guia ou *bougie*

Durante a utilização da lâmina de geometria normal o tubo com fio guia deve ter um formato de taco de *hockey* (reto até o *cuff* e após uma angulação de 25° a 30°. Caso a opção seja pela utilização do *bougie*, o próprio formato de fabrica já apresenta a ponta angulada o que facilita a introdução em glotes anteriorizada. Em situações particulares em que a abertura glótica esteja mais anteriorizada ou a visualização fora do ideal, o intubador pode, alternativamente, optar por dobrar a parte distal do *bougie* até um ângulo de 60°, a 15 a 20 cm da ponta. A curvatura exata necessária varia de acordo com o paciente.

O tubo ou *bougie* deve ser segurado longe da ponta, próximo ao adaptador para o tubo e a cerca de 40 cm da ponta para o *bougie*. Insira o tubo ou bougie a partir do canto direito extremo da boca e, em seguida, avance a ponta até a glote, sempre mantendo o tubo ou *bougie* na parte inferior do monitor do VL enquanto avança em direção à via aérea.

Após a passagem das pregas vocais, se houver dificuldade na progressão do *bougie* por estar colidindo com a traqueia anterior, retrair sutilmente o *bougie*, e gire-o pelo menos 90° no sentido horário e avance novamente. Esse problema específico é encontrado com mais frequência quando a lâmina é avançada demais, o que resulta em uma inclinação da laringe para cima e aumentando o ângulo entre a lâmina e a traqueia.

Quando o *bougie* estiver na traqueia, o intubador deixa a lâmina na valécula e um assistente avança o TOT sobre o *bougie* e até o controle da mão do intubador. Então,

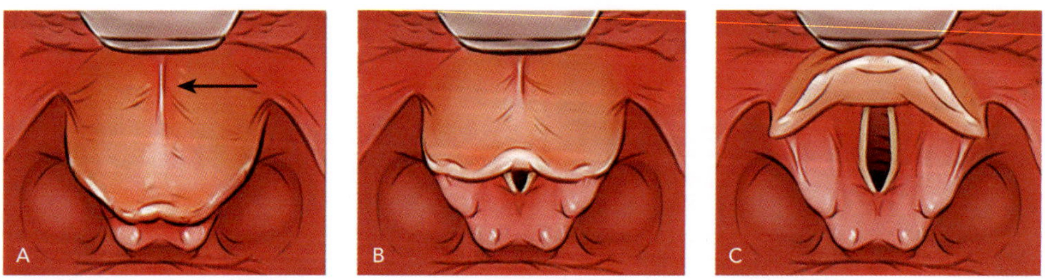

FIGURA 2 A. Direcionamento da ponta da lâmina para a prega glossoepiglótica (seta preta). B e C. Acionamento do ligamento hioglosso, com movimento de anteriorização da ponta da lâmina e consequente exposição da glote.

o tubo é avançado e, pouco antes de entrar na laringe, se faz uma rotação de 90° no sentido anti-horário para posicionar a ponta biselada do TOT na orientação contraria a cartilagem aritenoide direita, evitando assim um possível impacto. A Tabela 4 resume as principais etapas da IOT com VL convencional auxiliada por *bougie*.

TABELA 4 Técnica de videolaringoscopia com *bougie*.

Videolaringoscopia:
1. Inserir a lâmina na linha mediana.
2. Avançar cautelosamente a lâmina, acompanhando a curvatura da língua e evitando contato com a região posterior da orofaringe.
3. Visualizar a epiglote.
4. Inserir a ponta da lâmina na valécula, com ativação do ligamento hioepiglótico com movimento de levantamento/balanço.
5. Visualizar a glote na metade superior da tela.
Passagem do TOT:
6. Introduzir o *bougie* com a ponta voltada anteriormente.
7. Progredir o *bougie*.
8. Com o olhar voltado para o monitor da VL, introduzir o tubo pelo *bougie* com ajuda de um auxiliar.
9. Mantendo a atenção ao monitor de vídeo, avançar o tubo.
10. Visualizar o tubo e o posicionamento entre as cordas vocais. Em caso de dificuldade de progressão, rotacionar o tubo em sentido anti-horário.
11. Após passagem pelas cordas vocais, retirar o *bougie*.
12. Progredir o tubo até o posicionamento desejado.

Caso haja dificuldade na passagem do TOT pelas pregas vocais por impactação de sua extremidade com as estruturas da laringe deve ser feita uma rotação do tubo de 90 a 180°, em sentido anti-horário e tentar progredir gentilmente.

Após a passagem, deve-se retornar o tubo à orientação original e retirada do fio guia, para posterior progressão até a posição desejada. A Tabela 5 resume as principais etapas da IOT com VL convencional auxiliada por fio guia.

TABELA 5 Técnica de laringoscopia em VL convencional com fio guia.

Videolaringoscopia:
1. Inserir a lâmina na linha mediana.
2. Avançar cautelosamente a lâmina, acompanhando a curvatura da língua e evitando contato com a região posterior da orofaringe.
3. Visualizar a epiglote.
4. Inserir a ponta da lâmina na valécula, com ativação do ligamento hioepiglótico com movimento de levantamento/balanço.
5. Visualizar a glote na metade superior da tela.
Passagem do TOT:
6. Com o olhar voltado para o paciente, introduzir o tubo com fio guia na cavidade oral por visualização direta.
7. Com o olhar voltado para o monitor de vídeo, avançar o tubo seguindo a curvatura da língua.
8. Visualizar o tubo e o posicionamento entre as cordas vocais. Em caso de dificuldade de progressão, rotacionar o tubo em sentido anti-horário.
9. Após a passagem pelas cordas vocais, tracionar o fio guia, permitindo a retificação do tubo.
10. Progredir completamente o tubo sem o fio guia até o posicionamento desejado.

Videolaringoscopia com lâmina hiperangulada

Como mencionado anteriormente, os VL hiperangulados permitem apenas uma visualização indireta da glote, visto que a lâmina, com curvatura mais fechada, contorna as estruturas da orofaringe sem deslocá-las. Esse processo facilita a visualização da glote, mas dificulta a passagem do TOT, já que a inexistência de um eixo linear exige a pré-moldagem do tubo para que ele também acompanhe a curvatura da lâmina e, assim, alcance a glote mais anteriorizada.

Dessa forma, para garantir a etapa de passagem do tubo pelas cordas vocais, os VL hiperangulados devem, necessariamente, ser utilizados em associação a um fio guia ou a um *bougie*, exigindo a realização de uma pré moldagem dos mesmos com a curvatura da lâmina escolhida. Alguns dispositivos, no entanto, tentam contornar essa situação com a implementação de uma canaleta junto à lâmina, que tem como função orientar o tubo, sem a necessidade de usar de métodos auxiliares.

Passagem do TOT em VL hiperangulada sem canaleta

Anteriormente ao início da laringoscopia, deve-se pré-moldar o TOT com fio guia para que este assuma o formato da lâmina. Esse processo pode ser realizado manualmente e com o tubo mantido em sua embalagem, para evitar contaminação. Alguns dispositivos apresentam um fio guia próprio, já no formato adequado.

Com a correta visualização da glote, o operador deverá voltar seu olhar para a cavidade oral do paciente e inserir o tubo com fio guia sob visualização direta, no intuito de evitar a lesão de estruturas (lábios, língua, amígdalas, palato etc.). Após a introdução inicial, o operador deve voltar seu olhar para o monitor de vídeo, avançando o tubo seguindo a curvatura da língua, até que o TOT apareça no monitor.

É importante manter a lâmina na linha média à medida que a mesma avança na cavidade oral e progredir sempre observando as principais estruturas no monitor do VL. Avance a lâmina gradualmente pela língua, com um leve movimento de elevação, até que a epiglote seja visualizada. Avance a lâmina até a valécula e use uma força suave para cima para levantar indiretamente a epiglote. Por fim, a lâmina deve ser posicionada próximo da valécula de forma similar a uma lâmina Macintosh, com uma diferença fundamental: quanto melhor a visualização da via aérea no monitor, mais difícil será introdução do tubo. Isso ocorre devido a inclinação do eixo da laringe para cima, o que aumenta o ângulo entre a lâmina do laringoscópio e a traqueia (ou seja, o tubo terá de fazer uma inclinação maior antes de ser introduzido na traqueia). Além disso, o tamanho do campo visualizado para a introdução do tubo é reduzido conforme a imagem da glote fica mais evidente, o que resulta em menos espaço para posicionar o tubo.

Portanto, a visualização da glote a ser almejada segue a lógica 50/50, 50% do monitor ocupado pelas estruturas da glote e os outros 50% ocupado pelo palato do paciente, sendo esse, o espaço para a progressão do TOT.

A Tabela 6 resume as principais etapas da IOT com VL hiperangulado sem canaleta.

Passagem do TOT em VL com canaleta

Alguns VL hiperangulados possuem lâminas com canaleta para guiar a passagem do TOT, teoricamente facilitando o percurso pela curva acentuada dessas lâminas. A presença de canaleta nesses dispositivos elimina a obrigatoriedade de uso de fio guia, já que a própria canaleta direciona o trajeto do tubo.

A etapa de passagem de TOT é semelhante à dos VL hiperangulados sem canaleta (ver Tabela 6), porém, nesse modelo, o operador perde a capacidade de livre movimentação do tubo e, assim, caso seja necessário o ajuste na

TABELA 6 Técnica de laringoscopia em VL hiperangulado sem canaleta.

Videolaringoscopia:
1. Inserir a lâmina na linha mediana (Figura 3).
2. Avançar cautelosamente a lâmina, acompanhando a curvatura da língua e evitando contato com a região posterior da orofaringe (Figura 4).
3. Visualizar a epiglote.
4. Inserir a ponta da lâmina próximo da valécula.
5. Visualização da glote na metade superior da tela (Figura 5).
Passagem do TOT:
6. Pré-moldar o tubo com fio guia acompanhando a curvatura da lâmina. O mesmo se aplica ao uso do *bougie*.
7. Introduzir o tubo com fio guia na cavidade oral por visualização direta.
8. Com o olhar voltado para o monitor de vídeo, avançar o tubo seguindo a curvatura da língua.
9. Visualizar o tubo e posicioná-lo entre as cordas vocais. Em caso de dificuldade de progressão, rotacionar o tubo em sentido anti-horário.
10. Após a passagem pelas cordas vocais, tracionar o fio guia, permitindo a retificação do tubo.
11. Progressão completa do tubo sem o fio guia até o posicionamento desejado.

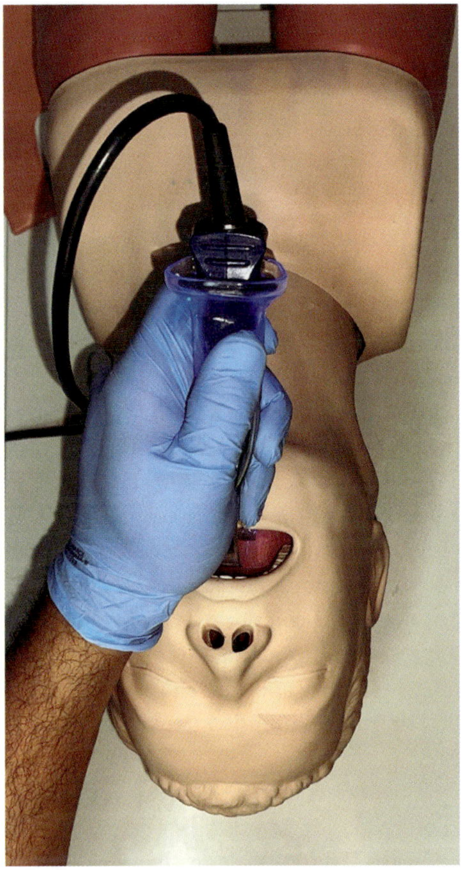

FIGURA 3 Inserção da lâmina do VL na linha mediana.

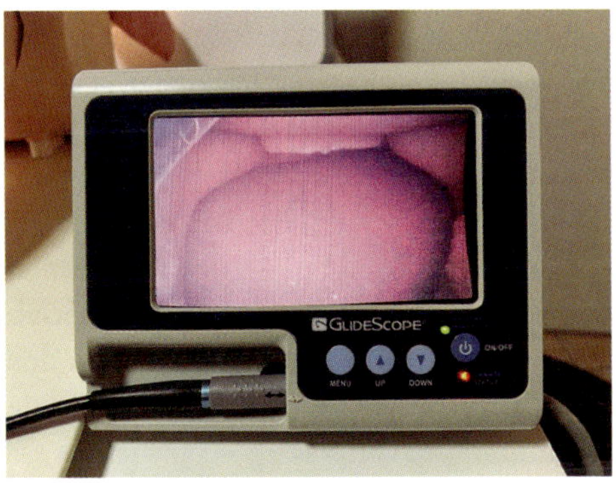

FIGURA 4 Visualização da epiglote.

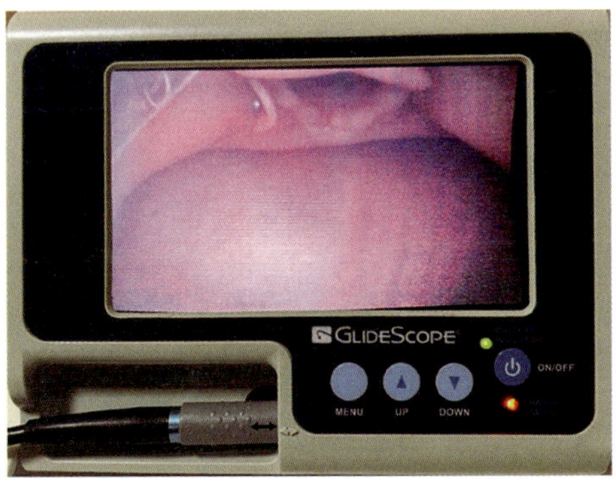

FIGURA 5 Visualização da glote na metade superior da tela.

direção do TOT, todo o conjunto (videolaringoscópio + tubo) deve ser reposicionado.

Técnica de intubação com dispositivo óptico

Inicialmente, deve-se preparar o aparelho para intubação. Quando ligado, uma luz começa a piscar. Durante esse período, o aparelho esquenta e protege o sistema contra embaçamento. Após aproximadamente 30 segundos, a luz passa a brilhar constantemente, indicando que está pronto para uso.

Antes de iniciar a laringoscopia, deve-se acoplar o TOT na canaleta da lâmina. O tamanho do tubo a ser inserido vai de acordo com o tamanho da lâmina escolhida (p. ex., a lâmina 3 comporta TOT de tamanhos 7,0 a 8,5). A lidocaína na forma de *spray* ou gel pode ser aplicada na região anterior da lâmina, facilitando sua passagem pela cavidade oral.

Como esses dispositivos também buscam contornar as estruturas da via aérea, deve-se realizar a laringoscopia mediana, prezando pela permanência da lâmina na linha média. O dispositivo é, então, progredido lentamente, até a visualização da epiglote e das cordas vocais. Diferentemente do VL, a via aérea deve ser centralizada no campo de visão (seja na óptica ou, caso acoplado a uma câmera, na tela do monitor).

Uma vez que a imagem se encontra centralizada, pode-se realizar a passagem do TOT. Recomenda-se rotacionar levemente o dispositivo no sentido anti-horário, seguindo da progressão do tubo, que deve ser rotacionado no sentido horário. Quando essas manobras são realizadas, evita-se que o tubo pare na epiglote e não consiga progredir em direção à traqueia. Uma vez introduzido o TOT, o Airtraq® deve ser desacoplado e retirado, permitindo que o balonete seja insuflado.

Curva de aprendizado

A intubação orotraqueal é um procedimento complexo, envolvendo tomada de decisão e habilidades psicomotoras. A grande diversidade de modelos de videolaringoscopia e a proposta de intubação segundo uma mecânica própria exigem do intubador uma proficiência específica no que se refere ao uso desses equipamentos.

Tal fato reflete-se na descrição, na literatura médica, da associação entre o uso de VL por intubadores inexperientes e uma maior duração da intubação, situação que, em pacientes críticos, pode aumentar a ocorrência de eventos adversos (p. ex., hipoxemia, instabilização hemodinâmica). Além disso, mesmo entre os diferentes tipos de dispositivos, pode haver diminuição da *performance* quando o dispositivo utilizado para IOT é mudado, embora as taxas de intubação em primeira tentativa mantenham-se elevadas. Dessa forma, o uso de VL requer treinamento específico e supervisionado por intubadores experientes e capacitados, além de supervisão constante, até que a proficiência seja alcançada. Acredita-se que a experiência necessária para atingir proficiência esteja entre 75 e 120 tentativas de intubação (embora grande parte da literatura divirja sobre vários aspectos, como o conceito do que é ser proficiente, o ambiente de teste, o tipo de dispositivo ideal e, por fim, a experiência prévia dos grupos estudados). Apesar disso, a curva de aprendizado da videolaringoscopia parece ser mais rápida do que a da laringoscopia direta.

Por fim, a possibilidade de visualização da intubação na tela em tempo real permite que os dispositivos de videolaringoscopia sejam utilizados como ferramentas de ensino. O uso desses dispositivos permite que os supervisores observem os aprendizes, diminuindo a ansiedade e o estresse relacionados à IOT e, assim, permitindo a realização desse procedimento por aprendizes em ambientes críticos.

Do mesmo modo, a curva de aprendizagem com Airtraq® parece ser menor em comparação com a laringoscopia direta. Um estudo publicado em 2011 demonstrou que residentes que passaram por duas horas de treinamento seguido e cinco intubações supervisionadas apresentaram desempenho semelhante em termos de tempo de intubação quando performaram intubação com laringoscopia direta. Embora mais estudos sejam necessários, a curva de aprendizagem com Airtraq® aparenta ser menor comparada com VL e com LD.

DICAS PRÁTICAS

O objetivo da videolaringoscopia em pacientes críticos é aumentar a taxa de sucesso na primeira tentativa e diminuir o tempo necessário da intubação orotraqueal, melhorando, assim, os desfechos. Tal propriedade faz com que diversas instituições e *guidelines* elejam os VL como dispositivos de primeira escolha para a IOT.

Embora os dispositivos de VL forneçam uma melhor visualização das estruturas da via aérea, o principal motivo para sua adoção na intubação do paciente crítico é aumentar o sucesso de IOT na primeira tentativa. A técnica de intubação guiada por vídeo apresenta diversas peculiaridades e uma curva de aprendizado própria. Isso significa que uma melhor visualização da glote, por si só, não equivale a uma intubação mais fácil ou com maiores chances de sucesso. Uma das vantagens do uso da VL se aplica quando o paciente está em uso de uma mascara laríngea (ML). Como o monitor otimiza o campo de visão, se pode introduzir a lâmina do videolaringoscópio enquanto a ML estiver acoplada. Por se tratar de um dispositivo supraglótico, é possível visualizar a glote mesmo com a ML em funcionamento. Com a via aérea visualizada no monitor, é possível progredir o *bougie*. Essa técnica é demonstrada na Figura 6.

O treinamento e a educação continuada no manejo de via aérea difícil é essencial

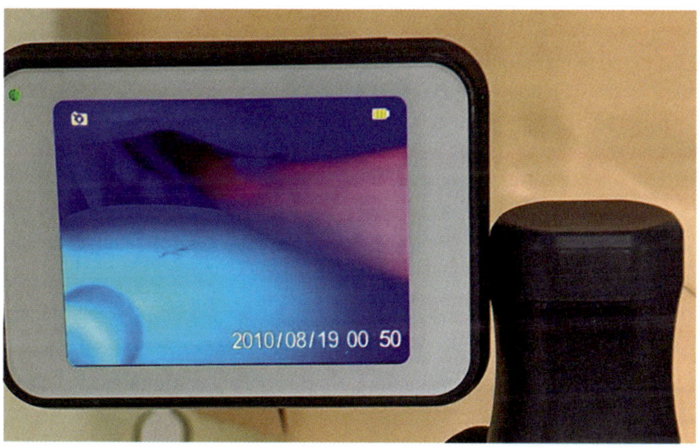

FIGURA 6 Demonstração da progressão do *bougie* enquanto a máscara laríngea está acoplada e funcionante.

para melhorar a segurança das intubações em cenários de emergência, sendo os dispositivos por vídeo ferramentas poderosas e que devem ser dominadas por aqueles que lidam com pacientes críticos.

LITERATURA RECOMENDADA

1. Aziz MF, Abrons RO, Cattano D, Bayman EO, Swanson DE, Hagberg CA et al. First-attempt intubation success of video laryngoscopy in patients with anticipated difficult direct laryngoscopy: a multicenter randomized controlled trial comparing the C-MAC D-Blade versus the GlideScope in a mixed provider and diverse patient population. Anesth Analg. 2016;122(3):740-750.
2. Bhattacharjee S, Maitra S, Baidya DK. A comparison between video laryngoscopy and direct laryngoscopy for endotracheal intubation in the emergency department: a meta-analysis of randomized controlled trials. J Clin Anesth. 2018;47:21-26.
3. Brown III CA, Sakles JC, Mick NW, Mosier JM, Braude DA (eds.). The Walls manual of emergency airway management. 5.ed. Philadelphia: Lippincott Williams & Wilkins, 2017.
4. Cavus E, Dörges V. The development of direct laryngoscopy. Trends in Anaesthesia and Critical Care. 2014;4(1):3-9.
5. Cortellazzi P, Caldiroli D, Byrne A, Sommariva A, Orena EF, Tramacere I. Defining and developing expertise in tracheal intubation using a GlideScope(®) for anaesthetists with expertise in Macintosh direct laryngoscopy: an in-vivo longitudinal study. Anaesthesia. 2015;70(3):290-295.
6. De Jong A, Molinari N, Conseil M, Coisel Y, Pouzeratte Y, Belafia F et al. Video laryngoscopy versus direct laryngoscopy for orotracheal intubation in the intensive care unit: a systematic review and meta-analysis. Intensive Care Med. 2014;40(5):629-639.
7. Di Marco P, Scattoni L, Spinoglio A, Luzi M, Canneti A, Pietropaoli P et al. Learning curves of the Airtraq and the Macintosh laryngoscopes for tracheal intubation by novice laryngoscopists: a clinical study. Anesth Analg. 2011;112(1):122-125.
8. Greenlandm KB. Two curves and three columns – A reappraisal of direct laryngoscopy. Operative Techniques in Otolaryngology Head and Neck Surgery. 2020;31(2):83-88.
9. Hansel J, Rogers AM, Lewis SR, Cook TM, Smith AF. Videolaryngoscopy versus direct laryngoscopy for adults undergoing tracheal intubation. Cochrane Database Syst Rev. 2022;4(4):CD011136.
10. Jaber S, De Jong A, Pelosi P, Cabrini L, Reignier J, Lascarrou JB. Videolaryngoscopy in critically ill patients. Crit Care. 2019;23(1):221.
11. Koh JC, Lee JS, Lee YW, Chang CH. Comparison of the laryngeal view during intubation using Airtraq and Macintosh laryngoscopes in patients with cervical spine immobilization and mouth opening limitation. Korean J Anesthesiol. 2010;59(5):314-318.
12. Lee GT, Park JE, Woo S-Y, Shin TG, Jeong D, Kim T et al. Defining the learning curve for endotracheal intubation in the emergency department. Sci Rep. 2022;12(1):14903.
13. Ndoko SK, Amathieu R, Tual L, Polliand C, Kamoun W, El Housseini L et al. Tracheal intubation of morbidly obese patients: a randomized trial comparing performance of Macintosh and Airtraq laryngoscopes. Br J Anaesth. 2008;100(2):263-268.
14. Nouruzi-Sedeh P, Schumann M, Groeben H. Laryngoscopy via Macintosh blade versus GlideScope: success rate and time for endotracheal intubation in untrained medical personnel. Anesthesiology. 2009;110(1):32-37.
15. Platts-Mills TF, Campagne D, Chinnock B, Brandy S, Glickman LT, Hendey GW. A comparison of GlideScope video laryngoscopy versus direct laryngoscopy intubation in the emergency department. Acad Emerg Med. 2009;16(9):866-871.
16. Russotto V, Myatra SN, Laffey JG, Tassistro E, Antolini L, Bauer P et al.; INTUBE Study Investigators. Intubation practices and adverse peri-intubation events in critically ill patients from 29 countries. JAMA. 2021;325(12):1164-1172.
17. Sakles JC, Mosier J, Patanwala AE, Dicken J. Learning curves for direct laryngoscopy and GlideScope® video laryngoscopy in an emergency medicine residency. West J Emerg Med. 2014;15(7):930-937.
18. Smith A, Goodwin D, Mort M, Pope C. Expertise in practice: an ethnographic study exploring acquisition and use of knowledge in anaesthesia. Br J Anaesth. 2003;91(3):319-328.
19. Tintinalli JE, Stapczynski J, Ma O, Yealy DM, Meckler GD, Cline DM (eds.). Tintinalli's Emergency medicine – A comprehensive study guide. 8.ed. New York: McGraw-Hill, 2016.

20. Walls R, Hockberger R, Gausche-Hill M. Rosen medicina de emergência – Conceitos e prática médica. Rio de Janeiro: Guanabara Koogan, 2019.
21. Yeatts DJ, Dutton RP, Hu PF, Chang YW, Brown CH, Chen H et al. Effect of video laryngoscopy on trauma patient survival: a randomized controlled trial. J Trauma Acute Care Surg. 2013;75(2):212-219.
22. Prekker ME, Driver BE, Trent SA, Resnick-Ault D, Seitz KP, Russell DW et al. DEVICE Investigators and the Pragmatic Critical Care Research Group. Video versus Direct Laryngoscopy for Tracheal Intubation of Critically Ill Adults. N Engl J Med. 2023 Jun 16. doi: 10.1056/NEJMoa2301601. Epub ahead of print. PMID: 37326325.

CAPÍTULO 15

Cricotireoidostomia

Arthur de Campos Soares
Juliana Pereira
Ian Ward Abdalla Maia

PONTOS IMPORTANTES

- A cricotireoidostomia pode ser a abordagem preferencial em casos como: perda dos referênciais anatômicos da orofaringe e obstrução completa da via aérea superior.
- É importante realizar o adequado preparo do material, bem como uma rápida tomada de decisão para a efetuação do procedimento.
- Por ser um procedimento raro, praticá-lo regularmente em cenários de simulação garante a manutenção do conhecimento e a segurança ao médico.

INTRODUÇÃO

A necessidade de uma técnica cirúrgica mais simples torna a cricotireoidostomia o método de escolha de acesso cirúrgico traqueal. Em análises epidemiológicas, a incidência do uso da cricotireoidostomia varia de 0,13 a 0,45%. Contudo, por ser o método de resgate final de todo algoritmo de manejo de via aérea avançada, realizar a cricotireoidostomia é uma habilidade que deve fazer parte do repertório médico. Por ser um procedimento de baixa prevalência, mas que exige alta acuidade, é de extrema importância o treinamento mensal da técnica da cricotireoidostomia.

Este capítulo tem por objetivo revisar as principais indicações da técnica, sua anatomia e os métodos mais comuns de abordagem.

DEFINIÇÃO

A cricotireoidostomia é um procedimento de acesso à via aérea através do segmento anterior do pescoço sobre a membrana cricotireóidea. Essa membrana está localizada abaixo das pregas vocais e entre as cartilagens tireóidea (superiormente) e cricóide (anteriormente).

As técnicas mais comumente usadas são três:

- cirúrgica (com *bougie* e tubo endotraqueal);
- por Seldinger, com *kit* específico;
- por agulha.

Atualmente, a literatura já corrobora que, a curto prazo, nos casos em que já há uma via aérea definitiva instalada, não há necessidade de converter a cricotireoidostomia em traqueostomia.

Em todas as formas de execução citadas, a cricotireoidostomia é uma técnica essencialmente tátil, pois não há possibilidade de visualização direta da anatomia interna do pescoço.

INDICAÇÕES E CONTRAINDICAÇÕES

A cricotireoidostomia possui duas principais indicações:

- resgate: como alternativa ao planejamento inicial de intubação, sobretudo em situações com falha em ventilar o paciente por máscara ou dispositivos extraglóticos;
- primeira opção de abordagem: quando há uma situação impeditiva de acesso à via aérea (p. ex., um paciente com tumor de face extenso, apresentando insuficiência respiratória por obstrução de via aérea superior, ou um trauma complexo de face, com necessidade de obtenção de via aérea definitiva imediata).

Há poucas contraindicações ao procedimento, sendo a idade a única contraindicação absoluta: em menores de 10 anos, em razão da mobilidade e da flexibilidade laríngeas, há contraindicação à cricotireoidostomia cirúrgica.

As contraindicações relativas dizem respeito à dificuldade ou à impossibilidade de acesso anatômico à via aérea, como tumores, infecções/abscessos, hematomas volumosos, deformidades locais ou trauma. Essas situações podem ser relembradas com o mnemônico SMART:

- S (*surgery*): cirurgia prévia na região;
- M (*mass*): presença de massas palpáveis, como hematomas, abscessos e edema;
- A (*anatomy*): anatomia desfavorável, como obesidade e desvio de traqueia;
- R (*radiation*): história de radiação prévia na região cervical;
- T (*tumor*): presença de tumores cervicais.

A necessidade de uma cricotireoidostomia deve ser antecipada em toda abordagem de via aérea. Isso garante adequado preparo do material e da equipe, evitando atrasos desnecessários na tomada de decisão ou na execução da técnica. A técnica cirúrgica é prática, rápida e não exige material específico.

Se houver tempo, é possível avaliar e preparar o pescoço do paciente sempre que houver indicação de intubação, palpando a sua anatomia e demarcando-a com uma caneta antes do início da sedação, antecipando o planejamento à equipe. Isso também ajuda a manter o ambiente controlado e calmo em caso de necessidade do procedimento.

TÉCNICA

Reparos anatômicos

Como já descrito, o acesso à via aérea na cricotireoidostomia é feito pela membrana cricotireóidea (MCT). Em relação ao acesso traqueal (traqueostomia), a MCT é mais superficial, com menor interposição de tecidos e menor risco de lesão vascular.

Anatomicamente, a MCT tem como limites superior e inferior a cartilagem tireóidea e a cartilagem cricoide, respectivamente, sendo também limitada lateralmente por essas estruturas. Na palpação, pode ser identificada como uma depressão macia entre as duas cartilagens. É indicado que a palpação inicie inferiormente (subindo em direção ao queixo, a partir da fúrcula), pois, dessa forma, a primeira estrutura proeminente identificada será a cartilagem cricoide, seguida pela identificação da MCT (Figura 1).

Esses reparos anatômicos podem ser mais dificilmente identificados em crianças (em razão da sobreposição da cartilagem tireóidea sobre a cricoide, com uma MTC desproporcionalmente menor), em pacientes do sexo feminino (por conta da menor proeminência da cartilagem tireóidea) e em pacientes obesos (em virtude da sobreposição de tecido adiposo). Outras condições também podem dificultar sua identificação, como trauma e alterações anatômicas congênitas. Nesses casos, a localização da MTC pode ser estimada pela distância da fúrcula esternal (aproximadamente quatro dedos em adultos) ou, então, visualizada com ultrassonografia à beira-leito (Figura 2).

Cricotireoidostomia cirúrgica

Trata-se da técnica preferencial em adultos, por exigir menos etapas e dispensar material específico. Em razão da facilidade de execução e de sua taxa de sucesso, a dedo-bisturi-*bougie* é a mais recomendada para não cirurgiões e será comentada em detalhes a seguir.

São necessários apenas um bisturi ou lâmina fria (preferencialmente lâmina n. 20), um *bougie* e um tubo endotraqueal, geralmente tamanho 6.0 para adultos. Se disponível, o tubo pode ser substituído por uma cânula de traqueostomia com *cuff*.

Exceto nos casos em que o paciente está inconsciente por parada cardiorrespiratória ou em *extremis*, é recomendável uma mínima

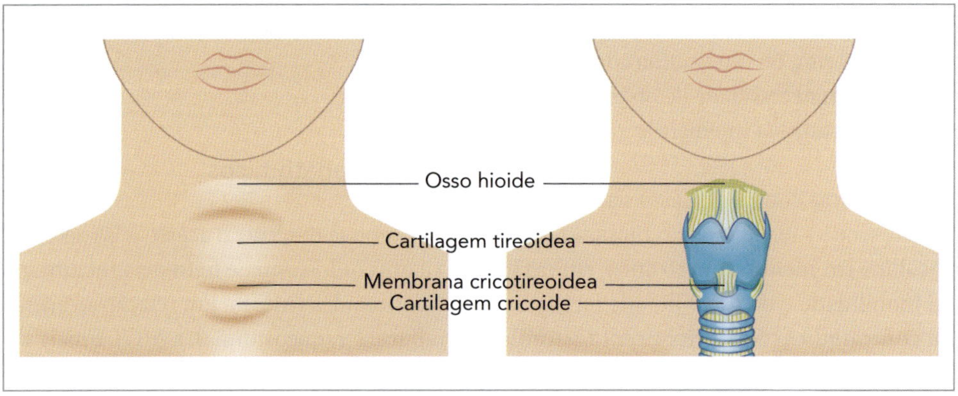

FIGURA 1 Reparos anatômicos e estruturas.

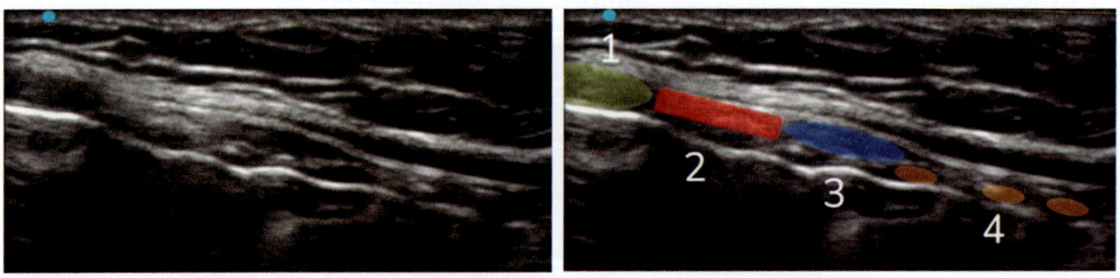

FIGURA 2 Visualização ultrassonográfica (transdutor linear, orientação longitudinal).
1: Cartilagem tireoidea; 2: membrana cricotireóidea; 3: cartilagem cricoide; 4: anéis traqueais.

sedação para conforto, aliada a assepsia e anestesia local.

O médico, se destro, deve se posicionar à direita do paciente. Com a mão esquerda, deve imobilizar firmemente a traqueia, de modo que ela fique entre o polegar e seus três últimos dedos, com o indicador livre e direcionado para os pés do paciente. O dedo indicador é então utilizado para a palpação da anatomia (Figura 3).

A primeira incisão deverá ser vertical, pela linha mediana, e idealmente longa (Figura 4). Ela pode ser repetida até que sua profundidade permita a palpação da membrana cricotireóidea pelo dedo indicador, que está separada da superfície por uma camada relativamente fina de pele, tecido adiposo e fáscia. É esperado algum grau de sangramento nessa etapa, e o procedimento não deve ser interrompido para hemostasia detalhada.

A segunda incisão deverá ser horizontal, ao longo de todo o comprimento da membrana. Perfura-se com o bisturi, seguindo com a incisão laterolateral (Figura 5). O bisturi é então retirado de campo e o dedo indicador é imediatamente introduzido, utilizado para acesso à traqueia. Nessa etapa, espera-se também a identificação de saída de ar pela incisão.

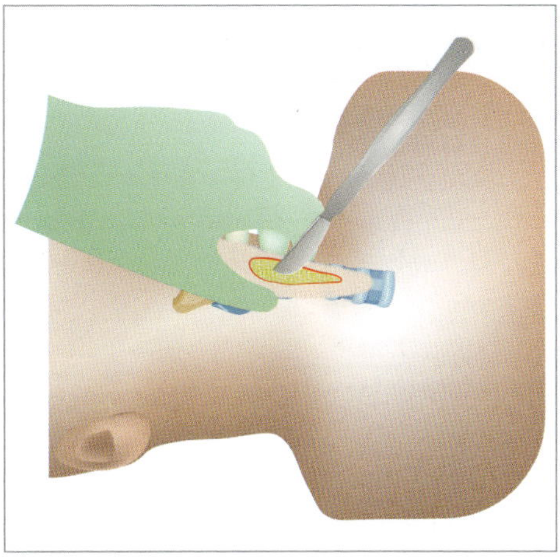

FIGURA 4 Incisão cutânea longitudinal.

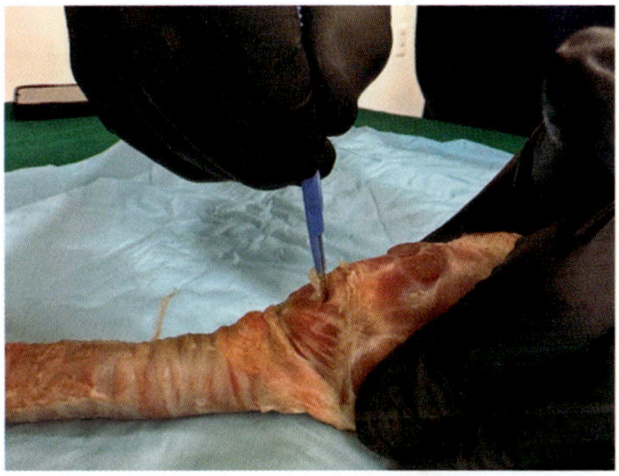

FIGURA 5 Incisão transversal da membrana cricotireoidea.

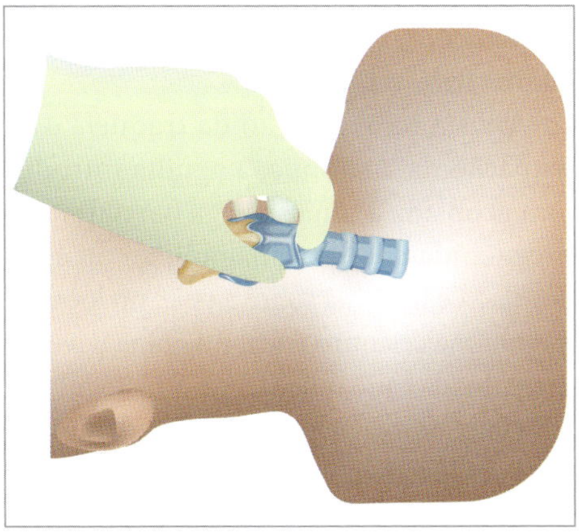

FIGURA 3 Palpação de estruturas do pescoço.

O indicador pode auxiliar a ampliação da incisão da membrana, permanecendo inserido no acesso até que se introduza o *bougie* em direção caudal (Figura 6). Nesse momento, é possível confirmar o acesso à via aérea pela sensação da ponta do *bougie* passando pelos anéis traqueais.

Outra opção de acesso é a introdução do *bougie* pela incisão, em direção caudal, diretamente guiado pelo bisturi (Figura 7). A desvantagem desse método é que não há

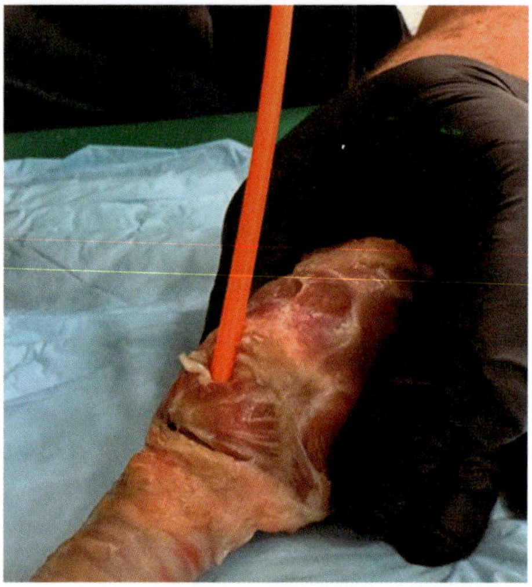

FIGURA 6 Passagem do *bougie* pela incisão.

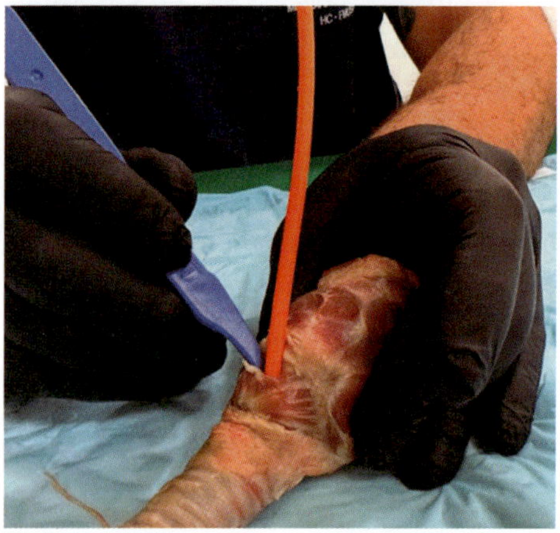

FIGURA 7 Passagem do *bougie* pela incisão, guiado por bisturi/lâmina.

palpação direta dos reparos anatômicos; entretanto, não se corre o risco de perda do acesso à traqueia entre a retirada da lâmina e a introdução do dedo indicador.

Em seguida, insere-se o tubo guiado pelo *bougie* até 1 a 2 centímetros após o *cuff* (Figura 8). Nesse momento, deve ser retirado o *bougie*, insuflado o *cuff* e iniciada a ventilação e a confirmação de posicionamento do tubo. O tubo pode ser fixado com o mesmo mate-

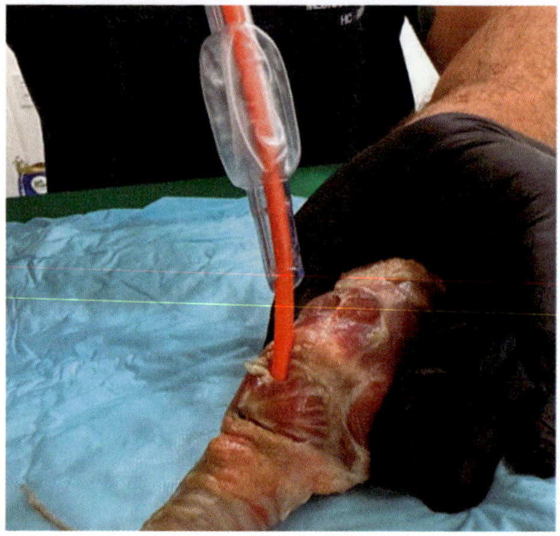

FIGURA 8 Passagem do tubo endotraqueal pelo *bougie*.

rial para fixação do tubo endotraqueal por via oral: cordão, esparadrapo ou fixadores específicos. A incisão cutânea vertical, se muito longa, pode ser suturada com pontos simples.

Cricotireoidostomia pela técnica de Seldinger com *kit* específico

O preparo do paciente e o posicionamento do médico são semelhantes à técnica anterior. O material contendo agulha introdutora, seringa, fio guia e dilatador acoplado à cânula endotraqueal constam do *kit*. Recomenda-se, também, a utilização de um bisturi ou lâmina fria.

Após a imobilização da traqueia e da palpação da anatomia, a agulha introdutora acoplada a uma seringa parcialmente preenchida com soro fisiológico ou água destilada é inserida sobre a pele, no local da membrana cricotireóidea. A agulha deve ser direcionada caudalmente, em um ângulo de 30º em relação à pele, e o êmbolo da seringa deve ser levemente tracionado ao longo da inserção (Figura 9). Pode-se confirmar a introdução da agulha na traqueia pela aspiração de ar na seringa. A seguir, retira-se a seringa acoplada, e o fio guia disponibilizado é passado por dentro da agulha (Figura 10).

Retira-se então a agulha, mantendo o fio guia na via aérea. Nesse ponto, pode-se realizar uma pequena incisão abaixo do fio guia. Em seguida, passa-se o dilatador acoplado à cânula endotraqueal pela incisão, através do fio guia (Figura 11); havendo resistência, uma leve rotação do material permitirá sua passagem. Após o posicionamento da cânula,

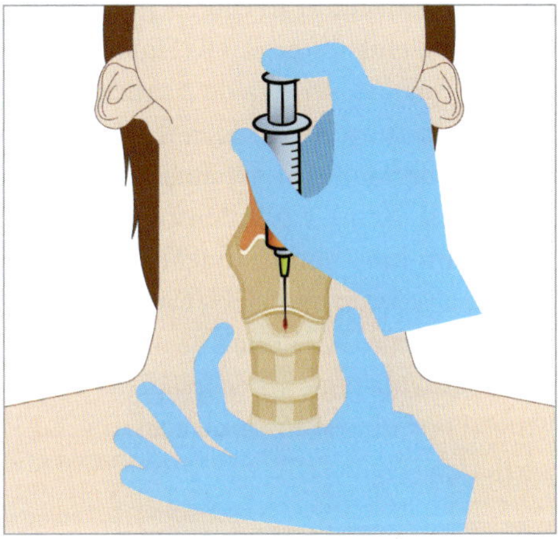

FIGURA 9 Punção da membrana cricotireoidea com agulha introdutora acoplada à seringa.

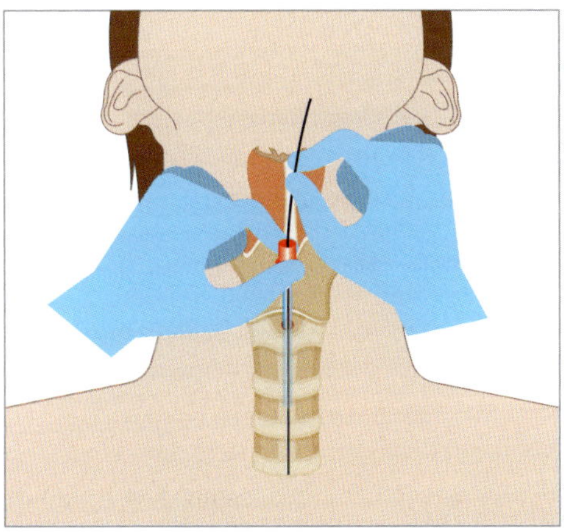

FIGURA 10 Passagem do fio guia pela agulha introdutora.

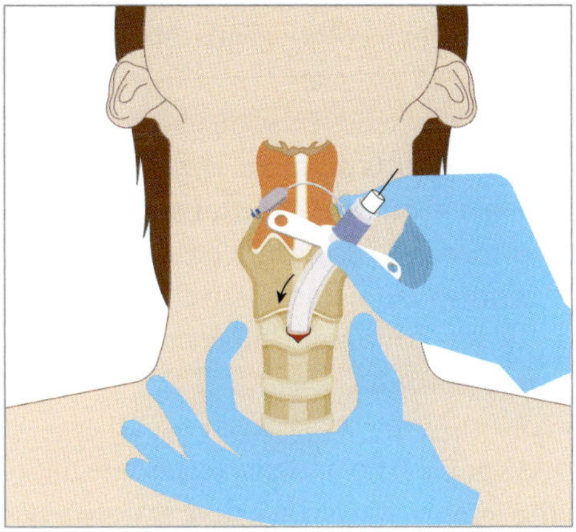

FIGURA 11 Passagem do dilatador acoplado à cânula endotraqueal própria pelo fio guia.

são retirados o fio guia e o dilatador. Seguem-se a insuflação do *cuff*, a conexão da cânula ao sistema de ventilação e a confirmação do posicionamento.

Cricotireoidostomia por punção com agulha

Essa técnica exige alguns cuidados específicos:

1. Como a agulha utilizada é a de cateter de acesso venoso periférico, seu material é muito flexível e existe o risco de dobrar-se na via aérea, havendo a necessidade de se manter uma fixação com as mãos e a checagem frequente de seu funcionamento.
2. O modo de ventilação acoplado à agulha deve ser ponderado em suas respectivas especificidades: um fluxo contínuo de oxigênio a 15 L/m não provê pressão positiva, mas garante a oxigenação alveolar. Também se exige que a via aérea superior esteja desobstruída, para que a expiração seja realizada passivamente por via oral ou nasal. Para crianças até 5 anos de idade, é preferível o uso de um

dispositivo bolsa-válvula-máscara acoplada ao sistema.

3. É imprescindível o acionamento de equipes médicas de apoio, como anestesiologia, cirurgia geral e/ou torácica, para a conversão da técnica em via aérea definitiva assim que possível, pois o risco de hipoventilação, hipercapnia e barotrauma é alto.

O preparo do paciente segue as técnicas anteriores, mas o médico deve se posicionar preferencialmente na cabeceira. Além disso, também se deve realizar a hiperextensão cervical do paciente sempre que possível, aliada ao posicionamento de coxins sob seus ombros.

O material necessário é uma seringa parcialmente preenchida de soro fisiológico ou água destilada acoplada a um dispositivo cateter sobre agulha (jelco) do maior diâmetro possível, preferencialmente tamanho 14 ou 16. Após a imobilização da traqueia e a palpação da anatomia, a membrana cricotireoidea é puncionada a 30º em relação à pele em direção caudal, confirmando-se a entrada na via aérea pela aspiração de ar na seringa, como na técnica anterior (Figura 12). De forma semelhante à técnica de punção venosa periférica, avança-se o cateter até o final, ao mesmo tempo em que se retira a agulha. A seguir, acopla-se o sistema de ventilação ao cateter, que deve ser segurado com a mão para garantir estabilidade e ventilação adequadas.

O dispositivo bolsa-válvula-máscara pode ser conectado ao cateter pelo conector de tubo endotraqueal 3.0 (Figura 13). As alternativas são: seringa de 3 mL acoplada à ponta de tubo endotraqueal 7.5 (Figura 14) ou conectar ao cateter uma seringa sem êmbolo de 10 mL e por dentro da seringa passar um tubo endotraqueal e insuflar o *cuff* até a vedação completa. Caso a ventilação seja por fluxo contínuo de oxigênio a 15 L/m, o sistema pode ser acoplado ao cateter venoso por um extensor de acesso venoso periférico (Figura 15).

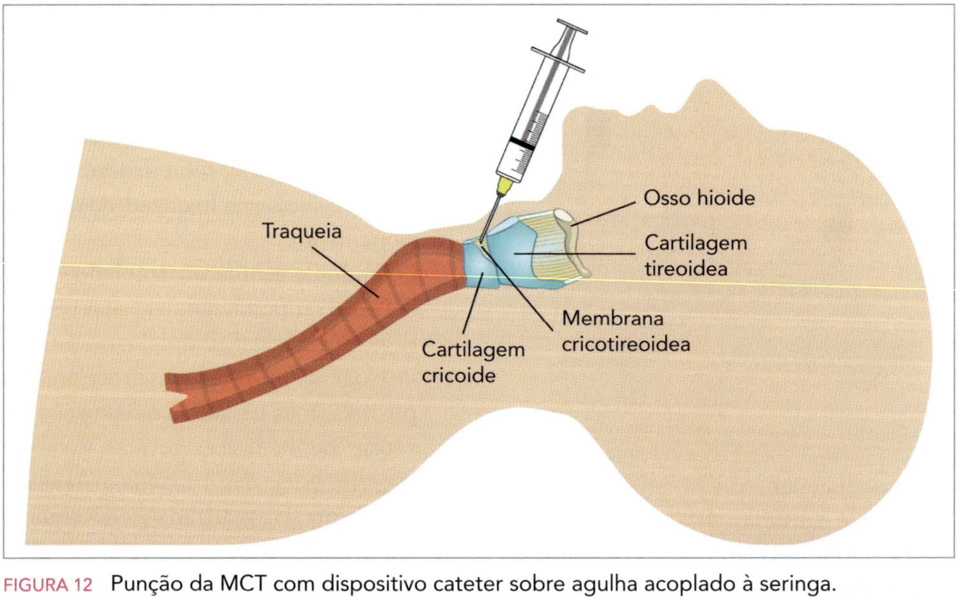

FIGURA 12 Punção da MCT com dispositivo cateter sobre agulha acoplado à seringa.

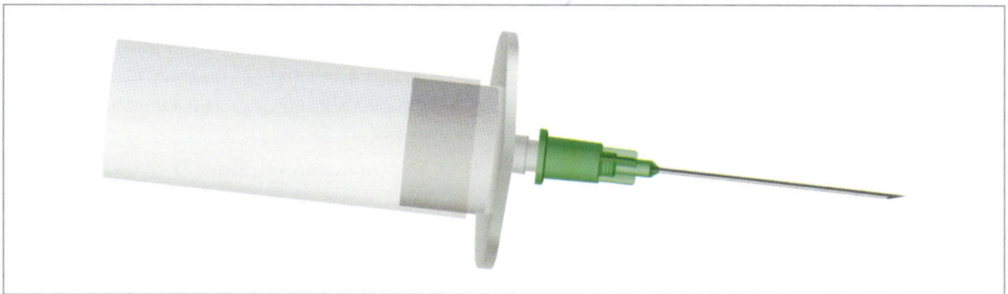

FIGURA 13 Dispositivo cateter sobre agulha 14G acoplado à ponta de tubo 3.0.

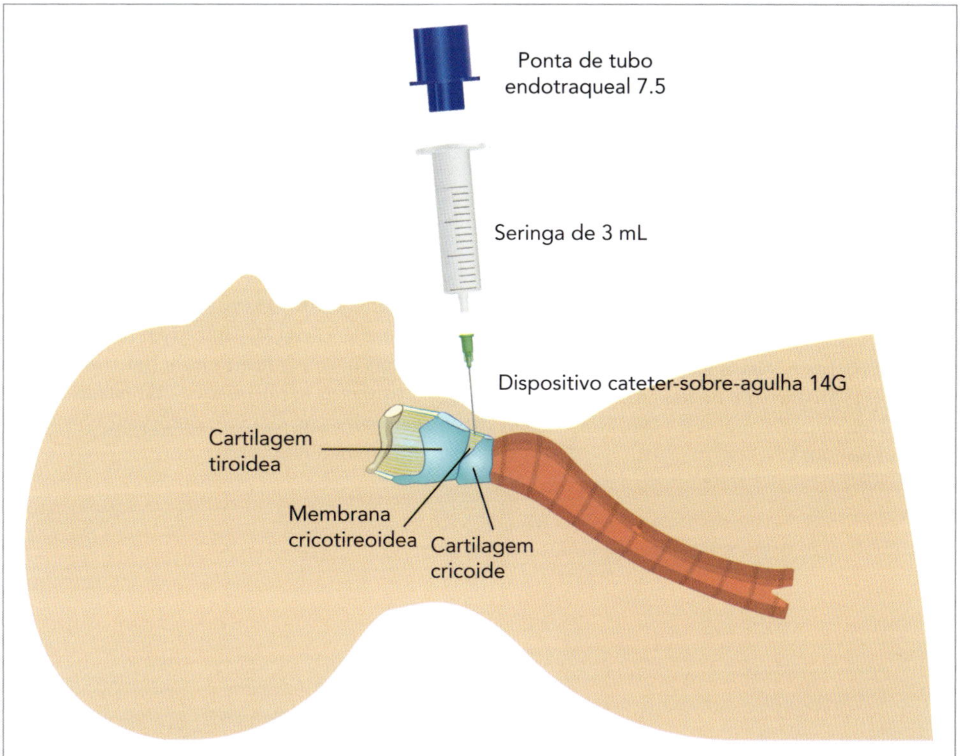

FIGURA 14 Dispositivo cateter sobre agulha 14G acoplado à seringa de 3 mL, acoplada à ponta conectora de tubo endotraqueal 7.5.

CONSIDERAÇÕES FINAIS

A via aérea cirúrgica é uma habilidade fundamental para todo médico que se dispõe a manejar uma via aérea. Atualmente, com modelos de impressão 3D da traqueia, é possível treinar esse procedimento de forma repetida. Além disso, especialistas recomendam o treino mental da cricotireoidostomia, com visualização mental do material e das etapas da técnica. Esse treinamento favorece a acurácia do procedimento em momentos de alta carga cognitiva.

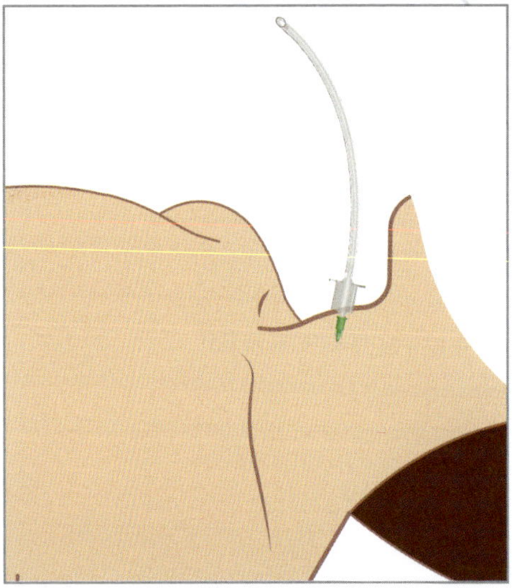

FIGURA 15 Dispositivo cateter sobre agulha 14G acoplado a equipo de infusão intravenoso.

LITERATURA RECOMENDADA

1. Kovacs G, Law A. Airway management in emergencies. [s.l.] McGraw Hill Professional, 2007. Disponível em: <https://aimeairway.ca/book#/4>. Acesso em: 1 mar. 2023.
2. Launcelott GO, Johnson LB, Wong DavidT, Hung OR. Cricothyrotomy. In: Hun OR, Murphy MF (eds.). Hung's difficult and failed airway management. 3. ed. New York: McGraw Hill Education, 2018. p. 259-269.
3. Choi J, Anderson TN, Sheira D, Sousa J, Borghi JA, Spain DA et al. The need to routinely convert emergency cricothyroidotomy to tracheostomy: a systematic review and meta-analysis. J Am Coll Surg. 2022;234(5):947-952. Disponível em: <https://pubmed.ncbi.nlm.nih.gov/35426409/>. Acesso em: 1 mar. 2023.
4. Brown III CA, Sakles JC, Mick NW, Mosier JM, Braude DA (eds.). The Walls manual of emergency airway management. 6.ed. Philadelphia: Lippincott Williams & Wilkins, 2022. p. 367-399.
5. Cook Medical. Melker emergency cricothyrotomy catheter set (Seldinger). [Internet]. 2022. Disponível em: <https://www.cookmedical.com/products/cc_tccs_webds/>. Acesso em: 1 mar. 2023.
6. Bair AE. Surgical airway management. In: Berkow LC, Sakles JC (eds.). Cases in emergency airway management. 1.ed. Cambridge: Cambridge Medicine, 2015. p. 207-216.
7. Kovacs G, Lauria M, Croskerry P, Law AJ. Human factors in airway management [Internet]. Airway management in emergencies – The infinity edition. Disponível em: <https://aimeairway.ca/book#/3>. Acesso em: 1 mar. 2023.

CAPÍTULO 16

Intubação às cegas e outras técnicas não convencionais

Bruno Marques
Lucas Valente
Ian Ward Abdalla Maia

PONTOS IMPORTANTES

- Originalmente, a intubação às cegas era indicada para pacientes que precisavam de intubação, mas que apresentavam preditores de via aérea difícil, sendo necessário manter a ventilação espontânea e os reflexos protetores da via aérea para garantir sua segurança durante o procedimento.
- Intubação às cegas refere-se aos métodos de passagem do tubo endotraqueal pelas pregas vocais sem que haja a visualização dessas estruturas da via aérea.
- Atualmente, essa técnica é indicada em situações extremas, quando a intubação deveria ser realizada com técnicas avançadas (p.ex., intubação com o paciente acordado), mas não há recursos ou equipe treinada para isso.
- A cetamina é um agente dissociativo que mantém o tônus muscular e as respirações espontâneas quando usada em doses baixas e moderadas. Trata-se, portanto, de uma boa opção para a sedação desses pacientes.
- A capnografia é fundamental para a técnica de intubação nasotraqueal às cegas.

INTRODUÇÃO

Intubação é uma tarefa desafiadora em situações de emergência e, por isso, é importante ter à disposição técnicas alternativas. Uma dessas técnicas, amplamente utilizada no passado, é a intubação às cegas, que tem sido gradualmente substituída em virtude do surgimento de novos métodos e avanços tecnológicos.

O termo intubação às cegas refere-se aos métodos de passagem do tubo endotraqueal pelas pregas vocais sem a visualização dessas estruturas da via aérea. Os principais métodos são:

- intubação nasotraqueal às cegas (INTC);
- intubação orotraqueal digital (IOTD);
- intubação nasotraqueal digital às cegas (INTDC).

A intubação às cegas era originalmente indicada para pacientes que precisavam de intubação, mas que apresentavam preditores de via aérea difícil, sendo necessário manter a ventilação espontânea e os reflexos protetores de via aérea para garantir sua segurança durante o procedimento.

Embora tenha sido uma técnica comum no passado, a intubação às cegas é cada vez menos utilizada atualmente, pela disponibilidade de outras alternativas. No entanto, em situações extremas e serviços com poucos recursos, as técnicas de intubação às cegas ainda podem ser úteis na emergência, podendo ser utilizadas como recurso reserva para o médico emergencista.

INTUBAÇÃO NASOTRAQUEAL ÀS CEGAS (INTC)

Indicações e contraindicações

Com a disponibilidade de recursos básicos, como sedativos, bloqueadores neuromusculares e dispositivos de ventilação não invasiva, a indicação da INTC tornou-se rara. No entanto, em situações em que há previsão de dificuldades na via aérea e, ao mesmo tempo, falta de recursos e treinamento adequados para técnicas avançadas de intubação, a INTC ainda pode ser uma opção viável.

Atualmente, essa técnica é indicada em situações extremas, quando a intubação deveria ser realizada com técnicas avançadas (p.ex., intubação com o paciente acordado), mas não há recursos ou equipe treinada para isso. Ou seja, é indicada em cenários em que há previsão de via aérea difícil, mas faltam os recursos e/ou treinamento adequados para realizar a intubação pelos métodos indicados.

Essa indicação é, na verdade, paradoxal, uma vez que, atualmente, é mais provável que os médicos envolvidos nas intubações das Emergências de nosso país tenham maior treinamento e familiaridade com os métodos indicados do que com a INTC.

Em condições em que a abertura da boca se encontra prejudicada, como em trismo ou lesões na cavidade oral, a intubação por via nasal está indicada. Preferencialmente, essa intubação deve ser realizada com o uso de endoscópio ou broncoscópio flexíveis. Na ausência desse recurso, indica-se a INTC.

Como explicado anteriormente, a confirmação da passagem adequada do tubo endotraqueal depende da ventilação espontânea (detecção de curva na capnografia), o que torna a apneia uma contraindicação desse método. Além disso, fatores que alteram a anatomia da via aérea, como traumas de face ou pescoço, hematoma cervical, tumores, suspeita de fratura de base de crânio, infecções ou abscesso nessas regiões, também fazem parte das contraindicações. Por fim, pacientes coagulopatas podem apresentar complicações com o uso desse procedimento em razão da passagem traumática do tubo pela cavidade nasal, que pode ocasionar sangramentos importantes.

Vantagens e desvantagens

O tubo endotraqueal (TET), quando passado por via nasal, pode resultar em menos desconforto para os pacientes em fase de desmame ventilatório, uma vez que suscitam menor reflexo salivação. Além disso, sua fixação é mais simples e segura, e os cuidados são facilitados em relação à higiene oral e ao fato de o paciente não conseguir morder o tubo.

Por outro lado, sua taxa de sucesso na primeira tentativa varia de 58 a 72,2% quando realizado por médicos treinados e experientes com o método. Ademais, o fato de o TET utilizado ser menos calibroso torna mais difícil a broncoscopia e a própria higienização interna do tubo com aspiração, além de apresentar maior risco de formação de rolhas e obstruções.

Técnica

Preparação do material

Os anestésicos tópicos indicados são lidocaína gel 2% e lidocaína em solução aquosa (a mais disponível no Brasil é a de 2%).

Vasoconstritores como a oximetazolina ou a nafazolina, usados comumente como descongestionantes nasais, podem ajudar. Um atomizador traqueal flexível é desejável (Figura 1).

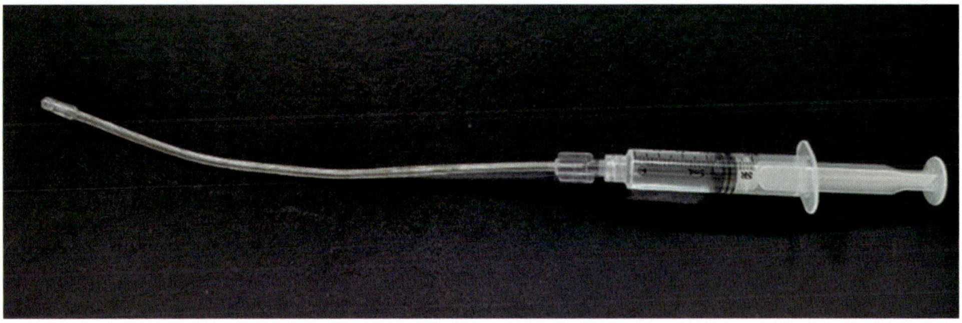

FIGURA 1 Atomizador traqueal flexível utilizado para facilitar a aplicação de vasoconstritor na mucosa nasal.

Quanto ao material a ser introduzido na via aérea, temos a cânula nasofaríngea (tamanho de 6 a 8 – Figura 2) e o tubo endotraqueal, que deve ser menor do que o habitual, pois passa pela cavidade nasal. De forma geral, usa-se um tubo de 0,5 a 1 mm menor do que o utilizado para o mesmo paciente pela cavidade oral. Produzido especialmente para essa finalidade, o Endotrol (Covidien; Mansfield, MA) nada mais é do que um TET com a extremidade distal flexível e flexão controlável pelo operador (Figura 3).

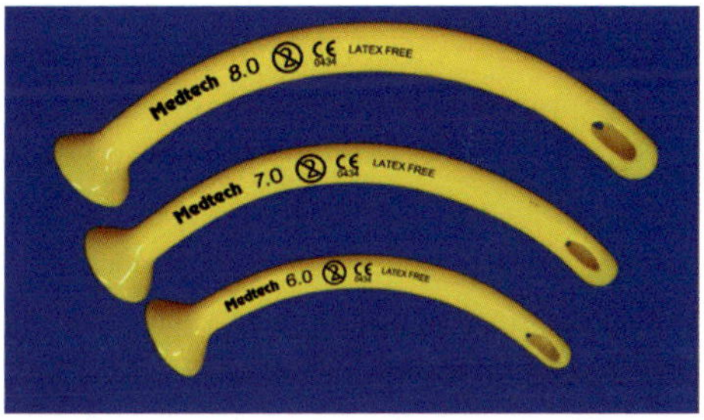

FIGURA 2 Cânula nasofaríngea em diversos tamanhos.

Demais materiais também são necessários, como:

- laringoscópio e suas lâminas (para caso de resgate);
- material para aspiração;
- gaze;
- máscara não reinalante;
- dispositivo bolsa-válvula-máscara;
- oxigênio.

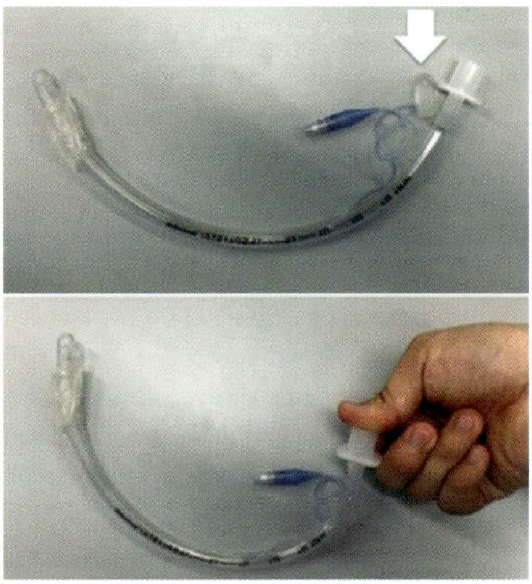

FIGURA 3 Endotrol: tubo orotraqueal modificado capaz de aumentar a angulação ao se tracionar um anel posicionado na extremidade proximal do dispositivo.

Importante ressaltar que o uso do capnógrafo é essencial para a conclusão do procedimento. Como o paciente manterá respiração espontânea a ausculta não será útil, o uso da capnografia é fundamental.

Preparação do paciente

Se houver nível de consciência, o paciente deve ser instruído sobre o procedimento antes de seu início. Essa etapa merece uma atenção especial, uma vez que a combatividade do paciente pode levar a complicações, como epistaxe e lesão das cordas vocais e de outras estruturas da faringe. As orientações devem ser claras em relação ao potencial desconforto que o procedimento pode causar.

Durante todo o procedimento, o paciente deve estar com monitorização completa: cardioscopia, oximetria de pulso e pressão arterial não invasiva (de preferência, com aferições automáticas a cada 2 minutos durante o período do procedimento). A capnografia também será realizada, porém apenas durante o procedimento. Além disso, é preciso garantir também que o paciente tenha pela menos dois acessos venosos periféricos funcionantes.

A pré-oxigenação é essencial, uma vez que a ventilação adequada pode ficar prejudicada. Essa etapa deve ser realizada por, no mínimo, 3 a 5 minutos em uma fonte de O_2 de alto fluxo, como máscara não reinalante ou dispositivo bolsa-válvula-máscara.

A sedação é uma opção para esses pacientes que necessitam de intubação e que também precisam manter a ventilação espontânea. Além de aumentar o conforto dos pacientes, a sedação aumenta a colaboração do paciente, facilitando o processo de intubação. Idealmente, deve-se optar por drogas sedativas que deprimam menos o centro respiratório, já que isso proporciona mais tempo para a abordagem e aumenta a segurança do procedimento.

Entre as opções disponíveis nos prontos-socorros, o midazolam, a dexmedetomidina e a cetamina são os sedativos mais indicados, já que seus perfis se adequam aos objetivos mencionados anteriormente. Essas drogas possuem propriedades que as tornam adequadas para pacientes que necessitam de intubação, mas que precisam manter a ventilação espontânea e os reflexos protetores da via aérea. Além disso, essas drogas têm um bom perfil de segurança e são amplamente utilizadas em prontos-socorros e unidades de tratamento intensivo. Elas podem ser administradas em doses tituladas até a obtenção do objetivo final, que é o paciente confortável e em ventilação espontânea.

A cetamina é um agente dissociativo que mantém o tônus muscular e as respirações espontâneas quando usada em doses baixas e moderadas. Trata-se, portanto, de uma boa opção para a sedação desses pacientes. Doses maiores que 1 mg/kg IV podem induzir depressão respiratória e cardiovascular, sendo importante atentar para a dose adequada. A cetamina pode ser titulada em alíquotas de 10 a 25 mg IV até que o paciente possa tolerar o procedimento. O paciente pode estar dissociado, ou seja, respirando espontaneamente enquanto mantém a patência da via aérea. Pode-se considerar associar midazolam em baixas doses (1 a 5 mg) caso o paciente apresente efeitos colaterais, como agitação psicomotora e alucinações.

O baixo risco de depressão respiratória e os efeitos sedativos leves tornam a dexmedetomidina uma excelente escolha na INTC. A bradicardia é um de seus efeitos adversos mais comuns, reforçando a necessidade de sedação com monitorização. Sua infusão pode ser feita na dose inicial de 1 mcg/kg, administrada em 10 minutos de infusão. Após a dose inicial, pode-se manter uma infusão de 0,2 a 0,7 mcg/kg/h em bomba.

O midazolam é um benzodiazepínico comumente disponível nos departamentos de emergência do Brasil. Há descrição do seu uso em intubações com o paciente acordado com doses de 0,5 a 4 mg, tituladas de acordo com o efeito desejado. Suas vantagens incluem amnésia e possibilidade de reversão de seu efeito com flumazenil. Comumente, ele é associado com opioides, sendo o fentanil o mais comum deles, com doses variando entre 25 e 100 mcg. Deve-se considerar, no entanto, que o uso de opioides pode aumentar o limiar de resposta ao CO_2, aumentando o risco de apneia.

A avaliação das narinas deve ser realizada cuidadosamente, visando a encontrar o lado em que há maior abertura. Essa avaliação pode ser otimizada ao ocluir uma das narinas e analisar o fluxo da narina livre, repetindo o procedimento na narina contralateral e, posteriormente, comparando as duas para decidir qual delas apresenta o melhor fluxo. Perguntar ao paciente em qual narina ele sente que passa mais ar também é de grande valor. Em casos inconclusivos, escolhemos a narina direita, pois facilita a passagem do tubo com seu bisel posicionado lateralmente.

O uso de vasoconstritor instilado com atomizador em ambas as narinas pode ajudar a controlar sangramentos no trajeto nasal e facilitar a passagem do tubo em uma narina, enquanto mantém boa ventilação pela outra.

A anestesia é realizada com lidocaína gel a 2%, que é aplicada com o auxílio de uma cânula nasofaríngea incialmente mais fina. A cânula é lubrificada com o gel e, então, passada pela narina escolhida, sendo introduzida o suficiente para que chegue à faringe. É possível manter a cânula na narina por 1 a 2 minutos e realizar uma nova passagem, com uma cânula de tamanho maior, de modo a dilatar a passagem do canal nasal.

Outra forma de dilatar a narina é com a introdução suave e gradual do dedo mínimo da mão do examinador na narina escolhida, a fim de expandir o seu diâmetro e facilitar a passagem do tubo.

A anestesia da parede posterior da orofaringe e do palato mole com lidocaína líquida em *spray* pode facilitar o procedimento. A nebulização de 5 mL de lidocaína também é uma opção.

A anestesia traqueal pode ser obtida pela aplicação de anestésico local através da glote ou por injeção transtraqueal de anestésico local através da membrana cricotireoidiana. Esse bloqueio permite a presença do tubo endotraqueal sem desconforto, enquanto a ausência de bloqueio pode gerar crises de tosse durante a passagem do tubo, aumentando a dificuldade do procedimento.

A membrana cricotireoidiana é identificada e uma agulha acoplada a uma seringa de 5mL é inserida em direção posterior e levemente caudal. A seringa deve estar aspirando continuamente até que se aspire ar, indicando que está posicionada na parte interior da traqueia. Nesse momento, injeta-se 4mL de lidocaína 2% rapidamente. Após a injeção, o paciente irá tossir, anestesiando as cordas vocais e a traqueia. Para minimizar o risco de trauma, um cateter venoso pode ser usado para cobrir a agulha; ao posicionar o cateter na traqueia, retira-se a agulha e utiliza-se o cateter para injeção do anestésico.

Idealmente, o paciente deve ficar sentado, caso esteja consciente. Se estiver inconsciente, deve ficar deitado com a cabeceira elevada, a fim de diminuir o risco de broncoaspiração. O alinhamento dos eixos (trágus da orelha alinhado com a fúrcula, posição do "cheira flor") deve ser realizado, independentemente se o paciente estiver deitado ou sentado.

Se possível, deve-se segurar a língua do paciente, tracionando-a para fora da boca, pois isso aumenta as chances de sucesso na primeira tentativa. Essa etapa pode ser feita com o auxílio de uma gaze.

Procedimento

Antes de iniciar o procedimento, deve-se separar o material e manter o capnógrafo conectado à extremidade proximal do TET (Figura 4). Se o paciente estiver sentado, posicionar-se lateralmente a ele, do lado em que for mais confortável para o manuseio do material (geralmente, à direita do leito). Se o paciente estiver deitado, posicionar-se acima da cabeça, como em uma intubação comum.

Uma nova aplicação de anestésico (lidocaína gel) é realizada, se possível com a cânula nasofaríngea mais calibrosa, com o intuito de realizar uma nova dilatação do caminho por onde irá passar o TET. A cânula deve ser retirada após 1 a 2 minutos. Uma nova dilatação pode ser realizada com o dedo mínimo, que deve ser introduzido cuidadosamente, com o uso de luva estéril, após ser lubrificado com lidocaína gel.

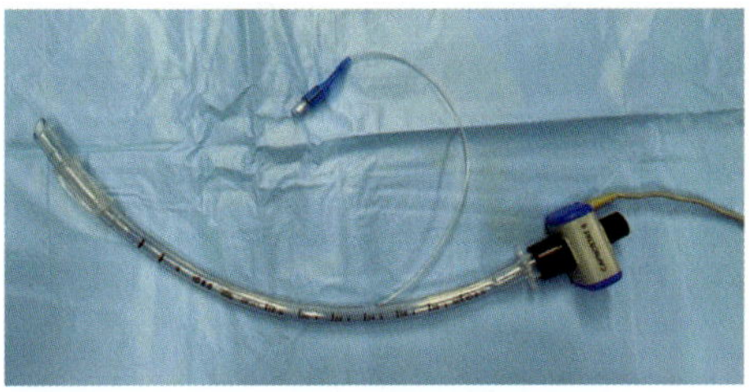

FIGURA 4 Tubo traqueal com capnógrafo acoplado.

Em seguida, inicia-se a passagem do TET pela narina dilatada. Importante: o tubo deve ser introduzido respeitando a curvatura anatômica da cavidade nasal, ou seja, com a concavidade voltada para os pés do paciente. O intuito é a passagem do TET entre o assoalho da cavidade nasal e o corneto nasal inferior (Figura 5). Esse processo deve ser realizado de forma lenta e cuidadosa até que o tubo atinja a faringe, ponto no qual o operador pode sentir uma resistência maior. Nesse momento, um giro de cerca de 90º em direção à narina contralateral pode facilitar o resto da progressão, completando, assim, o avanço até a faringe. Um novo giro será necessário para retornar o tubo para sua orientação anterior à manobra realizada.

A progressão do TET é então reiniciada, dessa vez com a atenção voltada ao monitor de capnografia. Nesse momento, a extensão da cabeça ajuda a direcionar o tubo para a via aérea (da mesma forma que é feito durante a laringoscopia comum). A detecção de curvas quadradas ao monitor (Figura 6) é uma evidência de que a extremidades distal do TET encontrou a via aérea. A ausência dessas ondas indica o posicionamento no esôfago.

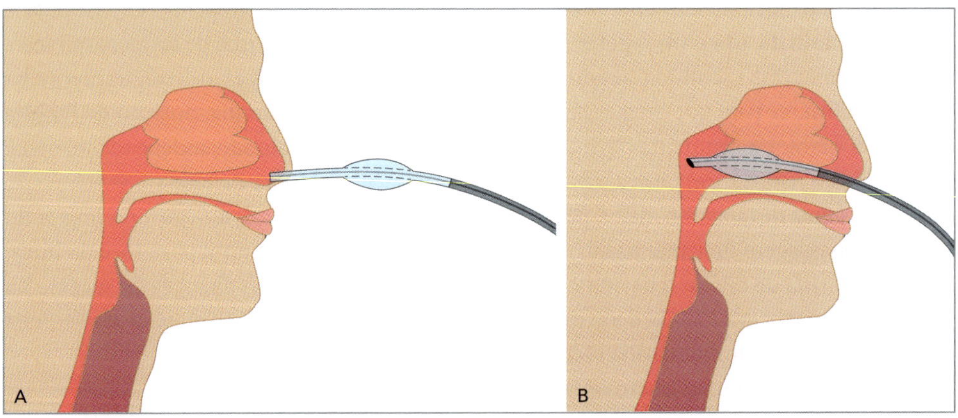

FIGURA 5 A. Posicionamento inicial, com a concavidade do TET voltada para os pés do paciente, respeitando a curvatura anatômica da cavidade nasal. B. Progressão dentro da cavidade nasal, que deve ser feita logo acima do assoalho nasal, com o TET passando abaixo do corneto nasal inferior.

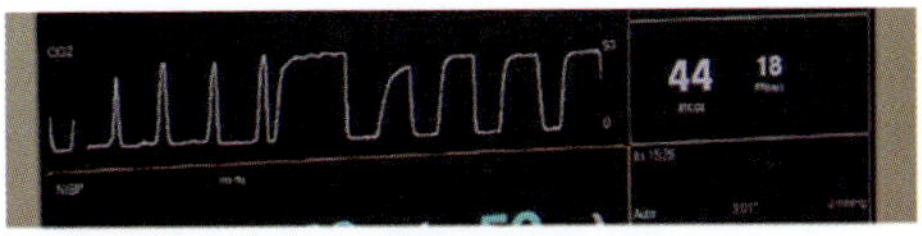

FIGURA 6 Capnografia inicialmente com ondas irregulares, indicando estar fora da traqueia, até o momento da passagem do tubo, quando as ondas ficam regulares e no formato quadrado.

Uma vez detectada a localização correta do TET na via aérea, um avanço de mais 3 a 4 cm deve ser realizado. É importante ressaltar que, nessa fase, a progressão deve ser feita lentamente e de forma sincronizada com a inspiração, pois a passagem pelas pregas vocais é menos traumática durante a inspiração. Além disso, enquanto uma mão avança o tubo, a outra deve fazer pressão laríngea, proporcionando, assim, uma melhor estabilidade.

Por fim, curvas quadradas e uniformes na capnografia são um demonstrativo do correto posicionamento do TET. A perda súbita de curva no capnógrafo indica que o TET foi direcionado ao esôfago. Quando isso ocorre, deve-se tracionar o TET até que as curvas sejam novamente detectadas. Com isso, voltamos ao ponto da Figura 6, sendo possível uma nova tentativa, com maior extensão da cabeça, se possível.

Em caso de resistência durante o procedimento, pode ser considerado que o tubo não está alinhado com a via aérea. Para corrigir essa situação, é recomendado que o TET seja tracionado, sendo possível associar esse movimento a uma rotação lateral da cabeça na direção para onde se acredita que há o desalinhamento. Além disso, a insuflação do balão após a tração pode ser outra medida para promover o alinhamento dos eixos. Sugere-se realizar uma nova tentativa com o balão inflado até que a resistência seja encontrada novamente (o que indica a chegada às pregas vocais). Em seguida, o balão deve ser desinflado para que se continue com o procedimento.

Cuidados após o procedimento

É importante manter a monitorização por capnografia, pois ela é capaz de mostrar se o TET está alto demais. Nesses casos, a curva não terá o formato completamente quadrado, assumindo uma forma mais triangular. Esse é um sinal de que o TET deve ser introduzido um pouco mais.

Via de regra, a marcação na rima nasal é, em média, 3 cm mais profunda do que na intubação orotraqueal comum. A insuflação do balonete deve ser realizada normalmente.

Importante destacar que, quando houver insucessos consecutivos e tentativas prolongadas, deve-se abortar o plano por essa abordagem, uma vez que seguir tentando aumentará o risco de hipoxemia e edema de glote. Nesses casos, a via aérea cirúrgica pode estar indicada, a depender da avaliação.

INTUBAÇÃO OROTRAQUEAL DIGITAL (IOTD)

Indicações e contraindicações

Essa técnica é considerada último recurso em situações específicas, nas quais um laringoscópio não pode ser utilizado, como:

- falha do equipamento em uma situação emergencial;
- ambientes de catástrofe;
- ambientes de guerra;
- ocorrência em aeronaves;
- presença de secreção que impossibilite a visualização adequada da via aérea.

Outra situação em que há indicação é pré-hospitalar, nos casos em que o posicionamento do paciente não permite a realização da laringoscopia.

Como já explicado, existem atualmente outros dispositivos que tornam esse procedimento desnecessário, como os dispositivos extraglóticos. No entanto, em casos extremos essa pode ser a única alternativa.

Em geral, as contraindicações são relativas: fraturas faciais, abertura oral limitada ou pacientes conscientes. É de suma importância que o paciente esteja inconsciente e, se possível, com seus músculos bloqueados, evitando, assim, que o médico operador seja ferido por mordedura.

Vantagens e desvantagens

Por ser uma técnica às cegas, esse procedimento tem como vantagem a possibilidade de intubação sem visualização, não sendo, portanto, atrapalhado por secreções. Outra vantagem é a realização sem laringoscópio ou outros materiais.

No entanto, trata-se de um procedimento com poucos estudos sobre sua eficácia, e sua técnica não é facilmente reprodutível, assim como seu treinamento. Existe, ainda, o risco de mordedura, lesão na cavidade oral do paciente e o risco de vômito com broncoaspiração.

Técnica

Preparação do material

- tubo endotraqueal de tamanho habitual;
- fio guia;
- gaze;
- dispositivo bolsa-válvula-máscara;
- fonte de O_2;
- dispositivo para aspiração;
- lubrificante gel (lidocaína);
- seringa de 10 mL.

Como, de forma geral, esse é um procedimento emergencial e utilizado como último recurso, normalmente não há tempo hábil para que sejam administradas medicações. Em raros casos, pode ser necessária a sedação e o bloqueio neuromuscular do paciente, se houver nível de consciência. Em pacientes comatosos, não há necessidade de infusão de drogas.

Preparação do paciente

Por se tratar de um método indicado em situações extremas, pode não haver tempo hábil para explicar o procedimento, os riscos e as complicações ao paciente, mas sempre que possível isso deve ser feito.

Além disso, deve-se fornecer O_2 em alto fluxo antes do procedimento e, se possível, manter o paciente com fluxo de O_2 por cateter nasal.

O paciente deve ser posicionado com o decúbito elevado, se viável. Ademais, durante o procedimento, o paciente deve estar com monitorização cardíaca, oximetria de pulso e pressão arterial não invasiva (de preferência, com checagem a cada 2 minutos). Dois acessos venosos periféricos devem ser garantidos, se possível.

Procedimento

O operador deve se posicionar à direita do paciente (se for canhoto, à esquerda). O procedimento consiste em inserir os dedos indicador e médio da mão dominante na cavidade oral, com a face palmar voltada para a língua, em direção à faringe. O TET será introduzido simultaneamente, encaixado entre ambos os dedos, na superfície dorsal, com a extremidade próxima às pontas dos dedos (Figura 7).

O intuito é chegar na glote, palpar a epiglote com o dedo indicador e, então, direcionar o TET para a via aérea, mais anterior-

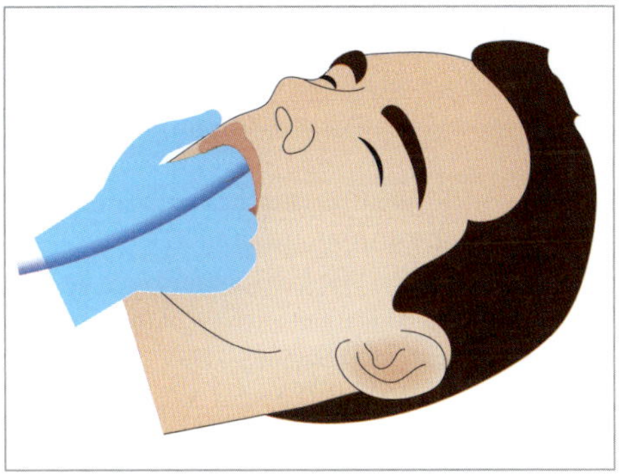

FIGURA 7 Introdução do TET pela técnica de intubação orotraqueal digital: o tubo fica encaixado entre os dedos indicador e médio, passando pela superfície dorsal da mão.

mente. Esse direcionamento pode ser feito mais facilmente com o dedo médio, por ser mais longo (Figura 8). A introdução do TET é realizada com a mão esquerda, gentilmente, por mais 3 a 4 cm após adentrar a via aérea. Uma vez bem localizado, o tubo deve ser estabilizado com a mão esquerda, enquanto a mão direita é gentilmente retirada da boca do paciente.

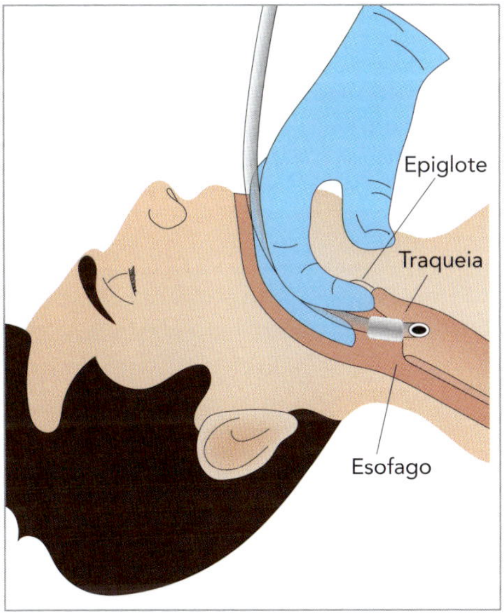

FIGURA 8 Palpação da epiglote com o dedo indicador e direcionamento do tubo para a via aérea com o dedo médio. A progressão do tubo é feita com a mão esquerda, de forma lenta e gentil.

Para esse procedimento, o TET é introduzido sem fio guia, pois é mais fácil direcioná-lo dessa forma, exceto se os dedos do operador forem curtos e não atingirem a glote. Nesse caso, um fio guia pode ser utilizado para formar um ângulo de 90º no ponto logo acima do balonete.

Caso houver dificuldade, um assistente pode manter a língua do paciente tracionada para fora da boca, utilizando uma gaze.

Em caso de sentir resistência, não se deve progredir. O ideal é que o intubador regrida um pouco o TET e tente novamente. Se a dificuldade permanecer, deve-se recomeçar o procedimento com o uso do fio guia, com a ponta angulada.

Essa técnica pode ser adaptada com o *bougie*, já que o calibre menor e a ponta angulada podem aumentar a chance de progressão traqueal. Além disso, pode-se confirmar, ainda que de forma indireta, a posição traqueal do *bougie*, conforme descrito no Capítulo 14 – Laringoscopia direta. Logo, o *bougie* assume a posição do TET na descrição acima e, após confirmada a posição traqueal, o TET é progredido com auxílio do *bougie*.

Cuidados após o procedimento

Seguir os cuidados padronizados.

CONSIDERAÇÕES FINAIS

A intubação às cegas é e sempre será uma opção de técnica para alcançar a via aérea definitiva em cenários com poucos recursos humanos e indisponibilidade de dispositivos adequados. Logo, visto o cenário de atuação amplo do médico emergencista, dominar essa técnica tem sua importância.

LITERATURA RECOMENDADA

1. Steuerwald MT, Braude DA, Godwin SA. Técnicas de intubação às cegas. In: Brown CA, Sakles JC, Mick NW (eds.). Manual de Walls para o manejo da via aérea na emergência. 5.edição. Porto Alegre: Artmed, 2019. P.201-207.
2. Nasr NF, Rahman R, Nasr IF. Nasotracheal intubation. In: Reichman EF. Emergency medicine procedures. 2.ed. New York: McGraw-Hill Education, 2013. p.134-138.
3. Ma OJ, Munk A. Digital (tactile) orotracheal intubation. In: Reichman EF. Emergency medicine procedures. 2.ed. New York: McGraw-Hill Education, 2013. p.100-102.
4. Yoo H, Choi JM, Jo J, Lee S, Jeong S. Blind nasal intubation as an alternative to difficult intubation approaches. J Dent Anesth Pain Med. 2015;15(3):181-184.
5. Iserson VK. Blind nasotracheal intubation. Ann Emerg Med. 1981;10(9):468-471.
6. Johnston KD, Rai MR. Conscious sedation for awake fibreoptic intubation: a review of the literature. Can J Anaesth. 2013;60(6):584-599.
7. Madhere M, Vangura D, Saidov A. Dexmedetomidine as sole agent for awake fiberoptic intubation in a patient with local anesthetic allergy. J Anesth. 2011;25(4):592-594.

SEÇÃO 5

Técnicas de sedação e bloqueio

CAPÍTULO 17

Farmacologia no manejo da via aérea

Tiago Arantes
Júlio César Garcia de Alencar
Lucas de Moraes Soler
Diego Amoroso

PONTOS IMPORTANTES

- Parâmetros farmacocinéticos podem ser alterados por fatores ambientais, etários ou genéticos.
- Os anestésicos parenterais são pequenas moléculas lipofílicas que apresentam rápido início de ação e curta duração após a administração de uma dose única em *bolus*.
- Os bloqueadores neuromusculares são compostos quaternários que exercem seus efeitos nos receptores colinérgicos nicotínicos da junção neuromuscular. Esses agentes são classificados em dois grupos, de acordo com seu mecanismo de ação: bloqueadores despolarizantes e não despolarizantes.

INTRODUÇÃO

O fármaco é uma substância química que afeta o funcionamento de um sistema fisiológico de modo específico, atuando, na maioria das vezes, em proteínas-alvo: receptores, enzimas, carregadores e canais iônicos.

A farmacologia, ciência que estuda os efeitos dos fármacos no funcionamento dos sistemas biológicos, possui duas importantes divisões:

- a farmacodinâmica, que é responsável pelo estudo dos efeitos bioquímicos e fisiológicos dos fármacos e seus respectivos mecanismos de ação;
- a farmacocinética, que corresponde aos processos metabólicos de administração, distribuição, metabolização e excreção dos fármacos, ou seja, envolve a compreensão da velocidade com que os fármacos atingem o sítio de ação, os fatores que influenciam sua disponibilidade nesses sítios e os mecanismos de eliminação.

Dentre os parâmetros farmacocinéticos, os de maior relevância são:

- **biodisponibilidade**, que indica a fração do fármaco absorvida na forma original para a circulação sistêmica;
- **volume de distribuição**, que é definido como o volume de plasma que poderia conter todo o conteúdo corporal do fármaco em uma concentração igual à do plasma, lembrando que fármacos lipossolúveis apresentam maior distribuição tecidual e menor concentração sanguínea;

- **pico plasmático**, que representa a concentração máxima do fármaco (Cmax);
- **meia-vida plasmática (t ½)**, que se refere ao tempo que o fármaco necessita para que o nível sérico seja reduzido à metade;
- **ligação proteica**, que corresponde à fração do fármaco ligada às proteínas plasmáticas, das quais as mais importantes são a albumina, a alfa-1-glicoproteína ácida e as lipoproteínas;
- **depuração** (*clearance*), que é a medida de eficiência do organismo para remover o fármaco da circulação sistêmica.

Os fármacos administrados por via parenteral intravenosa não passam pelo processo metabólico de absorção, pois são administrados diretamente na corrente sanguínea e distribuem-se para os líquidos intersticiais e intracelulares, ou seja, após sua administração, atingem a concentração máxima (Figura 1). Contudo, esse processo de distribuição é dependente de fatores fisiológicos e das propriedades físico-químicas de cada fármaco.

Cabe ressaltar que os parâmetros farmacocinéticos podem ser alterados por:

- fatores ambientais, como tabagismo, etilismo, estado nutricional, utilização de drogas de abuso e uso concomitante de outros medicamentos;
- fatores etários, principalmente os extremos de idade (crianças e idosos);
- fatores genéticos, que podem ou não estar relacionados a mutações.

FÁRMACOS UTILIZADOS NO MANEJO DA VIA AÉREA

Agentes sedativos

Os sedativos parenterais são pequenas moléculas lipofílicas que, associadas à alta perfusão do sistema nervoso central (cérebro e medula espinhal), apresentam rápido início de ação e curta duração após a administração de uma dose única em *bolus* (Tabela 1).

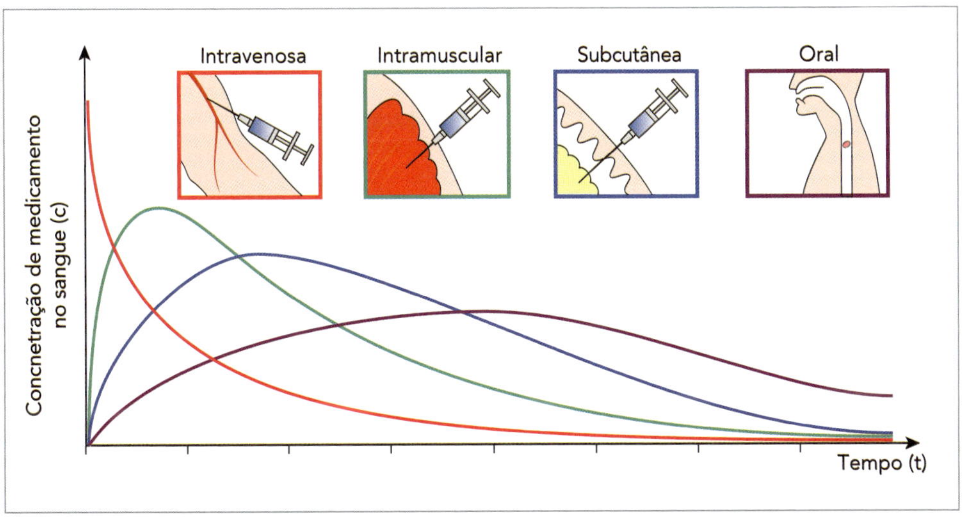

FIGURA 1 Concentração de fármacos no sangue após a administração.
Fonte: adaptado de Lüllmann, 2015.

TABELA 1 Descrição dos agentes sedativos e hipnóticos e as doses utilizadas no manejo da via aérea.

Medicamento	Apresentação habitual	Início de ação	Dose habitual	Duração da ação	Observações importantes	Considerações na gravidez
Etomidato	2 mg/mL	< 1 minuto	0,2 – 0,3 mg/kg	3 a 5 minutos	Pode causar supressão reversível da função adrenocortical e movimentos musculares espontâneos durante a indução	Atravessa a placenta
Cetamina	50 mg/mL	< 30 segundos (IV) 3 a 4 minutos (IM)	1 – 2 mg/kg (IV) 5 – 10 mg/kg (IM)	5 a 10 minutos (IV) 12 a 25 minutos (IM)	Pode resultar em dissociação e alucinações	Atravessa a placenta
Propofol	10 mg/mL (10%)	< 50 segundos	1 – 2 mg/kg	3 a 10 minutos	Está associado a hiperlipidemia e hipotensão	Atravessa a placenta
Midazolam	5 mg/mL	120 a 150 segundos	0,2 – 0,3 mg/kg	20 a 30 minutos	Está associado com hipotensão	Atravessa a placenta
Tiopental	1000 mg	< 20 segundos	3 a 5 mg/kg	5 a 10 minutos	O uso em acesso venoso periférico deve ser em concentração inferior a 25 mg/mL Apresenta metabolização hepática	Classe C

Etomidato

O etomidato, agente hipnótico não barbitúrico de ação ultrarrápida e efeitos semelhantes aos do ácido gama-aminobutírico (GABA), não apresenta efeitos analgésicos e não provoca liberação de histamina. Tradicionalmente, é considerado uma excelente opção terapêutica para a sequência rápida de intubação (SRI) em pacientes hemodinamicamente instáveis, sob risco de hipotensão ou vítimas de traumatismo cranioencefálico (TCE), em razão do menor efeito depressor circulatório e da redução da demanda metabólica de oxigênio cerebral, da circulação cerebral e da pressão intracraniana (PIC). Em 2023, Kotani e colaboradores publicaram uma metanálise de 11 ensaios clínicos randomizados que associou o uso de etomidato com aumento de mortalidade com risco relativo de 1,16. Cabe ressaltar que o estudo de maior peso nessa metanálise foi o KETASED, pubicado no The Lancet em 2009, que comparou o etomidato a cetamina em um grupo com 469 pacientes, e que o grupo que utilizou etomidato tendeu a ter um SOFA maior.

É associado a mioclonias e alterações eletroencefalográficas (aumento da potência das ondas delta, teta, alfa e beta), e há literatura que suporta o risco de precipitar crise convulsiva com seu uso. Assim, em pacientes que apresentem convulsões, particularmente convulsões focais, é prudente utilizar um agente alternativo para indução, como a cetamina.

Além disso, o etomidato é um inibidor reversível da 11-beta-hidroxilase, que converte 11-desoxicortisol em cortisol. Mesmo uma dose única em *bolus* é capaz de causar uma diminuição transitória, mas mensurável, do nível de cortisol circulante, embora, geralmente, os níveis de cortisol não caiam abaixo da faixa fisiológica normal. Além disso, esse efeito não persiste além de 12 a 24 horas. Sepse ou choque séptico não são contraindicações ao uso da medicação.

Não é necessário ajustar a dose para função renal ou hepática. Pacientes obesos (IMC < 40 kg/m^2) não necessitam de ajuste de dose. Em pacientes idosos e/ou hemodinamicamente instáveis, pode-se considerar redução da dose para 0,2 mg/kg.

Cetamina (dextrocetamina ou escetamina)

É um fármaco que produz anestesia dissociativa, ou seja, promove um estado de perda sensorial, anestesia, amnésia e paralisia dos movimentos, durante o qual o paciente, embora pareça desperto, está dissociado do ambiente. Esse estado é acompanhado de movimentos repetitivos e involuntários dos olhos, dilatação pupilar, salivação, lacrimejamento e movimentos espontâneos dos membros.

Entre os agentes sedativos apresentados neste capítulo, é o único que também apresenta efeitos analgésicos, além dos efeitos amnésicos. Acredita-se que atue como um antagonista do receptor N-metil-D-aspartato (NMDA), causando neuroinibição e anestesia. Nos receptores opioides no córtex insular, putâmen e tálamo, produz analgesia. Além disso, estimula a liberação de catecolaminas, ocasionando aumento da frequência e da contratilidade cardíaca, da pressão arterial média e do fluxo sanguíneo cerebral. A cetamina ainda diminui a produção de óxido nítrico vascular, diminuindo seu efeito vasodilatador, e inibe os receptores nicotínicos de acetilcolina.

Classicamente, os efeitos que resultam na melhor indicação desse fármaco são os observados no sistema respiratório, em razão de sua atividade simpaticomimética indireta, que ocasiona um efeito broncodilatador, tornando-se uma opção terapêutica em pacientes asmáticos, pediátricos ou sob risco de broncoespasmo. Além disso, pode ser utilizada na intubação com paciente acordado, na técnica KOBI (*ketamine-only breathing intubation*) e em pacientes hemodinamicamente instáveis.

As reações adversas que podem ser observadas durante a recuperação da hipnose (fenômeno de emergência) são pouco significativas no contexto da intubação, visto que o paciente fará uso de fármacos sedativos após o procedimento.

Em pacientes com síndrome coronariana aguda, o potencial de induzir isquemia cardíaca por meio de estimulação simpática já foi discutido. No entanto, estudos que compararam o uso de cetamina com midazolam em SRI de pacientes com infarto agudo do miocárdio com supra de ST demonstraram maior associação de hipotensão pós-intubação com o benzodiazepínico. Em pacientes submetidos à cirurgia de revascularização miocárdica, a indução com cetamina não foi associada a lesão miocárdica.

Controvérsia persiste sobre se a cetamina eleva a pressão intracraniana (PIC) em pacientes com traumatismo cranioencefálico (TCE). Em suma, as evidências sugerindo que a cetamina eleva a PIC são escassas, e as evidências de danos associados a essa elevação são ainda mais fracas. Do ponto de vista prático, em pacientes com suspeita de hipertensão intracraniana (HIC) e pressão arterial normal ou baixa, a cetamina deve ser considerada como opção. Em pacientes com HIC e hipertensos, deve-se considerar outras opções terapêuticas, como o etomidato.

A cetamina não necessita de ajuste de dose para função renal ou hepática. Pacientes obesos (IMC < 40 kg/m^2) não necessitam de ajuste de dose, mas pacientes com IMC $\geq$ 40 kg/m^2 podem receber dose inicial baseada no peso corporal ideal, com doses adicionais tituláveis até o efeito clínico desejado. Em pacientes hemodinamicamente instáveis, pode-se considerar a redução da dose para 0,75-1 mg/kg.

Propofol

O propofol é um agente hipnótico que atua em receptores GABA, causando sedação e amnésia. Em razão da rápida redistribuição no sistema nervoso central e nos demais tecidos, tem curta duração, alta depuração metabólica e lipofilicidade. Também apresenta metabolização hepática, pulmonar e renal; no rim, sofre conjugação em metabolitos menos ativos e é excretado.

É um fármaco muito utilizado para sedação para procedimentos, pois possui um rápido início de ação, efeito clínico de hipnose praticamente imediato, meia-vida ultracurta e tempo de recuperação extremamente reduzido.

Por outro lado, o propofol suprime a atividade simpática, causando depressão miocárdica e vasodilatação periférica. A redução da pressão arterial média (PAM) pode reduzir a pressão de perfusão cerebral e piorar uma lesão neurológica em pacientes previamente hipotensos. A diminuição esperada da PAM com o uso do propofol é de aproximadamente 10 mmHg.

Apesar de rara, a síndrome da infusão de propofol (SIP) é uma importante complicação que normalmente resulta do uso prolongado e em altas doses do fármaco. É caracterizada por acidose metabólica, hiperlipidemia, rabdomiólise e hepatomegalia. Além disso, em virtude de sua formulação lipídica, o uso prolongado desse agente pode causar hipertrigliceridemia.

O propofol não necessita de ajuste de dose para função renal ou hepática. Em pacientes obesos deve-se utilizar o peso ideal ajustado (PIA) para o cálculo inicial da dose, com titulação de doses adicionais até o efeito clínico desejado. Devido ao seu risco de hipotensão, no contexto de intubação na emergência, deve-se considerar um agente alternativo, como etomidato ou cetamina.

Peso ideal ajustado = (peso atual – peso ideal) × 0,25 + peso ideal

Peso ideal (homens) = 52 + 0,75 × (altura – 152,4)
Peso ideal (mulheres) = 49 + 0,67 × (altura – 152,4)

Midazolam

Trata-se de um agente benzodiazepínico que atua em receptores GABA, com rápida ação (quando comparado aos demais benzodiazepínicos) e potente propriedade amnésica.

Em comparação com outros agentes hipnóticos, apresenta maior período de latência (aproximadamente dois minutos), o que o torna inadequado para sequência rápida de intubação. Possui efeito hipotensor moderado, potencializado pela associação com opioides.

Causa amnésia anterógrada, oblitera a memória de situações ocorridas enquanto o paciente estava sob efeito desse agente, ultrapassa a barreira hematoencefálica com facilidade e possui ação ansiolítica.

Seu uso deve ser cauteloso em pacientes com insuficiência renal, pois pode ocorrer acúmulo do metabólito ativo alfa-hidroxi-midazolam, contribuindo para o prolongamento da sedação. Além disso, não é significativamente dialisável. Apesar de não demandar ajuste de dose única em *bolus* em pacientes com insuficiência hepática, deve-se esperar maior duração de efeito nesses indivíduos. Pacientes idosos devem receber de 20 a 50% da dose calculada. Pacientes obesos não necessitam de ajuste de dose. Em pacientes hemodinamicamente instáveis, outras opções terapêuticas devem ser utilizadas. Caso seja a única medicação disponível, sugere-se redução da dose para 0,1 mg/kg, que, embora reduza o comprometimento hemodinâmico, também retardará o início de ação e diminuirá a profundidade da sedação alcançada.

Tiopental

É um fármaco que interage com o componente barbitúrico do complexo receptor GABA, sendo o único agente barbitúrico utilizado como anestésico. Possui alta lipossolubilidade, o que justifica a transitoriedade de seu efeito quando administrado pela via parenteral, principalmente por atravessar com facilidade a barreira hematoencefálica. Os barbitúricos são fármacos depressores não seletivos do sistema nervoso central e podem causar sedação, hipnose e coma profundo.

O tiopental é um venodilatador com efeitos inotrópicos negativos e pode acarretar hipotensão. Causa liberação de histamina e pode induzir ou exacerbar broncoespasmo. Por fim, pode reduzir o recrutamento de leucócitos, o que limita sua utilização em pacientes sépticos.

É um fármaco altamente lipossolúvel e lentamente metabolizado, o que pode resultar em acúmulo no tecido adiposo, acarretando efeito prolongado se administrado repetidamente. Devido a alta metabolização hepática (99%) e alta ligação a proteínas plasmáticas, deve ser usado com cautela em paciente com hepatopatias ou desnutrição, situação em que há redução da albumina sérica, proteína à qual o fármaco apresenta extensa ligação (86%). Pode precipitar ataque de porfiria nos indivíduos susceptíveis. Não deve ser utilizado na SRI.

Bloqueadores neuromusculares

Os bloqueadores neuromusculares são compostos quaternários que exercem seus efeitos nos receptores colinérgicos nicotínicos da junção neuromuscular, levando ao relaxamento da musculatura. Esses agentes são classificados em dois grupos, de acordo com seu mecanismo de ação: bloqueadores despolarizantes e não despolarizantes (Tabela 2).

Os bloqueadores **despolarizantes** são assim denominados por despolarizarem a membrana da placa motora de modo semelhante ao produzido pela acetilcolina (ACh). São moléculas longas, de estrutura simétrica, e seus efeitos não são antagonizados pelos anticolinesterásicos. Os agentes bloqueadores **não despolarizantes**, também denominados estabilizantes, competem com a acetilcolina pelos receptores colinérgicos na placa mo-

TABELA 2 Descrição dos bloqueadores neuromusculares e doses utilizadas no manejo da via aérea.

Medicamento	Apresentação habitual	Início de ação	Dose habitual	Duração da ação	Observações importantes	Considerações na gravidez
Succinilcolina (suxametônio)	100 mg	30 a 60 segundos (IV) 120 a 180 segundos (IM)	1,0 – 2,0 mg/kg (IV) 3 – 4 mg/kg (IM)	4 a 6 minutos (IV) 10 a 30 minutos (IM)	Risco de hipertermia maligna, hipercalemia, bradicardia e hipotensão	Classe B
Rocurônio	10 mg/mL	60 a 70 segundos	1,2 – 1,5 mg/kg	26 a 67 minutos	Bradicardia, hipotensão, arritmia, broncoespasmo e prolongamento do efeito bloqueador em pacientes com comprometimento hepático	Classe C
Vecurônio	10 mg	90 a 120 segundos	0,1-0,3 mg/kg	20 a 35 minutos	Início de ação mais lento quando comparado com outros BNM	Classe C
Cisatracúrio	2 mg/mL	60 a 120 segundos	0,15 – 0,20 mg/kg	25 a 45 minutos	Rubor, *rash* cutâneo, bradicardia, hipotensão e broncoespasmo	Classe B

tora, porém não são capazes de realizar a despolarização do neuroefetor natural.

Succinilcolina (suxametônio)

É o único fármaco da classe dos bloqueadores despolarizantes amplamente utilizado em intubação orotraqueal, em razão do seu rápido início de ação, da obtenção de profundo relaxamento muscular e da curta duração de efeito.

Atua como um análogo da ACh, com estimulação de todos os receptores colinérgicos do sistema nervoso simpático e parassimpático. Na placa motora, liga-se diretamente aos receptores pós-sinápticos, causando estimulação contínua e fasciculações transitórias seguidas por paralisia muscular.

A succinilmonocolina, seu metabólito inicial, pode sensibilizar os receptores muscarínicos no nó sinoatrial, e doses repetidas de succinilcolina podem causar bradicardia e assistolia, principalmente em lactentes e crianças com menos de cinco anos de idade. A profilaxia desses eventos com atropina é controversa, mas o tratamento pode ser necessário. Por conta de seus efeitos colaterais, é contraindicada nos seguintes casos de:

- história pessoal ou familiar de hipertermia maligna;
- doença neuromuscular (é segura em pacientes com miastenia grave);
- distrofia muscular;

- acidente vascular cerebral ou lesão medular a partir de 72 h;
- queimaduras a partir de 72 h;
- rabdomiólise;
- hipercalemia com alteração eletrocardiográfica.

É um fármaco que deve ser utilizado com cautela em pacientes com aumento da pressão intraocular. A elevação da PIC foi relatada em pequenos estudos com animais e em humanos com tumores cerebrais. No entanto, uma revisão sistemática não demonstrou aumento significativo e sistemático da PIC com o uso da medicação.

Não necessita de ajuste de dose para funções renal e hepática ou em pacientes obesos. A succinilcolina degrada lentamente à temperatura ambiente, mas retém 90% de sua atividade por até três meses. A taxa de degradação pode ser reduzida se for mantida em refrigeração.

Rocurônio

Fármaco da classe dos bloqueadores não despolarizantes que induz paralisia muscular por antagonismo competitivo no receptor colinérgico nicotínico. É utilizado como alternativa terapêutica nos casos de contraindicação ou indisponibilidade da succinilcolina, em relação à qual apresenta perfil farmacocinético semelhante, com a vantagem de não apresentar os eventos adversos (bradicardia, hipercalemia e hipertermia). Pode ser considerado o fármaco de escolha quando há a possibilidade de reversão de seu efeito bloqueador com o uso de sugamadex, especialmente se o paciente não apresentar preditores de via aérea difícil.

Na miastenia grave e em outras doenças neuromusculares, pode ocorrer exacerbação do efeito bloqueador. Em pacientes hipotensos, pode haver retardo no início de ação.

Não necessita de ajuste de dose em pacientes com insuficiência renal ou obesos. Em pacientes com insuficiência hepática, seu efeito pode ser prolongado. Por se tratar de um fármaco termolábil, deve ser armazenado sob temperatura de 2 a 8 °C.

Pode ser conservado em temperatura ambiente por um período de até 4 semanas. Rocurônio pode ser utilizado como primeira escolha para virtualmente todas as intubações por SRI no DE, sendo o BNM mais utilizado nos EUA.

Vecurônio

Bloqueador neuromuscular não despolarizante de ação similar ao Rocurônio, tendo efeitos adversos semelhantes.

O tempo até o seu início de ação é maior quando comparado à succinilcolina e rocurônio, além de ter menor disponibilidade de estudos sobre o seu uso na SRI. Desta forma, seu uso deve ser reservado para situações onde o rocurônio e a succinilcolina não estão disponíveis.

Cisatracúrio

Esse bloqueador neuromuscular não despolarizante não deve ser utilizado para a SRI, embora seja considerado o fármaco de escolha nas primeiras 48 horas de quadros de síndrome do desconforto respiratório agudo (SDRA), a fim de manter a ventilação mecânica controlada.

A contraindicação do seu uso na SRI deve-se ao seu prolongado tempo de início de ação.

Fentanil

É um opioide sintético derivado da morfina, mas com efeito farmacológico entre 50 e 100 vezes mais potente e de ação curta quando administrado por via parenteral. O fentanil e seus derivados reduzem a frequência cardíaca e podem reduzir a pressão arterial. São altamente lipossolúveis, o que permite que atravessem rapidamente a barreira hematoencefálica. Embora possa ocorrer rigidez muscular após sua administração, como acontece com todos os agentes narcóticos, esse evento parece estar mais relacionado à infusão rápida e de altas doses.

Em pacientes com hipertensão intracraniana, síndrome coronariana aguda ou suspeita de dissecção aórtica, desde que hemodinamicamente estáveis, a administração de fentanil como agente de pré-tratamento na SRI pode ser considerado para atenuar a liberação de catecolaminas associada à laringoscopia e à intubação.

Deve-se considerar ainda que o uso de opioides em pacientes já hipoxêmicos ou sob risco de hipoxemia pode interferir na qualidade da pré-oxigenação pelo risco de bradpneia e/ou apneia. Caso seja optado pelo uso do Fentanil, deve-se ter ciência de que o seu tempo de ação deve ser respeitado antes da administração do indutor e BNM, o que causará prolongamento no tempo total da SRI. O uso deste medicamento deve ser restrito a pacientes selecionados. Seu uso rotineiro deve ser desencorajado (Tabela 3).

DICAS PRÁTICAS

- O uso de Fentanil deve ser avaliado criteriosamente na SRI, já que o fármaco está associado a aumento da incidência de hipotensão peri-intubação em pacientes no DE.
- Para todos os pacientes intubados na emergência e especialmente os hemodinamicamente instáveis ou em risco de hipotensão, o uso de etomidato ou cetamina é preferível em relação ao propofol e midazolam.

TABELA 3 Descrição das propriedades farmacológicas do fentanil.

Medicamento	Apresentação habitual	Início de ação	Dose habitual	Duração da ação	Observações importantes	Uso na gravidez
Fentanil	50 mcg/mL	60 a 120 segundos (IV) 7 a 15 minutos (IM)	3 – 5 mcg/kg (IV) 5 – 10 mcg/kg (IM)	30 a 60 minutos	Rigidez da parede torácica	Classe C

LITERATURA RECOMENDADA

1. Rang HP, Dale MM, Ritter JM, Flower RJ, Henderson G. Rang & Dale Farmacologia. 9.ed. Rio de Janeiro: Guanabara Koogan, 2020.
2. Brunton LL, Hilal-Dandan R, Knollmann BC. Goodman & Gilman: as bases farmacológicas da terapêutica. 13.ed. Porto Alegre: McGraw-Hill, 2019.
3. Korolkovas A. Dicionário terapêutico Guanabara. 21.ed. Rio de Janeiro: Guanabara Koogan, 2015.
4. Lullman H, Mohr K, Hein L. Color atlas of pharmacology. 5.ed. Stuttgart-New York-Rio de Janeiro: Thieme, 2015.
5. Fuchs FD, Wannmacher L. Farmacologia clínica e terapêutica. 5.ed. Rio de Janeiro: Guanabara Koogan, 2017.

6. Albert SG, Ariyan S, Rather A. The effect of etomidate on adrenal function in critical illness: a systematic review. Intensive Care Med. 2011;37(6):901-910.
7. Brandão Neto RA, Souza HP, Marino LO, Marchini JFM, Alencar JCG. Medicina de emergência. 17.ed. Santana de Parnaíba: Manole, 2023.
8. Amantéa SL, Piva JP, Zanella MI, Bruno F, Garcia PCR. Acesso rápido à via aérea. J Pediatr. 2003;79(Suppl):S127-S138.
9. Kotani Y, Piersanti G, Maiucci G. Etomidate as an induction agent for endotracheal intubation in critically ill patients: A meta-analysis of randomized trials. J Crit Care. 2023 Apr 29;77:154317.
10. Jabre P, Combes X, Lapostolle F. Etomidate versus ketamine for rapid sequence intubation in acutely ill patients: a multicentre randomised controlled trial. Lancet. 2009 Jul 25;374(9686):293-300.
11. Rørvik K, Husby P, Gramstad L, Vamnes JS, Bitsch-Larsen L, Koller ME. Comparison of large dose of vecuronium with pancuronium for prolonged neuromuscular blockade. Br J Anaesth. 1988 Aug;61(2):180-5.

CAPÍTULO 18

Sequência rápida de intubação

Lucas Oliveira Junqueira e Silva
Rafael Lima Mc Gregor von Hellmann
Geovane Wiebelling
Ian Ward Abdalla Maia

PONTOS IMPORTANTES

- O uso de um agente indutor seguido de bloqueador neuromuscular de ação rápida, com a obtenção imediata de um estado de inconsciência e relaxamento muscular, caracteriza a sequência rápida de intubação.
- Preparação é um dos pontos mais importantes da SRI e deve envolver, sempre que possível, a realização de um *checklist* pré-procedimento.
- A otimização pré-intubação diminui as chances de colapso cardiovascular e óbito peri-intubação.
- O intubador deve, conscientemente, estabelecer e verbalizar os planos A, B e C.
- A pré-oxigenação é essencial para permitir um tempo de apneia seguro e evitar dessaturação durante a intubação.
- Métodos com altas taxas de sucesso, como a videolaringoscopia com *bougie*, devem ser os escolhidos para a primeira tentativa de intubação.

DEFINIÇÃO

A sequência rápida de intubação (SRI) faz referência à administração de um agente indutor seguido imediatamente por um bloqueador neuromuscular (BNM) de ação rápida, a fim de induzir um estado de inconsciência e relaxamento muscular.

INDICAÇÕES

O conceito central da SRI é levar o paciente de um ponto inicial (consciente, em que respira espontaneamente) para um estado de inconsciência com paralisia completa, a fim de, em seguida, realizar a intubação sem a utilização de ventilação entre o período de indução e a primeira laringoscopia. Além disso, o uso de BNM em doses adequadas garante condições de relaxamento muscular consideradas ótimas e, consequentemente, uma visualização durante a laringoscopia mais próxima do ideal. Por isso, considera-se a SRI o método de escolha para as intubações realizadas no departamento de emergência, salvo em algumas situações de via aérea presumidamente difícil.

A SRI tem uma alta taxa de sucesso quando realizada na emergência e está associada a uma diminuição da incidência de eventos adversos periprocedimento. O National Emergency Airway Registry (NEAR) monitora as intubações nos EUA e frequentemente publica seus resultados. Em um desses estudos, baseado em 17.500 intubações em adultos na Emergência, a taxa de sucesso na primeira tentativa foi de 85%, o que é superior a outras técnicas de manutenção da via aérea; a taxa final de sucesso foi de 99,4%. No estudo INTUBE, que avaliou intubações em pacientes graves em 29 países, das quais 21% foram realizadas em departamentos de emergência, a SRI foi o método de escolha em 62,2% dos casos. Em análises iniciais do estudo BARCO, o primeiro registro de intubações em Emergências no Brasil, o sucesso na primeira tentativa de laringoscopia com o uso da SRI se assemelha ao da literatura internacional, atingindo taxas de quase 90% em centros acadêmicos com residência de medicina de emergência.

CONTRAINDICAÇÕES

Não existem contraindicações absolutas à SRI na emergência. Entretanto, o intubador, durante o período de preparação (primeiro dos sete passos da SRI), deve prever situações em que o uso de BNM possa colocá-lo em uma situação de CICO (do inglês *can't intubate, can't oxigenate*; em português, "não intubo, não oxigeno"). Pacientes com preditores de intubação anatomicamente difícil e sinais de que a ventilação de resgate será difícil, como aqueles com algum tipo de massa/tumor na orofaringe, podem se beneficiar da intubação acordado, realizada com o uso da anestesia tópica ou sedação leve, já que, caso o intubador utilize o BNM e não consiga intubar, será difícil ventilar adequadamente. Em cenários clínicos em que o intubador prevê que o paciente não irá tolerar nem mesmo um período curto de apneia (p. ex., acidose metabólica muito grave), deve-se considerar o uso de outras técnicas que não a SRI.

TÉCNICA

Classicamente, a técnica da SRI é dividida em sete passos fundamentais (os 7 Ps da sequência rápida). Esses passos não precisam ocorrer de forma ordenada e, na prática, costumam ocorrer de maneira simultânea. São eles:

1. **P**reparação
2. **P**ré-oxigenação
3. Otimização **P**ré-intubação
4. Indução com **P**aralisia
5. **P**osicionamento
6. **P**assagem e confirmação da intubação
7. Cuidados **P**ós-intubação

Preparação

A preparação é, sem dúvida, uma das pedras angulares na SRI. Essa fase consiste em garantir que todas as etapas do procedimento ocorram da forma mais otimizada e segura possível. Uma das maneiras preconizadas para uma boa preparação é a utilização de um *checklist* pré-intubação. Apesar de uma metanálise recente não ter demonstrado benefício em mortalidade no uso de *checklist* nas intubações, alguns ensaios clínicos randomizados sugerem que o uso do checklist diminui a carga cognitiva do intubador e está associado a uma menor taxa de erros durante o procedimento. Muitos intubadores utilizam *checklists* mentais próprios, mas o uso sistemático dessa ferramenta por todos os médicos assistentes de um serviço de emergência (como uma espécie de protocolo assistencial) pode diminuir a variabilidade de condutas e a otimização da segurança dos pacientes. Na Emergência, muitas vezes o tempo será limitado, porém, com o uso mais frequente do *checklist*, a equipe estará treinada para realizar o procedimento de maneira consistente e rápida. Além disso, são raras as situações em que não há tempo suficiente para fazer uma preparação adequada (p. ex., via aérea *crash*).

Nesse *checklist*, sugere-se que pelo menos os seguintes pontos estejam presentes:

- Informar o procedimento ao paciente.
- Avaliar preditores de via aérea difícil (LEMON, ROMAN, RODS, SMART).
- Posicionar paciente (posição olfativa; rampa para obesos).
- Pré-oxigenar e realizar oxigenação apneica.
- Verbalizar plano de via aérea para a equipe.
- Definir papéis (quem irá intubar, quem irá administrar medicações etc.).
- Solicitar que se use comunicação em alça fechada durante todo o procedimento.
- Garantir monitorização adequada (oximetria, manguitos, capnografia).
- Obter dois acessos venosos adequados.
- Retirar prótese dentária antes da intubação.
- Otimizar hemodinâmica e distúrbios metabólicos.
- Montar aspiração (de preferência com aspirador rígido).
- Testar dispositivo bolsa-válvula-máscara (Ambu®).
- Preparar ventilador (chamar fisioterapeuta, se disponível).
- Escolher drogas e identificá-las adequadamente.
  - Considerar reduzir a dose do indutor e aumentar a dose do bloqueador em situações de risco de colapso hemodinâmico.
- Separar e testar o material de via aérea, incluindo cânula de Guedel, máscara laríngea, laringoscópio (seja videolaringoscópio ou não), lâminas (idealmente ter uma lâmina hiperangulada, caso seja usado videolaringoscópio), tubos traqueais (de pelo menos dois tamanhos disponíveis), seringa de 20 mL, *bougie* ou fio guia e fixador de tubo (Figura 1).
  - Escolher dispositivo com maior chance de sucesso 4na primeira tentativa, de acordo com a experiência do intubador.
- Separar material de cricotireoidostomia (bisturi, *bougie* e tubo 6.0).
- Após a intubação:
  - confirmar com capnografia;
  - checar sinais vitais;
  - elevar a cabeceira;
  - checar ventilação;
  - realizar *debriefing* com a equipe.

Uma das etapas mais importantes da preparação é a verbalização dos planos do médico para toda a equipe. Dessa forma, empodera-se o time a antecipar cada movimento e a alertá-lo caso algo saia diferente do planejado. Uma das armadilhas comuns no manejo da via aérea, por exemplo, é não estabelecer uma estratégia em caso de falha. A seguir, um exemplo de verbalização dos planos:

Plano A: videolaringoscopia (VL) com *bougie* como dispositivo introdutório do tubo

"A primeira tentativa será com VL e *bougie*. Se, em qualquer momento durante a laringoscopia, a saturação de oxigênio cair para menos de 90%, deverá ser feito resgate com bolsa-válvula-máscara (BVM), com auxílio da cânula de Guedel. Após duas tentativas com posicionamento otimizado, laringoscópio ou operador mais experiente, não deverão ser feitas novas tentativas de laringoscopia e iremos prosseguir para o plano B."

Plano B: Resgate com máscara laríngea

"Em caso de dessaturação e impossibilidade de intubação com posicionamento adequado e operador mais experiente, será passada uma máscara laríngea. Se houver melhora da saturação, já realizadas as três tentativas, iremos manter o paciente ven-

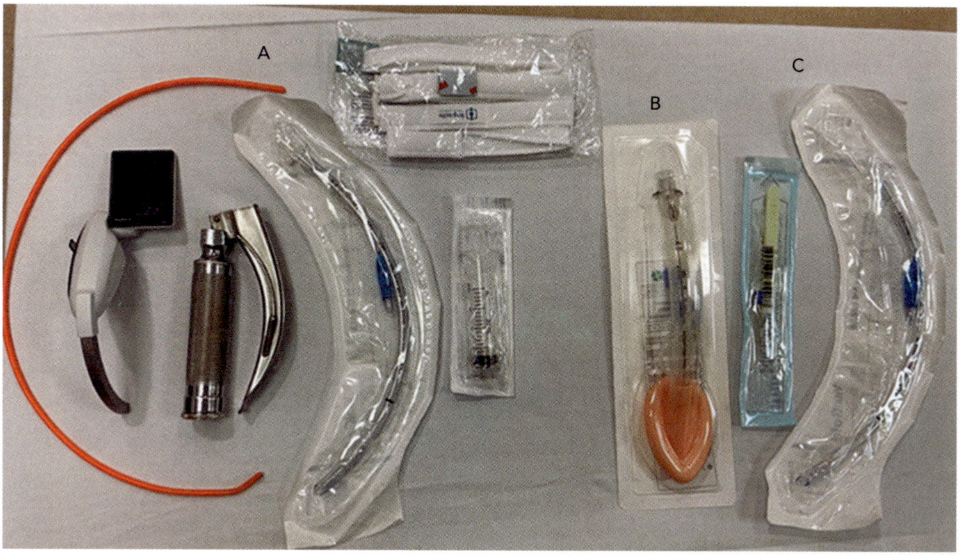

FIGURA 1 Exemplo de mesa de via aérea. Da esquerda para a direita: Plano A. *Bougie*, videolaringoscópio MacGrath, laringoscópio, tubo orotraqueal, fixador do tubo e seringa de 20 mL. Plano B: Máscara laríngea. Plano C: Bisturi e tubo 6.

tilando com a máscara laríngea na ventilação mecânica e acionar equipe especializada para via aérea definitiva via fibroscopia. Se a máscara laríngea não resultar em melhora na saturação e na curva de $EtCO_2$, iremos declarar situação de 'não intubo e não ventilo' e prosseguir para o plano C."

Plano C: Cricotireoidostomia

"Se entrarmos em uma situação de não conseguir intubar e não conseguir ventilar/oxigenar, iremos realizar a cricotireoidostomia com a técnica do bisturi e *bougie*."

Pré-oxigenação

A pré-oxigenação deve ser realizada em todos os pacientes, salvo situações em que o intubador seja forçado a agir. Essa etapa é definida como um procedimento de desnitrogenação dos alvéolos, que consiste em formar uma reserva rica em oxigênio dentro da capacidade residual funcional dos pulmões. O objetivo da pré-oxigenação é criar o maior tempo de apneia seguro para que o intubador ganhe tempo de laringoscopia e minimize a incidência de dessaturação durante o procedimento.

O tempo de apneia seguro é definido como o período em que o paciente consegue permanecer em apneia sem apresentar hipoxemia ($SatO_2 < 90\%$). Fisiologicamente, adultos hígidos toleram maior tempo de apneia sem dessaturar, enquanto pacientes graves, com menos reserva, tendem a dessaturar muito mais rápido. Em estudos de anestesia com adultos hígidos bem pré-oxigenados, por exemplo, há relatos de tempo de apneia seguro de até 10 minutos, enquanto em pacientes com insuficiência respiratória na emergência esse tempo pode ser menor que 1 minuto, muitas vezes poucos segundos. Alguns perfis específicos, como obesos e crianças, mesmo que não apresentem patologias graves, também têm menos tempo de apneia (Figura 2).

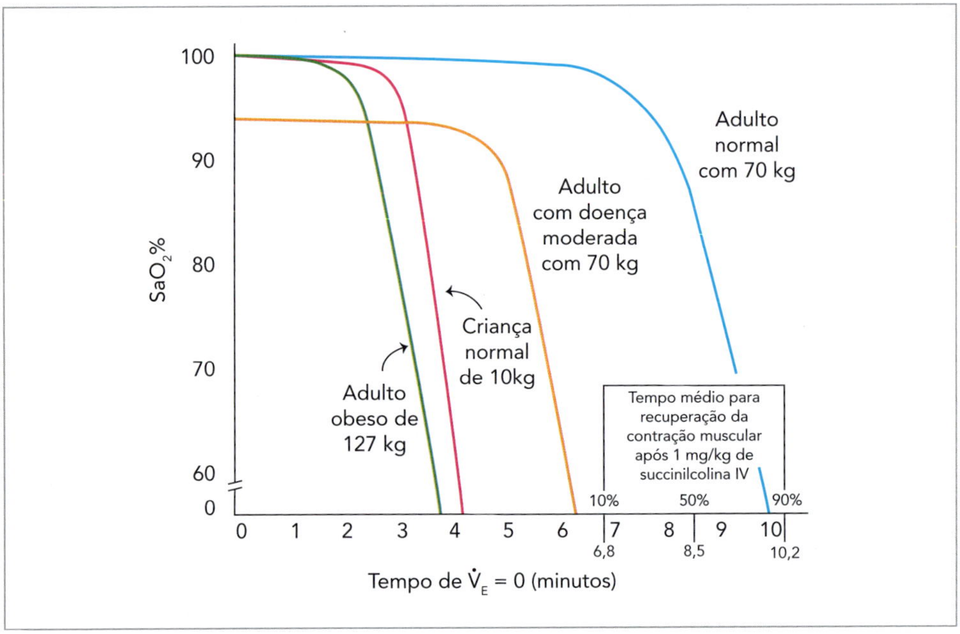

FIGURA 2 Tempo para dessaturação em vários tipos de pacientes.
Fonte: adaptada de Benumof J, Dagg R, Benumof R. 1997.

Existem vários métodos para a realização da pré-oxigenação, porém alguns princípios devem ser seguidos:

- tempo de pré-oxigenação de, pelo menos, 3 a 5 minutos, salvo pacientes colaborativos, que consigam realizar oito respirações com máxima exalação seguida de máxima inspiração;
- fornecimento de FiO_2 o mais próximo possível de 100%;
- saturação de pelo menos 95%.

Para que seja fornecida FiO_2 mais próxima possível de 100%, sugere-se o uso de máscara não reinalante (MNR) ou bolsa-válvula-máscara bem acoplada e com fluxo máximo de oxigênio (*flush rate* no caso da MNR; para isso, abre-se a válvula de oxigênio ao máximo). Para casos em que há necessidade de recrutamento alveolar para uma pré-oxigenação adequada (p. ex., pacientes com síndrome da angústia respiratória aguda [SARA] grave), a utilização da ventilação não invasiva com PEEP pode ser uma boa opção para otimizar ao máximo a oxigenação pré-intubação. Para a pré-oxigenação, o paciente deve estar, idealmente, com a cabeceira elevada a 20º ou sentado. Para pacientes imobilizados por possível lesão espinhal, a posição de Trendelenburg reversa pode ser utilizada.

Além da pré-oxigenação, a oxigenação apneica também aumenta o tempo de apneia seguro durante a intubação. Essa técnica consiste em fornecer oxigênio via cânula nasal durante o período de apneia, enquanto o intubador realiza a laringoscopia. Existem diversos estudos experimentais, tanto em animais quanto em seres humanos, demonstrando que a oxigenação acontece mesmo em estados de apneia. Para corroborar seu uso na prática clínica, uma metanálise de Silva et al., publicada no *Annals of Emergency Medicine*, mostrou que essa técnica está associada a uma menor incidência nas taxas de dessaturação e a aumento da taxa de sucesso de intubação na primeira tentativa (provavelmente porque fornece mais tempo de apneia seguro sem dessaturação para o intubador). Dois métodos são preconizados: a) cânula nasal simples com fluxo de 15 L/min; b) cânula nasal de alto fluxo (CNAF) com 60 a 70 L/min. A vantagem do CNAF é que esse método também pode ser usado para pré-oxigenação, o que facilita sua implementação, já que o paciente realiza tanto a pré-oxigenação quanto oxigenação apneica com o mesmo dispositivo. Para a realização de oxigenação apneica com cânula nasal simples em locais que não possuem duas fontes de oxigênio na parede (inevitavelmente, uma fonte estará ligada ao dispositivo de pré-oxigenação), sugere-se utilizar o cilindro de transporte de oxigênio.

Otimização pré-intubação

Com vistas a diminuir a chance de instabilidade hemodinâmica e de parada cardiorrespiratória pós-intubação, é essencial, sempre que possível, realizar a otimização fisiológica. Alterações comuns em pacientes graves na Emergência, como hipotensão, acidose metabólica grave e insuficiência de ventrículo direito, precisam ser tratadas agressivamente antes da intubação, a fim de diminuir a probabilidade de complicações. Mais informações sobre a otimização fisiológica pré-intubação são descritos no Capítulo "Via aérea fisiologicamente difícil".

Indução com paralisia

O sucesso da SRI parte da premissa de que será feita a indução com paralisia e administração virtualmente simultânea, por via endovenosa (em bólus), de um agente indutor e de um bloqueador neuromuscular. Diversos estudos, tanto no cenário da anestesiologia quanto na Emergência, mostram que o uso do bloqueador neuromuscular melhora as condições da laringoscopia (aumentam a porcentagem de graus 1 ou 2A na classificação Cormack-Lehane) e aumentam as taxas de sucesso da intubação na primeira tentativa.

Os agentes indutores mais recomendados para uso em pacientes graves são a cetamina e o etomidato, ambos com maior cardioestabilidade.

Os bloqueadores neuromusculares que permitem alcançar condições satisfatórias de bloqueio rapidamente são a succinilcolina e o rocurônio. A succinilcolina é mais comumente utilizada no departamento de emergência, porém, tendo em vista o perfil de segurança do rocurônio, o uso dessa droga vem aumentando progressivamente. Um ponto importante no uso mais frequente do rocurônio é a necessidade de esperar o seu início de ação (40 a 60 segundos) para que se obtenha o relaxamento esperado e a necessidade de iniciar a sedação contínua logo após a intubação, com vistas a reduzir a chance de consciência (*awareness*) enquanto o paciente esteja paralisado.

Em pacientes com choque circulatório em curso, com necessidade imediata de uma via aérea definitiva, recomenda-se a redução pela metade da dose dos sedativos, pois todos os indutores podem contribuir com hipotensão. No entanto, nesses casos, dobra-se a dose de bloqueador neuromuscular, já que, em razão da hipotensão, é necessária uma maior quantidade de medicação para causar o mesmo nível de bloqueio neuromuscular.

Mais detalhes sobre a farmacologia e doses dos fármacos são abordados no Capítulo "Farmacologia no manejo da via aérea".

Posicionamento

O posicionamento é uma das etapas mais negligenciadas antes da intubação e frequentemente a razão de uma visualização glótica não ideal durante a laringoscopia

A posição do farejador ou olfativa (*sniffing*), que demanda hiperextensão do pescoço e elevação da cabeça, melhora a visualização da glote. Essa posição é recomendada para a maioria dos pacientes, salvo se houver alguma contraindicação (p. ex., suspeita de lesão cervical).

Em pacientes obesos, o uso de uma rampa para alinhar o meato acústico com o manúbrio esternal melhora a visualização da via aérea e deve ser realizado sempre que possível, a fim de otimizar o sucesso da intubação na primeira tentativa (Figura 3). Da mesma forma que a posição de rampa, a posição BUHE (*back up, head elevated*) pode ser obtida elevando a cabeceira da maca a aproximadamente 25º, obtendo o mesmo alinhamento (Figura 4).

Passagem e confirmação da intubação

Os detalhes sobre a técnica de laringoscopia, incluindo o mnemônico criado por George Kovacs para sistematizar os passos da intubação orotraqueal (epiglotoscopia, valeculoscopia, laringoscopia e intubação) são descritos nos Capítulos "Laringoscopia Direta" e "Videolaringoscopia". Idealmente, o intubador deve escolher o método com a maior taxa de sucesso em seu meio. Vários estudos recentes mostraram que a intubação

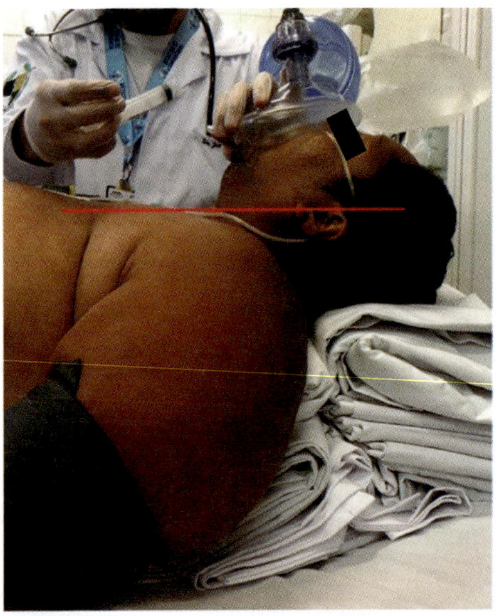

FIGURA 3 Posição de rampa utilizada para otimizar o posicionamento de pacientes obesos. Note o alinhamento entre o meato acústico e o esterno.

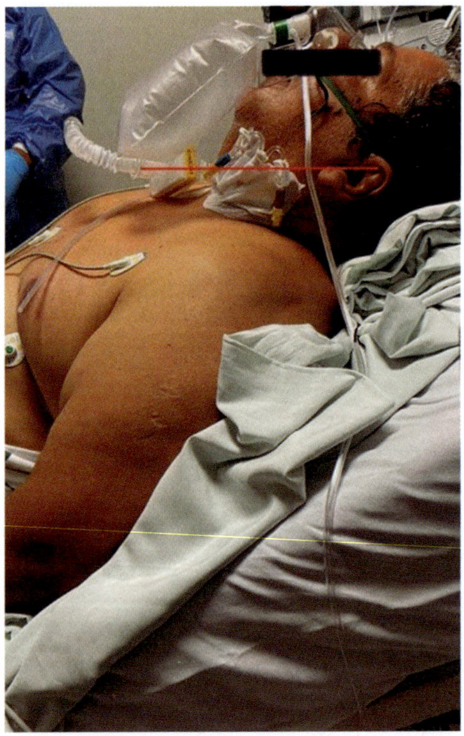

FIGURA 4 Posição BUHE *(bed up, head elevated)*, obtida com elevação da cabeceira do leito e coxim occipital, tendo por fim o alinhamento do meato acústico com o esterno.

com VL com o uso de *bougie* como dispositivo auxiliar está associada a altíssimas taxas de sucesso na primeira tentativa, minimizando ao máximo os efeitos colaterais de múltiplas tentativas. Ainda que a VL e o *bougie* sejam vistos por muitos como métodos para intubações presumidamente difíceis, sua utilização em todas as intubações permite que o intubador fique ainda mais proficiente e pronto para lidar com cenários atípicos e desafiadores no manejo da via aérea.

Idealmente, a confirmação da intubação deve ser feita por capnografia com forma de onda, que confirma o posicionamento do tubo na traqueia por meio de cinco ondas semelhantes, mantendo o valor de $ETCO_2$. Outros métodos incluem expansão da caixa torácica, ausculta, visualização de condensação no tubo, radiografia de tórax e ultrassonografia, todos esses menos acurados que a capnografia. As diretrizes britânicas do NAP4 inclusive enfatizam a necessidade de utilizar a capnografia para confirmação da intubação, já que esse é um dos erros mais comuns e associado a uma grande taxa de morbimortalidade.

Cuidados pós-intubação

O procedimento só está completo quando a posição adequada do tubo for confirmada e o paciente estiver conectado à ventilação mecânica, sincrônico e com sedação contínua iniciada. Estudos recentes mostram que a prevalência de *awareness* da paralisia na emergência gira em torno de 3 a 4%, sendo esse risco maior quando o rocurônio é utilizado como bloqueador neuromuscular, já que esse medicamento possui duração mais prolongada. Por esse motivo, a sedação contínua deve ser preparada antes da intubação e iniciada imediatamente após.

Verificação dos sinais vitais, elevação da cabeceira e checagem da ventilação são passos obrigatórios nos cuidados pós-intubação. Após a confirmação da intubação e antes de realizar esses passos, a equipe médica costuma se afastar do paciente. No entanto, são nos 15 minutos iniciais que a maioria das complicações hemodinâmicas acontecem. Assim, recomenda-se a presença ininterrupta da equipe e a aferição constante dos sinais vitais (uma dica é configurar o monitor para aferir automaticamente a cada 2 ou 5 minutos).

A radiografia de tórax deve ser solicitada para todos os pacientes, sendo útil para avaliar o posicionamento do tubo (idealmente, de 2 a 4 cm acima da carina). Além disso, também ajuda na identificação de complicações pós-intubação, como o pneumotórax. Estudos mais recentes sugerem que a ultrassonografia à beira-leito poderia substituir a radiografia tanto na confirmação do posicionamento do tubo quanto na identificação de pneumotórax, inclusive sendo esse método mais acurado que a radiografia.

Mais detalhes sobre cuidados pós-intubação são encontrados no Capítulo "Manejo do paciente pós-intubação".

CONSIDERAÇÕES FINAIS

A SRI é a técnica de escolha em grande parte das intubações de emergência. A preparação para a intubação é fundamental, principalmente no que diz respeito à comunicação com a equipe. A pré-oxigenação deve ser sempre maximizada e as drogas devem ser adequadamente selecionadas e dosadas, com base no perfil do paciente. A otimização da posição é importantíssima, e a confirmação com capnografia é o padrão-ouro. A utilização de um *checklist* pode diminuir a sobrecarga cognitiva não somente do médico, mas também de toda a equipe. É fundamental reconhecer as limitações da SRI para que os pacientes não sejam prejudicados.

LITERATURA RECOMENDADA

1. Brown III CA, Sakles JC, Mick NW, Mosier JM, Braude DA (eds.). The Walls manual of emergency airway management. 6.ed. Philadelphia: Lippincott Williams & Wilkins, 2022.
2. Brown CA. Rapid sequence intubation for adults outside the operating room. UpToDate. Disponível em: <https://www.uptodate.com/contents/rapid-sequence-intubation-for-adults-outside-the-operating-room>. Acesso em: 1 mar. 2023.
3. Weingart SD, Levitan RM. Preoxygenation and prevention of desaturation during emergency airway management. Ann Emerg Med. 2012;59(3):165-175.e1.
4. Turner JS, Bucca AW, Propst SL, Ellender TJ, Sarmiento EJ, Menard LM et al. Association of checklist use in endotracheal intubation with clinically important outcomes: a systematic review and meta-analysis [published correction appears in JAMA Netw Open. 2020;3(7):e2016899]. JAMA Netw Open. 2020;3(7):e209278.
5. Cabrini L, Landoni G, Redaelli MB, Saleh O, Votta CD, Fominsky E et al. Tracheal intubation in critically ill patients: a comprehensive systematic review of randomized trials [published correction appears in Crit Care. 2019 Oct 21;23(1):325]. Crit Care. 2018;22(1):6.
6. Hansel J, Rogers AM, Lewis SR, Cook TM, Smith AF. Videolaryngoscopy versus direct laryngoscopy for adults undergoing tracheal intubation. Cochrane Database Syst Rev. 2022;4(4):CD011136.
7. Frerk C, Mitchell VS, McNarry AF, Mendonça C, Bhagrath R, Patel A et al. Difficult Airway Society 2015 guidelines for management of unanticipated difficult intubation in adults. Br J Anaesth. 2015;115(6):827-848.
8. Lundstrøm LH, Duez CH, Nørskov AK, Rosenstock CV, Thomsen JL, Møller AM et al. Avoidance versus use of neuromuscular blocking agents for improving conditions during tracheal intubation or direct laryngoscopy in adults and adolescents. Cochrane Database Syst Rev. 2017;5(5):CD009237.
9. Levin NM, Fix ML, April MD, Arana AA, Brown CA 3rd; NEAR Investigators. The association of rocuronium dosing and first-attempt intubation success in adult emergency department patients. CJEM. 2021;23(4):518-527.
10. Tran DT, Newton EK, Mount VA, Lee JS, Wells GA, Perry JJ. Rocuronium versus succinylcholine for rapid sequence induction intubation. Cochrane Database Syst Rev. 2015;2015(10):CD002788.
11. Levitan RM, Mechem CC, Ochroch EA, Shofer FS, Hollander JE. Head-elevated laryngoscopy position: improving laryngeal exposure during laryngoscopy by increasing head elevation. Ann Emerg Med. 2003;41(3):322-330.
12. Mosier J, Reardon RF, DeVries PA, Stang JL, Nelsen A, Prekker ME et al. Time to loss of preoxygenation in emergency department patients. J Emerg Med. 2020;59(5):637-642.
13. Driver BE, Semler MW, Self WH, Ginde AA, Trent SA, Gandotra S et al. Effect of use of a bougie vs endotracheal tube with stylet on successful intubation on the first attempt among critically ill patients undergoing tracheal intubation: a randomized clinical trial. JAMA. 2021;326(24):2488-2497.
14. Ångerman S, Kirves H, Nurmi J. A before-and-after observational study of a protocol for use of the C-MAC videolaryngoscope with a Frova introducer in pre-hospital rapid sequence intubation. Anaesthesia. 2018;73(3):348-355.
15. Silva LO, Cabrera D, Barrionuevo P, Johnson RL, Erwin PJ, Murad MH et al. Effectiveness of apneic oxygenation during intubation: a systematic review and meta-analysis. Ann Emerg Med. 2017;70(4):483-494.e11.

CAPÍTULO 19

Sequência prolongada de intubação

Felipe Ferreira Gonçalves
Marcela de Rezende e Karnikowski
Júlio César Garcia de Alencar

PONTOS IMPORTANTES

- A sequência prolongada de intubação (SPI), do inglês *delayed sequence intubation*, consiste na aplicação de sedação procedimental, em que o procedimento em questão é a pré-oxigenação, a fim de garantir a colaboração do paciente e proporcionar tempo necessário para a pré-oxigenação.
- A SPI está indicada em pacientes com controle da via aérea e *drive* respiratório, porém com dificuldade de pré-oxigenação, geralmente por agitação.
- A droga de escolha é a cetamina, por conta de suas propriedades dissociativas, em dose de 1 mg/kg.

INTRODUÇÃO

Parada cardiorrespiratória é uma complicação que ocorre em 1 a 3% de todas as intubações realizadas em pacientes críticos. Dos cinco fatores mais associados ao evento, três são modificáveis: pressão arterial sistólica < 90 mmHg, hipoxemia pré-intubação e não realização de pré-oxigenação. Assim, identificar e corrigir possíveis fatores de descompensação antes do procedimento é fundamental para garantir a segurança dos pacientes.

A pré-oxigenação objetiva prolongar o período seguro de apneia a partir do aumento de saturação da hemoglobina e também da oxigenação da capacidade residual funcional pulmonar. No entanto, pré-oxigenar pode ser uma tarefa desafiadora em pacientes críticos, sobretudo naqueles com quadros de agitação psicomotora. Hipotensão, hipoxemia ou outras situações de estresse agudo fisiológico ou induzido por drogas podem se apresentar como agitação e, nesses casos, a pré-oxigenação convencional pode não ser uma opção, principalmente pela incapacidade de o paciente colaborar ou tolerar o procedimento de forma adequada.

A despeito da literatura científica escassa avaliando a sua aplicabilidade, a sequência prolongada de intubação (SPI), do inglês *delayed sequence intubation*, parece ser uma forma segura e eficaz de pré-oxigenar pacientes agitados no departamento de emergência (DE), podendo, por vezes, ser uma técnica capaz de modificar a decisão de intubar, em razão dos resultados obtidos com a otimização da oxigenação dos pacientes.

DEFINIÇÃO

Inicialmente descrita por Scott D. Weingart em 2015, a SPI resume-se a uma pausa entre os tempos da indução anestésica e do bloqueio neuromuscular, para que se possa realizar a pré-oxigenação de forma otimizada em pacientes agitados ou com dificuldade de atingir níveis de saturação periférica de oxigênio ($SatO_2$) seguros para a realização da intubação, reduzindo, assim, o risco de complicações decorrentes da hipoxemia.

A SPI não consiste em uma mudança na maneira como as medicações da sequência rápida de intubação (SRI) são administradas. Também não é uma variação ou uma substituição à SRI. Trata-se, sim, da aplicação de sedação procedimental, em que o procedimento em questão é a pré-oxigenação, utilizando-se um agente sedativo-hipnótico e analgésico de escolha, a fim de garantir a colaboração do paciente e proporcionar o tempo necessário para a pré-oxigenação.

TÉCNICA

Assim como na SRI, deve-se preparar todo o material necessário antes de iniciar o procedimento. Em situações em que o paciente esteja muito agitado e hipoxêmico, pode-se realizar o sedativo concomitantemente ao preparo do restante do material (Figura 1).

A droga de escolha é a cetamina, em virtude de suas propriedades dissociativas e analgésicas, em dose de 1 mg/kg. Pode ser administrada uma dose adicional de 0,5 mg/kg, caso o estado dissociativo desejado não seja alcançado. A infusão deve ser feita ao longo de 60 segundos para que não ocorra apneia temporária.

Em doses adequadas, a cetamina produz um estado de sedação dissociativa, em que o paciente permanece de olhos abertos, podendo apresentar nistagmo e alguns movimentos involuntários, associados a um efeito de profunda analgesia, tornando o paciente

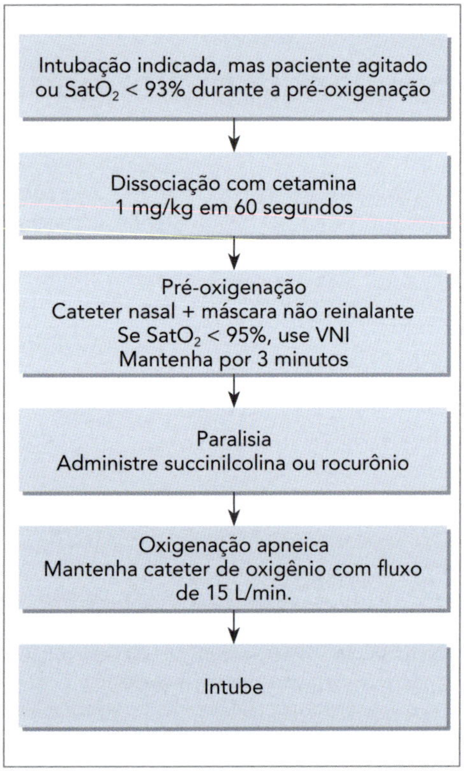

FIGURA 1 Algoritmo da sequência prolongada de intubação. $SatO_2$: saturação periférica de oxigênio, VNI: ventilação não invasiva.

mais colaborativo aos procedimentos necessários. Além disso, a cetamina preserva o *drive* ventilatório do paciente, os reflexos de proteção de via aérea e produz broncodilatação, consequentemente reduzindo a resistência das vias aéreas.

Como alternativa à cetamina, há relatos de uso da dexmedetomidina, com infusão de 1 μg/kg durante 10 minutos.

Após a administração da cetamina e a obtenção do estado dissociativo desejado, com o paciente mais tranquilo e colaborativo, posiciona-se o paciente em posição semissentada, com a cabeceira elevada em ao menos 30°. Em casos de trauma, quando não se pode mobilizar a coluna vertebral do doente, admite-se posição de Trendelenburg reversa na mesma angulação.

A seguir, realiza-se a pré-oxigenação com máscara não reinalante em *flush rate*. Quando não for possível atingir $SatO_2 > 95\%$, deve-se instalar ventilação não invasiva (VNI), que deve ser ajustada em modo CPAP, com FiO_2 100% e PEEP 5-15 cmH_2O. A escolha inicial do dispositivo de oxigenação pode ser individualizada; por exemplo, é amplamente reconhecido o benefício da VNI em pacientes portadores de doença pulmonar obstrutiva crônica (DPOC) e, nesses casos, a pré-oxigenação deve se dar, inicialmente, por meio desse dispositivo.

Após o paciente alcançar $SatO_2 > 95\%$, mantém-se a pré-oxigenação por cerca de três minutos. A partir desse momento, deve-se prosseguir com os passos habituais da SRI, com o paciente devidamente pré-oxigenado. Sugere-se a manutenção da oxigenação apneica durante o procedimento.

DICAS PRÁTICAS

A obtenção de um acesso venoso pode ser particularmente difícil em pacientes agitados. A cetamina pode ser administrada por via intramuscular, na dose de 2 a 5 mg/kg, podendo ser repetida após 5 a 10 minutos, em caso de sedação insuficiente.

A apneia relacionada à infusão rápida de cetamina é, em geral, autolimitada, porém, em se tratando de pacientes instáveis do ponto de vista cardiopulmonar, mesmo esse breve período pode ser danoso. A equipe deve estar preparada para agir nessas situações.

Outra indicação da SPI menos discutida é a necessidade de procedimentos antes da intubação, como a passagem de sonda nasogástrica.

LITERATURA RECOMENDADA

1. Brown III CA, Sakles JC, Mick NW. The Walls – Manual of emergency airway management. 5.ed. Philadelphia: Wolters Kluwer, 2018.
2. Dargin J, Medzon R. Emergency department management of the airway in obese adults. Ann Emerg Med. 2010;56(2):95-104.
3. Weingart SD, Trueger NS, Wong N, Scofi J, Singh N, Rudolph SS. Delayed sequence intubation: a prospective observational study. Ann Emerg Med. 2015;65(4):349-355.
4. Jarvis JL, Gonzales J, Johns D, Sager L. Implementation of a clinical bundle to reduce out-of-hospital peri-intubation hypoxia. Ann Emerg Med. 2018;72(3):272-279.e1.
5. Weingart SD. Preoxygenation, reoxygenation, and delayed sequence intubation in the emergency department. J Emerg Med. 2011;40(6):661-667.
6. Merelman AH, Perlmutter MC, Strayer RJ. Alternatives to rapid sequence intubation: contemporary airway management with ketamine. West J Emerg Med. 2019;20(3):466-471.
7. Hurth KP, Jaworski A, Thomas KB, Kirsch WB, Rudoni MA, Wohlfarth KM. The reemergence of ketamine for treatment in critically ill adults. Crit Care Med. 2020;48(6):899-911.
8. Heydari F, Gholamian A, Zamani M, Majidinejad S. Effect of intramuscular ketamine versus haloperidol on short-term control of severe agitated patients in emergency department; a randomized clinical trial. Bull Emerg Trauma. 2018;6(4):292-299.
9. Mankowitz SL, Regenberg P, Kaldan J, Cole JB. Ketamine for rapid sedation of agitated patients in the prehospital and emergency department settings: a systematic review and proportional meta-analysis. J Emerg Med. 2018;55(5):670-681.

CAPÍTULO 20

Intubação acordado

Erik Laurin
Felipe Bortoleto
Pedro Barbieri

PONTOS IMPORTANTES

- A intubação com paciente acordado demanda um tempo superior ao da sequência rápida de intubação. Portanto, é necessário que o paciente tolere ao menos 10-20 minutos em respiração espontânea.
- Nos últimos anos, o aparecimento do videolaringoscópio (VL) e do endoscópio flexível (EF) no departamento de emergência tem crescido no Brasil, o que tem permitido o treinamento de diversos profissionais pelo país.
- A região anterior da língua não é sensível à pressão e normalmente não precisa ser anestesiada. Já a região posterior da orofaringe e hipofaringe é inervada por ramos do nervo glossofaríngeo, bastante sensíveis ao toque e à pressão.
- Tratando-se de um procedimento realizado na emergência, o objetivo é torná-lo o mais simples e eficiente possível. Portanto, recomenda-se a utilização de lidocaína 2% solução líquida e 5% solução em pomada para garantir uma ação de início em 2-5 minutos com duração de 20-40 minutos.
- Sob nenhuma circunstância os bloqueadores neuromusculares devem ser administrados antes que o TOT esteja na traqueia.

INTRODUÇÃO

Embora a técnica de intubação acordado seja raramente utilizada no manejo da via aérea no departamento de emergência, é de suma importância nos casos em que há preditores de via aérea difícil. A realidade brasileira expõe o médico emergencista a praticar e estudar laringoscopia direta, usar dispositivos supraglóticos e fazer via aérea cirúrgica. Assim, esse profissional raramente dispõe do conhecimento necessário para realizar anestesia tópica da via aérea e a intubação com paciente acordado. Nos últimos anos, o aparecimento do videolaringoscópio (VL) e do endoscópio flexível (EF) no departamento de emergência tem crescido no Brasil, o que tem permitido o treinamento de diversos profissionais pelo país. Embora ainda poucos disponíveis, esses dispositivos são fundamentais no manejo da via área do paciente acordado.

A intubação com paciente acordado é realizada normalmente utilizando VL ou EF. Quando se utiliza o VL, deve-se ter um bom conhecimento das técnicas de anestesia tópica. Além disso, a técnica com VL é semelhante à técnica com laringoscopia direta, tornando esse método mais familiar. Quando se utiliza a EF, é necessário treinamento prévio. A laringoscopia direta, por realizar maior compressão dos tecidos a fim de anteriorizar a via aérea, gera mais estímulo sensitivo, portanto é menos utilizada.

Procedimentos menos familiares podem gerar maior estresse para quem os performa, especialmente em cenários de instabilidade hemodinâmica e preditores de via aérea difícil. Recomenda-se, no início da curva de aprendizado, empregar a técnica com paciente acordado naqueles doentes colaborativos, com a anatomia da via aérea preservada, preferencialmente em jejum, e que apresentem bons preditores de ventilação com bolsa-válvula-máscara (BVM) caso a técnica acordado falhe. Uma vez familiarizado com a técnica e com experiência suficiente, a aplicação da técnica acordada em cenários mais desafiadores resultará em maior sucesso.

INDICAÇÕES E CONTRAINDICAÇÕES

Existem diversas indicações para quando utilizar a técnica com paciente acordado utilizando VL ou EF. Uma indicação clássica, por exemplo, é o angioedema. Nesse caso, a laringoscopia se torna difícil e a intubação com EF via nasotraqueal se torna uma das poucas alternativas. No entanto, a técnica com paciente acordado utilizando tanto VL quanto EF é indicada sempre que o indivíduo apresentar preditores de laringoscopia difícil e de dificuldade em ser ventilado tanto com BVM quanto dispositivos extraglóticos (DEG). Em outras palavras, se um paciente apresentar preditores de laringoscopia difícil, ele ainda pode ser intubado em sequência rápida. No entanto, o que impera na decisão da técnica com paciente acordado é a possibilidade de reoxigenar em caso de falha da intubação. Em dados coletados em 19.071 departamentos de emergência entre 2016 e 2018, dos pacientes que necessitaram de intubação, apenas 82 (0,4%) foram intubados com a técnica acordada. Destes, o EF foi o mais utilizado, com sucesso de 94%, enquanto o VL apresentou sucesso de 89%. Em outro estudo prévio, entre 2002 e 2012, também no departamento de emergência, 1,1% dos pacientes foram intubados acordados utilizando EF, com sucesso de 74%. Esses dados sugerem que, embora seja infrequente, a técnica com paciente acordado é importante para os médicos emergencistas.

A maioria das intubações acordadas acontece por via nasotraqueal, já que as indicações mais comuns são o angioedema e outras obstruções na via aérea superior, o que torna a intubação por via orotraqueal mais difícil, o Quadro 1 resume as indicações e contraindicações da abordagem nasotraqueal. Mesmo quando há indicação da abordagem por via orotraqueal, a utilização do EF é mais recomendada. Isso decorre do fato de que utilizar o EF é menos desconfortável para o paciente comparado com a técnica utilizando VL. Assim, este capítulo

QUADRO 1 Indicações para a abordagem nasotraqueal

- Angioedema da orofaringe.
- Obstrução de via aérea alta aguda, subaguda ou crônica.
- Deformidades ou artrodese da coluna cervical, impossibilitando sua extensão.
- Trauma cervical com hematoma ou lesão cervical penetrante, de modo que se avalie a via aérea durante o trajeto e reduza a chance de falso lúmen.
- Pequena abertura bucal, micrognatia, macroglossia, obesidade mórbida, Mallampati grau 4.

Contraindicações

- Obstrução progressiva da via aérea com deterioração do quadro clínico.
- Quantidade excessiva de sangue ou secreção da via aérea, comprometendo a visualização durante o procedimento.
- Presença de corpo estranho em região supraglótica com obstrução total ou obstrução parcial caso sua manipulação inadvertida favoreça obstrução total.

terá enfoque na abordagem com EF tanto por via nasotraqueal quanto orotraqueal.

A intubação com paciente acordado demanda um tempo superior ao da sequência rápida de intubação. Portanto, é necessário que o paciente tolere ao menos 10-20 minutos em respiração espontânea. Esse tempo será reservado para preparação e passagem do tubo orotraqueal. Logo, o procedimento não é possível naqueles doentes cujo quadro clínico esteja se deteriorando. A intubação com paciente acordado deve ser realizada de maneira planejada quando usada como primeira estratégia para abordagem da via aérea.

ANATOMIA E ANESTESIA TÓPICA

É imprescindível ter um bom conhecimento da anatomia da via área para anestesiar essa região de forma adequada. A anatomia a ser abordada dependerá do tipo da via de entrada adotada (nasotraqueal ou orotraqueal). Para a via orotraqueal, tanto com VL ou EF, a técnica anestésica é bem semelhante. No caso, se utilizar o VL, devem-se fazer mais bloqueios sensitivos na região da língua, de modo que o paciente aceite de maneira mais confortável a lâmina do VL. Vários métodos são utilizados para a realização de tais bloqueios. Neste capítulo, serão mencionados os principais para a abordagem do médico emergencista.

INTUBAÇÃO NASOTRAQUEAL COM ENDOSCÓPIO FLEXÍVEL

O tubo endotraqueal deve entrar pela narina, passar pelo assoalho nasal paralelo ao septo e abaixo da concha nasal inferior, então irá adentrar a nasofaringe posterior, margeando transversalmente à orofaringe e hipofaringe. Uma vez dentro da laringe, percorrerá na linha mediana por dentro das pregas vocais e terminará na traqueia, próximo à carina. As estruturas percorridas até as pregas vocais devem ser anestesiadas. A nasofaringe é inervada por um ramo do nervo oftálmico, especialmente o nervo etmoidal anterior (septo anterior e fossa nasal superior e lateral), e por um ramo do nervo maxilar, especialmente o nervo esfenopalatino (porção posterior da nasofaringe – Figura 1). Para atingir o bloqueio anestésico de tais ramos nervosos, opta-se por lidocaína na forma atomizada, para que se deposite de maneira uniforme sobre a mucosa. Além da forma atomizada, é possível introduzir um *swab* nasal, embebido de lidocaína pomada 5% ou *spray* 10%, por dentro da fossa nasal em direção a nasofaringe. O restante da via aérea superior será anestesiada da mesma maneira tanto na intubação nasotraqueal quanto na orotraqueal.

INTUBAÇÃO OROTRAQUEAL E NASOTRAQUEAL

A região anterior da língua não é sensível à pressão e normalmente não precisa ser anestesiada. Já a região posterior da orofaringe e hipofaringe é inervada por ramos do nervo glossofaríngeo, bastante sensíveis ao toque e à pressão. Esses ramos costumam ser superficiais à mucosa da base do arco palatofaríngeo, e para bloqueá-los é possível utilizar técnica com agulha ou tópica, sendo a tópica mais utilizada por médicos emergencistas. Um fator determinante para o bloqueio sensitivo dessas regiões é a abertura bucal do paciente. Se estreita, o acesso será feito com lidocaína *spray* em toda a região da oro e hipofaringe. Se ampla, é possível fazer o bloqueio com aplicadores semelhantes a *swab* embebidos de lidocaína pomada, posicionando-os na base do arco palatofaríngeo, em ambos os lados, por 2 minutos, garantindo a absorção da lidocaína pela mucosa.

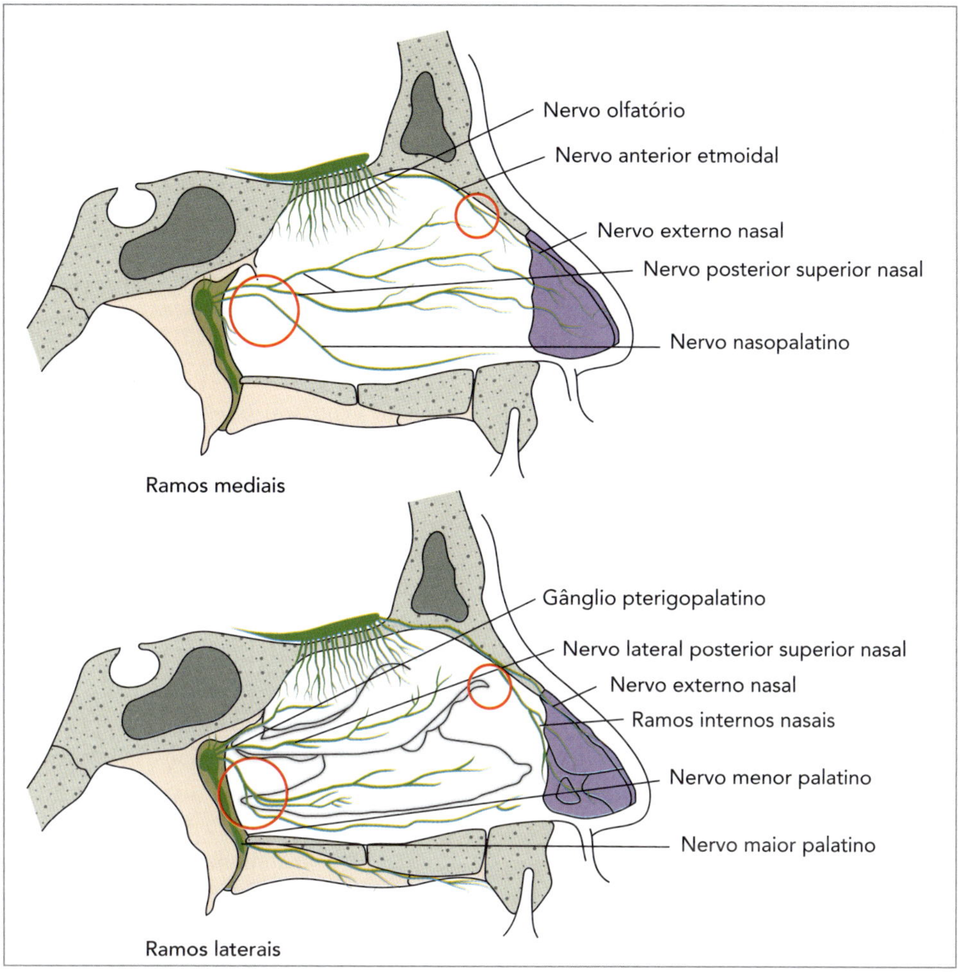

FIGURA 1 Ramos sensitivos da nasofaringe. As áreas em vermelho indicam o local de aplicação da lidocaína para o bloqueio dos nervos etmoidal anterior e esfenopalatino.
Fonte: adaptada de: https://commons.wikimedia.org/wiki/File:Posterior_Superior_Nasal_Nerve.png.

As estruturas da laringe são inervadas pelos ramos internos do nervo laríngeo superior e pelo nervo laríngeo recorrente (ramo do nervo vago). A região sensitiva dos ramos do nervo laríngeo superior pode ser acessada através da valécula. O bloqueio dessa região pode ser realizado tanto com lidocaína *spray* 10% sob visualização direta com endoscópio ou aplicando lidocaína na base da língua com o auxílio de um abaixador de língua. Assim, a lidocaína percorre a região da hipofaringe até chegar na valécula.

O nervo laríngeo recorrente também é responsável pela inervação sensitiva da traqueia. Seu bloqueio é realizado com lidocaína atomizada na forma de aerossol sob visualização direta com endoscópio ou por aplicação de lidocaína líquida através da punção da membrana cricotireóidea, sendo também uma técnica efetiva e segura. A punção normalmente é feita com um dispositivo de cateter sobre a agulha de tamanho 20 G conectado a uma seringa de 10 mL. Utilizam-se de 2 a 4 mL de lidocaína solução injetável 2%. Após anestesiar a pele, deve-se introduzir a agulha realizando aspiração da seringa simultaneamente. Ao notar a saída de ar pela seringa, progride-se o cateter e retira-se a agulha, de modo que o cateter fique posicionado no interior da traqueia. Então, deve-se reconectar a seringa e injetar a lidocaína ao final da expiração. Nesse momento, a tosse produzida pelo paciente irá espalhar a lidocaína por toda a região da traqueia, atingindo seu bloqueio sensitivo.

EQUIPAMENTO

São necessários equipamentos específicos além do endoscópio flexível para intubação com paciente acordado. Exceto o EF, os demais materiais necessários estão normalmente disponíveis no departamento de emergência e não aumentam os custos desse setor hospitalar.

Os equipamentos usados tanto na intubação nasotraqueal quanto na orotraqueal são:

- Endoscópio flexível ≥ 60 cm de extensão.
- Máscara de nebulização.
- Atomizador maleável.
- Abaixador de língua.
- Hastes com ponta de algodão (*swab*).
- Glicopirrolato 0,4 mg IV ou IM.
- Lidocaína 2% solução injetável 6 mL.
- Lidocaína 5% pomada 5 mL.
- Cetamina IV 2 mg/kg aspirado em seringa.

Materiais específicos para nasotraqueal:

- Oximetazolina 0,5 mg/mL *spray* nasal.
- Cânula nasofaríngea 22 F e 26 F.
- Cânula orotraqueal 6,0-7,0 (idealmente com a ponta tipo Parker Flex-Tip®).

Materiais específicos para abordagem orotraqueal:

- Cânula orofaríngea (por exemplo, Berman, Willians e Ovassapian®).
- Cânula orotraqueal 7,0-8,0 (Idealmente com ponta tipo Parker Flex-Tip®).

Endoscópios flexíveis

Além de serem úteis para intubação com paciente acordado, os endoscópios flexíveis são utilizados para fins como detecção de corpos estranhos na orofaringe e avaliação de rouquidão. Para intubação, o comprimento do EF deve ser de pelo menos 60 cm, o que garante uma extensão segura para fixar a cânula orotraqueal na sua extremidade proximal sem comprometer o manuseio e a passagem de sua extremidade distal até a carina. Alguns EF de menor comprimento (30-40 cm) podem auxiliar nas intubações nasotraqueais quando posicionados na narina contralateral, convertendo uma intubação às cegas para uma intubação sob visualização direta.

Basicamente os EF são compostos de duas partes, incluindo a manopla com elemento de comando para direcionamento da câmera, seguido por um tubo de inserção, ou cabo, com uma câmera em sua extremidade distal. Atualmente, alguns modelos de EF permitem uma deflexão de até 180° da câmera em cada direção. Alguns modelos também podem conter canais de inserção de instrumentos por dentro do tubo de inserção, utilizados para sucção e aplicação de medicamentos como lidocaína. O conjunto todo pode ser fabricado tanto para uso único quanto para serem reutilizados após esterilização (Figura 2). No mercado internacional, o custo de ter um EF descartável

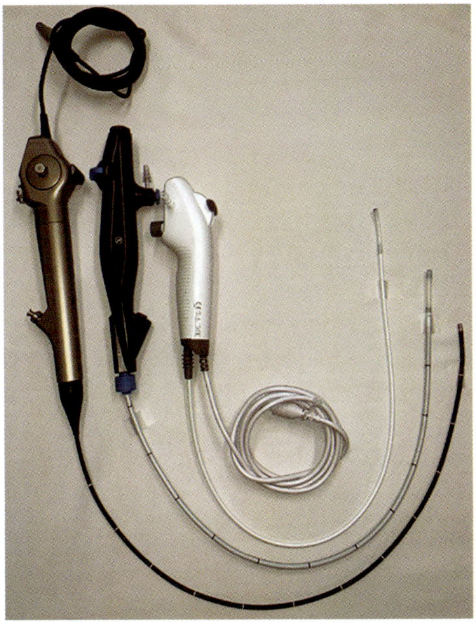

FIGURA 2 Da esquerda para a direita: endoscópio reutilizável e dois endoscópios flexíveis descartáveis utilizados para intubação.

é bem próximo do custo de manutenção e esterilização de um EF reutilizável.

É importante ressaltar que, para intubação, o diâmetro recomendado para o cabo é de 5-6 mm, garantindo firmeza necessária para guiar o tubo sem alterar seu trajeto. Além disso, o tamanho da cânula endotraqueal deve ser de 1-1,5 mm maior que o diâmetro do cabo. Logo, se utilizar um cabo de 5 mm, o tamanho da cânula deve ser de 6-6,5 mm. Tamanhos maiores que 1-1,5 mm geram um *gap* suficiente para alterar o direcionamento do tubo, aumentando a chance de impacto em estruturas da laringe e traqueia (Figura 3).

A formação da imagem se dá tanto através de componentes eletrônicos que transmitem os sinais para uma tela como por visualização direta através de uma ótica na região superior do controle com cursor.

O manuseio do EF exige treinamento prático constante para atingir a proficiência. A maior parte dos médicos emergencistas utiliza a mão dominante no controle com cursor, e a mão não dominante, no cabo em sua região mais distal (Figura 4). No entanto, outros especialistas, como pneumologistas, usualmente utilizam a mão dominante no cabo do EF para manipular instrumentos pelos canais de inserção de instrumentos. Como a intubação não envolve a utilização de instrumentos além da câmera, sucção e aplicação de medicamento, utilizar a mão

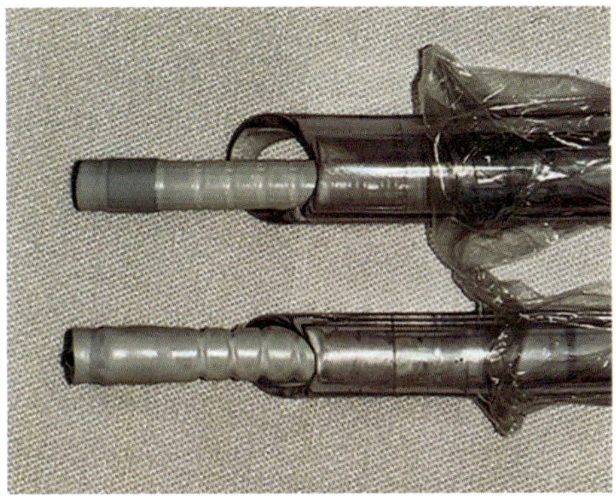

FIGURA 3 O espaço entre o endoscópio flexível e o tubo endotraqueal. Ambos os endoscópios possuem 5 mm de diâmetro, já os tubos endotraqueais possuem 8,0 mm e 6,0 mm.

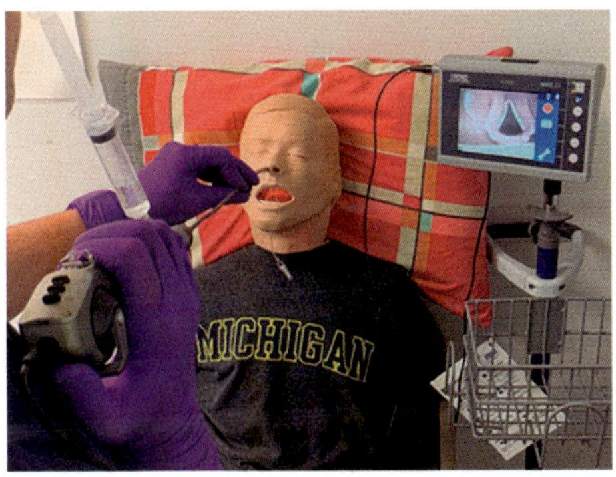

FIGURA 4 Ilustração de posicionamento para intubação com endoscópio flexível. Paciente sentado, mão dominante do intubador segurando o cursor, mão não dominante segurando o endoscópio.

dominante para direcionar o cursor torna-se essencial para o sucesso do procedimento.

Dessa maneira, o profissional que realizará a intubação deve posicionar o EF perto do seu ombro do membro dominante, segurar a manopla com sua mão dominante e o cabo em sua extremidade distal com os dedos polegar e indicador da mão não dominante. Os movimentos realizados pela mão dominante basicamente são de rotação do punho de modo a rotacionar a imagem e, com o polegar, alterar a direção da câmera. Deve-se garantir que o cabo esteja esticado por completo, para não haver perda do ângulo rotacional. Esse posicionamento promove o avanço e retração do cabo quando necessário.

Lidocaína

Existem muitas técnicas e medicamentos para anestesiar a via aérea. Tratando-se de um procedimento realizado na emergência, o objetivo é torná-lo o mais simples e eficiente possível. Portanto, recomenda-se a utilização de lidocaína 2% solução líquida e 5% solução em pomada para garantir uma ação de início em 2-5 minutos com duração de 20-40 minutos. No Brasil, a lidocaína em pomada na concentração de 5% é facilmente encontrada em farmácias e saborizadas que facilitam o aceite pelo paciente. A Figura 5 mostra a lidocaína 5% disponível no Brasil. A apresentação da lidocaína a 1% não é recomendada, devido à sua menor efetividade em criar um bloqueio suficiente para tolerar o procedimento.

O anestésico tópico é rapidamente absorvido pela mucosa da via aérea. No entanto, a absorção sistêmica dependerá de alguns fatores, como vascularização da mucosa, dos agentes secativos utilizados no procedimento, da quantidade de lidocaína deglutida e da forma como o anestésico é administrado.

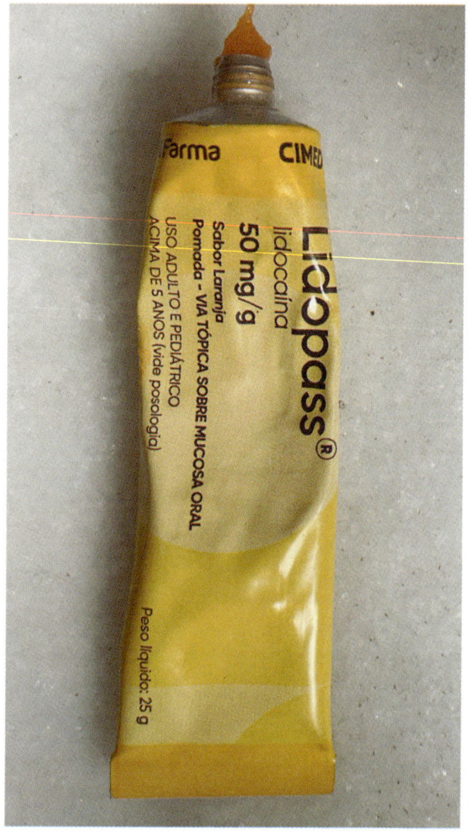

FIGURA 5 Lidocaína na apresentação em pomada 5% usada para a anestesia tópica da via aérea.

Cerca de um terço da lidocaína administrada por via oral na sua forma líquida ou pomada é absorvida sistemicamente através da mucosa. Já a lidocaína administrada na sua forma em aerossol terá maior absorção sistêmica por atingir diretamente os alvéolos, embora parte seja exalada pelo paciente. Logo, independente da formulação da lidocaína, sua ação sistêmica será mínima. Mesmo assim, recomenda-se utilizar no máximo 4-8,2 mg/kg de lidocaína para evitar qualquer tipo de intoxicação, priorizando as doses mais baixas para hepatopatas e cardiopatas.

Existem na literatura alguns relatos de caso de laringoespasmo e obstrução da via aérea relacionado à administração de lidocaína tópica. Casos assim são raros, e os mecanismos não são bem compreendidos. Portanto, quando utilizar lidocaína tópica, o profissional que fará o procedimento deverá estar ciente dos riscos e preparado para intubar ou intervir cirurgicamente de forma imediata, caso necessário.

Glicopirrolato, atropina e escopolamina

Agentes secativos como glicopirrolato, atropina e escopolamina são efetivos na redução das secreções da boca e via aérea, permitindo maior absorção da anestesia tópica. De todos esses agentes, o glicopirrolato é o mais efetivo na ação secativa. A atropina não é tão efetiva, e a escopolamina pode causar sonolência ou agitação. A dose do glicopirrolato é de 0,2-0,4 mg/kg intravenoso ou intramuscular. Quando realizado intravenoso, tem início da ação em 1 minuto e pico em 15 minutos. Se realizado intramuscular, o início de sua ação é de 15 minutos. Se não estiver disponível, a atropina pode ser usada na dose de 0,5 mg IV.

Atomizador

Os atomizadores são dispositivos para criar partículas de 50-100 μm de diâmetro, em contraste com os nebulizadores, que geram partículas de 1-30 μm. Por serem maiores, essas partículas "atomizadas" possuem maior facilidade de se depositarem acima das cordas vocais, promovendo a anestesia da região. Já as partículas menores geradas pelos nebulizadores passam as cordas vocais e chegam aos alvéolos e são absorvidas sistemicamente, podendo gerar efeitos sistêmicos não desejados. Existem diversas formas de atomizadores, já que são utilizados para atingir regiões como faringe, hipofaringe e laringe. Os modelos mais empregados são os atomizadores maleáveis (Figura 6) e em "formato de cogumelo".

PREPARAÇÃO E POSICIONAMENTO DO PACIENTE

A preparação adequada do paciente é fundamental para o sucesso na intubação acordado. Como há tempo disponível e o paciente respira espontaneamente, a comunicação entre o intubador e o paciente é importante.

Em primeiro lugar, os pacientes com dispneia sentem-se mais confortáveis sentados em vez de deitados. A intubação com um endoscópio flexível geralmente é ensinada com o paciente na maca, com a cabeceira elevada e o intubador de frente para o indivíduo. A intubação acordado por videolaringoscopia, por outro lado, geralmente é feita por trás da cabeça do paciente, em uma posição de intubação clássica. ou pelo lado esquerdo do paciente desde que a maca do paciente consiga abaixar a uma altura em que o ombro do intubador esteja alinhada com a cabeça do paciente. Então, o intubador passa o braço direito por trás da cabeça do paciente e o braço esquerdo manuseia o VL, deixando a mão direita para a passagem do

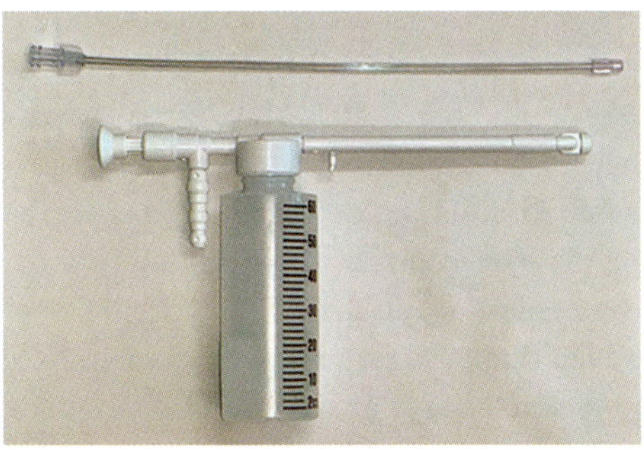

FIGURA 6 Dois tipos de atomizadores utilizados para aplicar lidocaína na forma de aerossol na mucosa da via aérea.

tubo. O posicionamento face a face melhora a comunicação, pois há contato visual durante o procedimento e comandos e *feedback* podem ser facilmente entendidos. Também é uma boa posição para o endoscópio flexível, pois o dispositivo assume uma curva gradual em forma de "C" para entrar na via aérea, o que permite mais precisão e controle rotacional da extremidade distal do endoscópio. Em contrapartida, quando posicionado na cabeceira do paciente, o endoscópio assume uma curva em formato de "S".

Em segundo lugar, deve-se explicar e repassar a técnica com o paciente para um bom alinhamento de expectativas. O paciente deve ser informado de que a lidocaína tem um gosto desagradável e pode causar náusea. Tenha um saco para êmese, aspiração e lençóis prontos. Avise o paciente de que a sua sensibilidade será reduzida com a lidocaína, mas uma anestesia total e completa raramente é alcançada. A intubação ainda poderá ser desconfortável, mas a adição de mais anestésicos tópicos e medicamentos sistêmicos a tornarão tolerável. Uma vez que o tubo endotraqueal estiver na traqueia e fixado, o paciente será devidamente sedado.

Terceiro, a ergonomia é importante para o conforto do intubador e facilitar o procedimento. Para a intubação com EF, o intubador deve se posicionar no lado e mais a frente do paciente que permita à sua mão dominante (segurando o manete do EF) estar posicionada sobre as pernas do indivíduo na cama e se aproximando do rosto dele pela linha média. Por exemplo, um intubador destro deve estar do lado direito do paciente, com a mão direita segurando o EF, para que ele possa facilmente alcançar a linha média e se aproximar do paciente. Manter tudo na linha média – o EF, as mãos do intubador e a cabeça e o pescoço do paciente – ajuda a simplificar a visualização das estruturas das vias aéreas. O monitor deve estar no lado oposto da cama, para que haja uma linha de visão direta entre o intubador, o rosto do paciente e o monitor.

Quarto, outras pessoas devem estar disponíveis para ajudar. Um assistente segura o tubo orotraqueal (TOT) no nariz ou na boca do paciente enquanto o EF é inserido. Outros assistentes devem estar prontos para conter a cabeça, os dois braços e as duas pernas, caso o indivíduo se mova muito. Um outro assistente é encarregado de administrar medicamentos sistêmicas através de um acesso intravenoso com fluxo contínuo (sem a necessidade de *bolus* intermitente) para minimizar o tempo em que a contenção é necessária.

Quinto, os medicamentos sistêmicos devem estar preparados e prontos para serem administrados. Um dos assistentes deve estar exclusivamente dedicado a garantir o acesso intravenoso, mantê-lo patente e administrar os medicamentos. O objetivo é manter o paciente confortável, cooperativo e ainda respirando espontaneamente durante todo o procedimento. A cetamina é frequentemente administrada imediatamente antes do avanço do TOT pela traqueia. Outros medicamentos sistêmicos que podem ser usados são remifentanila, dexmedetomidina ou midazolam, cada qual com suas próprias vantagens e desvantagens – mas, independentemente de quais medicamentos serão usados, devem ser administrados de forma ponderada e cuidadosa, para evitar apneia. Uma vez confirmado que o TOT está na traqueia, a sedação pode ser administrada imediatamente, com ou sem o uso de um bloqueador neuromuscular, para promover conforto ao paciente.

TÉCNICA DO PROCEDIMENTO

Os passos iniciais para fazer a intubação acordado por via nasotraqueal ou orotraqueal com o EF ou videolaringoscopia (VL) são os mesmos. Essas etapas preparam o equipamento e o paciente para o procedimento, incluindo a secagem da mucosa e a anestesia. Essas etapas levam de 5 a 10 minutos se algumas delas puderem ser feitas simultaneamente. Convém ressaltar que o apresentado são as sequências escolhidas pelo autor. Existem muitas opções para concluir o procedimento com êxito. Essa sequência deve ser usada como um guia e adaptada conforme desejado.

1. Após a indicação de que a intubação acordado é o procedimento de escolha para o paciente, deve-se estabelecer um bom acesso IV.
2. Secagem: glicopirrolato 0,4 mg IV ou IM.
3. Coloca-se o TOT embalado em uma câmara de aquecimento ou no próprio bolso para amolecer o dispositivo. Usar um TOT número 6,0-7,0 para a abordagem nasotraqueal, a depender do tamanho do nariz. Para a orotraqueal, usar um TOT de número 7,0-8,0; idealmente usar o TOT Parker Flex-Tip® (Figura 7).
4. Anestesia da mucosa (etapa opcional): aerossolizar 2 mL de lidocaína a 4% em aerossol com um nebulizador a um fluxo de 6-8 L/min, para que o tamanho das partículas se assemelhe ao das partículas atomizadas.
5. Preparar os equipamentos da EF e os medicamentos, posicionar a tela do EF e coordenar com os assistentes. Na Figura 8 são demonstrados exemplos de cânulas orofarígenas para auxiliar a progressão da sonda do EF e passagem do tubo por via oral.

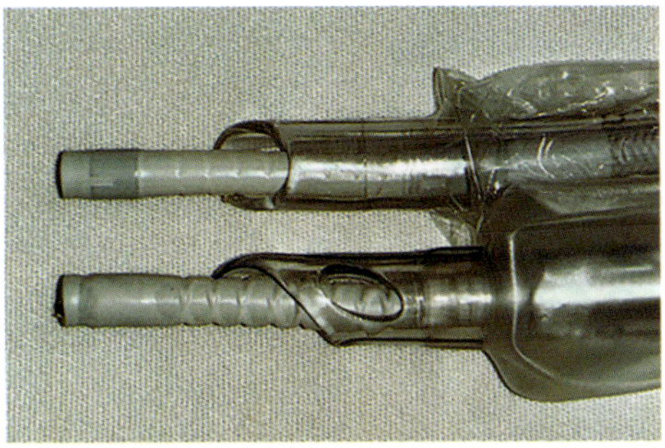

FIGURA 7 Diminuindo o espaço entre um endoscópio de 5,0 mm e o TOT utilizando um tubo Parker Flex-Tip® 7,0 mm, para evitar a impactação contra as estruturas laríngeas.

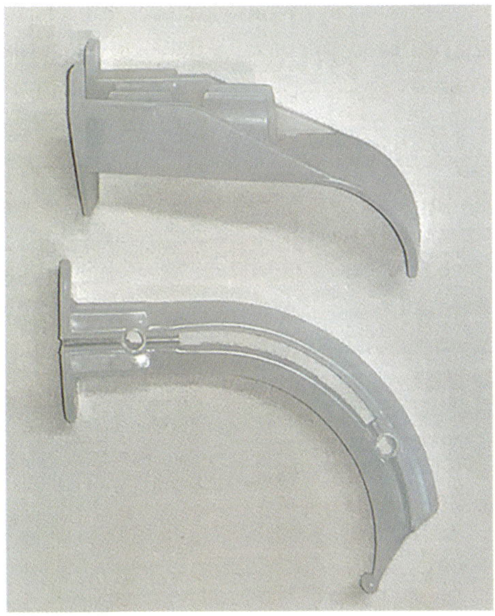

FIGURA 8 Cânulas orofaríngeas utilizadas para intubação oral com endoscópio flexível. De cima para baixo: Ovassapian e Berman.

6. Para aplicar a lidocaína pomada, utiliza-se uma seringa de 5 mL com o êmbolo removido, e, então preenchida com 5 mL (250 mg) de lidocaína pomada a 5%, o êmbolo é recolocado e o ar da seringa é retirado. Pode-se usar também, como alternativa, um abaixador de língua padrão de 15 cm preenchido em toda a sua

extensão com lidocaína, equivalente a 250 mg (Figura 9).

7. Anestesia da mucosa: "pirulito de lidocaína" (Figura 10) – use um abaixador de língua com 2 mL (6 cm) de lidocaína pomada a 5% na ponta, aplique-o na base da língua do paciente, mantenha a língua em protrusão por 2 minutos para que a pomada possa se liquefazer e anestesiar a valécula e recessos piriformes (Figura 11). Isso não é possível caso haja restrição ao acesso da cavidade orofaríngea.

Nesse ponto, as técnicas de procedimento para intubação EF nasotraqueal, intubação EF orotraqueal e com VL orotraqueal divergem. A EF nasotraqueal é mais comumente usada, logo será abordada primeiro. As etapas incluem vasoconstrição (para EF nasotraqueal), anestesia adicional, sedação/dissociação sistêmica, se necessário, e intubação. O endoscópio deve ser conectado à aspiração caso seja necessária a remoção de secreções, embora os canais do endoscópio sejam estreitos e a aspiração seja apenas moderadamente eficaz.

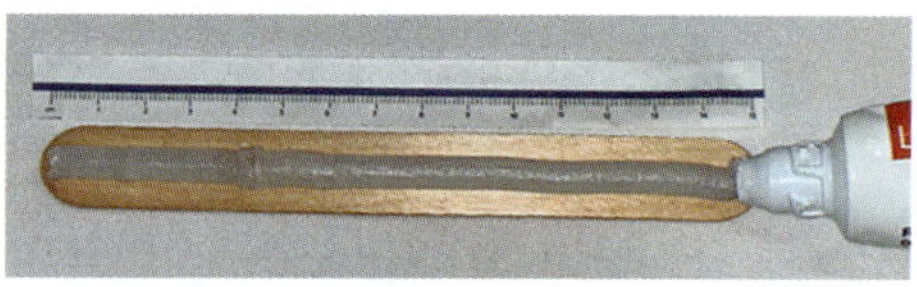

FIGURA 9 15 cm de lidocaína pomada 5% aplicada em um abaixador de língua equivalem a aproximadamente 250 mg.

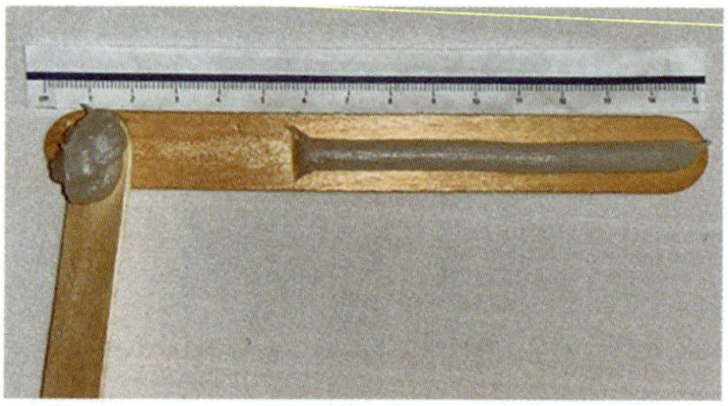

FIGURA 10 Aplique 6 cm de lidocaína pomada 5% na ponta de outro abaixador de língua para anestesia tópica da cavidade oral.

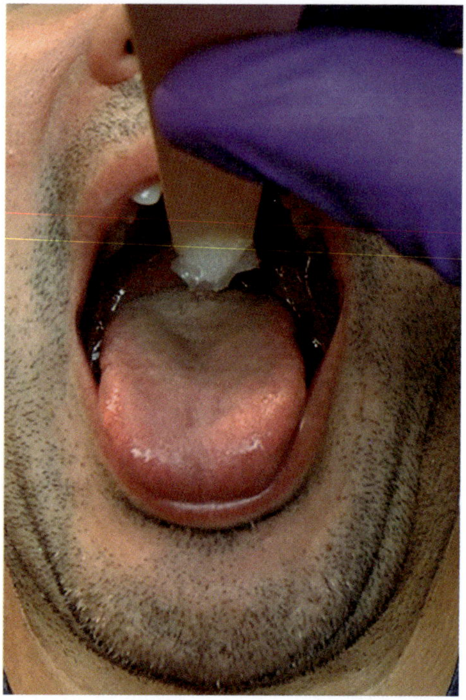

FIGURA 11 A lidocaína na ponta do abaixador de língua deve ser aplicada o mais posterior possível da língua para atingir a valécula e recesso piriforme.

Intubação com EF nasotraqueal

1. Vasoconstrição: administre oximetazolina 0,05%, 2 *sprays* em cada narina para prevenir epistaxe.
2. Avaliar e escolher a maior narina para a introdução do TOT.
3. Anestesia da mucosa: atomizar 0,5 mL de lidocaína líquida 4%, 4 vezes, na narina escolhida. A cada dose, o atomizador deve ser avançado e mais lidocaína deve ser administrada, progredindo pela cavidade nasal (o pequeno volume por *spray* evita drenagem para a orofaringe) (Figura 12).

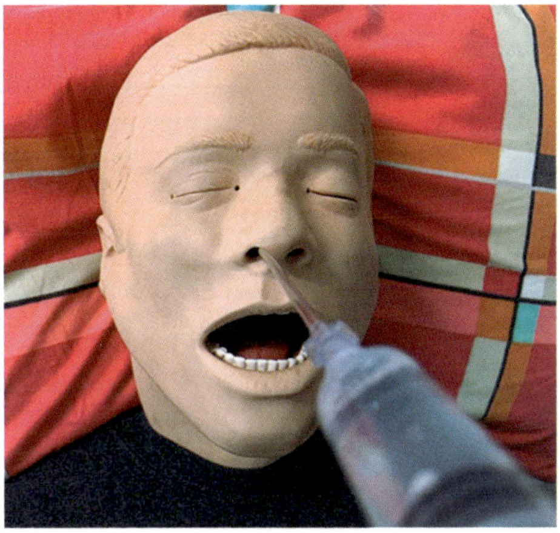

FIGURA 12 Atomizador flexível utilizado para aplicar lidocaína líquida na nasofaringe.

4. Anestesia da mucosa: utilizam-se dois aplicadores com ponta de algodão (*swab*), com 1 mL (3 cm) de lidocaína pomada a 5% em cada. Avançar então posteriormente na narina até o contato com a parede posterior, causando o bloqueio dos nervos esfenopalatinos. Outro *swab* deve ser introduzido superiormente, a 30° (paralelo ao osso nasal), até que haja contato com a parede nasal superior, bloqueando o nervo etmoidal anterior (Figura 13). Deve ser deixado no local por 2 minutos.
5. Anestesia da mucosa e dilatação: lubrifique uma cânula nasofaríngea de 26 Fr com 1 mL (3 cm) de lidocaína pomada a 5% e coloque na narina escolhida. Se essa cânula for muito grande, uma cânula nasofaríngea de 22 Fr poderá ser usada e depois progressivamente substituída para 26 Fr. Deve ser deixada no local por 2 minutos (Figura 14). Alguns especialistas em via aérea preferem usar o dedo mínimo enluvado (completamente inserido na narina) para aplicar a lidocaína e dilatar a cavidade.
6. Remove-se a cânula nasofaríngea e imediatamente é substituída pelo TOT aque-

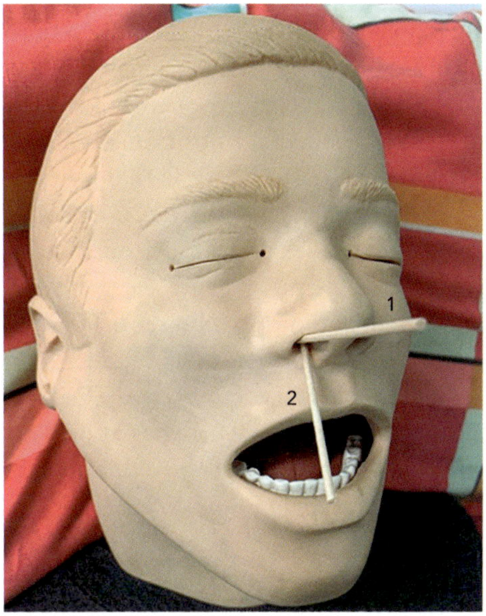

FIGURA 13 *Swab* com lidocaína pomada utilizado para bloqueio do nervo etmoidal anterior (1) e esfenopalatino (2).

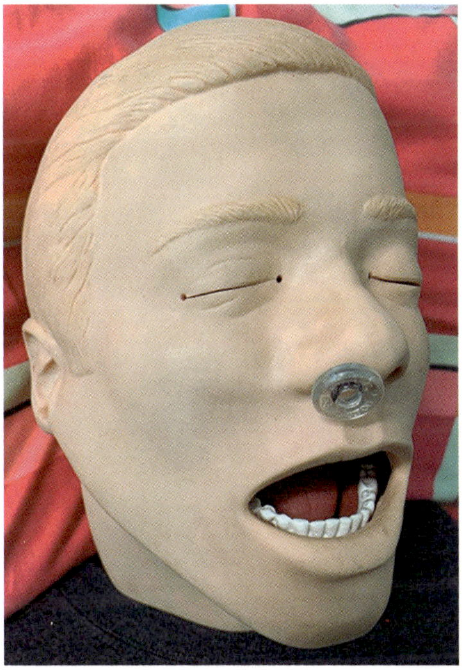

FIGURA 14 Cânula nasofaríngea 26 F embebida de lidocaína para anestesiar e dilatar a nasofaringe durante a preparação para intubação endotraqueal.

cido e lubrificado (idealmente o tubo Parker Flex-Tip®). Gradualmente, o TOT deve ser avançado ao longo do assoalho nasal, até que fique posicionado na nasofaringe posterior. O TOT deve estar no nível da úvula, cerca de 10-14 cm de profundidade da narina (Figura 15). Fazer esses primeiros passos é preferível em comparação com deixar o TOT encaixado no EF e introduzir todo o conjunto, pois isso garante que o TOT seja estreito o suficiente para passar pela cavidade nasal e um percurso limpo para a introdução do EF.

7. Passa-se então o EF pelo TOT com o posicionamento, técnica de direcionamento e ergonomia adequados. Ao sair da ponta do TOT, o intubador deve ter uma visão panorâmica da laringe (Figura 4). Um assistente pode girar o TOT para centralizar a visão da laringe na tela.
8. Bloqueio do nervo laríngeo superior e anestesia traqueal: conecta-se uma seringa com 2 mL de lidocaína líquida a 4% preenchida com ar na entrada para seringa do EF. A seringa ficará na vertical com a lidocaína na parte inferior e o ar na parte superior (Figura 4). Enquanto se visualizam diretamente a laringe e a valécula acima, a lidocaína deve ser administrada pelo canal do EF. A lidocaína será dispersada para fora do canal pelo ar na seringa, anestesiando então as estruturas laríngeas. Deve-se estar preparado para a possibilidade de o paciente tossir. Um assistente deve segurar o TOT na narina e na extremidade proximal do TOT. O intubador deve ancorar o EF no TOT, estabilizando ambos no conector do tubo, com a mão não dominante. Espera-se então por 1-2 minutos, enquanto a anestesia acontece.
9. Nesse ponto, deve-se definir a necessidade de sedação ou dissociação. Se o paciente estiver tolerando bem o procedimento e se sentir anestesiado, pode-se tentar passar o EF pela laringe, descendo então pela traqueia. Essa é a circunstância ideal, pois há o risco de apneia com o uso de sedativos. Se forem necessários medicamentos para aumentar a aceitação do paciente, as opções são cetamina, remifentanila ou midazolam. Dexmedetomidina ou butirofenonas, como haloperidol ou droperidol, têm um tempo de início mais longo e precisam ser administrados mais cedo no procedimento para serem úteis neste momento. Outros medicamentos como propofol, metoexital ou fentanila não são recomendados, devido à sua preponde-

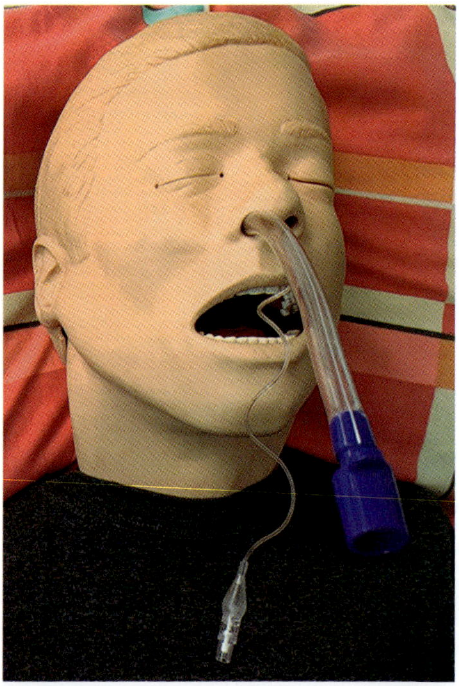

FIGURA 15 A cânula nasofaríngea é substituída pelo tubo orotraqueal, avançado até o início da nasofaringe posterior, no intuito de criar um caminho para passagem do endoscópio flexível na via aérea.

rância em causar bradipneia ou apneia nas doses necessárias para sedar o paciente suficientemente para tolerar a intubação. A cetamina é comumente usada neste momento, se necessário, com uma dose inicial de 0,25-0,5 mg/kg IV, dependendo do nível de sedação necessária para a adesão do paciente. Esta dose pode ser repetida a cada 1 minuto, se necessário, até um máximo recomendado de 2 mg/kg (inicialmente preparado na seringa). É recomendado aguardar até este momento do procedimento para administrar a sedação, pois reduz o tempo entre a administração do medicamento e a intubação. Caso a sedação seja administrada logo no início do procedimento e o paciente evolua com apneia, pode não haver tempo suficiente para realizar a intubação. Na sequência de etapas aqui recomendadas, mesmo que ocorra apneia, o EF já estará posicionado logo acima da laringe e a intubação pode ser realizada rapidamente.

10. No momento em que o paciente tolerar, avança-se o EF através das cordas vocais até um pouco acima da carina, com atenção para não tocar em nenhuma estrutura da via aérea. Enquanto se mantém o EF imóvel (para evitar avançar o EF junto com o TOT), deve-se avançar o TOT sobre o EF até 28 cm na narina (Figura 16).
11. O EF é então lentamente removido, mantendo a visualização do TOT dentro da traqueia e o *cuff* do TOT abaixo das cordas vocais (Figura 17). Após a remoção total do EF, o *cuff* do TOT deve ser insuflado e conectado a um ventilador com capnografia para confirmar o posicionamento traqueal. O paciente então deve ser sedado, se necessário. Fixa-se o TOT.

Intubação com EF orotraqueal

1. Bloqueio do nervo glossofaríngeo: devem ser usados dois *swabs* longos com 1 mL (3 cm) de lidocaína pomada a 5% em cada. Coloca-se um na base de cada arco palatofaríngeo. São mantidos no local com os lábios do paciente fechados por 2 minutos. O acesso ao arco palatofaríngeo pode ser mais fácil pelo lado contra-

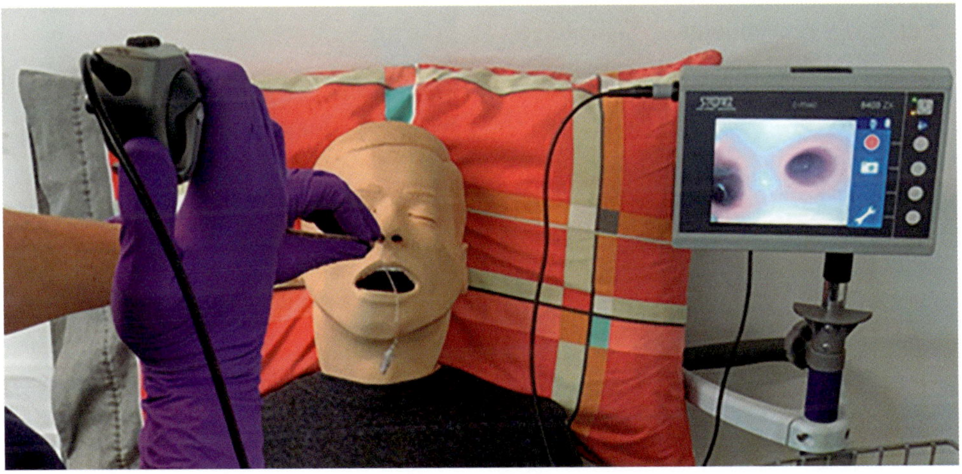

FIGURA 16 O endoscópio flexível é avançado através do tubo endotraqueal até chegar próximo à carina.

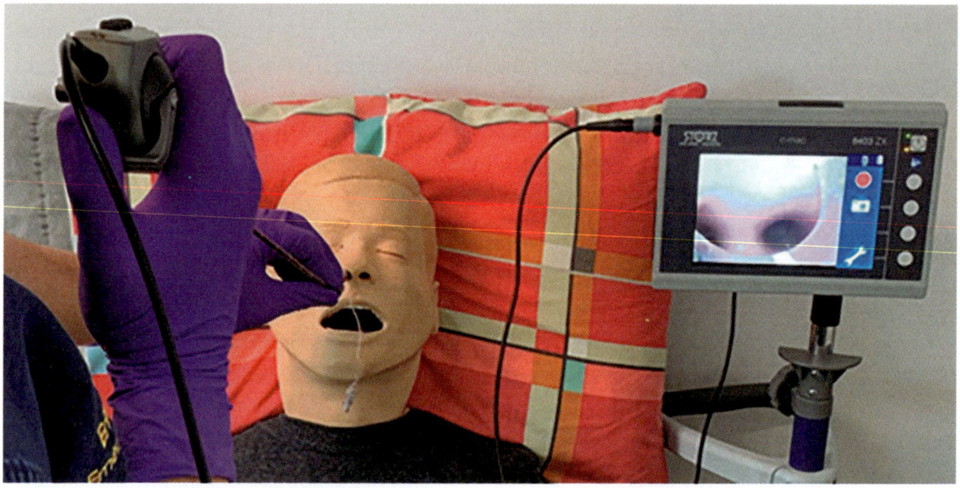

FIGURA 17 O tubo endotraqueal é progredido até sua visualização direta pelo endoscópio.

lateral da boca, de modo que os *swabs* se cruzem dentro da boca (Figura 18).

2. Anestesia da mucosa: 4 mL de lidocaína a 4% líquida são atomizados sincronicamente com respirações profundas, usando o atomizador para aplicar lidocaína atrás da língua diretamente sobre cordas vocais e a traqueia (Figura 19). Deve-se esperar que o paciente tussa enquanto inala a lidocaína nas primeiras respirações.
3. O TOT é previamente posicionado na cânula orofaríngea de intubação (COI), de forma que as pontas distais se alinhem. O complexo COI/TOT é introduzido na boca lateralmente como uma cânula orofaríngea tradicional e girado para a po-

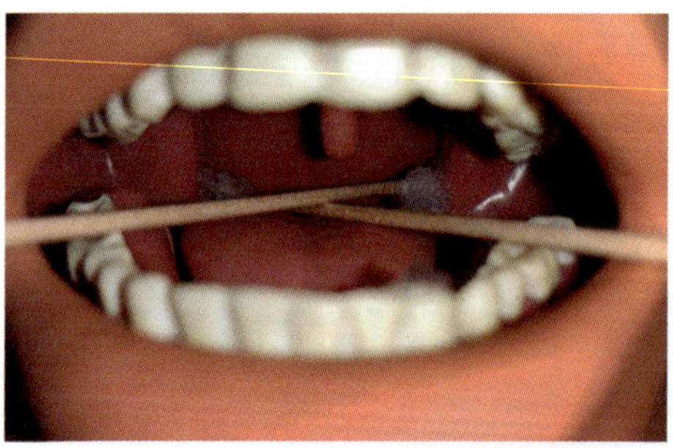

FIGURA 18 Bloqueio glossofaríngeo realizado com lidocaína pomada 5% 1 mL (3 cm) em cada base do arco palatofaríngeo.

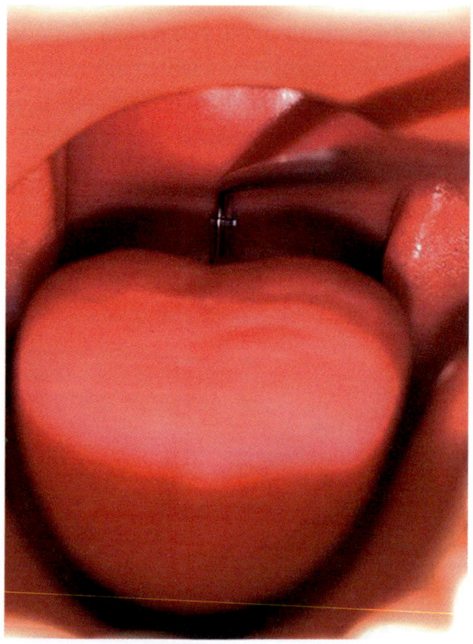

FIGURA 19 Atomizador flexível utilizado para aplicar lidocaína diretamente na laringe.

sição final (Figura 20). Caso haja reflexo de engasgo ou náusea, outro "pirulito de lidocaína" com lidocaína pomada a 5% deve ser aplicado.

4. Os próximos passos são semelhantes à intubação com EF nasotraqueal – descritos previamente. O EF é passado pelo TOT com o posicionamento, a técnica de direção e a ergonomia adequados. Um assistente mantém a COI na linha média. Ao atravessar pela ponta do TOT, o intubador terá uma visão da laringe. O assistente pode girar a COI para centralizar a visão da laringe na tela.
5. Bloqueio do nervo laríngeo superior e anestesia traqueal: uma seringa com 2 mL de lidocaína líquida a 4% é conectada e preenchida com ar na entrada para seringa do EF. A seringa ficará na vertical com a lidocaína na parte inferior e o ar na parte superior (Figura 20). Enquanto se visualizam diretamente a laringe e a valécula acima, a lidocaína deve ser administrada pelo canal do EF. O complexo COI/TOT deve ser estabilizado quando o paciente apresentar tosse. Espera-se então por 1-2 minutos enquanto a anestesia acontece.

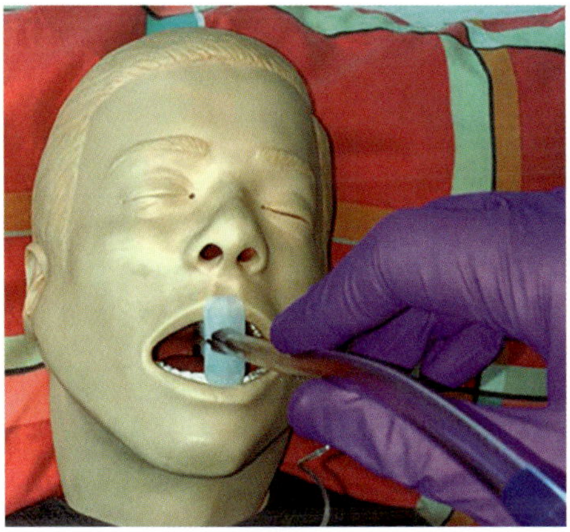

FIGURA 20 Cânula orofaríngea de intubação com tubo endotraqueal em seu interior, posicionada na orofaringe.

6. Neste ponto, deve-se definir a necessidade de sedação ou dissociação com base na aceitação e cooperação do paciente. A cetamina é comumente usada neste momento, caso seja preciso, com uma dose inicial de 0,25-0,5 mg/kg IV dependendo do nível de sedação necessária para a tolerância do paciente. Essa dose pode ser repetida a cada 1 minuto, se necessário, até um máximo recomendado de 2 mg/kg (inicialmente já preparado na seringa).
7. No momento em que o paciente tolerar, avança-se o EF através das cordas vocais até um pouco acima da carina, com atenção para não tocar em nenhuma estrutura da via aérea. Mantendo o EF estático (de forma que evite avançar o EF junto do TOT), o TOT deve ser avançado sobre o EF até a marcação de 22 cm se alinhar com os incisivos.
8. Retraia lentamente o EF e visualize o TOT dentro da traqueia e o *cuff* do TOT abaixo das cordas vocais. Após a remoção total do EF, o *cuff* do TOT deve ser insuflado e conectado a um ventilador com capnografia para confirmar o posicionamento traqueal. O paciente deve ser sedado, se necessário.
9. O COI deve ser então removido e o TOT fixado.

Cada uma dessas técnicas contém muitas etapas, e *checklists* de página única são úteis para ajudar os profissionais a lembrar a sequência no momento do procedimento (Figuras 21 e 22).

Checklist da Intubação Oral com o Endoscópio Flexível
O tempo zero (T-0) é o momento da intubação

Materiais

Endoscópio flexível com ≥60 cm de comprimento
0.4mg Glicopirrolato IV
Aerossolizador (nebulizador) com máscara facial
Atomizador (com ponta maleável)
2 abaixadores de língua
2 cotonetes longos
Cânula orofaríngea para IOT (ex. Berman)
6 ml de lidocaína aquosa 4%
5 ml de lidocaína em gel 5%
2 mg/kg de cetamina IV na seringa
Tubo orotraqueal (TOT) de tamanho 6.0 – 7.0 (idealmente usar o "Parker Flex-Tip")

T-15 min
- Coloque o TOT no bolso da calça ou em um aquecedor para amolecer tubo (usar um TOT de no máximo 8.0 mm de diâmetro interno).
- Medida secativa: Faça 0.4 mg de Glocopirrolato IV (dose de adulto). Opções alternativas: Atropina ou escopolamina.
- Anestesia da mucosa (opcional): faça uma nebulização com 2 ml de lidocaína aquosa 4%, com um fluxo de 6-8 L/min para gerar partículas de tamanho adequado.
- Deixa o endoscópio flexível pronto para ser usado, de preferência com um monitor.
- Remova o êmbolo de uma seringa e preencha a seringa com 5 ml de lidocaína gel 5% (250 mg) ou faça uma camada de 15 cm sobre os abaixadores de língua (15 cm = 250 mg).
- Anestesia da mucosa: "pirulito de lidocaína" – coloque 2 ml de lidocaína em gel 5% (ou 6 cm) sobre o abaixador de língua. Segure a língua do paciente em protusão e deposite a lidocaína na base da língua. Aguarde 2 min nesta posição para permitir que a lidocaína escorra até a valécula.

T-10 min
- Anestesia da mucosa: Coloque 1 ml (ou 3cm) de lidocaína gel 5% em cada cotonete. Introduza um dos cotonetes na base de cada arco palatofaríngeo. Deixe agir por 2 minutos.
- Anestesia da mucosa: Atomize 4 ml de lidocaína 4% em sincronia com inspirações profundas feitas pelo paciente. Use o atomizador para direcionar a lidocaína atrás da língua, em direção às cordas vocais e à traqueia.

T-3 min
- Introduza o TOT na cânula orofaríngea para intubação, de modo que a extremidade distal do TOT fique alinhada com a extremidade da cânula. Introduza o TOT e a cânula juntos na cavidade oral. Se o paciente apresentar náuseas, repita a anestesia com "pirulito de lidocaína" com a lidocaína restante.

T-2 min
- Passe o endoscópio por dentro do TOT. Quando o dispositivo sair pela extremidade distal do TOT, deve ser possível ter uma visão direta da glote.

T-1 min
- Anestesia da mucosa: administre 2 ml de lidocaína aquosa 4% através do canal do endoscópio flexível para anestesiar a valécula e a glote. O paciente poderá tossir neste momento.
- Dissociação (OPCIONAL): use 0,25 – 1 mg/kg IV de cetamina. Repita a dose até atingir o efeito desejado. Se a cetamina não estiver disponível, cuidado ao usar outros sedativos que podem causar depressão respiratória.

T-0 min
- Quando o paciente estiver tolerando, avance o endoscópio pelas cordas vocais, em direção à carina. Avance o TOT até a marcação de 22 cm ficar alinhado aos incisivos.
- Durante a remoção do endoscópio, visualize a ponta do TOT dentro da traqueia e certifique-se de que o cuff está abaixo das cordas vocais.

T+1 min
- Confirme a IOT com a capnografia de onda. Inicie a sedação e considere o uso de bloqueador neuromuscular. Fixe o TOT.

T+2 min
- Lave imediatamente o canal do endoscópio com uma solução de limpeza apropriada.

Lidocaína usada: lidocaína gel 5% (max. 5 ml) = 250mg; lidocaína aquosa 4% (max. 6ml) = 240mg

FIGURA 21 *Checklist* da intubação oral com o endoscópio flexível e relação cronológica dos eventos.

Checklist da Intubação Nasal com o Endoscópio Flexível
O tempo zero (T-0) é o momento da intubação

Materiais

Endoscópio flexível com ≥60 cm de comprimento
0.4 mg Glicopirrolato IV
4 sprays de Oximetazolina
Aerossolizador (nebulizador) com máscara facial
Atomizador (com ponta maleável)
2 abaixadores de língua
2 cotonetes longos
6 ml de lidocaína aquosa 4%
5 ml de lidocaína em gel 5%
Cânula nasofaringea (22F e 26F)
Tubo orotraqueal (TOT) de tamanho 6.0 – 7.0 (idealmente usar o "Parker Flex-Tip")

T-15 min
- Colo que TOT no bolso da calça ou em um aquecedor para amolecer tubo (usar um TOT de no máximo 7.0 mm de diâmetro interno)
- Medida secativa: Faça 0.4 mg de Glocopirrolato IV (dose de adulto)
- Vasocontrição: aplique 2 sprays de oximetazolina em cada narina
- Anestesia da mucosa (opcional): faça uma nebulização com 2 ml de lidocaína aquosa 4%, com um fluxo de 6-8 L/min para gerar partículas de tamanho adequado.
- Deixa o endoscópio flexível pronto para ser usado, de preferência com um monitor
- Remova o êmbolo de uma seringa e preencha a seringa com 5 ml de lidocaína gel 5% (250 mg) ou faça uma camada de 15 cm sobre os abaixadores de língua (250 mg)
- Anestesia da mucosa: "pirulito de lidocaína" – coloque 2 ml de lidocaína em gel 5% (ou 6 cm) sobre o abaixador de língua. Segure a língua do paciente em protusão e deposite a lidocaína na base da língua. Aguarde 2 min nesta posição para permitir que a lidocaína escorra até a valécula.

T-10 min
- Anestesia da mucosa: Atomize 4 doses de 0,5 ml de lidocaína 4% na narina escolhida (o volume pequeno de cada dose reduz a drenagem para a orofaringe)
- Anestesia da mucosa: Coloque 1 ml (ou 3cm) de lidocaína gel 5% em cada cotonete. Introduza um dos cotonetes posteriormente na narina, até atingir a parede posterior. Introduza o outro cotonete a 30°, até atingir a parede superior.
- Anestesia da mucosa e dilatação: lubrifique a cânula nasofaríngea de 26 F com 1 ml de lidocaína gel 5% (ou 3 cm). Introduza na narina selecionada. (se o diâmetro for muito grande, utilize a cânula de 22 F e progressivamente escale até a de 26 F após 2 min).

T-3 min
- Remova a cânula nasofaríngea e introduza o TOT aquecido e lubrificado (idealmente usar o "Parker Flex-Tip"). Introduza até que o TOT faça uma curva na nasofaríngea posterior (não introduza demais!).

T-2 min
- Passe o endoscópio por dentro do TOT. Quando o dispositivo sair pela extremidade distal do TOT, deve ser possível visualizar a glote com precisão.

T-1 min
- Bloqueio de nervo laríngeo superior: administre 2 ml de lidocaína aquosa 4% através do canal do endoscópio flexível para anestesiar a valécula e a glote. O paciente irá tossir neste momento.
- Dissociação (OPCIONAL): use 0,25 – 1 mg/kg IV de cetamina. Repita a dose até atingir o efeito desejado. Se a cetamina não estiver disponível, cuidado ao usar outros sedativos que podem causar depressão respiratória.

T-0 min
- Quando o paciente estiver tolerando, avance o endoscópio pelas cordas vocais, em direção à carina. Após, avance o TOT até a marcação de 28 cm ficar na narina.
- Durante a remoção do endoscópio, visualize a ponta do TOT dentro da traqueia e certifique-se de que o cuff está abaixo das cordas vocais.

T+1 min
- Confirme a IOT com a capnografia de onda. Inicie a sedação e considere o uso de bloqueador neuromuscular. Fixe o TOT.

T+2 min
- Lave imediatamente o canal do endoscópio com uma solução de limpeza apropriada.

Lidocaína usada: lidocaína gel 5% (max. 5 ml) = 250mg; lidocaína aquosa 4% (max. 6ml) = 240mg

FIGURA 22 *Checklist* da intubação nasal com o endoscópio flexível e relação cronológica dos eventos.

Videolaringoscopia orotraqueal

1. Realiza-se da mesma forma os passos 1 e 2 descritos em "EF orotraqueal".
2. De forma gradual e cuidadosa, o videolaringoscópio (com uma lâmina de curvatura padrão ou lâmina hiperangulada) deve ser progredido sobre a língua até que as aritenoides possam ser visualizadas. Não é necessário obter uma visão excelente da laringe, pois dessa forma seria mais nocivo ao paciente. É necessário obter apenas uma visão necessária para confirmar a passagem do TOT pela fenda glótica.
3. Um *bougie* é então passado pelas cordas vocais e pela traqueia. Um *bougie* é menos estimulante do que um TOT e permite uma visualização mais fácil do posicionamento traqueal do que um TOT devido ao seu menor diâmetro.
4. Delicadamente, deve-se introduzir um TOT (idealmente um Parker-Flex-Tip®) sobre o *bougie* e pela traqueia até a profundidade adequada. Remove-se então o *bougie*, e o *cuff* do TOT deve ser insuflado e conectado ao ventilador com capnografia confirmando a intubação traqueal, em seguida fixando o TOT. O paciente então deve ser sedado, se necessário.

COMPLICAÇÕES

As complicações da intubação acordado são incomuns e contemplam, principalmente, lesões leves de mucosa e epistaxe. Os dados de estudos mais recentes indicaram uma taxa de eventos adversos de 16%, incluindo hipóxia (12%), hipotensão (2%) e bradiarritmias (1%). No passado, recomendava-se a oferta de oxigênio pelo canal de trabalho do endoscópio a fim de evitar hipóxia, contudo essa prática foi abandonada devido a relatos de barotrauma, perfurações, distensão e ruptura gástrica e morte com essa prática.

DICAS PRÁTICAS

- A decisão sobre a intubação acordado deve ser feita de forma rápida, mas deve ser reservado o tempo necessário para preparar o paciente e o equipamento de forma adequada.
- Assistentes devem estar disponíveis para ajudar no procedimento. O número ideal de assistentes para a intubação com EF é de sete (um segurando o TOT, um segurando a cabeça do paciente, um para cada braço, cada perna, e um administrando medicamentos e protegendo o acesso IV).
- O controle da dose de anestésicos tópicos usados deve ser feito para evitar toxicidade sistêmica.
- Deve-se focar no posicionamento adequado ao controlar o EF e mantê-lo sempre esticado.
- O uso de sedação ou dissociação no início do procedimento deve ser evitado. Caso o paciente não esteja tolerando o procedimento, o enfoque deve ser em melhorar a anestesia tópica.
- Sob nenhuma circunstância os bloqueadores neuromusculares devem ser administrados antes que o TOT esteja na traqueia. Um erro comum no uso do EF é ter o EF acima da laringe com uma boa visão, mas com baixa cooperação do paciente, e administrar medicamentos SRI para aumentar a adesão ao procedimento. Com a perda do tônus muscular, a via aérea muitas vezes não mantém a perviedade e a visão laríngea é perdida, impossibilitando a intubação por EF. O desfecho desses casos em geral é a via aérea cirúrgica.

- Se for tomada a decisão de usar um EF para resgatar SRI falha, a situação deve ser de "não intubo, mas ventilo", e não "não intubo e não ventilo" (NINV). Uma verdadeira situação de NINV (incluindo a incapacidade de oxigenar com um DEG) é uma catástrofe de via aérea e requer uma via aérea cirúrgica imediatamente. No entanto, se a oxigenação for possível, um DEG de intubação pode ser aplicado e usado como conduto (como uma cânula orofaríngea) para a intubação por EF. Os DEG mantêm o EF e o TOT na linha média e anterior. Um adaptador de broncoscópio também pode ser usado para manter a oxigenação e ventilação contínuas enquanto o EF atravessa o TOT dentro do DEG, encontra a laringe e avança pela traqueia (Figura 23). Não se deve tentar intubar com um EF livremente dentro da faringe – torna-se muito difícil encontrar a laringe e avançar o EF pela traqueia.
- Altas taxas de sucesso são alcançadas com a intubação acordado, mesmo com profissionais pouco experientes. O procedimento tem muitas etapas, mas é simples. Há poucos motivos para que o procedimento seja feito em um tempo curto com o paciente respirando espontaneamente.

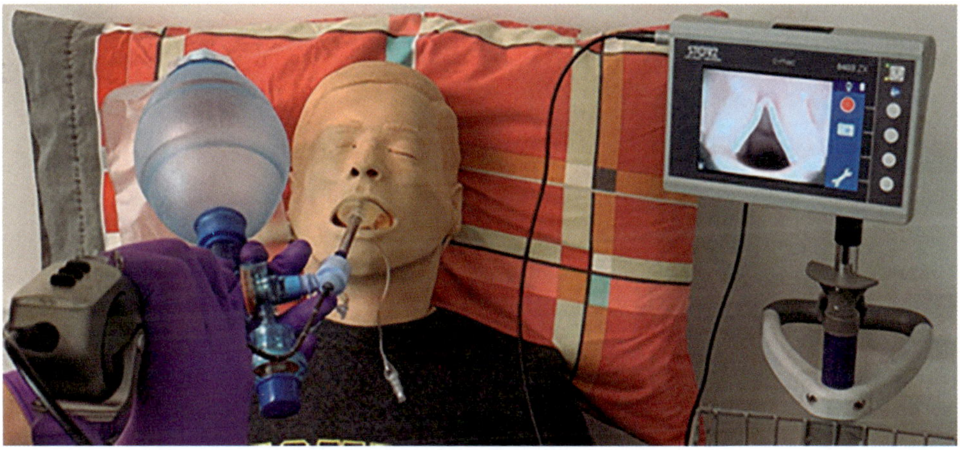

FIGURA 23 Intubação através de um dispositivo extraglótico. O tubo endotraqueal é posicionado dentro do dispositivo extraglótico, e em sua extremidade proximal há um adaptador para broncoscópio por onde é realizada a oxigenação. Desse modo, o endoscópio é avançado por dentro do tudo endotraqueal. Uma vez visualizada a carina, o tubo endotraqueal é progredido até sua visualização e então o endoscópio flexível é retirado.

LITERATURA RECOMENDADA

1. British Thoracic Society Bronchoscopy Guidelines Committee, a Subcommittee of Standards of Care Committee of British Thoracic Society. British Thoracic Society guidelines on diagnostic flexible bronchoscopy. Thorax. 2001;56(Suppl 1):i1-i21.
2. Brown CA, Sakles JC, Mick NW, editores. The Walls Manual of Emergency Airway Management. 5. ed. Filadélfia: Wolters Kluwer; 2017.
3. Frey WC, Emmons EE, Morris MJ. Safety of high dose lidocaine in flexible bronchoscopy. J Bronchol. 2008;15(1):33-7.
4. Hayden EM, Pallin DJ, Wilcox SR, Gordon JA, Carlson JN, Walls RM, et al. Emergency department

adult fiberoptic intubations: incidence, indications, and implications for training. Acad Emerg Med. 2018;25(11):1263-67.

5. Hung OR, Murphy MF. Management of the Difficult and Failed Airway. 3. ed. Nova Iorque: McGraw Hill; 2017.
6. Kaisler MC, Hyde RJ, Sandefur BJ, Kaji AH, Campbell RL, Driver BE, et al. Awake intubations in the emergency department from the National Emergency Airway Registry. Am J Emerg Med. 2021;49:48-51.
7. Walsh ME, Shorten GD. Preparing to perform an awake fiberoptic intubation. Yale J Biology and Med. 1998;71(6):537-49.
8. Wood-Baker R, Burdon J, McGregor A, Robinson P, Seal P. Thoracic Society of Australia and New Zeeland. Fibre-optic bronchoscopy in adults: a position paper of The Thoracic Society of Australia and New Zealand. Intern Med J. 2001;31(8):479-87.

CAPÍTULO 21

Métodos de monitorização e confirmação de intubação

Fernanda Palmas Fernandes Greco
Adara Saito Goes
Beatriz Soletti Pereira

PONTOS IMPORTANTES

- O posicionamento inadequado do tubo orotraqueal pode ocorrer por intubação esofágica, seletiva ou cânula supraglótica. O reconhecimento tardio do mau posicionamento do tubo é uma das maiores causas de eventos adversos graves.
- O exame clínico baseado prioritariamente em ausculta apresenta baixa sensibilidade e especificidade para a detecção de intubação esofágica ou seletiva, sendo, portanto, um método não recomendado quando usado isoladamente.
- A condensação do tubo orotraqueal logo após a passagem da cânula, apesar de ainda utilizada, não é confiável para a confirmação, e não é recomendada a sua utilização.
- A capnografia quantitativa e com forma de onda é considerada padrão-ouro para confirmação da intubação orotraqueal e deve ser utilizada sempre que disponível.
- A ultrassonografia tem ganhado espaço devido à alta sensibilidade e especificidade, quando usada de forma correta e por profissionais treinados. Recomenda-se a avaliação pleural e transtraqueal em conjunto para confirmação de intubação orotraqueal.
- A radiografia de tórax é um exame de ampla disponibilidade, baixo custo, não invasivo e que fornece informações relevantes. Contudo, não deve ser usada para diferenciação entre intubação orotraqueal e intubação esofágica.
- Recomenda-se o uso de mais de um método de confirmação, diminuindo as chances de falsos resultados positivos e a exposição do paciente a riscos como hipoxemia e broncoaspiração.

INTRODUÇÃO

No departamento de emergência (DE), assim como em todas as unidades de atendimento a pacientes críticos, o manejo da via aérea é essencial para a estabilização do paciente. Em muitas situações pode ser necessária a intubação orotraqueal (IOT), sendo a sua confirmação uma etapa importante do procedimento para garantir segurança ao doente. As complicações associadas à IOT ocorrem em 22% a 54% de todas as intubações realizadas em pacientes graves, tornando este um dos procedimentos que oferecem maior risco ao paciente no DE. O posicionamento inadequado do tubo orotraqueal (TOT) pode ocorrer por intubação esofágica, seletiva ou cânula supraglótica. O reconhecimento tardio do mau posicionamento do tubo é uma das maiores causas de eventos adversos graves. Embora menos prejudicial do que a intubação esofágica, a intubação seletiva representa quase 10% das complicações do procedimento.

Em pacientes críticos, a falta de jejum prévio e/ou de pré-oxigenação inadequada aumenta o risco de complicações, principalmente em casos de falha de intubação em primeira tentativa. A ventilação esofágica nesses casos pode ser nociva, gerando hipóxia rapidamente, alto risco de broncoaspiração de conteúdo gástrico e, em última instância, progressão para parada cardiorrespiratória (PCR) e óbito. Nas intubações no DE que cursam com hipoxemia, há risco 22 vezes maior de evolução para PCR, enquanto nas que cursam com broncoaspiração é 4 vezes maior.

Dados do *International Observational Study to Understand the Impact and Best Practices of Airway Management in Critically Ill Patients* (INTUBE), publicado em 2021, demonstram que 5,6% das tentativas de IOT em pacientes críticos resultaram em intubação esofágica acidental. A confirmação da localização endotraqueal do tubo é essencial para o manejo da via aérea em pacientes críticos e existem inúmeros métodos de confirmação de posicionamento adequado da cânula. É recomendado o uso de técnicas combinadas para confirmação, uma vez que todos os métodos são passíveis de falha quando usados isoladamente.

EXAME FÍSICO

A ausculta de bulha gástrica e, posteriormente, de tórax bilateral é o método de confirmação de intubação traqueal mais utilizados. Contudo, por ter baixa especificidade e sensibilidade, não é recomendado como primeira escolha para verificação de bom posicionamento. Estudos mostram que mais de 60% das intubações seletivas apresentam ausculta de tórax simétrica.

A condensação do TOT logo após a passagem da cânula, apesar de ainda utilizada, não é confiável para a confirmação, e não é recomendada a sua utilização. Em estudo norte-americano publicado no *Annals of Emergency Medicine*, foi constatada condensação do tubo em 83% das intubações esofágicas.

Uma forma de diferenciação entre intubação traqueal da intubação seletiva é o posicionamento do TOT em relação à rima labial, verificado pela marcação em centímetros encontrada na cânula. O posicionamento da altura marcada como 22 na rima labial costuma ser o suficiente para a imensa maioria dos adultos intubados.

A visualização direta das pregas vocais pelo laringoscopista com passagem do TOT sob visualização direta é uma forma de confirmação com alta especificidade e sensibilidade, contanto que as estruturas tenham sido visualizadas de forma adequada. Ademais, médicos mais experientes têm maior acurácia na detecção de bom posicionamento do TOT, por ausculta ou inspeção torácica.

MONITORIZAÇÃO DE CO_2 EXPIRADO

Os monitores de dióxido de carbono (CO_2) medem a pressão parcial do gás expirado. Essa pressão, medida ao final da expiração, é chamada de $ETCO_2$. Em pacientes hígidos, há correlação entre a $ETCO_2$ e o CO_2 arterial ($PaCO_2$). Porém, em pacientes com distúrbios de ventilação-perfusão, obesidade mórbida ou em situações de obstrução no TOT (secreção, sangue, corpo estranho), tal correspondência tende a não ser tão fidedigna.

Entre os dispositivos disponíveis no mercado, há os monitores colorimétricos qualitativos e os quantitativos de CO_2. Os monitores qualitativos detectam o CO_2 expirado acima de um limite de concentração preestabelecido. Contudo, não há traçado de curva ou valor expirado. Para tais dispositivos, utiliza-se papel filtro sensível ao pH, que é impregnado com metacresol roxo. Este muda de cor conforme a concentração de CO_2 presente, podendo se apresentar como roxo (< 4 mmHg de CO_2), laranja (4 a 15 mmHg de CO_2) ou amarelo (> 20 mmHg de CO_2). O dispositivo fica alojado entre o TOT e a bolsa de ventilação.

Os detectores colorimétricos qualitativos são baratos e de fácil utilização, tornando-se uma opção excelente para a confirmação da posição do TOT. Entretanto, possui a limitação de alta taxa de falsos negativos, com ausência de mudança de cor em até 25% dos casos, mesmo quando TOT bem locado.

Já os dispositivos quantitativos incluem os capnômetros, que mostram o valor da pressão parcial de CO_2 em cada respiração, e os capnógrafos, que exibem onda contínua, representando o CO_2 exalado ao longo do tempo. A onda contínua, expressa de forma numérica e gráfica, fornece dados mais abrangentes sobre ventilação, metabolismo e perfusão.

A avaliação de uma onda normal de capnografia tem formato característico retangular, partindo do 0 cmH_2O e com ascensão rápida, quase vertical e, ao final da expiração, apresenta queda abrupta, retornando ao 0 cmH_2O (Figura 1). Alterações no padrão dessa curva podem denotar retenção de CO_2, broncoespasmo ou dobra no TOT, por exemplo.

Na intubação esofágica, há ausência ou alteração no formato de onda, podendo haver valores de $ETCO_2$ incompatíveis após as sete primeiras expirações. O posicionamento correto do TOT resulta em valores acima de 20 cmH_2O com formato característico de onda, podendo ser monitorados continuamente após a IOT.

A capnografia e a capnometria são consideradas atualmente padrão-ouro como método de confirmação de intubação na emergência, sendo mais sensíveis, específicos, de simples utilização e não avaliador-dependente. Segundo *guideline* publicado na revista *Anaesthesia* em 2022, a capnografia deve ser utilizada em todas as intubações.

ULTRASSONOGRAFIA

O uso da ultrassonografia (USG) à beira-leito tem ganhado espaço no DE para diversas aplicabilidades nos últimos anos, e, entre elas, está a confirmação da IOT. Existem dois métodos principais para a confirmação de posicionamento com o uso do USG.

Um dos métodos é a avaliação pleural. Para esta, é verificada a presença de deslizamento pleural (*lung sliding*), que representa o atrito entre as pleuras visceral e parietal gerado durante o ciclo respiratório. Sua avaliação deve ser realizada tanto no modo bidimensional (Figura 2) quanto no modo M, verificando o sinal da praia (Figura 3).

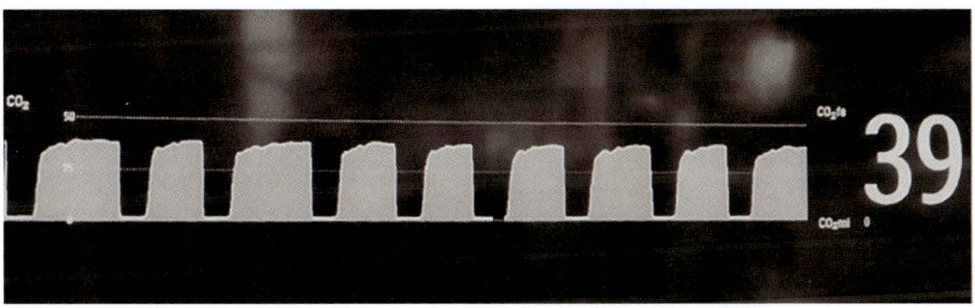

FIGURA 1 Capnografia em forma de onda com escala numérica indicativa de intubação orotraqueal após sete ciclos respiratórios.

É recomendado o uso do *probe* linear e realização prioritária em ápice pulmonar, no terceiro espaço intercostal, próximo à linha hemiclavicular bilateralmente.

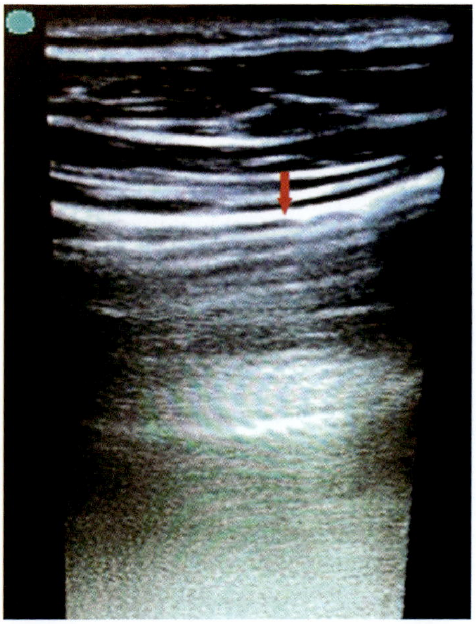

FIGURA 2 Modo bidimensional: linha pleural assinalada pela seta vermelha.

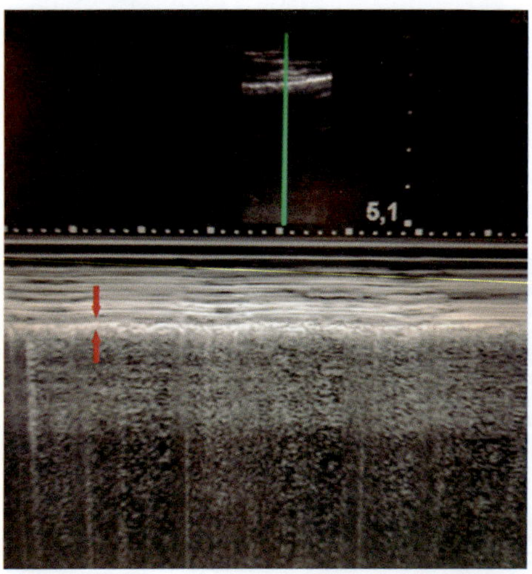

FIGURA 3 Modo M: sinal da praia, demarcado pelas setas vermelhas, demonstra deslizamento pleural adequado.

A presença do deslizamento pleural bilateral indica ventilação adequada de ambos os hemitórax e diminui a probabilidade de pneumotórax. A ausência desse sinal bilateralmente logo após a IOT pode ser indicativo de intubação esofágica ou, caso presente unilateralmente, pode sugerir intubação seletiva. Um estudo norte-americano, publicado em 2015, mostrou uma taxa de reconhecimento de intubação seletiva com o auxílio do ultrassom de 95%, em comparação a 62% no grupo que realizou somente ausculta pulmonar.

Outro método de confirmação de IOT traqueal é a avaliação dos anéis traqueais. Em cenários de emergência, a USG transtraqueal mostrou sensibilidade e especificidade agregadas de 98% e 94%, respectivamente. A avaliação pode ser estática, realizada após a intubação, ou dinâmica, com visualização no momento do procedimento. A visualização dinâmica, contudo, apresenta restrições, como a necessidade de mais de um profissional no cenário, além da realização de pressão extra na traqueia pelo *probe*, o que pode distorcer a anatomia da via aérea superior.

Para confirmar a intubação traqueal, é necessária a visualização de apenas uma interface ar-mucosa, indicando a via aérea preenchida pela cânula (Figura 4). A presença de duas interfaces de ar-mucosa é indicativa de esfíncter esofágico aberto, o que sugere intubação esofágica (Figura 5).

Recomenda-se o uso do *probe* linear transversalmente na linha média cervical, identificando os primeiros anéis traqueais. O *probe* pode ser rotacionado longitudinalmente e movido no sentido cefálico para que a cartilagem cricóidea seja visualizada, de forma a realizar uma varredura dinâmica da região traqueal durante a IOT. Muitos operadores sugerem insuflar o *cuff* com água para otimizar a visualização na USG.

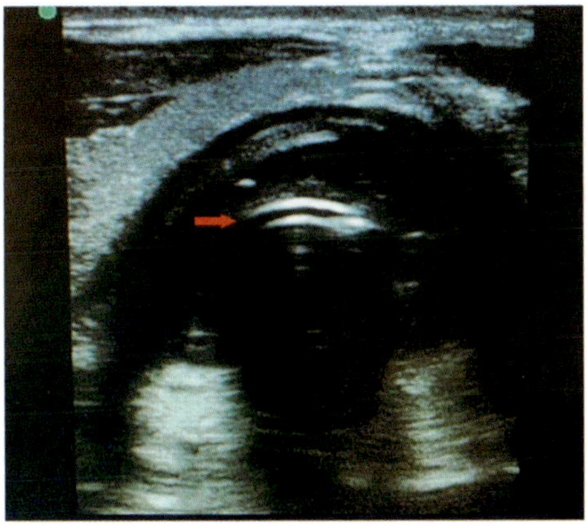

FIGURA 4 A cartilagem traqueal no plano transverso é visualizada como uma estrutura hipoecoica em formato de U invertido (seta vermelha). Posteriormente à estrutura indicada, a linha hiperecoica representa a interface ar-mucosa.

Os dois métodos, quando empregados em conjunto, alcançam altas sensibilidade e especificidade, trazendo resultados instantâneos, diminuindo tempo de resposta e correção de posicionamento se necessário. É uma ferramenta importante em cenários extremos, como em ambientes pré-hospitalares remotos ou durante transportes médicos aeroespaciais nos quais a ausculta é prejudicada e a capnografia está indisponível. No entanto, é um recurso avaliador-dependente, sendo necessário treinamento prévio para resultados confiáveis e interpretações adequadas.

RADIOGRAFIA DE TÓRAX

A radiografia de tórax é útil para determinar a profundidade do TOT. No DE, a taxa de posicionamento inadequado do TOT pode chegar a 19%, sendo a intubação seletiva a causa mais prevalente. Contudo, não deve ser usada para diferenciar a intubação traqueal da esofágica. Outros achados importantes da radiografia pós intubação incluem a presença de pneumotórax e consolidações sugestivas de pneumonite ou pneumonia.

A radiografia de tórax é um exame de ampla disponibilidade, baixo custo, não invasivo e que fornece informações relevantes. Dessa maneira, é consensual que a sua utilização para avaliação de posicionamento e complicações ainda se faz imprescindível no DE.

POSICIONAMENTO INADEQUADO DO TUBO

Caso seja constatada intubação esofágica ou haja alta suspeição dela – por exame

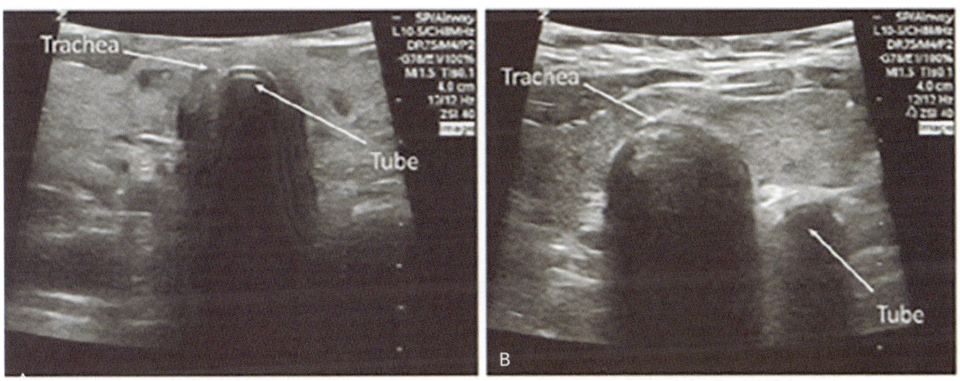

FIGURA 5 (A) Visualização de apenas uma interface ar-mucosa, o que indica intubação traqueal; (B) visualização de duas interfaces ar-mucosa, o que indica intubação esofágica.

físico, por queda sustentada de saturação de oxigênio ou de $ETCO_2$ –, é mandatória a intervenção imediata. A medida inicial deve ser a retirada do tubo para realização de ventilações de resgate com dispositivo bolsa-válvula-máscara ou dispositivo extraglótico. Postergar a remoção da cânula, nesses casos, levará o paciente à hipóxia prolongada, com complicações catastróficas. Por outro lado, retirar o tubo adequadamente alocado trará poucos malefícios para o paciente.

Ventilações de resgate devem ser adequadamente realizadas até a restauração de saturação de oxigênio, de forma a preservar a oxigenação da capacidade residual funcional do paciente. Após as ventilações, nova tentativa de laringoscopia poderá ser feita, sem maiores riscos ao doente.

CONSIDERAÇÕES FINAIS

- O exame clínico baseado em ausculta não é método recomendado quando usado isoladamente.
- A condensação do TOT logo após a passagem da cânula não é confiável para a confirmação, e não é recomendada a sua utilização.
- A capnografia quantitativa e com forma de onda é considerada padrão-ouro para confirmação de IOT e deve ser utilizada sempre que disponível.
- Para a USG, recomenda-se avaliação pleural e transtraqueal em conjunto para confirmação de IOT.
- A radiografia de tórax não deve ser utilizada para diferenciação entre IOT e intubação esofágica.
- Recomenda-se o uso de mais de um método de confirmação, diminuindo as chances de falsos resultados positivos e a exposição do paciente a riscos como hipoxemia e broncoaspiração.
- Caso seja constatada intubação esofágica ou haja alta suspeição dela, é mandatória a retirada imediata do tubo para ventilações de resgate com dispositivo bolsa-válvula-máscara ou dispositivo extraglótico.

LITERATURA RECOMENDADA

1. Brown CA, Bair AE, Pallin DJ, Walls RM. Techniques, success, and adverse events of emergency department adult intubations. Ann Emerg Med. 2015;65(4):363-70.
2. Chrimes N, Higgs A, Hagberg CA, Baker PA, Cooper RM, Greif R, et al. Preventing unrecognised oesophageal intubation: a consensus guideline from the Project for Universal Management of Airways and international airway societies. Anaesthesia. 2022;77(12):1395-415.
3. Das SK, Choupoo NS, Haldar R, Lahkar A. Transtracheal ultrasound for verification of endotracheal tube placement: a systematic review and meta-analysis. Can J Anaesth. 2015;62(4):413-23.
4. Gottlieb M, Nakitende D, Sundaram T, Serici A, Shah S, Bailitz J. Comparison of Static versus Dynamic Ultrasound for the Detection of Endotracheal Intubation. West J Emerg Med. 2018;19(2):412-6.
5. Karacabey SA, Sanri E, Gencer EG, Guneysel O. Tracheal ultrasonography and ultrasonographic lung sliding for confirming endotracheal tube placement: Speed and Reliability. Am J Emerg Med. 2016;34(6):953-6.
6. Kelly JJ, Eynon CA, Kaplan JL, de Garavilla L, Dalsey WC. Use of tube condensation as an indicator of endotracheal tube placement. Ann Emerg Med. 1998;31(5):575-8.
7. McGillicuddy DC, Babineau MR, Fisher J, Ban K, Sanchez LD. Is a postintubation chest radiograph necessary in the emergency department? Int J Emerg Med. 2009;2(4):247-9.
8. Natt BS, Malo J, Hypes CD, Sackles JC, Mosier JM. Strategies to improve first attempt success at intubation in critically ill patients. Br J Anaesth. 2016;117 Suppl 1:i60-i68. 9. Osman A, Sum KM. Role of upper airway ultrasound in airway management. J Intensive Care. 2016;4:52.
9. Ramsingh D, Frank E, Haughton R, Schilling J, Gimenez KM, Banh E, et al. Auscultation versus Point-of-care Ultrasound to Determine Endotracheal versus Bronchial Intubation: A Diagnostic Accuracy Study. Anesthesiology. 2016;124(5):1012-20.

10. Russotto V, Myatra SN, Laffey JG, Tassistro E, Antolini L, Bauer P, et al. Intubation Practices and Adverse Peri-intubation Events in Critically Ill Patients From 29 Countries. JAMA. 2021;325(12):1164-72.
11. Sitzwohl C, Langheinrich A, Schober A, Krafft P, Sessler DL, Herkner H, et al. Endobronchial intubation detected by insertion depth of endotracheal tube, bilateral auscultation, or observation of chest movements: randomised trial. BMJ. 2010;341:c5943.1.
12. Weaver B, Lyon M, Blaivas M. Confirmation of Endotracheal Tube Placement after Intubation Using the Ultrasound Sliding Lung Sign. Acad Emerg Med. 2006;13(3):239-44.

CAPÍTULO 22

Manejo do paciente pós-intubação

Daniel Rodrigues
Júlio César Garcia de Alencar

PONTOS IMPORTANTES

- O período pós-intubação inicia-se após a confirmação do posicionamento do tubo e se estende até a extubação.
- A hipotensão pós intubação é um dos eventos adversos mais frequentes e mesmo quando autolimitada, está associada a maior mortalidade e maior tempo de internação.
- A intubação seletiva ocorre mais comumente no brônquio fonte direito, podendo resultar em complicações ameaçadoras à vida.
- Além do manejo das complicações e da ventilação mecânica inicial, um dos pilares dos cuidados pós-intubação é a sedação e analgesia do paciente.

INTRODUÇÃO

Após a intubação, o paciente necessitará de um novo conjunto de cuidados. Idealmente, a ventilação mecânica será iniciada e deverá ser ajustada de forma personalizada. Deve-se solicitar uma radiografia de tórax para a avaliação do parênquima pulmonar, do posicionamento do tubo e de possíveis complicações do procedimento. Hipotensão, evento comum, deve ser investigada e tratada. A sedação contínua geralmente está indicada, ao contrário de bloqueadores neuromusculares, e o planejamento de extubação deve ser iniciado.

DEFINIÇÃO

O período pós-intubação inicia-se após a confirmação do posicionamento do tubo e se estende até a extubação. No Departamento de Emergência (DE), as complicações precoces pós-intubação, os ajustes iniciais da ventilação mecânica, a escolha de medicações sedativas e analgésicas e a necessidade de transferência para a unidade de terapia intensiva ou para o centro cirúrgico tornam esse momento particularmente importante. Esses tópicos serão discutidos ao longo deste capítulo.

TÉCNICA

As complicações precoces mais comuns da intubação são a hipotensão pós-intubação (HPI) e outras relacionadas ao mau posicionamento do tubo.

Hipotensão pós-intubação

A HPI é um dos eventos adversos mais frequentes pós-intubação e, mesmo quando autolimitada, está associada a maior mortalidade e maior tempo de internação.

Define-se HPI como pressão arterial média (PAM) < 65 mmHg, pressão arterial sistólica (PAS) < 80 ou 90 mmHg, diminuição da pressão arterial (PA) em 20-40% em relação aos níveis pré-intubação ou necessidade de início ou de aumento de drogas vasoativas em um período de até 30 minutos pós-intubação. Os fatores de risco independentes para a HPI são:

- Idade > 41 anos.
- APACHE II > 10.
- Diagnóstico de sepse.
- Intubação por insuficiência respiratória ou por parada cardiorrespiratória.
- PAM pré-intubação < 65 mmHg.
- PAS pré-intubação < 130 mmHg (maior risco se PAS < 90 mmHg).
- Uso de catecolaminas ou fenilefrina nos últimos 60 minutos antes da intubação.
- Uso de diuréticos nas últimas 24 horas.

Além desses, *shock index* ([SI], frequência cardíaca dividida pela PAS), *shock index* ajustado para a idade (SI x idade do paciente) e *shock index* modificado ([MSI], frequência cardíaca dividida pela PAM) também são fatores de risco independentes para HPI quando:

- SI ≥ 0,8-0,9.
- SI ajustado para a idade ≥ 47.
- MSI ≥ 0,9.

Em relação aos indutores, o etomidato é menos associado à HPI do que a cetamina. No entanto, essa é uma evidência fraca. O uso de bloqueadores neuromusculares não parece ser um fator de risco independente para HPI. O uso de *bolus* de cristaloides pré-intubação não previne HPI.

Mau posicionamento do tubo

A intubação acidental do brônquio-fonte, ocorre mais comumente do lado direito (Figura 1). Ela pode resultar em um pneumotórax hipertensivo ipsilateral ou atelectasia contralateral, levando à hipóxia ou hipotensão.

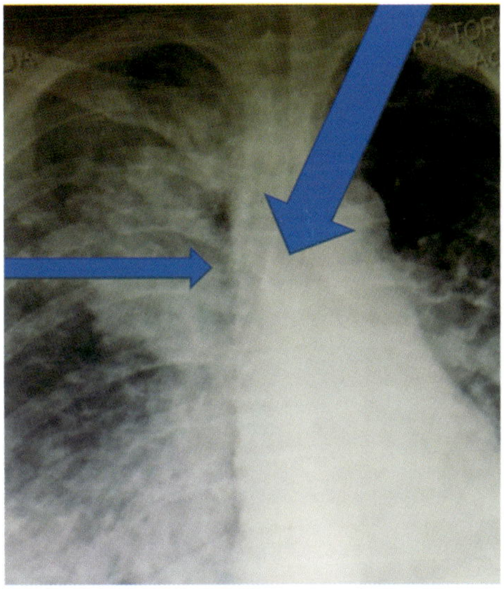

FIGURA 1 A seta maior indica a localização da carina; a seta menor indica a cânula orotraqueal seletiva no brônquio-fonte direito.

Por outro lado, quando se posiciona o tubo muito acima do adequado, aumentam as chances de extubação acidental, broncoaspiração, pneumonia e espasmo laríngeo.

O posicionamento do tubo deve ser confirmado pela expansibilidade e ausculta bilateral, palpação do tubo acima da incisura supraesternal e com um exame de imagem, como a radiografia de tórax.

A posição adequada do tubo pode ser checada pela radiografia de tórax de duas formas: a primeira, e mais tradicional, é a medição entre a extremidade do tubo e a carina (totalizando 5-7 cm com o pescoço em posição neutra) (Figura 2). A segunda, quando a carina não é visualizada, é a ponta do tubo entre T2 e T4 (vértebras torácicas) ou medialmente ao nível da porção proximal das clavículas (Figura 3).

Em crianças, não há um padrão-ouro na literatura para o posicionamento do tubo. A maioria dos estudos recomenda mantê-lo 2 cm acima da carina.

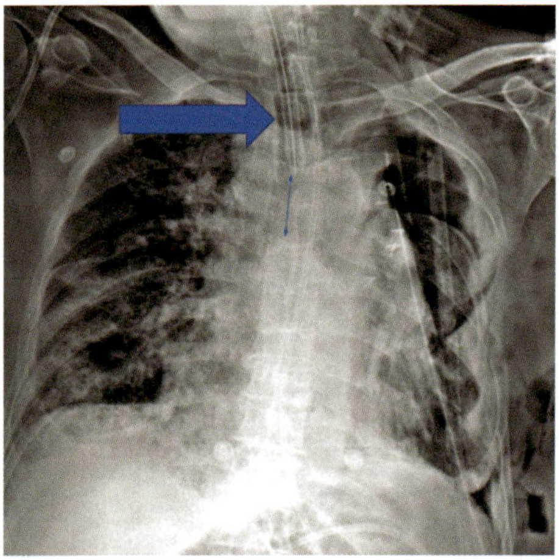

FIGURA 2 A seta maior indica o tubo orotraqueal, e a seta menor indica a distância entre o tubo e a carina. A posição do pescoço (fletido ou estendido) pode variar a altura do tubo em até 2 cm.

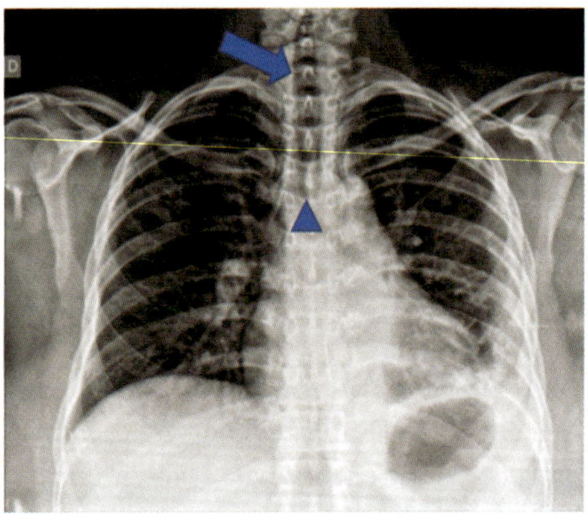

FIGURA 3 Na ponta da seta, vemos a vértebra T1. Na ponta do triângulo, a carina.

VENTILAÇÃO MECÂNICA

No período pós-intubação, um dos pontos mais importantes no cuidado ao paciente é estabelecer uma ventilação mecânica adequada (Figura 4).

Sugere-se iniciar a ventilação em modo assistido-controlado, podendo ser ciclado a volume (VCV) ou ciclado a tempo e limitado à pressão (PCV). A fração inspirada de oxigênio (FiO_2) deve ser a menor possível para manter a saturação arterial de oxigênio entre 93% e 97%. Deve ser utilizado um volume corrente (VC) de 6 mL/kg/peso predito inicialmente. A PEEP deve ser ajustada em 5 cmH_2O inicialmente, salvo em situações de doenças como síndrome do desconforto

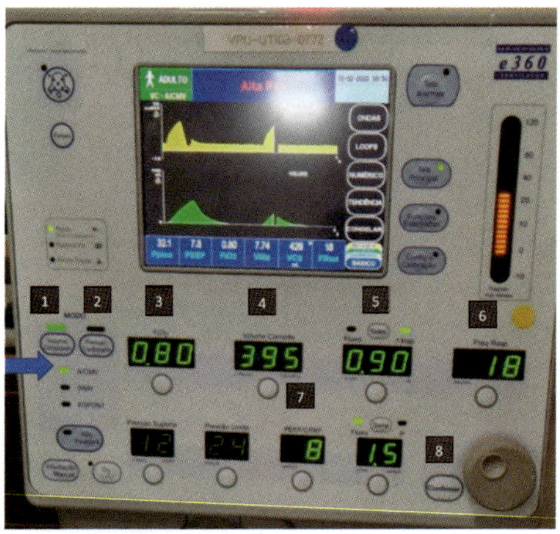

FIGURA 4 Exemplo de ventilador mecânico. Em 1 e 2, indicam-se os modos volume controlado e pressão controlado. Na seta, está selecionado o modo assistido-controlado. Em 3, indica-se a fração inspirada de oxigênio; em 4, o volume corrente; em 5, a seleção entre fluxo (geralmente escolhido no volume controlado) e tempo inspiratório (geralmente escolhido no pressão controlado). Em 6, a frequência respiratória; em 7, a PEEP; por fim, em 8, está o comando de confirmar a alteração realizada.

respiratório agudo (SDRA), nas quais o valor da PEEP pode ser ajustado de acordo com a tabela do ARDSNet (Tabela 1). Por fim, deve-se regular a frequência respiratória (FR) inicial entre 12 e 16 irpm, com fluxo inspiratório ou tempo inspiratório visando manter inicialmente a relação I:E em 1:2 a 1:3. Em caso de doença obstrutiva, pode-se começar usando FR mais baixa (< 12 rpm), e, em caso de doenças restritivas, pode-se utilizar FR mais elevada (> 20 irpm, por exemplo, se o quadro clínico assim exigir). Após 30 minutos de ventilação estável, deve-se colher uma gasometria arterial para observar se as metas de ventilação e de troca gasosa foram atingidas. Do contrário, realizam-se os reajustes necessários nos parâmetros de modo e ciclagem.

SEDAÇÃO E ANALGESIA

Além do manejo das complicações e da ventilação mecânica inicial, um dos pilares dos cuidados pós-intubação é a sedação e analgesia do paciente crítico. Os sedativos mais utilizados no DE para sedação contínua são o midazolam, o propofol, a cetamina e a dexmedetomidina. Já os analgésicos são o fentanil, a morfina e a cetamina (Tabela 2).

TABELA 1 Ajuste de PEEP de acordo com a tabela do ARDSNet para manter $SatO_2 \geq 88\%$ e $PaO_2 \geq 55$ mmHg

FiO_2	30%	40%	40%	50%	50%	60%	70%	70%	70%	80%	90%	90%	90%	100%
PEEP	5	5	8	8	10	10	10	12	14	14	14	16	18	18-24

TABELA 2 Sedativos e analgésicos mais utilizados no departamento de emergência em infusão contínua

Droga	Mecanismo de ação	Dose	Vantagens	Efeitos adversos
Analgésicos				
Fentanil	Agonista opioide	*Bolus*: 1-2 µg/kg Infusão: 10-50 µg/h + *bolus* intermitentes se necessário Pediatria: *Bolus*: 1-3 µg/kg Infusão: 1-10 µg/kg/h	Rápido início de ação Menos hipotensão do que outros opioides Não necessita de ajuste para função renal ou hepática	Náuseas, constipação, depressão respiratória e rigidez muscular (principalmente com uso de altas doses em *bolus*)
Morfina	Agonista opioide	*Bolus*: 2-10 mg Intermitente: 2-4 mg a cada 1-2 horas Infusão: 1-10 mg/hora Pediatria: *Bolus*: 0,1-0,2 mg/kg/4-6 horas Infusão: 10-40 µg/kg/h	Amplamente disponível	Náuseas, constipação, depressão respiratória, liberação de histamina e consequente vasodilatação, bradicardia e hipotensão Ajuste necessário para disfunção renal ou hepática

(continua)

TABELA 2 Sedativos e analgésicos mais utilizados no departamento de emergência em infusão contínua (*continuação*)

Droga	Mecanismo de ação	Dose	Vantagens	Efeitos adversos
Analgesia/sedação				
Cetamina	Bloqueador de receptores NMDA	*Bolus*: 0,1-0,5 mg/kg Infusão: 0,05-0,4 mg/kg/h Pediatria: *Bolus*: 1-3 mg/kg Infusão: 0,7-3 mg/kg/h	Mantém débito cardíaco e pressão arterial sem inibição do drive respiratório Diminui tolerância aguda aos opioides Não necessita de ajuste para função renal ou hepática	Alucinações, confusão, delirium, salivação excessiva, taquicardia, hipertensão, depressão cardíaca e respiratória (raros)
Sedação				
Propofol	Agonista GABA	Infusão: 5-50 μg/kg/min Pediatria: *Bolus*: 2-3 mg/kg Infusão: 1-4 mg/kg/h	Rápido início de ação e curto tempo de duração Diminui pressão intracraniana e metabolismo cerebral Não necessita de ajuste para função renal ou hepática	Hipotensão, bradicardia, depressão respiratória, síndrome de infusão do propofol, pancreatite, hipertrigliceridemia
Midazolam	Agonista GABA	*Bolus*: 0,01-0,05 mg/kg (1-5 mg) Infusão: 0,02-0,4 mg/kg/h Pediatria: *Bolus*: 0,2 mg/kg Infusão: 1-10 μg/kg/min	Rápido início de ação e curto tempo de duração (se administrado por menos que 48 horas)	Depressão respiratória, hipotensão, maior risco de *delirium* Ajuste necessário para disfunção renal
Dexmedetomidina	Alfa-2-agonista	Infusão: 0,2-1,5 μg/kg/h Pediatria: *Bolus*: 1 μg/kg Infusão: 0,2-0,75 μg/kg/h	Menos depressão respiratória Ansiólise e analgesia Mantém o paciente facilmente despertável Não necessita de ajuste para função renal ou hepática	Bradicardia, hipotensão, hipertensão, náuseas

A escala Richmond Agitation-Sedation Scale (RASS) é a mais utilizada para a avaliação de sedação em pacientes no DE (Tabela 3). Salvo raras exceções, deve-se ajustar a sedação objetivando uma pontuação de 0 a -1. Pacientes com SDRA grave e necessidade de bloqueio neuromuscular ou com hipertensão intracraniana refratária podem exigir maior sedação (RASS-5).

TABELA 3 Richmond Agitation-Sedation Scale

Pontuação	Interpretação	Descrição
+4	Combativo(a)	Combativo(a) ou violento(a); perigo imediato para o(a) paciente
+3	Muito agitado(a)	Puxa ou retira tubo(s) ou cateteres ou tem heteroagressividade
+2	Agitado(a)	Movimentos não intencionados ou dissincronia na ventilação mecânica
+1	Inquieto(a)	Ansioso(a) ou apreensivo(a), mas movimentos não agressivos ou vigorosos
0	Alerta e acordado(a)	
–1	Sonolento(a)	Não totalmente alerta, mas sustenta por mais de 10 segundos o contato ocular quando realizado estímulo verbal
–2	Sedação leve	Mantém menos de 10 segundos o contato visual ao estímulo verbal
–3	Sedação moderada	Algum movimento, mas sem contato visual ao estímulo verbal
–4	Sedação profunda	Sem resposta ao estímulo verbal, mas algum movimento com estímulo tátil
–5	Não despertável	Sem resposta ao estímulo verbal ou tátil

LITERATURA RECOMENDADA

1. Masuda T, Nosaka N, Nagashima M. Intubation Practices and Adverse Peri-intubation Events in Critically Ill Patients. JAMA. 2021;326(6):568-9.
2. Smischney N, Kashyap R, Khanna A, Brauer E, Morrow L, Seisa M, et al. Risk factors for and prediction of post-intubation hypotension in critically ill adults: A multicenter prospective cohort study. PLoS One. 2020;15(8):e0233852.
3. Heffner A, Swords D, Kline J, Jones A. The frequency and significance of postintubation hypotension during emergency airway management. J Crit Care. 2012;27(4):417.e9-13.
4. Green R, Turgeon A, McIntyre L, Fox-Robichaud A, Fergusson D, Doucette S, et al. Postintubation hypotension in intensive care unit patients: A multicenter cohort study. J Crit Care. 2015;30(5):1055-60.
5. Lee K, Jang J, Kim J, Suh Y. Age shock index, shock index, and modified shock index for predicting postintubation hypotension in the emergency department. Am J Emerg Med. 2020;38(5):911-5.
6. April M, Arana A, Schauer S, Davis W, Oliver J, Fantegrossi A, et al. Ketamine Versus Etomidate and Peri-intubation Hypotension: A National Emergency Airway Registry Study. Acad Emerg Med. 2020;27(11):1106-15.
7. Smischney N, Demirci O, Diedrich D, Barbara D, Sandefur B, Trivedi S, et al. Incidence of and Risk Factors For Post-Intubation Hypotension in the Critically Ill. Med Sci Monit. 2016;22:346-55.
8. Rahnema A, Jones J. Effect of a Fluid Bolus on Cardiovascular Collapse Among Critically Ill Adults Undergoing Tracheal Intubation (PrePARE): A Randomized Controlled Trial. J Emerg Med. 2020;58(2):370-1.
9. Kollisch-Singule M, Ramcharran H, Satalin J, Blair S, Gatto L, Andrews P, et al. Mechanical Ventilation in Pediatric and Neonatal Patients. Front Physiol. 2021;12:805620.
10. Spiegel R, Mallemat H. Emergency Department Treatment of the Mechanically Ventilated Patient. Emerg Med Clin North Am. 2016;34(1):63-75.
11. Papadakos P, Lachmann B. Mechanical ventilation. Filadélfia: Saunders Elsevier; 2008.
12. Ventilation with Lower Tidal Volumes as Compared with Traditional Tidal Volumes for Acute Lung Injury and the Acute Respiratory Distress Syndrome. Surv Anesthesiol. 2001;45(1):19-20.

SEÇÃO 6

Via aérea no atendimento pré-hospitalar

CAPÍTULO 23

Abordagem da equipe de suporte básico e intermediário no atendimento pré-hospitalar

Daniela Aparecida Morais
Cíntia Maria Guedes de Moraes

PONTOS IMPORTANTES

- O manejo da via aérea em emergência pode ser uma das ações prioritárias no atendimento.
- O conhecimento sobre as técnicas de manejo da via aérea, suas indicações, contraindicações, vantagens e desvantagens, associado ao treinamento de habilidades, possibilita ao profissional a escolha e a realização correta de técnicas, que podem salvar vidas.
- A aspiração, as manobras manuais de abertura de via aérea, o uso das cânulas nasofaríngea e orofaríngea e de dispositivos extraglóticos, como a máscara laríngea e o tubo laríngeo, são procedimentos de amplo uso na prática clínica e que, considerando as competências profissionais, podem ser úteis na rotina do atendimento pré-hospitalar.

INTRODUÇÃO

O manejo da via aérea em cenários de emergência pode ser uma das ações prioritárias no atendimento. Com o objetivo de manter a via aérea pérvia na presença ou iminência de uma obstrução garantir que a ventilação e a oxigenação sejam realizadas de forma efetiva. Dominar o manejo da via aérea é fundamental para todo profissional que lida com pacientes críticos.

Há situações em que é necessário remover secreções da cavidade oral do paciente, e a aspiração deve ser executada. Ações básicas, denominadas de manobras manuais de abertura da via aérea, estão entre as primeiras a serem executadas e não dependem de equipamentos. Diversas técnicas são descritas, porém as mais comumente utilizadas na prática clínica são a manobra de inclinação da cabeça-elevação do queixo e a manobra de elevação e tração da mandíbula. A cânula nasofaríngea e a cânula orofaríngea são dispositivos que melhoram a permeabilidade da via aérea, evitando que a base da língua obstrua a hipofaringe. Dispositivos extraglóticos (ex.: máscara laríngea e tubo laríngeo) e tubo traqueal são dispositivos avançados da via aérea.

No Brasil técnicos de enfermagem e enfermeiros, desde que previamente treinados, durante a assistência ao paciente podem executar manobras manuais de abertura da via aérea, inserir dispositivos adjuntos da via aérea e fazer aspiração de secreções da cavidade oral, se necessário. A Resolução nº 641/2020 do Conselho Federal de Enfermagem estabelece a competência dos profissionais de enfermagem na utilização de dispositivos extraglóticos e outros procedimentos para acesso à via aérea nas situações de urgência e emergência.

Já a resolução nº 688/2022 do Conselho Federal de Enfermagem regulamenta no âmbito da equipe de enfermagem, o suporte básico e o intermediário de vida no atendimento pré-hospitalar. No suporte básico, a unidade móvel é tripulada por técnicos de enfermagem e, no intermediário, por dois enfermeiros ou por um técnico de enfermagem e um enfermeiro. Nas duas modalidades de assistência, os profissionais de enfermagem integram as equipes juntamente com o condutor.

É importante que esses profissionais tenham o conhecimento teórico e o treinamento prático adequados, para que rapidamente possam tomar decisões corretas, dentro da sua área de competência técnica legal, pois uma abordagem eficaz da via aérea em situações de emergência pode contribuir para salvar vidas.

Nota dos editores: antes de prosseguir a leitura deste capítulo, recomendamos a revisão do capítulo Bolsa-válvula-máscara.

DEFINIÇÃO

Aspiração

Procedimento realizado na via aérea superior ou inferior de pacientes com comprometimento de sua capacidade de remover secreções (ex.: saliva, vômito, sangue) e substâncias estranhas, com o objetivo de removê-los, mantendo a ventilação e oxigenação adequadas. Obtém-se o resultado de remoção dos fluidos através da inserção de um cateter específico na via aérea e a aplicação de pressão subatmosférica.

Manobra de inclinação da cabeça-elevação do queixo (*chin lift*)

Manobra manual de abertura de via aérea que, por meio do posicionamento das estruturas anatômicas, permite a passagem do ar. Essa manobra pode ser realizada em pacientes inconscientes sem suspeita de lesão de coluna cervical (Figura 1).

Manobra de elevação e tração da mandíbula (*jaw thrust*)

Manobra manual de abertura de via aérea que, através do posicionamento das estruturas anatômicas, permite a passagem do ar. A técnica pode ser realizada com ou sem a inclinação da cabeça, considerando, para tal, a presença ou ausência de suspeita de lesão na coluna cervical do paciente (Figura 2).

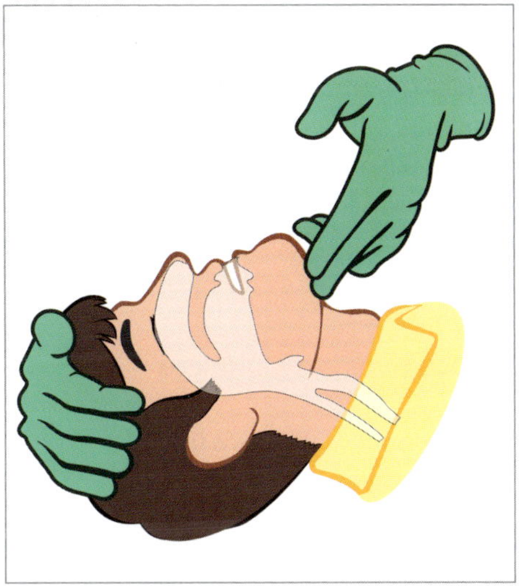

FIGURA 1 Manobra de inclinação da cabeça-elevação do queixo.

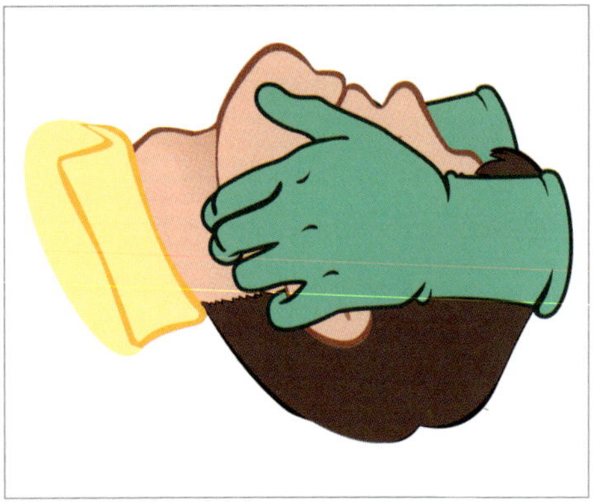

FIGURA 2 Manobra de elevação e tração da mandíbula.

Cânula nasofaríngea

Tubo plástico macio que, se inserido através da cavidade nasal, ultrapassa a base da língua, contribuindo na manutenção da permeabilidade da via aérea.

Cânula orofaríngea

Dispositivo plástico rígido e curvo (formato de J), utilizado em pacientes inconscientes que, quando posicionado adequadamente, se estende dos lábios à faringe e contribui para a manutenção da permeabilidade da via aérea por meio do deslocamento da língua, impedindo que esta recaia sobre a região posterior da faringe.

Dispositivos extraglóticos

Dispositivos invasivos inseridos às cegas através da orofaringe, sem acessar a laringe, que permanecem sobre (supraglóticos) ou atrás (retroglóticos) da abertura da glote. Dispositivos supraglóticos possuem um *cuff* que pode ou não ser insuflável, e dispositivos retroglóticos possuem dois balões insufláveis para selar esôfago e faringe.

A máscara laríngea, um dispositivo supraglótico, consiste em um tubo conectado a uma máscara elíptica que possui um orifício em seu centro. O tubo laríngeo, um dispositivo retroglótico, possui um tubo curvo com dois balonetes, que promovem a oclusão do esôfago e da orofaringe. A seleção do tamanho ideal para uso deve considerar a inscrição de peso (máscara laríngea) ou altura (tubo laríngeo) existente no próprio dispositivo a ser inserido (Figuras 3 e 4).

TÉCNICA

Manobra de inclinação da cabeça-elevação do queixo

Coloque o paciente em decúbito dorsal, posicione uma mão na testa do paciente e os dedos da outra mão na parte óssea do mento do paciente. Simultaneamente, incline suavemente a cabeça do paciente para trás e movimente o mento para frente e para cima e abra a boca do paciente com o polegar da mão que foi posicionada no mento.

Manobra de elevação e tração da mandíbula

Com o paciente em decúbito dorsal, coloque os seus dedos próximos aos ângulos

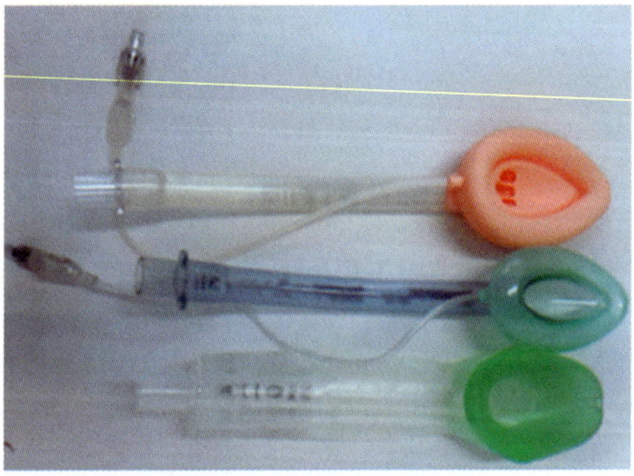

FIGURA 3 Modelos de máscara laríngea.

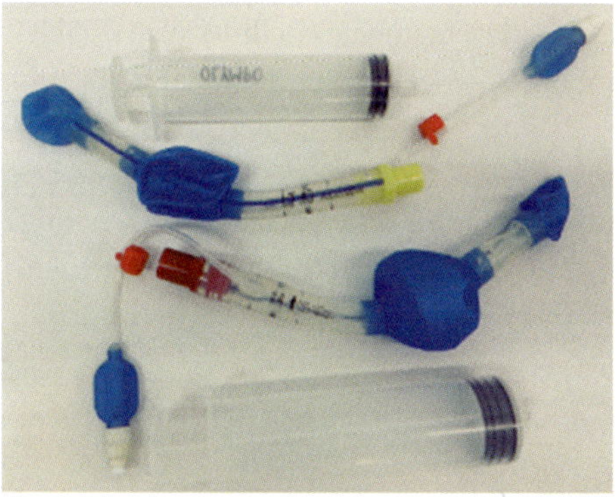

FIGURA 4 Tubos laríngeos.

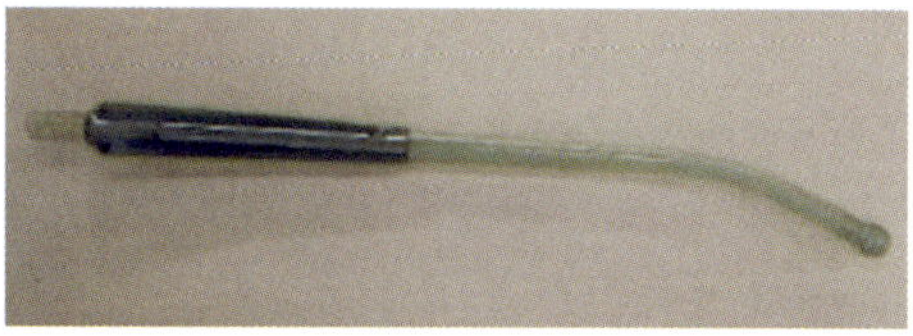

FIGURA 5 Aspirador rígido de Yankauer.

da mandíbula do paciente, mantendo apenas os polegares posicionados sobre o osso zigomático em sua parte mais proeminente, próximo às narinas. Desloque a mandíbula para frente abrindo suavemente a boca do paciente, inclinando a cabeça levemente para trás. Na suspeita de lesão de coluna cervical, realize a técnica mantendo a cabeça do paciente estabilizada e na posição neutra.

Aspiração

De posse do material necessário e utilizando os equipamentos de proteção individual, coloque o oxímetro no paciente, conecte o tubo de conexão no aspirador e no cateter de aspiração, e lubrifique a ponta do cateter de aspiração maleável no caso de aspiração nasofaríngea ou nasotraqueal. Em caso de uso do cateter rígido, realize a medição do canto da boca do paciente até o lóbulo da orelha ou o ângulo da mandíbula e, então, ajuste a pressão de sucção do dispositivo a ser utilizado (Figura 5).

Pressão de sucção recomendada:

- Adultos e adolescentes: até 150 mmHg (em aparelho portátil: adulto – 10 a 15 cmHg – e adolescente – 8 a 15 cmHg).
- Crianças: até 100 a 120 mmHg (em aparelho portátil: 8 a 10 cmHg).
- Neonatos: até 80 mmHg (em aparelho portátil: 6 a 8 cmHg).

Realizar a técnica conforme a área a ser aspirada:

- Aspiração nasofaríngea: segure o cateter entre os dedos polegar e indicador e insira-o na narina (em adultos, inserir o cateter cerca de 16 cm; em crianças mais velhas, de 8 a 12 cm; em lactentes e crianças mais novas, de 4 a 7,5 cm) sem aplicar a sucção. Realize a aspiração intermitente por até 15 segundos pressionando e liberando o ponto de ventilação do cateter. Retire o cateter lentamente, rotacionando-o para trás e para frente.
- Aspiração nasotraqueal: segure o cateter entre os dedos polegar e indicador e insira-o na narina (em adultos, insira o cateter cerca de 20 cm; em crianças mais velhas, cerca de 16 a 20 cm; em crianças mais novas e lactentes, de 8 a 14 cm) sem aplicar a sucção. Realize a aspiração intermitente ou contínua por até 10 segundos, ocluindo o ponto de ventilação do cateter. Retire o cateter lentamente, rotacionando-o para trás e para frente.
- Aspiração orofaríngea: segure o cateter (maleável ou rígido) entre os dedos polegar e indicador, insira-o na boca do paciente, paralelamente à gengiva, e siga até

a faringe, sem aplicar a sucção. Realize a aspiração e movimente o cateter na cavidade oral até remover a secreção.

Durante o procedimento, monitore a saturação e o pulso e avalie o aspecto do paciente (cor da pele, ruídos respiratórios, presença de sangramento, dor).

Cânula nasofaríngea

Determine o tamanho adequado através do uso de pontos de referência anatômicos realizando a medição da cânula lateralmente à face do paciente. O dispositivo adequado é aquele que se estende da ponta de uma narina até o ângulo da mandíbula ou ponta da orelha.

Técnica:

Lubrifique a ponta distal da cânula com um lubrificante hidrossolúvel. Coloque o paciente na posição do cheirador, segure a cânula como se fosse um lápis, com a face curva voltada para a boca do paciente, e introduza lentamente na narina com o bisel apontado para o septo nasal. A cânula é avançada lentamente em direção ao occipital e à nasofaringe. Se o profissional sentir uma resistência durante a inserção, movimentos suaves de rotação poderão solucionar o problema. Se a resistência persistir, remova a cânula, reaplique o lubrificante e insira na outra narina do paciente (Figuras 6 e 7).

Cânula orofaríngea

Determine o tamanho adequado através do uso de pontos de referência anatômicos fazendo a medição da cânula lateralmente à face do paciente. O dispositivo adequado é aquele que se estende da comissura labial até o ângulo da mandíbula ou ponta da orelha. Em pacientes com alterações na face, a medição do tamanho da cânula deve se estender do primeiro incisivo ou do centro dos lábios até o ângulo da mandíbula ou ponta da orelha (Figuras 8 e 9).

Técnica 1:

Abra a boca do paciente. Em seguida, usando um abaixador de língua, empurre a língua para baixo e, com a ponta apontada caudalmente (concavidade da cânula para

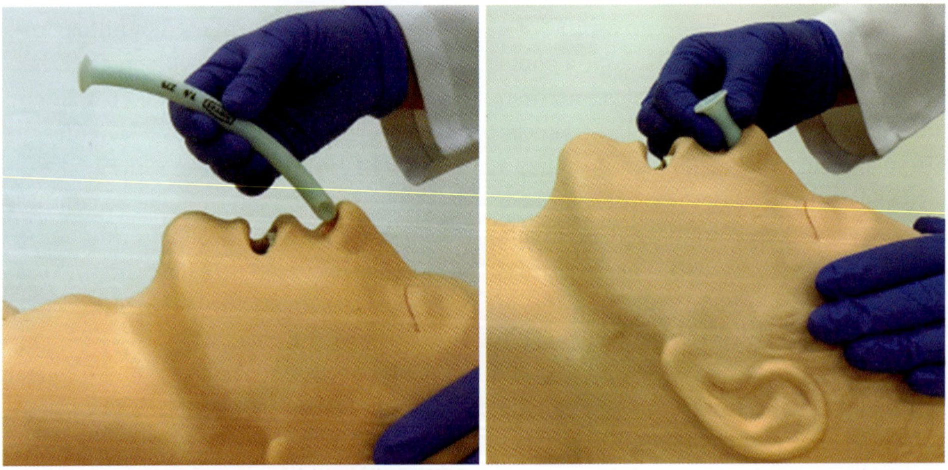

FIGURAS 6 E 7 Inserção da sonda nasofaríngea.

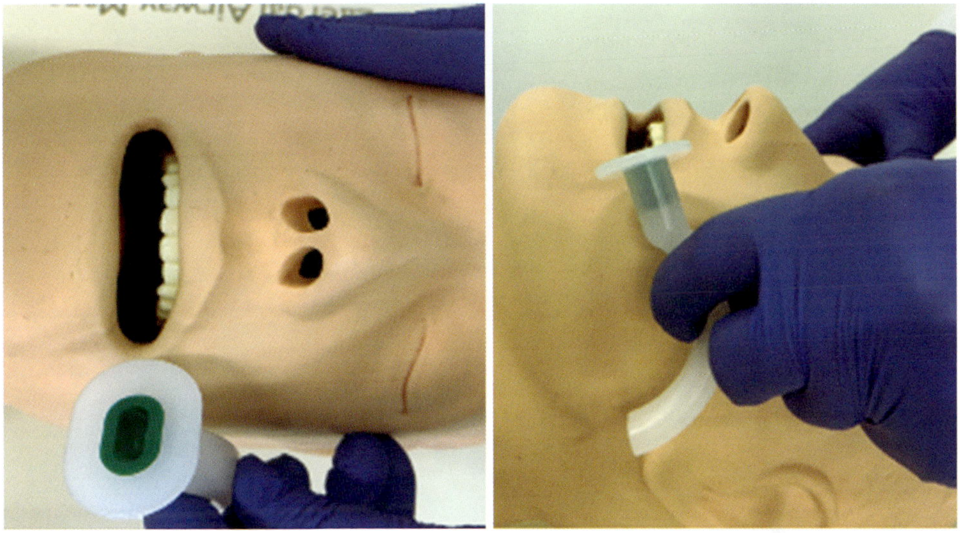

FIGURAS 8 E 9 Medição da cânula orofaríngea.

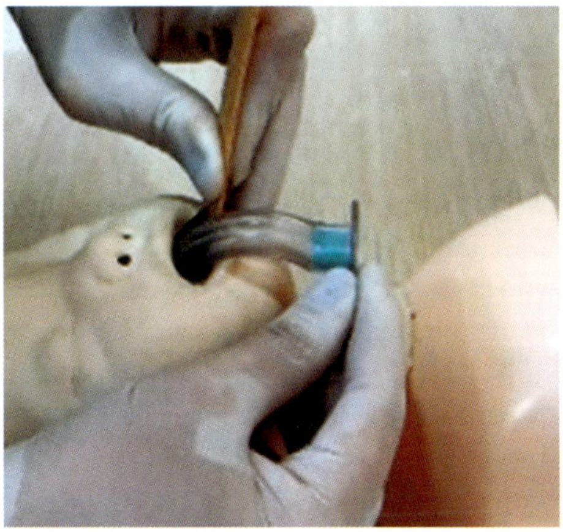

FIGURA 10 Inserção da cânula orofaríngea com o uso do abaixador de língua.

baixo), insira a cânula diretamente na boca sobre a língua do paciente. Técnica indicada para crianças e adultos (Figura 10).

Técnica 2:

Abra a boca do paciente. Em seguida, com a ponta da cânula apontada para cima (concavidade para cima), insira-a na boca e gire-a 180°, à medida que avança para a parte posterior da orofaringe. Essa técnica tem o potencial de lesar os palatos duro e mole da cavidade oral e está contraindicada em crianças (Figura 11).

Técnica 3:

Abra a boca do paciente. Em seguida, com a ponta da cânula apontada para um canto da boca, insira-a na boca e gire-a 90°, à medida que avança para a parte posterior da orofaringe. Essa técnica tem o potencial de lesar partes moles da cavidade oral e está contraindicada em crianças (Figura 12).

Tubo laríngeo

Escolha o tubo de tamanho adequado (conforme informação no próprio tubo que considera a altura estimada do paciente), certifique-se de que os balonetes estejam íntegros e remova todo o ar destes. Passe o lubrificante na porção posterior do tubo, segure o dispositivo da mesma forma que se faz com um lápis e introduza suavemente na boca do paciente até as marcações limites dos dentes incisivos centrais superiores e inferiores. Insufle os balonetes com o vo-

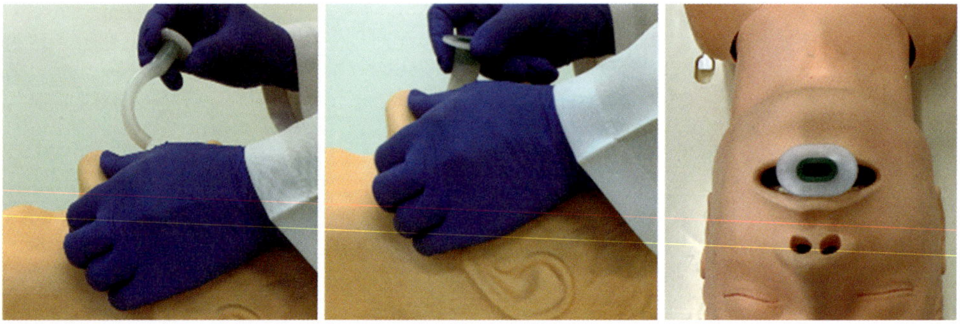

FIGURA 11 Inserção da cânula orofaríngea com a concavidade para cima.

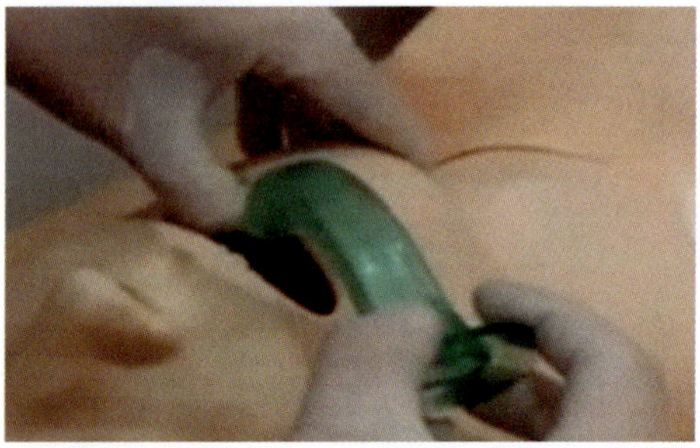

FIGURA 12 Inserção da cânula orofaríngea lateralmente.

lume indicado no próprio tubo, confirme o posicionamento observando a expansibilidade torácica e a presença de murmúrios vesiculares bilaterais, a partir da ventilação do paciente com uma bolsa-válvula-máscara. Após a confirmação, fixe o tubo para evitar que ele se desloque (Figura 13).

Máscara laríngea

Escolha a máscara de tamanho adequado (observando as marcações no próprio dispositivo que se referem ao peso estimado do paciente), certifique-se de que o manguito da máscara esteja íntegro e remova todo o ar deste. Segure a máscara de forma que o dedo indicador fique reto e posicionado entre o manguito e o tubo da máscara. Lubrifique a porção posterior do manguito, com a mão não dominante, abra a boca do paciente e introduza a máscara suavemente na boca até o limite do seu do dedo indicador, que impede a progressão do movimento. Retire o dedo indicador da posição inicial, complete a introdução do dispositivo até perceber resistência, insufle o manguito com o volu-

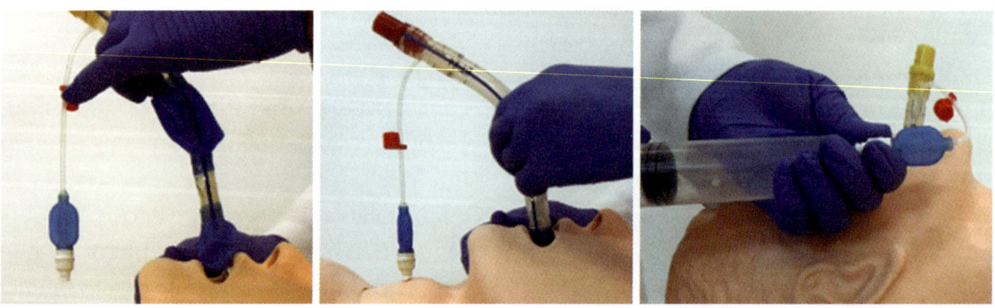

FIGURA 13 Inserção do tubo laríngeo.

me indicado no tubo existente na máscara e confirme o posicionamento observando a expansibilidade torácica, a presença de murmúrios vesiculares bilaterais, a partir da ventilação do paciente com uma bolsa-válvula-máscara. Após a confirmação, fixe o dispositivo para evitar que ele se desloque (Figura 14).

DICAS PRÁTICAS

Aspiração

- De acordo com a Resolução COFEN nº 557/2017, pacientes atendidos em unidades de emergência, salas de estabilização de emergência, ou considerados graves, mesmo que não estando em respiração artificial, deverão ser aspirados pelo profissional enfermeiro.
- Pressões de sucção elevadas podem levar a danos na mucosa e devem ser evitadas.
- No caso de dificuldade de progressão do cateter pela narina, realize o procedimento no orifício nasal contralateral.
- Mantenha pronto e disponível dispositivo para a suplementação de oxigênio, para uso caso o paciente apresente hipoxemia durante o procedimento de aspiração.
- O dispositivo de Yankauer (sonda de aspiração rígida) permite a aspiração de secreções espessas, e sua curvatura permite que ele acompanhe o contorno da cavidade oral.

Manobras manuais

- A presença de roncos e a dificuldade para ventilar com dispositivo bolsa-válvula-máscara são indicativos de obstrução da via aérea, que pode ser causada pela queda da base da língua sob a hipofaringe, situação em que as manobras manuais podem contribuir para a melhora da ventilação.
- Se necessário, um segundo profissional pode auxiliar na realização da manobra de elevação e tração da mandíbula (*jaw thrust*) sem inclinação da cabeça, contribuindo na tração do queixo.
- As manobras manuais podem ser associadas a outros procedimentos, como o uso de cânulas nasofaríngeas, orofaríngeas e ventilação bolsa-válvula-máscara, otimizando a ventilação.

Cânula nasofaríngea

- Se identificar resistência durante a inserção da cânula, uma leve rotação pode ser realizada, entretanto, caso persista, deve-se optar pela inserção pela narina contralateral.

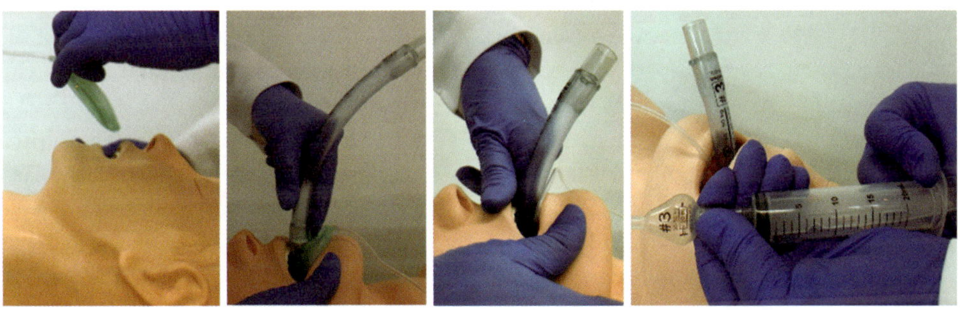

FIGURA 14 Inserção da máscara laríngea.

- No movimento de retirada da cânula, uma leve rotação pode ser aplicada para facilitar a remoção, se necessário, e atenção deve ser dada à presença de sangramentos após a remoção.

Cânula orofaríngea

- Ao realizar a técnica, atenção deve ser dada ao tamanho adequado da cânula, bem como à realização da técnica para evitar que a língua do paciente seja empurrada em direção à faringe, contrariando o propósito do dispositivo e piorando a obstrução.
- A cânula orofaríngea não deve ser inserida em pacientes com trauma oral recente, dentes soltos ou corpos estranhos presentes na cavidade oral. Neste caso, as manobras manuais podem ser realizadas para auxiliar na desobstrução.
- Uma estimativa para o tamanho adequado da cânula é: tamanho 000 – neonatos prematuros; tamanho 00 – neonatos; tamanho 0 – neonatos até 1 ano; tamanho 1 – crianças de 1 a 2 anos; tamanho 2 – crianças 2 a 6 anos; tamanho 3 – crianças e adolescentes de 6 a 18 anos; tamanho 4 ou superior – pacientes acima de 18 anos.

Dispositivos extraglóticos

- O teste dos dispositivos deve ser sempre realizado, e a insuflação e desinsuflação devem ser feitas para identificar o adequado funcionamento e a presença de danos nos balonetes ou na máscara.
- Esses dispositivos são um importante recurso quando as tentativas de intubação traqueal não são bem-sucedidas, bem como podem ser utilizados para a ventilação de pacientes durante a ressuscitação cardiopulmonar.
- Preditores de dificuldade no seu uso são: restrição para a abertura da boca, obstruções, obesidade, deformidade da via aérea ou que impeçam a movimentação do pescoço, presença de sangramento, vômitos, lesões faciais, dentição anormal, comprometimento pulmonar que dificulte a ventilação/pouca complacência pulmonar.
- O número de tentativas de inserção deve ser limitado para evitar complicações e lesões locais. Quando possível, oxigenar o paciente entre cada tentativa.
- Indicadores de ventilação inadequada podem ser: ausência de exalação de dióxido de carbono na capnografia (lembrar que o estômago pode conter dióxido de carbono), de movimentos e ruídos respiratórios, cianose, dilatação abdominal/gástrica, queda ou não elevação dos valores de saturação.
- Dispositivos retroglóticos devem ser removidos em até 2 a 4 horas, para evitar compressões nas estruturas da língua e faringe.
- A presença de certas condições indica a rápida necessidade de substituição do dispositivo extraglótico pelo tubo endotraqueal: lesão da via aérea superior (queimadura, trauma, infecção, uma vez que a progressão do edema poderá dificultar a substituição), pouca complacência pulmonar, pois o uso de altas pressões para a ventilação pode levar a vazamentos e dificuldade de atingir adequado recrutamento alveolar e a necessidade da procedimentos que requeiram acesso via esôfago.
- Quando a máscara laríngea foi inserida corretamente, a linha existente na máscara fica posicionada na linha média da boca do paciente.
- Sempre que possível, os denominados dispositivos de segunda geração são preferíveis (em relação aos de primeira ge-

ração) por possuírem conduto para inserção de sonda gástrica, prevenção de mordedura e conduto para inserção do tubo endotraqueal.

O Quadro 1 apresenta as principais informações sobre os dispositivos e técnicas apresentados.

QUADRO 1 Principais informações sobre dispositivos e técnicas apresentados no capítulo

Dispositivo/ procedimento	Indicação	Vantagens	Contraindicação	Desvantagens
Aspiração	Remoção de secreções ou substâncias estranhas da via aérea.	Pode ser realizada em pacientes conscientes e inconscientes. Necessária quando o paciente é incapaz de expelir e eliminar as substâncias presentes na via aérea.	As técnicas realizadas via nasal não devem ser empregadas na presença de: trauma craniomaxilofacial; distúrbios de sangramento; sangramento nasal; epiglotite ou crupe; laringospasmo; via respiratória irritável; cirurgia gástrica.	Pode causar desconforto, estimular vômitos/ náuseas, lesões locais, aumento da pressão intracraniana, hipóxia, aumento da pressão arterial, hipoxemia, arritmias, estimulação vagal (bradicardia, hipotensão), broncospasmo, infecção.
Manobras manuais	Posicionar adequadamente as estruturas anatômicas da via aérea de pacientes inconscientes possibilitando a passagem do ar, utilizar a manobra de elevação e tração da mandíbula (*jaw thrust*) – com ou sem inclinação da cabeça ou a manobra de inclinação da cabeça-elevação do queixo (*chin lift*).	São manobras não invasivas, que independem de equipamentos para a sua realização.	Não devem ser utilizadas em pacientes conscientes. E não devem ser feitas em pacientes com trauma na região da mandíbula. A presença de lesão ou suspeita de traumatismo medular determina a realização exclusivamente da manobra de elevação e tração da mandíbula (*jaw thrust*) sem inclinação da cabeça.	Não protegem a via aérea. Podem agravar lesão na medula se houver escolha e realização inadequada da técnica.
Cânula nasofaríngea	Manter uma via aérea patente quando o uso de uma cânula orofaríngea não está indicado; manter uma via aérea patente em pacientes inconscientes ou com alteração do nível de consciência com reflexo faríngeo preservado.	Tolerada por pacientes conscientes, mantém a língua afastada da porção posterior da garganta.	Trauma craniomaxilofacial.	Pode causar epistaxe e estimular o vômito.

(continua)

QUADRO 1 Principais informações sobre dispositivos e técnicas apresentados no capítulo (*continuação*)

Dispositivo/ procedimento	Indicação	Vantagens	Contraindicação	Desvantagens
Cânula orofaríngea	Manter uma via aérea patente em pacientes inconscientes sem reflexo faríngeo.	Mantém a língua anteriorizada.	Paciente consciente; pacientes com trauma oral recente, dentes soltos, corpos estranhos presentes na cavidade oral.	Não protege a via aérea inferior da aspiração; pode induzir o vômito em pacientes com reflexo faríngeo preservado; cânulas de tamanho menor do que o indicado podem causar ou piorar a obstrução da via aérea; cânulas maiores podem induzir laringoespasmo.
Máscara laríngea	Paciente inconsciente; ausência de médico para proceder a intubação traqueal; via aérea difícil.	Treinamento e inserção simples; inserção às cegas (não requer visualização das cordas vocais); fornece ventilação equivalente ao tubo traqueal; não há risco de intubação gástrica ou esofágica.	Pacientes com risco de aspiração; profissionais sem treinamento.	Não protege contra a aspiração.
Tubo laríngeo	Paciente inconsciente; ausência de médico para proceder a intubação traqueal; via aérea difícil.	Treinamento e inserção simples; inserção às cegas (não requer visualização das cordas vocais); tecnicamente, é mais fácil de ser usado e determinar o seu posicionamento se comparado com outros dispositivos avançados de manipulação da via aérea; reduz o risco de aspiração gástrica.	Paciente com reflexo faríngeo preservado; paciente com doença esofágica conhecida ou suspeita, com lesão na garganta ou pescoço.	Balonetes podem ser rasgados pelos dentes do paciente durante a inserção; traumatismo aos tecidos moles, esofágico ou traqueal; risco de inserção na traqueia.

LITERATURA RECOMENDADA

1. Conselho Federal de Enfermagem (COFEN). Resolução COFEN nº 641/2020, de 02 de junho 2020. Dispõe sobre a utilização de dispositivos extraglóticos (DEG) e outros procedimentos para acesso à via aérea, por enfermeiros, nas situações de urgência e emergência, nos ambientes intra e pré-hospitalares [Internet]. 2020. [acesso em fevereiro de 2023]. Disponível em: http://www.cofen.gov.br/resolucao-cofen-no-641-2020_80392.html
2. Conselho Federal de Enfermagem (COFEN). Resolução COFEN nº 688/2022, de 04 de fevereiro de 2022. Normatiza a implementação de diretrizes assistenciais e a administração de medicamentos para a equipe de enfermagem que atua na modalidade Suporte Básico de Vida e reconhece o Suporte Intermediário de Vida em serviços públicos e privados. [Internet]. 2022. [acesso em fevereiro de 2023]. Disponível em: http://www.cofen.gov.br/resolucao-cofen-no-688-2022_95825.html
3. American Association of Respiratory Care. AARC clinical practice guideline: nasotracheal suctioning—2004 revision and update. 2004. [acesso em fevereiro de 2023]. Disponível em: https://www.aarc.org/wp-content/uploads/2014/08/09.04.1080.pdf
4. Open Resources for Nursing (Open RN). Nursing Skills (K. Ernstmeyer, and E. Christman, Eds.). 2021. [acesso em fevereiro de 2023. Disponível em: https://med.libretexts.org/Bookshelves/Nursing/Nursing_Skills_(OpenRN)/22%3A_Tracheostomy_Care_and_Suctioning/22.04%3A_Oropharyngeal_and_Nasopharyngeal_Suctioning_Checklist_and_Sample_Documentation
5. Conselho Federal de Enfermagem (COFEN). Resolução nº 557 de 23 de agosto de 2017. Normatiza a atuação da equipe de enfermagem no procedimento de Aspiração de Vias Aéreas. [Internet]. 2017. [acesso em fevereiro de 2023]. Disponível em: http://www.cofen.gov.br/resolucao-cofen-no-05572017_54939.html
6. Apfelbaum JL, Hagberg CA, Connis RT, Abdelmalak BB, Agarkar M, Dutton RP, et al. 2022 American Society of Anesthesiologists practice guidelines for management of the difficult airway. Anesthesiology. 2022;136(1):31-81.
7. Kovacs G, Sowers N. Airway management in trauma. Emerg Med Clin North Am. 2018;36(1):61-84.
8. Gordon J, Cooper RM, Parotto M. Supraglottic airway devices: indications, contraindications and management. Minerva Anestesiol. 2018;84(3):389-97.
9. Heidegger T. Management of the difficult airway. N Engl J Med. 2021;384(19):1836-47.
10. Braude D, Steuerwald M, Wray T, Galgon R. Managing the Out-of-Hospital Extraglottic Airway Device. Ann Emerg Med. 2019;74(3):416-22.
11. Copeland GB, Zilevicius DJ, Bedolla CN, Islas AL, Guerra MN, Salazar SJ, et al. Review of Commercially Available Supraglottic Airway Devices for Prehospital Combat Casualty Care. Mil Med. 2022;187(7-8):e862-e876.
12. Silva GCN, Bernardinelli FCP, Silveira RCCP, Pedersoli CE, Amorim GC, Chavaglia SRR, et al. Inserção da máscara laríngea por enfermeiros: revisão integrativa da literatura. Rev Eletr Enferm. 2022.
13. Potter PA, Perry AG. Procedimentos e intervenções de enfermagem. 5. ed. Rio de Janeiro: Elsevier; 2013.
14. Potter PA, Perry AG. Guia completo de procedimentos e competências de enfermagem. 8. ed. Rio de Janeiro: Elsevier; 2015.
15. Castro D, Freeman LA. Oropharyngeal Airway. In: StatPearls. Treasure Island (FL): StatPearls Publishing; 2022.
16. Becker DE, Rosenberg MB, Phero JC. Essentials of airway management, oxygenation, and ventilation: part 1: basic equipment and devices. Anesth Prog. 2014;61(2):78-83.
17. Sharma B, Sahai C, Sood J. Extraglottic airway devices: technology update. Med Devices (Auckl). 2017;10:189-205.
18. Conselho Federal de Enfermagem (COFEN). Nota Técnica – Recomendações de Biossegurança no uso de dispositivos Extraglóticos pelo Enfermeiro no atendimento de urgência [Internet]. 2020. [acesso em fevereiro de 2023]. Disponível em: http://www.cofen.gov.br/nota-tecnica-recomendacoes-de-biosseguranca-no-uso-de-dispositivos-extragloticos-pelo-enfermeiro-no-atendimento-de-emergencia_82490.html
19. Braude D, Steuerwald M, Wray T, Galgon R. Managing the Out-of-Hospital Extraglottic Airway Device. Ann Emerg Med. 2019;74(3):416-22.

CAPÍTULO 24

Manejo da via aérea no atendimento pré-hospitalar

Lucas Certain
Rômulo Torquato
Diego Amoroso

PONTOS IMPORTANTES

- Compreender as peculiaridades do atendimento pré-hospitalar: cena, equipe e recursos limitados.
- Observar as diferentes técnicas disponíveis para manejo da via aérea no atendimento pré-hospitalar: bolsa-válvula-máscara, ventilação não invasiva, dispositivo extraglótico, intubação orotraqueal e cricotireoidostomia.
- Descrever os fatores de decisão para cada abordagem de via aérea no atendimento pré-hospitalar: tipo e tempo de transporte, condição da vítima, posicionamento do paciente e do socorrista, disponibilidade de drogas e parâmetros de monitorização.
- A intubação no atendimento pré-hospitalar nem sempre é prioridade; é preciso se atentar para as dificuldades anatômicas e patofisiológicas, como a presença de choque circulatório.
- Toda via aérea deve ser encarada como potencialmente difícil.

INTRODUÇÃO

O manejo da via aérea nos serviços de atendimento pré-hospitalar (APH) é uma medida que pode mudar o desfecho do paciente, apresentando diversos desafios quando comparado ao ambiente intra-hospitalar. Os princípios são semelhantes, porém a cena, a equipe e os recursos disponíveis no momento impõem variações nas quais o profissional socorrista deve estar atento para manter a segurança da abordagem. Entre as individualidades do APH, podem-se citar:

1. Variação ambiental, em que o paciente muitas vezes se encontra em local de difícil acesso, impossibilitando um melhor posicionamento ou aproximação adequada.
2. Dificuldade de executar procedimentos devido à equipe reduzida.
3. Menor disponibilidade de medicamentos e de parâmetros de monitorização.
4. Necessidade de definir a melhor técnica para que se garantam a perviedade e a proteção de via aérea, bem como a ventilação e a oxigenação do paciente até o hospital.

ABORDAGENS DISPONÍVEIS NO ATENDIMENTO PRÉ-HOSPITALAR

A ventilação com bolsa-válvula-máscara (BVM) é o método de menor complexidade, podendo ser aplicada por qualquer nível de qualificação técnica. Exigem-se treinamento e domínio da técnica para um bom desempenho do profissional. É uma técnica temporária, cuja aplicação por longos períodos é inviabilizada pela fadiga do socorrista. Um desafio adicional ao seu uso no APH é a improvável disponibilidade de dois socorristas dedicados simultaneamente a realizar a técnica a quatro mãos, sendo a técnica com apenas um socorrista a mais frequente e menos eficaz.

Os dispositivos extraglóticos (DEG) são de complexidade intermediária, podendo, no Brasil, ser utilizados por médicos e enfermeiros. Não exigem a visualização direta da glote e são uma alternativa para a ventilação quando se encontra dificuldade na laringoscopia. São de rápida aplicação e obtêm maior sucesso em uma primeira passagem quando em comparação à intubação orotraqueal (IOT). Contudo, são dispositivos temporários e devem ser substituídos por uma via aérea definitiva assim que possível.

Apesar de pouco difundida, a ventilação não invasiva (VNI) é uma técnica de grande valia no ambiente extra-hospitalar. Existem diversos modelos de ventiladores mecânicos para transporte com função de CPAP/BiPAP no país, todavia uma pequena parcela dos serviços dispõe de interface adequada para a sua aplicação na face do paciente, assim como a obrigatoriedade não é prevista em lei pela portaria que define os materiais mínimos de que cada ambulância de APH deve dispor. A Figura 1 demonstra a utilização da VNI no interior de uma ambulância.

A VNI é útil como medida de pré-oxigenação, especialmente quando se tem dificuldade em alcançar oxigenação adequada com o uso da máscara não reinalante (MNR) no seu fluxo máximo (*flush rate*) por necessidade de oferta pressórica concomitante, como, por exemplo, em pacientes com COVID-19. Pode, ainda, ser uma terapia

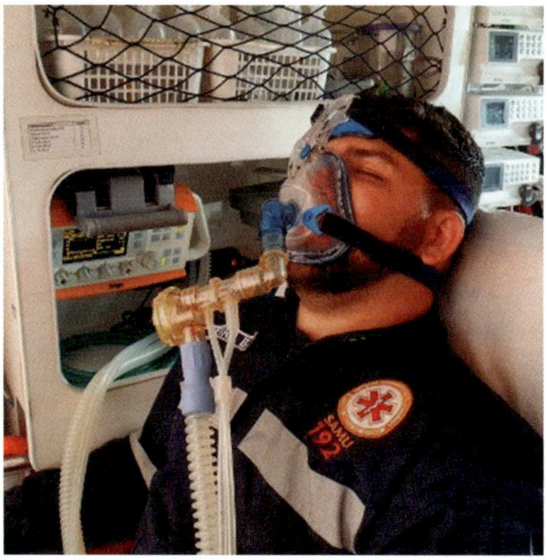

FIGURA 1 Ventilação não invasiva na ambulância.

eficiente em pacientes com insuficiência cardíaca descompensada, agudização de doença pulmonar obstrutiva crônica (DPOC) e em imunossuprimidos.

A maior dificuldade do uso no APH está relacionada com a aceitação do doente, sendo recomendado que o profissional transmita orientações claras e objetivas sobre a técnica, permanecendo junto deste, apoiando-o e incentivando-o, até que se alcance o conforto adequado.

A IOT é considerada o padrão-ouro para o manejo da via aérea no ambiente extra-hospitalar. Trata-se de um procedimento complexo, no Brasil restrito aos profissionais médicos. Associa-se, no geral, ao uso de fármacos, exigindo maior tempo despendido na cena.

A intervenção mais invasiva é a cricotireoidostomia e, no Brasil, também reservada apenas aos profissionais médicos no ambiente pré-hospitalar civil. É associada a mais complicações e reservada como última alternativa, em casos nos quais as demais abordagens falharam ou não puderam ser aplicadas.

FATORES QUE DETERMINAM A ABORDAGEM NO ATENDIMENTO PRÉ-HOSPITALAR

A eleição do método deve ser individualizada, de acordo com o tipo e tempo de transporte, a experiência da equipe, os parâmetros de monitorização, os fármacos disponíveis, o ambiente em que se encontra e a condição fisiopatológica e anatômica do paciente.

Em cenas inseguras ou instáveis, deve-se considerar o uso de um DEG, permitindo a rápida retirada da equipe e do paciente, com a possibilidade de nova intervenção em um segundo momento, em local mais protegido ou na unidade de destino. Deve-se também ponderar seu uso nas situações em que não há a possibilidade de otimização do posicionamento da vítima, como naquelas presas em escombros, ferragens ou soterradas.

Durante transportes prolongados, DEG e IOT podem garantir uma oxigenação e ventilação com maior segurança e uniformidade se comparado ao uso de BVM. O tipo de transporte também deve ser levado em consideração, principalmente para os profissionais que atuam em resgate aéreo. Nessas situações, é preferível estabelecer uma via aérea definitiva precocemente, considerando que, após a decolagem, a realização de um novo procedimento pode ser inviável ou insegura.

Diante de pacientes sem necessidade do estabelecimento de uma via aérea definitiva imediatamente e com um conjunto de preditores de via aérea difícil, a tentativa de intubação pode ser postergada para que seja realizada com maior segurança no ambiente intra-hospitalar.

Pode-se ainda considerar a realização da IOT após a chegada do paciente à unidade de destino nas situações de via aérea fisiologicamente difícil, em que a otimização adequada pré-intubação pode estar indisponível no ambiente do APH (exemplo: hemotransfusão) ou ocorrerá durante o transporte (exemplo: hidratação e vasopressor em um paciente séptico). Exemplo disso é o doente que está em choque e consequente necessidade de IOT. Devem-se empenhar todos os esforços para a otimização adequada do paciente antes da intubação sempre que houver tempo hábil e recursos disponíveis para tal.

Em situações em que a via aérea se tornará progressivamente obstruída, como pacientes com queimadura de via aérea, hematoma cervical em expansão ou anafilaxia, prioriza-se a realização imediata de IOT ou cricotireoidostomia.

AVALIAÇÃO DA CENA

O ambiente pré-hospitalar apresenta diversas peculiaridades e riscos, que devem ser mitigados a fim de proporcionar segurança à equipe e ao paciente dentro das possibilidades de cada cenário. É fundamental que se defina se o paciente necessita de uma via aérea imediata, se há tempo hábil para a remoção até a viatura e ainda se a permanência no local oferecerá risco à equipe assistente.

Deve-se ter atenção quanto à presença de ameaças, como agressores, comoção social, riscos ambientais e climáticos, fios de eletricidade expostos, materiais inflamáveis, entre outros. Em vias de alta velocidade deve-se, sempre que possível, remover a vítima e a equipe das faixas de trânsito para o acostamento, utilizando a viatura como proteção. Nestes casos, pode ser necessário o empenho de toda a equipe na sinalização e estabelecimento da segurança da cena antes da primeira aproximação de potenciais vítimas.

Ressalte-se ainda a importância da antecipação dos desafios no deslocamento até o veículo de transporte, observando a presença de escadas, desníveis, corredores e superfícies escorregadias.

INDICAÇÃO DE VIA AÉREA DEFINITIVA

Um dos principais desafios do pré-hospitalar é a decisão por fazer a IOT. As prioridades para indicar a necessidade de IOT são semelhantes às do ambiente intra-hospitalar. Não existe literatura médica suficiente para afirmar que IOT seja superior a outros métodos em reduzir a morbimortalidade no APH e a sua indicação deve ser individualizada.

Planejar uma IOT no APH torna-se um desafio, dada a maior dificuldade em obter um posicionamento adequado e em realizar a aspiração de secreção orofaríngea, a equipe reduzida e a limitada monitorização contínua inerente a esse ambiente.

A oxigenação apneica pode aumentar o tempo de apneia segura do paciente durante a intubação e pode ser feita utilizando o cilindro de oxigênio de transporte conectado ao cateter nasal de O_2 associado ao sistema de oferta de O_2 da ambulância conectado ao dispositivo usado na pré-oxigenação (exemplos: MNR, VNI ou BVM).

O *bougie* pode ser utilizado como primeira tentativa ou como plano auxiliar e deve estar disponível e ser de fácil acesso. O uso da técnica com o *bougie* pré-introduzido (Figura 2) pode facilitar o procedimento caso não haja socorristas disponíveis para auxiliar a intubação. O *bougie* é introduzido através da cânula endotraqueal, mantendo sua extremidade cerca de 10 cm à frente. Procede-se à intubação usando a extremidade angulada do *bougie* seguida da progressão do conjunto como um todo.

O videolaringoscópio oferece vantagens à laringoscopia direta e deve ser usado quando disponível. Modelos que contenham canaleta

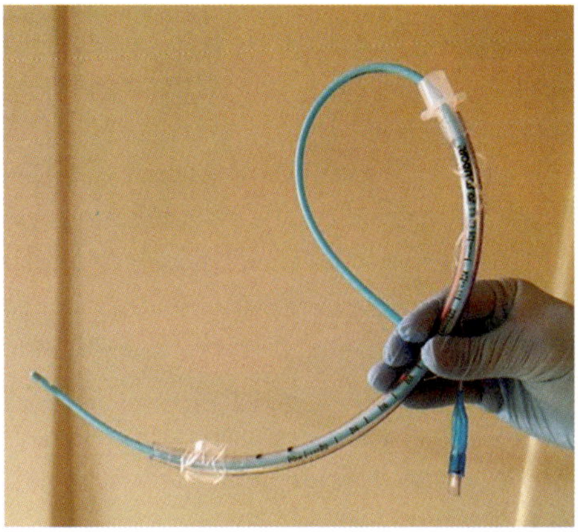

FIGURA 2 *Bougie* pré-montado.

para pré-posicionar o tubo endotraqueal podem ser úteis para intubação em posições adversas. Quando possível, deve-se bloquear a luz solar com o uso de capa, lençol ou manta aluminizada sobre a cabeça do paciente e do médico. Deve-se testar previamente um laringoscópio direto e mantê-lo em local de fácil acesso caso seja necessário o seu uso.

TÉCNICAS DE INTUBAÇÃO EM ATENDIMENTO PRÉ-HOSPITALAR

Uma das singularidades no APH é o posicionamento do paciente e do médico para a intubação. No APH, deve-se ter atenção adicional para o posicionamento do paciente de acordo com o cenário envolvido.

Os coxins occipitais ou subescapulares podem ser improvisados com materiais disponíveis nas unidades de APH, como bolsas de equipamentos, capas de aproximação ou frascos de soro. Podem-se ainda utilizar materiais presentes na cena, como almofadas, toalhas e travesseiros.

Pacientes obesos demandam maior preparação, e, nesses casos, pode-se posicioná-los sobre a maca com a cabeceira elevada, ou, quando ao solo, sustentar o seu tronco pelos braços, deixando o dorso suspenso e a cabeça em extensão, alcançando uma posição semissentada.

Quando houver necessidade de restrição de movimento de coluna e via aérea avançada, deve-se proceder à intubação com o colar cervical aberto, em posição neutra e com a estabilização manual da cervical. Contando que se mantenha o alinhamento da cabeça, do pescoço e do tronco, a elevação do decúbito da vítima de trauma pode ser empregada com segurança em até 30°.

O médico deve determinar o posicionamento mais adequado, de acordo com a sua ergonomia, capacidade física e viabilidade de execução em cada cenário encontrado. Destacam-se:

- Três apoios, com o joelho direito ao solo e o cotovelo esquerdo apoiado sobre o joelho, proporcionando estabilidade na laringoscopia (Figura 3A).
- Decúbito ventral, com o cotovelo esquerdo ao solo, sustentando a laringoscopia (Figura 3B).
- Sentado, com a perna esquerda fletida, perna direita estendida ao lado do paciente, dorso inclinado para trás e cotovelo esquerdo apoiado no joelho, dando estabilidade para a laringoscopia (Figura 3C).
- Decúbito lateral esquerdo, com o cotovelo esquerdo apoiado ao solo, objetivando estabilidade na laringoscopia (Figura 3D).

Existem também variações de posicionamento nas situações em que o paciente é intubado no interior da ambulância:

- Elevação da cabeceira, com o médico posicionado sentado ou em pé atrás da maca.
- Posicionamento da maca mais recuada e destravada, estabilizada por um profissional na porta traseira da ambulância, aumentando o espaço entre a cabeceira e o banco do médico (Figura 4).

A intubação face a face, destinada a fazer a IOT em pacientes em posição sentada, pode ser útil àqueles que não toleram a posição ortostática (exemplo: edema agudo de pulmão) ou não são passíveis de mudança de decúbito (encarcerado ou em ambiente confinado). A técnica consiste na abordagem da vítima pela frente com o laringoscópio na mão direita e na progressão do tubo com

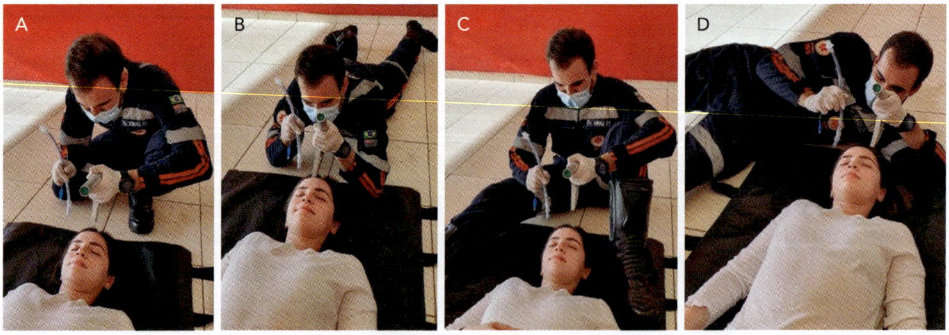

FIGURA 3 Posicionamento do médico para intubação orotraqueal ao solo.

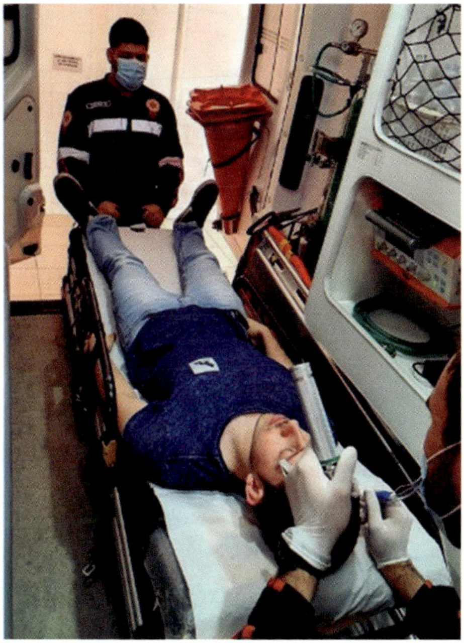

FIGURA 4 Socorrista ao fundo da ambulância, estabilizando a maca recuada para intubação orotraqueal.

a mão esquerda. A inversão do posicionamento pode ser desafiadora para o intubador, e o constante treinamento em modelos simulados se faz necessário para manter o domínio da técnica.

MANEJO PÓS INTUBAÇÃO

Após a introdução de uma cânula endotraqueal, deve-se proceder com a verificação do seu correto posicionamento. O padrão-ouro para verificação é a capnografia. Quando não disponível, pode-se utilizar um grupo de sinais clínicos, em que se destaca a observação de expansividade torácica bilateral, mas também são incluídas a visualização direta da passagem da cânula pela laringe, a presença de condensação do ar no interior da cânula e a ausculta em região epigástrica e campos pleuropulmonares. Ressalte-se que nenhum desses métodos deve ser utilizado individualmente pela sua baixa acurácia. O ultrassom portátil também pode ser útil na identificação do local onde o tubo está alocado. Outra técnica possível é a passagem do *bougie* através da cânula já posicionada; deve-se ter cuidado especial, devido ao risco de laceração na via aérea durante a sua aplicação. A melhora da saturação periférica não deve ser usada para esse fim, em decorrência da latência de atualização entre a saturação real do paciente e a exibida no monitor.

O monitoramento dos sinais vitais e parâmetros clínicos deve acontecer continuamente antes, durante e após o procedimento. Se disponíveis, devem ser usadas capnografia e pressão arterial não invasiva. A hiperventilação deve ser evitada para a maior parte dos pacientes. Pode-se evitar ventilação excessiva com o uso do ventilador de transporte. Este deve estar instalado e pronto para uso no veículo de transporte.

DICAS PRÁTICAS

- A via aérea do paciente deve ser manejada dentro da ambulância sempre que possível.
- Deve-se observar a cena quanto ao espaço disponível e otimizá-lo quando possível.
- A dificuldade na remoção do paciente da cena deve ser ponderada junto à decisão do melhor momento para a intubação. Transportar pacientes através de escadas, barrancos e corredores estreitos pode se tornar inviável após o procedimento.
- Quando não houver a possibilidade de posicionar-se corretamente para uma intubação, o DEG pode ser a primeira escolha.
- Uma pequena parcela de pacientes com indicação de via aérea definitiva não de-

verão ser submetidos a tentativas de intubação no APH e a escolha deve ser individualizada ponderando gestão de tempo, segurança e planejamento.

- O uso da técnica com o *bougie* pré-montado é especialmente útil no APH.

LITERATURA RECOMENDADA

1. Brown CA, Sakles JC, Mick NW. The Walls manual of emergency airway management. Filadélfia: Wolters Kluwer; 2018.
2. PHTLS: Prehospital Trauma Life Support, Ninth Edition. Jones & Bartlett Learning; 2020.
3. Reichman EF. Emergency medicine procedures. Nova Iorque: McGraw-Hill Education/Medical; 2013.
4. Crewdson K, Rehn M, Lockey D. Airway management in pre-hospital critical care: a review of the evidence for a "top five" research priority. Scand J Trauma Resusc Emerg Med. 2018;26:89.
5. Wimalasena Y, Burns B, Reid C, Ware S, Habig K. Apneic Oxygenation Was Associated With Decreased Desaturation Rates During Rapid Sequence Intubation by an Australian Helicopter Emergency Medicine Service. Ann Emerg Med. 2015;65(4):371-6.
6. Combes X, Jabre P, Dhonneur G. Management of Unanticipated Difficult Airway in the Prehospital Emergency Setting. Anesthesiology. 2011;115(2):442.
7. Carney N, Totten AM, Cheney T, Jungbauer R, Neth MR, Weeks C, et al. Prehospital Airway Management: A Systematic Review. Prehosp Emerg Care. 2022;26(5):716-27.
8. Cavus E, Callies A, Doerges V, Heller G, Merz S, Rosch P, et al. The C-MAC videolaryngoscope for prehospital emergency intubation: a prospective, multicentre, observational study. Emerg Med J. 2011;28(8):650-3.
9. Crewdson K, Lockey D, Voelckel W, Temesvari P, Lossius HM. Best practice advice on pre-hospital emergency anaesthesia & advanced airway management. Scand J Trauma Resusc Emerg Med. 2019;27(1):33.
10. Kornas RL, Owyang CG, Sakles JC, Foley LJ, Mosier JM. Evaluation and Management of the Physiologically Difficult Airway: Consensus Recommendations From Society for Airway Management. Anesth Analg. 2021;132(2):395-405.
11. Brasil. Ministério da Saúde. Portaria nº 2048, de 5 de novembro de 2002. Brasília, DF: Diário Oficial da União; 2002.

CAPÍTULO 25

Particularidades do manejo de via aérea em resgate e transporte aeromédicos

Ricardo Galesso Cardoso
Caio Gonçalves Nogueira

PONTOS IMPORTANTES

No manejo da via aérea em operações aeromédicas deve-se levar em consideração diversos fatores:

- Ambientais: hipóxia, alterações de pressão atmosférica, ruídos, vibração, temperatura e acelerações.
- Espaço físico e mobilidade na cabine bastante reduzidos.
- Estresse emocional e pressão auto-imposta pela equipe.
- Antecipação do curso clinico como uma das mais importantes indicações de via aérea definitiva.

INTRODUÇÃO

Qualquer missão acromédica começa antes mesmo da solicitação de atendimento com a revisão pré-voo da aeronave pela tripulação e a checagem de materiais pela equipe médica, que sempre deve ponderar necessidade e peso, componente crítico dessa atividade (Figura 1). Diante de uma solicitação (resgate ou transferência inter-hospitalar), realizam-se, então:

- Triagem (estabelecimento da necessidade de atendimento aéreo).
- Definição do tipo mais apropriado de aeronave para determinada missão (asas fixas ou rotativas).
- Planejamento de voo pelos tripulantes (meteorologia, quantidade de combustível adequado, rota, melhor local de pouso e destino).
- Escolha de equipamentos específicos para tal atendimento (equipamentos de resgate, desencarcerador, guincho para descida em local de difícil acesso, bolsa pediátrica, quantidade de cilindros de oxigênio, incubadora de transporte, circuitos, respiradores e equipamentos de proteção individual).

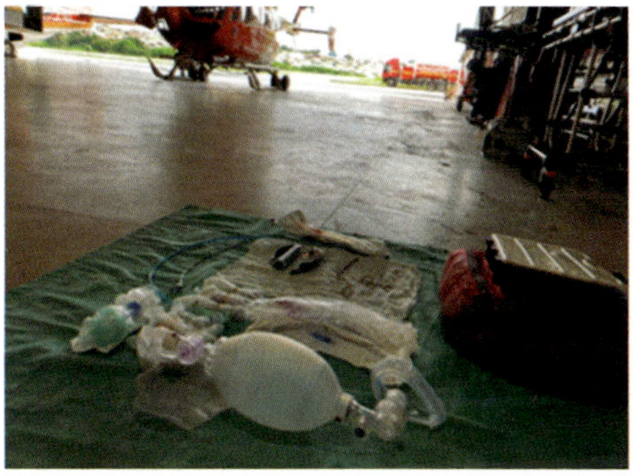

FIGURA 1 *Checklist* do início do turno dos materiais básicos de via aérea.

- Configuração da aeronave (configuração aeromédica de resgate ou transferência inter-hospitalar).

Na avaliação do paciente, na cena ou no hospital, um ponto crítico é a segurança da via aérea, em que decisões devem ser feitas levando em consideração todo o contexto aeromédico que envolve o espaço limitado dentro da aeronave, limitação de movimentos pelo cinto de segurança e solteiro, ambientes e situações adversas, alta carga emocional, alto nível de ruídos e vibrações em voo, além de limitações na comunicação devido à fonia compartilhada em voo. Sendo assim, idealmente, todos os procedimentos e intervenções devem ser realizados antes da decolagem com antecipação de eventos adversos. Esse é o objetivo da avaliação pré-voo assertiva que contribui para o sucesso da missão.

Estes, então, constituem grande parte dos fatores que influenciam o manejo da via aérea nessa atividade. Muitas vezes, uma via aérea definitiva ou avançada deve ser garantida antes do voo, mesmo em pacientes que protegem e têm patência espontânea de via aérea, embora seja previsto um curso clínico desfavorável em voo.

DEFINIÇÕES E CONCEITOS

Segundo a Portaria nº 2.048, do Ministério da Saúde, que rege prioritariamente o atendimento pré-hospitalar (APH) no Brasil, as aeronaves de atendimento médico são classificadas como veículos tipo "E", podendo ser helicópteros ou aviões, com equipamentos que constituem UTI móvel e tripulados necessariamente por médico e enfermeiro.

Portanto, a equipe médica deve estar preparada para qualquer tipo de atendimento, em qualquer ambiente e pacientes de qualquer idade, desde transferências de recém-nascidos, gestantes, adultos, até atendimento e resgate em locais de difícil acesso. O APH aeromédico é classificado em primário ou secundário, conforme definição a seguir:

- **Atendimento primário:** aquele em que a equipe se desloca até o local onde ocorreu o agravo à saúde, seja ele de natureza traumática ou não, faz o atendimento e a estabilização iniciais e transporta o paciente até o serviço de saúde de referência para o caso.
- **Atendimento secundário:** aquele em que o paciente já recebeu algum tipo de tratamento médico prévio e necessita ser levado a outro serviço, geralmente com mais recursos do que o primeiro. Utilizam-se como sinônimos, ao termo "atendimento secundário", "transporte", "remoção" ou "transferência".

O termo "resgate aeromédico" é frequentemente usado como sinônimo para as missões de atendimento primário. No Brasil, define-se como "resgate" todo APH em que seja necessário o emprego de técnicas de salvamento, como a retirada de vítimas de locais de difícil acesso, vítimas presas em ferragens, salvamento em altura etc. Nas missões primárias, a abordagem da via aérea se dará da mesma maneira que qualquer APH, porém com as particularidades inerentes ao procedimento nesse tipo de cenário.

Fatores ambientais, como dificuldade de acesso ao paciente, iluminação inadequada e exposição às intempéries, estão muitas vezes presentes e dificultam a realização dos procedimentos. Fatores relacionados à natureza da ocorrência também influenciam a *performance* e os resultados dessa abordagem: casos como politraumas, traumas graves de crânio e face ou parada cardiorrespiratória expõem a equipe a situações de via área fisiológica e anatomicamente difíceis.

Com relação às missões secundárias, em sua maioria os pacientes já terão recebido alguma intervenção de via aérea, cabendo à equipe do aeromédico avaliar a adequação do que foi realizado e a necessidade de modificações ou correções.

PARTICULARIDADES DOS TIPOS DE AERONAVES

Os helicópteros, por sua versatilidade de pouso e decolagem na vertical e em espaços limitados, além da possibilidade de voo pairado, são as aeronaves empregadas nas missões de atendimento primário. Para os atendimentos secundários, podem ser utilizados tanto os aviões quanto os helicópteros.

Em relação às aeronaves de asa fixa (aviões), podem ser classificadas como pressurizadas e não pressurizadas. Aviões com cabine pressurizada possuem um mecanismo que permite a modificação de sua pressão interna, de modo que a diferença entre a pressão encontrada em solo antes do voo não seja tão diferente da pressão de cabine durante o voo. Os aviões pressurizados garantem melhor segurança no transporte de pacientes críticos, pois permitem transportar pacientes em ventilação mecânica com maiores necessidades de oxigênio ao produzir uma atmosfera semelhante, ou muito parecida com aquela a que o paciente estava submetido em solo.

O fato de a aeronave ser pressurizada não significa que sua cabine apresente a mesma pressão atmosférica do nível do mar. Em geral, a chamada "pressão de cabine" é mantida no equivalente a uma pressão atmosférica encontrada em uma altitude de seis mil a oito mil pés. Isso tem repercussão nas alterações fisiológicas encontradas durante o voo, tanto nos pacientes como na equipe que está realizando a operação.

Nas aeronaves de asas rotativas, a equipe médica em voo deve estar todo o tempo usando equipamento de altura conhecido como "Baudrier", também chamado de cinturão de altura nível V, com cinto de segurança afivelado (4 pontos de preferência) e fita tipo solteiro conectada à estrutura da aeronave, o que limita bastante a movimentação dentro desta, dificultando qualquer procedimento ou intervenção em voo.

As Figuras 2 a 7 mostram os espaços internos das aeronaves mais comumente utilizadas no Brasil em serviços aeromédicos.

IMPACTOS DA FISIOLOGIA DO VOO NO MANEJO DA VIA AÉREA

Vários fatores intrínsecos da fisiologia do voo impactam no manejo da via aérea. Os mais importantes são:

- **Hipóxia:** apesar de a composição de gases na atmosfera ser constante em sua grande parte (até 300 mil pés), a pressão parcial de cada gás diminui à medida em que se eleva em relação ao nível do mar. Existe uma divisão fisiológica da atmosfera em que em até 10 mil pés em relação ao nível do mar (cerca de 3.048 m) há muito pouco potencial de hipoxemia pela redução da pressão parcial de oxigênio, sendo descrita como zona fisiológica. Portanto, voos de asas rotativas (helicópteros) têm muito pouco potencial de hipoxemia por voarem em baixas altitudes (entre 2 mil e 4 mil pés). Entretanto, tal condição é importantíssima para transferências em aeronaves do tipo asa fixa, sobretudo as não pressurizadas. Pacientes já hipoxêmicos ou necessitando

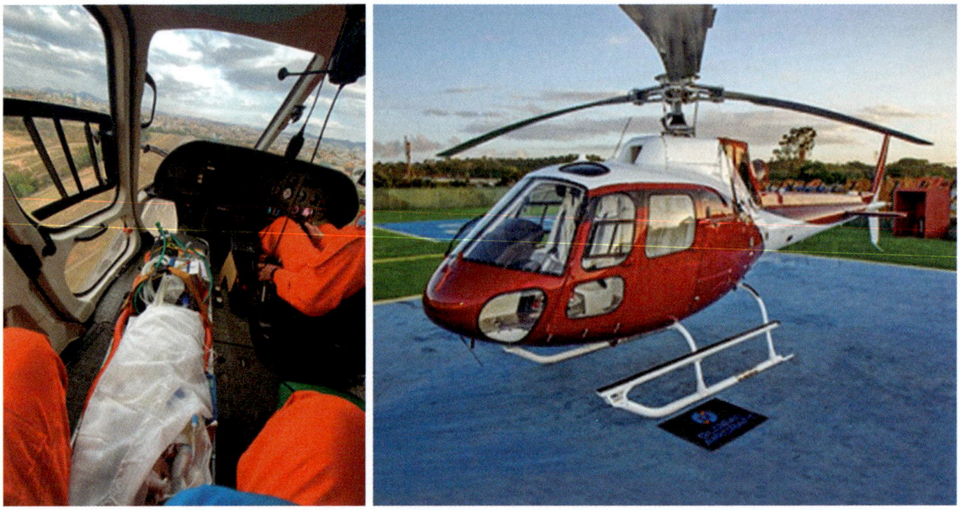

FIGURAS 2 E 3 Helicóptero EUROCOPTER AS350 B2 "Esquilo" configurado aeromédico (adaptado) com vítima embarcada. Perceba a limitação de espaço para o procedimento e o quão próximo o paciente fica dos controles do piloto. O AS350 é o principal helicóptero usado em serviços aeromédicos no Brasil devido ao seu excelente custo-benefício, segurança e ampla versatilidade.

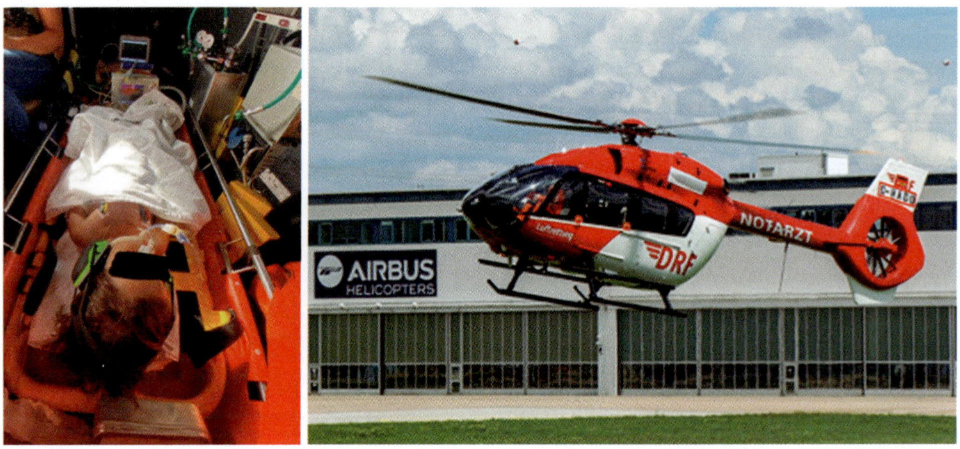

FIGURAS 4 E 5 Helicóptero EUROCOPTER EC 145, aeronave própria para atendimento e resgate aeromédico. Tem maior capacidade interna e possibilita pequenos procedimentos em voo, embora seja um modelo pouco disponível no país pelo seu alto custo.

de alta fração de oxigênio ao solo não devem ser submetidos ao transporte aéreo de altas altitudes (acima de 10 mil pés), devendo ser mais bem estabilizados antes do voo ou programar voo em baixas altitudes se o transporte aéreo for imprescindível. Exemplo 1: paciente em ventilação mecânica, necessitando de FiO_2 de 100% em solo para saturar acima de 94%, com certeza ficará hipoxêmico acima de 10 mil pés, sendo necessária uma margem de ascensão da FiO_2.

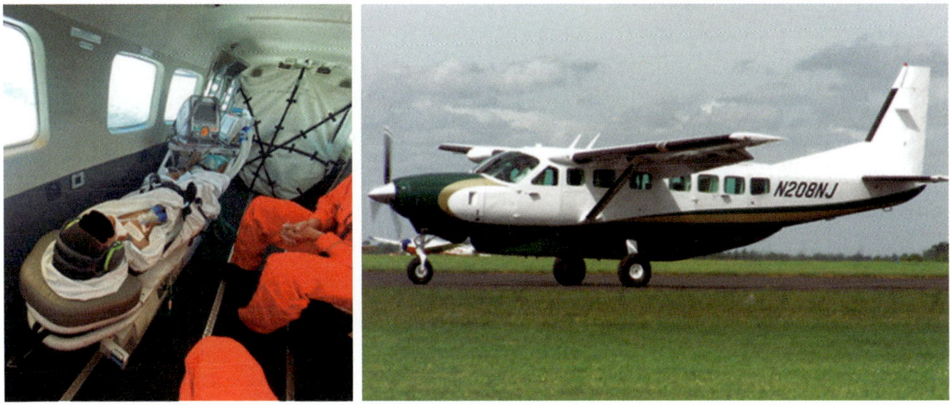

FIGURAS 6 E 7 Avião Cessna 208 Caravan configurada aeromédico em transporte de paciente em ventilação mecânica. Perceba o espaço interno avantajado, o qual permite procedimentos e intervenções em voo.

Exemplo 2: paciente em respiração espontânea em uso de máscara facial a 10 L/m para saturar acima de 94% tem alta chance de intercorrência grave em voo.

- **Temperatura:** ocorre redução de aproximadamente 2 °C a cada 2 mil pés de ascensão. Tal consideração ganha especial consideração em pacientes politraumatizados com possível sangramento ativo, ou quem teve sangramento considerável. A hipotermia é componente da tríade letal do trauma, podendo implicar diretamente curso clínico desfavorável, rebaixamento do sensório e parada cardiorrespiratória em voo.
- **Aerodilatação:** a lei de Boyle-Mariotte, importante conceito físico na aviação, diz que o volume de um gás é inversamente proporcional à pressão. Um corpo em ascensão é submetido a pressão externa cada vez menor com consequente dilatação de conteúdos aéreos, fato especialmente importante para casos de pneumotórax ainda pequeno e não detectado ao solo que com certeza irão aumentar e evoluir para hipertensivos em voos, causando colapso hemodinâmico com rebaixamento do sensório. Em politraumatizados, é prudente fazer toracostomia em solo antes do voo na menor suspeição de pneumotórax.
- **Ruídos e vibrações:** são situações de exceção pacientes em respiração espontânea transportados em aeronaves de asas rotativas (helicópteros), pois a vibração do conjunto e elevados ruídos provocam grande estresse num paciente já enfermo, podendo causar inquietude e agitação psicomotora, condições de alto risco para segurança de voo.

Avaliar assertivamente quais pacientes terão segurança de serem transportados em respiração espontânea denota grande experiência. Caso seja indicada, é recomendado que se faça contenção mecânica (mesmo que o doente esteja tranquilo ainda em solo) e medicamentos para contenção química aspirado estejam à disposição. Caso haja alta probabilidade de rebaixamento grave do sensório ou instabilidade hemodinâmica grave com uso de sedativos em voo, é prudente que a estabilização seja realizada em solo com uma via aérea avançada, evitando medidas de alto risco em voo.

RECOMENDAÇÕES SOBRE O MANEJO DA VIA AÉREA NO CONTEXTO AEROMÉDICO

As indicações de via aérea definitiva permanecem as mesmas, mas com enfoque principalmente na indicação por curso clínico desfavorável no âmbito aeromédico, além, é claro, da indicação para proteção da via aérea e insuficiência respiratória, com o intuito de evitar que tal procedimento seja realizado em voo. Esse manejo envolve avaliação do paciente como um todo, desde a patência, a mecânica respiratória e estados de hipoperfusão (choque) resultado de sangramentos.

Entendendo a complexidade da decisão de intubação

Nos pacientes politraumatizados graves, especialmente naqueles com choque hemorrágico de foco não controlável no âmbito pré-hospitalar, o tônus adrenérgico pode ser a única coisa que ainda os mantêm vivo, portanto o procedimento de intubação tem alto potencial de colapso hemodinâmico ao quebrar esse tônus, lembrando ainda que nossa capacidade de estabilização hemodinâmica para tal procedimento é muito limitada no APH, caso a hemotransfusão não esteja disponível. Em contrapartida, o politraumatizado grave em respiração espontânea pode evoluir para colapso hemodinâmico e respiratório em voo, exigindo um pouso de emergência e um procedimento muito mais arriscado. A recomendação, então, é que a situação seja avaliada como um todo, desde a cinemática e o tipo de trauma e o curso clínico do paciente desde o trauma, para então reconhecer quem tem maior chance de deterioração, e proceder antecipadamente para que o procedimento não seja realizado no paciente em uma condição clínica pior e de maior risco.

Elevando a percepção para reconhecer o doente com alto risco de deterioração em voo

Politraumatizados com choque hemorrágico grau III ou IV, ou que apresentaram agitação psicomotora, com alteração do sensório (concussão cerebral? Janela lúcida do hematoma epidural?), contusão torácica com alteração do padrão respiratório, doentes encarcerados por períodos prolongados, vítimas de esmagamento, cinemática do trauma de alta energia, grandes queimados ou potencial queimadura de via aérea, resgate ou afogamento com presença de tosse e dispneia: reconhecer tais condições pode ajudar na antecipação de um curso clínico desfavorável e na decisão de intubação ainda em solo.

Pacientes agitados oferecem elevado risco à operação e não devem ser transportados nessa condição, devido ao potencial de interferência na atuação dos pilotos e manipulação inadvertida de equipamentos e instrumentos de voo. Nesses casos, pode ser necessária a sedação e consequente obtenção de via aérea definitiva, visando à manutenção da segurança operacional.

É importante salientar que, nas missões primárias, o transporte aéreo é só uma das etapas da missão. O resgate em locais de difícil acesso é rotineiro e traz o complicador de a equipe ser pequena na grande maioria das vezes. Assim, em paciente em locais de difícil acesso, mesmo com indicação de via aérea definitiva, deve-se escolher o melhor momento para tal, pois pode tornar impossível a remoção do indivíduo intubado, monitorizado, com cilindro de oxigênio e fazendo ventilações manuais. Não se tratando de uma via aérea dinâmica (fratura complexa de ossos da face, sangramento contínuo na orofaringe), e o paciente tendo bom padrão respiratório, sugere-se que primeiro se faça o resgate no local remoto fornecendo oxigênio em máscara de alto fluxo e, garantindo a patência com cânula de Guedel (caso o paciente tenha queda de base de língua, esteja inconsciente e tolere a inserção dela), e, em condições mais favoráveis pré-voo, que se proceda à intubação orotraqueal.

DICAS PRÁTICAS

- A intubação orotraqueal é apenas uma das estratégias e uma das etapas da estabilização do doente grave. Às vezes pode não ser a melhor estratégia em determinados momentos, especialmente em se tratando de resgate aeromédico, em que cada situação e atendimentos são únicos. As decisões na cena devem individualizar as especificidades da situação, do paciente e do médico assistente, em relação ao seu treinamento, habilidades e condição emocional no momento.
- Ao se decidir pela intubação orotraqueal, deve-se então preparar o paciente para que o procedimento tenha o menor impacto possível na fisiologia do doente já crítico.
- Apesar de desaconselhável, em determinados contextos e aeronaves, a intubação orotraqueal em voo pode ser feita. Como visto na Figura 4, o helicóptero de resgate EC 145 tem amplo espaço interno que permite a realização do procedimento, embora persistam os demais fatores dificultadores inerentes ao voo de asas rotativas já descritos (ruídos, vibração, dificuldade de comunicação pela fonia compartilhada, afivelamento do cinto e Baudrier). Um estudo retrospectivo avaliou o sucesso na intubação orotraqueal em voo e secundariamente o tempo pré-hospitalar total e a incidência de complicações, também usando um helicóptero EC 145. Nos 376 pacientes, 192 foram intubados em voo, sem diferença na taxa de sucesso comparado com os intubados antes do voo. O tempo total de cena foi consideravelmente menor no grupo de pacientes intubados em voo. A Figura 8 demonstra um modelo de posicionamento para a intubação orotraqueal durante o voo.

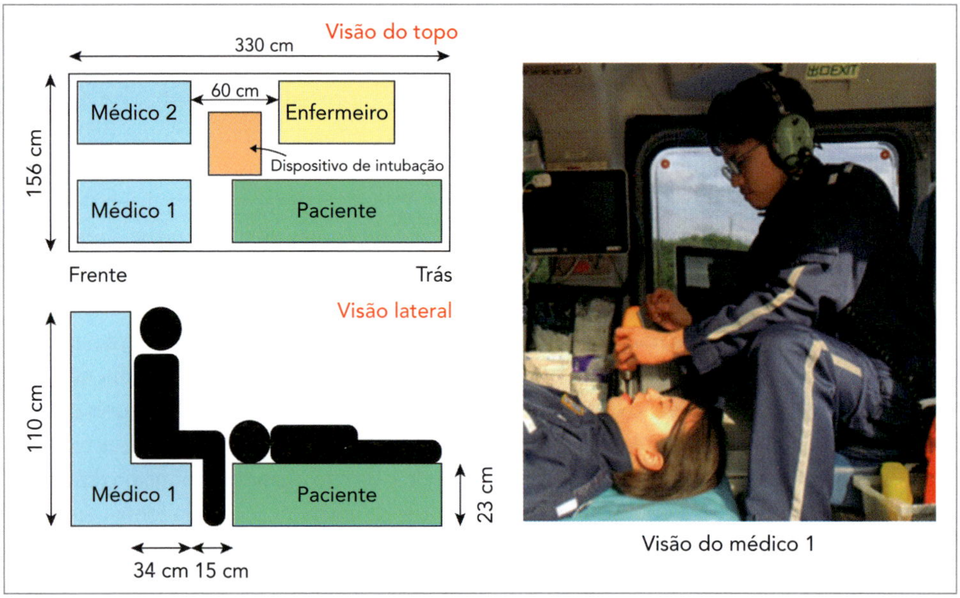

FIGURA 8 Modelo sugerido por Maeyama *et al.* no trabalho *Intubation during a medevac flight: safety and effect on total prehospital time in the helicopter emergency medical service system*, de 2020

- A recomendação mais segura é estabilizar o paciente em solo e antecipar procedimentos como a intubação orotraqueal e drenagem torácica. Apesar de o procedimento de intubação orotraqueal ser de grande preocupação e foco da equipe médica, é apenas uma das etapas do manejo da via aérea no APH aeromédico.
- Os cuidados com o paciente já em ventilação mecânica que serão submetidos a transporte aeromédico envolvem todo o circuito do paciente, passando pelo posicionamento e o balonete do tubo, até o circuito do respirador, parâmetros de ventilação até o cálculo da quantidade de oxigênio necessário para o transporte.
- A capnografia em pacientes utilizando dispositivos de via aérea avançada é de extrema importância para a identificação de potenciais intercorrências, como deslocamento ou mau posicionamento do tubo, visto que o ruído na cabine durante o voo impossibilita a ausculta pulmonar adequada.
- A expansão gasosa relacionada à altitude influencia a pressão do balonete da cânula traqueal, podendo levar à isquemia dos tecidos ou à falha de vedação, conforme o aumento ou diminuição dessa pressão. Ainda não há consenso na literatura sobre a maneira mais adequada de abordar essa questão; alguns autores sugerem inclusive a ausência de necessidade de intervenção em altitudes abaixo de 8 mil pés.
- Um dos recursos mais utilizados para contornar esse problema é a substituição do ar por líquido (água ou solução salina), porém esse procedimento pode não ser tão simples, pois a resistência à progressão do líquido na via de insuflação do balonete é bastante alta, devido ao seu diâmetro reduzido e longa extensão. Pode

também não ser possível a retirada do ar do balonete por completo.

- Outra abordagem descrita em literatura é a desinsuflação e insuflação programadas, durante os procedimentos de subida e descida da aeronave, de acordo com a seguinte regra: 0,06 × volume de ar insuflado em solo (mL)/1.000 pés de variação de altitude (retirando essa quantidade de ar na subida e adicionando na descida). Como exemplo teríamos, para um balonete insuflado com 5 mL de ar em solo: 0,06 × 5 = 0,3/1.000 pés. Deveríamos, então, retirar 0,3 mL de ar do balonete a cada 1.000 pés de subida e adicionar a mesma quantidade durante a descida. Vale lembrar que em aeronaves pressurizadas a altitude que se deve levar em consideração é a altitude de cabine, definida pelo sistema de pressurização da aeronave.
- Não há contraindicação formal para a utilização de dispositivos extraglóticos em voo, devendo-se apenas atentar à possibilidade de expansão ou contração do gás utilizado para a insuflação dos balonetes. Podem ser necessários ajustes no volume do gás insuflado durante os procedimentos de subida e descida, porém não há regra prática objetiva para essa manobra, bem como não há descrição na literatura de substituição do ar por líquido no balonete desses dispositivos.
- É recomendado no mínimo um circuito de respirador reserva para transferências aeromédicas, pois é um equipamento que facilmente sofre avarias em sua esterilização para reutilização. Também é altamente recomendado teste operacional do respirador antes de cada turno, assim como a conferência das válvulas do circuito.
- É recomendado também o cálculo da quantidade de oxigênio necessário para a transferência aeromédica, visto que o peso dos equipamentos aeromédicos é vital para a segurança operacional de voo, não devendo exceder sem necessidade. A quantidade de cilindros de oxigênio embarcados pode ser facilmente calculada usando aplicativos de fórmulas e escores médicos de celular. O cálculo é feito com base na fração inspirada de oxigênio pelo paciente e duração do voo.

LITERATURA RECOMENDADA

1. Blumen IJ, editor. Principles and Direction of Air Medical Transport. 2. ed. Air Medical Physician Association; 2015.
2. Gradwell DP, Rainford DJ, editores. Ernsting's Aviation and Space Medicine. 5. ed. Boca Raton: CRC Press; 2016.
3. Brasil. Ministério da Saúde. Portaria nº 2.048, de 5 de novembro de 2002. Brasília, DF: DOU; 2002.
4. Knapp J, Eberle B, Bernhard M, Theiler L, Pietsch U, Albrecht R. Analysis of tracheal intubation in out-of-hospital helicopter emergency medicine recorded by video laryngoscopy. Scand J Trauma Resusc Emerg Med. 2021;29(1):49.
5. Sunde GA, Heltne J-K, Lockey D, Burns B, Sandberg M, Fredriksen K, et al. Airway management by physician-staffed Helicopter Emergency Medical Services - a prospective, multicentre, observational study of 2,327 patients. Scand J Trauma Resusc Emerg Med. 2015;23:57.
6. Hafner JW, Perkins BW, Korosac JD, Bucher AK, Aldag JC, Cox KL. Intubation Performance of Advanced Airway Devices in a Helicopter Emergency Medical Service Setting. Air Med J. 2016;35(3):132-7.
7. Länkimäki S, Spalding M, Saari A, Alahuhta S. Procedural Sedation Intubation in a Paramedic-Staffed Helicopter Emergency Medical System in Northern Finland. Air Med J. 2021;40(6):385-9.
8. Pietsch U, Müllner R, Theiler L, Wenzel V, Meuli L, Knapp J, et al. Airway management in a Helicopter Emergency Medical Service (HEMS): a retrospective observational study of 365 out-of-hospital intubations. BMC Emerg Med. 2022;22(1):23.

9. Smith RPR, McArdle BH. Pressure in the cuffs of tracheal tubes at altitude. Anaesthesia. 2002;57(4):374-8.
10. Wilson GD, Sittig SE, Schears GJ. The laryngeal mask airway at altitude. J Emerg Med. 2008;34(2):171-4.
11. Eisenbrey D, Eisenbrey AB, Pettengill P. Laryngeal Cuff Force Application Modeling During Air Medical Evacuation Simulation. Air Med J. 2016;35(5):292-4.
12. Maeyama H, Naito H, Guyette FX, Yorifuji T, Banshotani Y, Matsui D, et al. Intubation during a medevac flight: safety and effect on total prehospital time in the helicopter emergency medical service system. Scand J Trauma Resusc Emerg Med. 2020;28(1):89.
13. PHTLS: Prehospital Trauma Life Support, Ninth Edition. Jones & Bartlett Learning; 2020.

CAPÍTULO 26

Manejo de via aérea no paciente encarcerado ou em ambiente confinado

Hamilton Rocha Júnior
Diego Amoroso

PONTOS IMPORTANTES

- A segurança da equipe é prioridade absoluta. É preciso certificar-se de que o ambiente se encontra seguro antes de adentrá-lo. Então, os riscos a terceiros devem ser mitigados.
- É uma exigência da NR33 que o profissional que adentra em espaços confinados receba treinamento e equipamento de proteção individual adequado para o ambiente.
- A intubação raramente é mandatória antes da extricação da vítima. É importante reconhecer as indicações e considerar que a otimização do ambiente faz parte da preparação para o manejo da via aérea.

INTRODUÇÃO

Acidentes de trânsito ainda são causas importantes de óbito no Brasil. No ano de 2021, segundo dados da Confederação Nacional de Transporte (CNT), houve 64.452 acidentes na malha rodoviária federal, culminando em 5.287 mortes. O mecanismo de trauma mais comum descrito foi por colisão veicular.

Com relação a acidentes em espaços confinados, os dados são escassos, e não há estimativa exata da mortalidade associada a esse ambiente. Segundo a Campanha Nacional de Prevenção de Acidentes de Trabalho (Canpat), em 2017 foram relatados 549 mil acidentes de trabalho envolvendo afastamentos, incapacitações temporárias ou permanentes e óbitos. Estima-se que uma parcela importante desses óbitos aconteça em espaços confinados, contudo os registros não permitem a análise adequada da incidência nesse subgrupo.

MÉTODO SAVER

Uma vez sistematizada a sinalização da cena, devemos realizar a aproximação ao acidente para acesso às vítimas. Convém salientar que o atendimento à vítima presa às ferragens deve ter três linhas de atuação:

1. Equipe de técnicos de desencarceramento (TD): traz consigo bombeiros ou socorristas treinados em desencarceramento veicular. Existem diversas ferramentas específicas para a realização de salvamento, e o profissional que maneja esses instrumentos deve receber capacitação e treinamentos constantes.
2. Equipe de atendimento pré-hospitalar (APH): conta com os agentes em saúde e bombeiros que têm treinamento de ava-

liação da vítima, e técnicas de salvamento veicular.

3. Comando (C): coordena as equipes e as ações, sendo o responsável pela organização do resgate e da segurança de todo o time. Organiza a visão ampliada da ação cuidando da logística no salvamento.

O método SAVER (Systematic Approach to Victim Entrapment Rescue) desenvolvido pelo ICET (International Centre of Emergency Techniques) guia de maneira sistematizada a ordem de ações que devem ser desenvolvidas pela equipe de socorro, bem como a técnica adequada em cada etapa. Ao todo são sete etapas que explicaremos de maneira sucinta, focadas no papel da equipe de APH.

1. Reconhecimento: mesmo antes de chegar à cena, a equipe tenta colher o máximo de informações quanto a vítimas e condições do local. Após a sinalização inicial da cena, realiza-se um giro de 360° sob a cena objetivando-se a identificação do número de vítimas e suas condições físicas. Nessa etapa, a equipe de APH identifica se é possível comunicação com a vítima, bem como obter informações pertinentes ao atendimento (se o paciente está sozinho ou não, se tem alguma parte do corpo presa ou com sinais de trauma etc.).
2. Estabilização: nessa etapa, realiza-se a estabilização do veículo e do local. Aqui se faz a colocação de calços no veículo, desligamento de baterias, verificação de *airbags* não acionados, acionamento de companhia de energia elétrica se necessário etc. Também nessa etapa se retiram transeuntes, delimitando-se a área de atendimento seguro.
3. Abertura de acessos: aqui a equipe de TD inicia a criação de espaços para possibilitar a extração da vítima.
4. Cuidados pré-hospitalares: após a equipe de TD garantir a estabilidade da cena e realizar a criação de acesso à vítima, a equipe de APH é autorizada pelo C a entrar e ter contato direto com a vítima, orientando-a quanto ao fluxo que está acontecendo e como ela deve se portar diante do salvamento. Aqui se define se a vítima está estável ou instável e se verifica o tipo de encarceramento. Se necessária, a assistência imediata com medidas salvadoras de vida também pode ser iniciada (compressão de sítio exsanguinante ou abertura de via aérea, por exemplo). O membro da equipe de APH que está dentro do habitáculo passa todas as informações ao membro que está do lado de fora para o planejamento da extração na reunião tripartida.
5. Criação de espaços: após a abertura inicial de acessos e avaliação primária da vítima, as equipes de TD e APH se reúnem com o C e fazem a reunião tripartite, onde desenvolvem os planos A e B para extração da vítima. A partir dessa reunião, são realizadas as criações de espaços e tratativas pertinentes à extração da vítima. Durante essa etapa, o membro da equipe de APH que está no habitáculo mantém avaliação contínua da vítima fazendo intervenções urgentes e reavaliando o quadro após ações. Em geral, nessa etapa a equipe de APH passa a ter a informação do tempo previsto de desencarceramento e pode avaliar com mais precisão o risco-benefício de a abordagem avançada da via aérea acontecer antes ou depois da extração da vítima. Aqui se levam em consideração a condição clínica da vítima, a condição do cenário e o tempo de extração.

6. Realiza-se a extração da vítima. Aqui a equipe de APH assume a organização do resgate, garantindo que a vítima tenha condições de ser extraída de maneira a garantir maior integridade possível ao paciente.
7. Avaliação e treino: após a finalização da ocorrência e passagem do caso ao time intra-hospitalar, todo o time responsável pelo resgate deve se reunir e fazer uma avaliação crítica de todo o resgate, observando oportunidades de melhoria e programando treinamento para todas as equipes que atuam no departamento, garantindo que eventuais melhorias sejam amplamente discutidas e planejadas para uma próxima ocorrência. A Comissão Nacional de Salvamento Veicular (CONASV) disponibiliza diversos documentos de avaliação estruturada em ações que permitem à equipe fazer uma avaliação crítica embasada.

Existem três tipos de encarceramento:

- Mecânico: quando um dano estrutural do veículo não permite à vítima sair (exemplo: uma porta danificada que impede a retirada do paciente sem quaisquer lesões).
- Tipo físico 1: quando a vítima apresenta lesões que geram a demanda de criação de espaço para uma retirada segura e controlada (exemplo: vítima com fratura de fêmur dentro do veículo, indicada retirada com ângulo 0).
- Tipo físico 2: quando uma estrutura do veículo está diretamente prendendo o paciente por pressão direta ou mesmo penetração (exemplo 1: painel do veículo prendendo o paciente ao veículo; exemplo 2: pedal do acelerador transfixando a perna do paciente).

MANEJO DA VIA AÉREA NO PACIENTE ENCARCERADO

O manejo da via aérea no paciente encarcerado segue os princípios do manejo da via aérea em qualquer cenário de emergência. Portanto, logo no primeiro contato com a vítima, o agente de APH que está nesse contato inicia oxigenoterapia fornecendo oxigênio em máscara não reinalante a 15 L/min inicialmente. Nesse momento ele faz uma rápida avaliação visual seguindo o mnemônico XABCDE. Ao avaliar a via aérea, deve-se seguir o mnemônico A-B-C para pesar o manejo adequado de via aérea no cenário.

As indicações de manejo avançado da via aérea são:

- **A (*airway* – via aérea):** o paciente não protege a via aérea. Havendo incapacidade de proteção, há indicação de manejo imediato. Esse manejo pode iniciar-se com medidas manuais como abertura da via aérea, por exemplo. Realizada essa medida, o agente reavalia a vítima e observa se o caso está tratado ou se requer medidas avançadas (como uso de dispositivo extraglótico, ou mesmo intubação orotraqueal).
- **B (*breathing* – respiração):** o paciente está em insuficiência respiratória. A insuficiência respiratória pode ter um fator reversível que antecede a necessidade de manejo da via aérea (pneumotórax hipertensivo que pode ser tratado por uma toracostomia digital, por exemplo). Caso o suporte de oxigênio e tratamento de medidas reversíveis não sejam suficientes, o socorrista deve considerar o manejo avançado da via aérea.
- **C (*clinical course* – curso clínico):** o curso clínico do doente irá exigir uma via aérea avançada? Essa é a pergunta que o

médico deve fazer para pesar a indicação de manejo avançado. Em seguida, deve pesar o tempo de extração e a evolução esperada da doença para tomar a decisão sobre o manejo da via aérea.

Havendo a indicação de manejo avançado da via aérea, o médico deve atuar buscando, de maneira efetiva, manter a estabilidade do doente durante todo o processo de salvamento. O tipo de manejo da via aérea deve pesar, hierarquicamente, três fatores:

- **Condição clínica do doente:** a avaliação deve ser criteriosa e, havendo indicação de manejo imediato, este deve acontecer. A condição clínica é o fator mais importante para a tomada de decisão.
- **Tempo de extração:** não é preciso, mas a equipe de TD na reunião tripartida traz a perspectiva de TD, e isso pode influenciar a decisão de manejo, optando-se, quando possível, pela realização do manejo em condições melhores do que dentro do habitáculo.
- **Condições da cena:** para a adequada escolha do tipo de abordagem avançada da via aérea, o médico deve avaliar o acesso disponível à vítima. Essa avaliação deve ser individualizada a cada cenário (por exemplo, um paciente com necessidade de abordagem da via aérea, com objeto transfixado na cavidade oral impedindo acesso pela boca, terá indicação de cricotireoidostomia como primeira opção de manejo).

TÉCNICAS DE MANEJO DA VIA AÉREA NO PACIENTE ENCARCERADO

A manipulação da via aérea no paciente encarcerado ocorre majoritariamente face a face, de maneira que o médico deve desenvolver a habilidade de executar as técnicas clássicas de maneira "espelhada". É importante também salientar que o médico, sempre que tiver contato com o paciente, deve substituir as luvas de resgate pelas luvas de procedimento.

Cânula orofaríngea

A cânula orofaríngea é um dispositivo extremamente útil na manutenção da patência da via aérea, acomodando a língua de modo que sua base não cause obstrução da via aérea. A técnica de inserção segue os princípios de qualquer outro cenário, sendo prioritário evitar que o dispositivo empurre a língua do doente (Figuras 1 e 2).

Máscara laríngea

Havendo a necessidade de ventilação, pode-se tentar a ventilação com bolsa-válvula-máscara. No entanto, eventualmente a técnica torna-se desafiadora no indivíduo encarcerado, por dificuldade de espaço para adequadas vedação e ventilação. Nesses casos, podemos utilizar dispositivos extraglóticos (Figuras 3, 4 e 5).

Intubação orotraqueal face a face por laringoscopia direta

A intubação orotraqueal é uma técnica avançada de manejo da via aérea que garante a via aérea definitiva. No doente encarcerado, deve ser reservada para casos de falha de dispositivos extraglóticos, em que a ventilação do doente está comprometida e não há possibilidade de aguardar a extricação para abordagem da via aérea. No caso de encarceramento com espaço restrito para ação e entrada do time, muitas vezes o médico é o

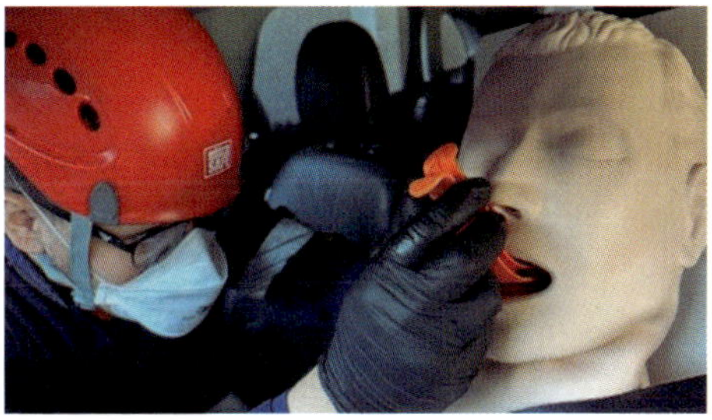

FIGURA 1 Com a mão esquerda, o médico faz a abertura da via aérea e com a mão direita faz a inserção do dispositivo, apoiado de maneira tátil ao palato duro, evitando o contato do dispositivo com a língua.

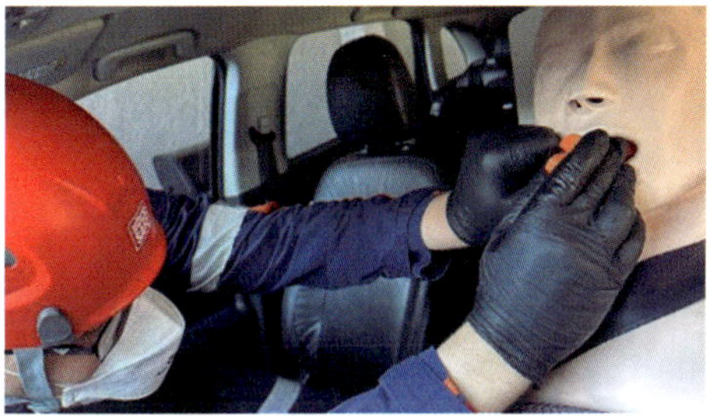

FIGURA 2 Após a percepção tátil de passagem do palato duro para o palato mole, o médico faz a rotação 180° da cânula, de maneira a realizar a retenção da língua garantindo patência da via aérea.

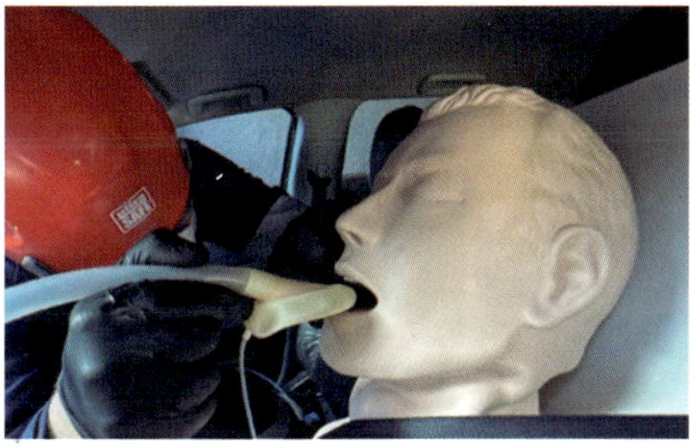

FIGURA 3 Realiza-se a abertura da cavidade oral com mão não dominante, de maneira a permitir o uso da mão dominante na inserção do dispositivo. O dispositivo é segurado como uma caneta e o indicador deve pressionar a máscara laríngea contra o palato duro, guiando a máscara até a porção posterior da orofaringe.

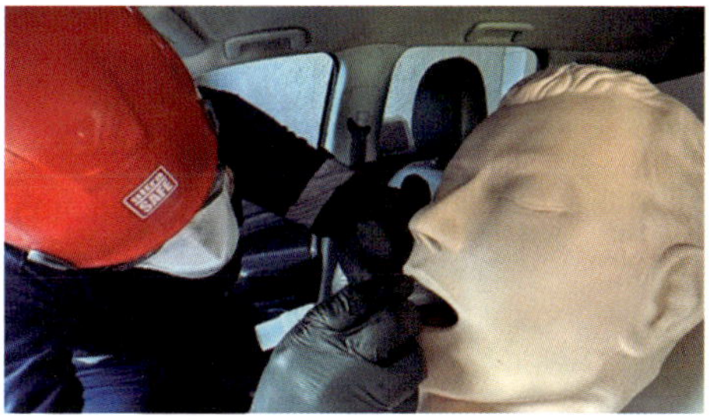

FIGURA 4 Uma vez inserida na porção posterior da orofaringe, a mão não dominante assume a inserção às cegas, retira-se o indicador e mantém-se a inserção até o encaixe adequado (quando se sente resistência). Máscaras mais modernas têm uma marcação que se sugere que ela fique entre os incisivos, podendo guiar o médico quanto à inserção.

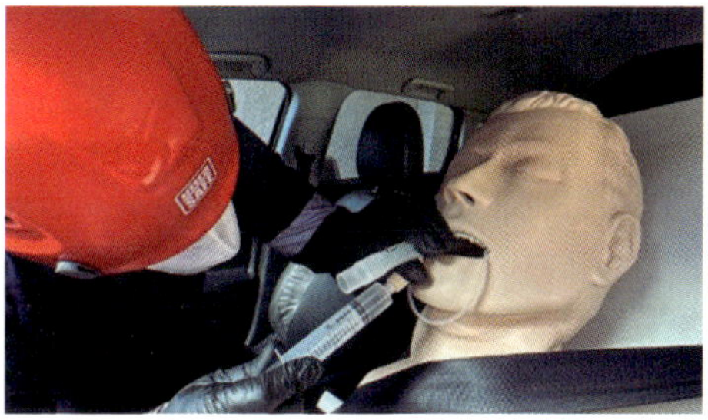

FIGURA 5 Após a completa inserção do dispositivo, com seu extremo pressionando o esfíncter esofágico superior, o médico deve insuflar o manguito da máscara laríngea, de maneira a garantir pressão suficiente para direcionar o ar ventilado para a fenda glótica. A máscara laríngea não protege a via aérea, mas cria uma resistência que permite o direcionamento ventilatório ao doente. É importante que, durante a insuflação do manguito, o médico segure a máscara laríngea, evitando grandes deslocamentos do dispositivo e ocasionando uma vedação subótima.

único indivíduo da equipe de APH que está dentro do habitáculo. Sendo assim, ele dispensa a prescrição verbal dos medicamentos que utilizará para a realização de sequência rápida de intubação (SRI). Garantido o acesso venoso, ele faz a assistência farmacológica e procede com a intubação orotraqueal.

A técnica face a face requer treinamento e aptidão manual importante. Independentemente de o médico ser destro ou canhoto, o laringoscópio é empunhado com a mão direita mantendo-se a lâmina na porção superior (como um martelo), e o tubo é passado com a mão esquerda. Essa técnica requer que a cabeça do médico (que sempre deve estar de capacete) esteja aproximadamente 30° acima da cabeça da vítima. Portanto, é importante avaliar se é possível abaixar o banco do paciente e se o teto do veículo permitirá o uso dessa técnica (Figura 6).

Intubação Orotraqueal com dispositivo AIRTRAQ®

O AIRTRAQ® é um dispositivo que utiliza uma canaleta, possui aplicações específicas na emergência e, no cenário do paciente encarcerado, traz vantagens importantes para a intubação orotraqueal. Além disso, ele requer uma abertura mínima da boca; dessa forma, mesmo que o paciente esteja com colar cervical, é possível entrar com o dispositivo já com o tubo acoplado para garantia da via aérea. A técnica consiste em fazer a passagem do dispositivo pela orofaringe do paciente, segurando-o com a mão direita e realizando a passagem do tubo orotraqueal com a mão esquerda. Deve-se observar que esse dispositivo reduz a necessidade de o médico estar posicionado acima do nível da cabeça do paciente (Figura 7).

Cricotireoidostomia cirúrgica

Todo manejo da via aérea pode terminar em uma cricotireoidostomia cirúrgica. Havendo falha na intubação e numa situação em que se não se intuba e não se ventila, é mandatória a cricotireoidostomia. Há também indicação no cenário em que a intubação pela boca não é uma opção (exemplo: trauma

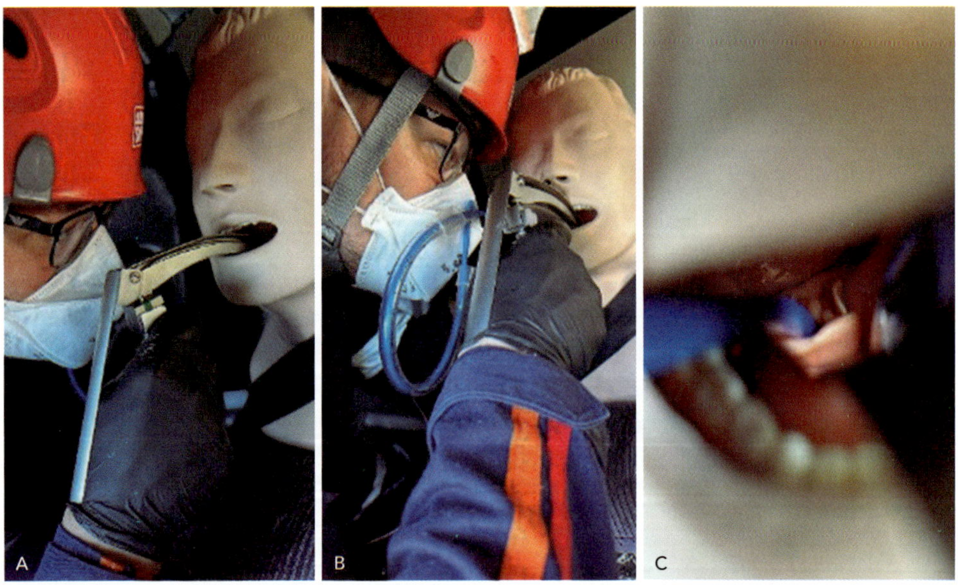

FIGURA 6 (A) Laringoscopia com empunhadura para intubação face a face. (B) Passagem do *bougie* já com o tubo montado e trava no olho de Murphy. (C) Visualização da via aérea no momento da passagem do *bougie*.

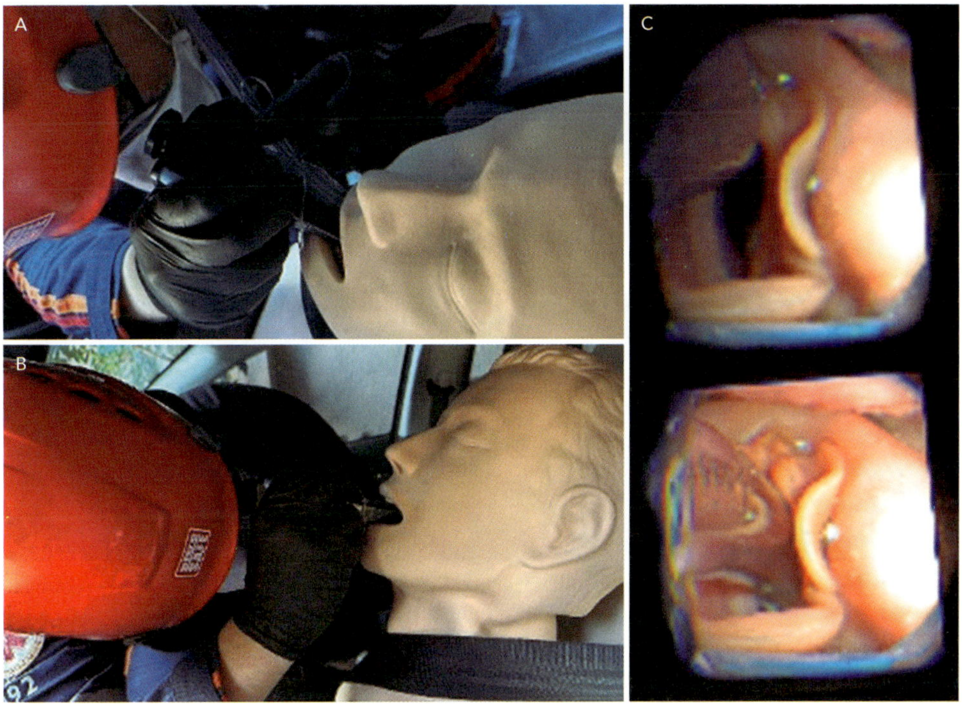

FIGURA 7 Intubação orotraqueal com AIRTRAQ® em vítima encarcerada. (A) Empunhadura do dispositivo. (B) O intubador pode ficar abaixo do paciente. (C) A visão do intubador na passagem do tubo orotraqueal.

grave de face). É importante, portanto, que o médico esteja pronto para a cricotireoidostomia cirúrgica sempre que estiver em um cenário de manejo da via aérea.

O procedimento pode ser feito com o paciente sentado (Figura 8). Deve-se notar que o colar cervical permite acesso à região cervical anterior, sendo possível que essa técnica seja aplicada durante o seu uso.

DECISÃO DE QUE DISPOSITIVO USAR

O médico deve interpretar a extração do paciente como uma otimização pré-intubação. Quando o doente está fora do cenário da ferragem, já na ambulância, a assistência pode ser garantida de maneira mais controlada, promovendo uma via aérea definitiva com mais segurança. A reavaliação do paciente deve ser feita a cada etapa da abordagem à vítima de encarceramento.

PARTICULARIDADES DO PACIENTE EM ESPAÇO CONFINADO

A Norma Regulamentadora nº 33 (NR 33) determina que a pessoa que trabalha em espaço confinado (por exemplo, um trabalhador de rede de esgoto, ou trabalhador rural que lida com silos etc.) deve receber treinamento de evasão e resgate anualmente.

O médico que se expõe a atendimento de pessoas em espaço confinado também deve receber treinamento anualmente e utilizar equipamentos de proteção individual adequados. Existem três tipos de resgate de pessoas em espaço confinado:

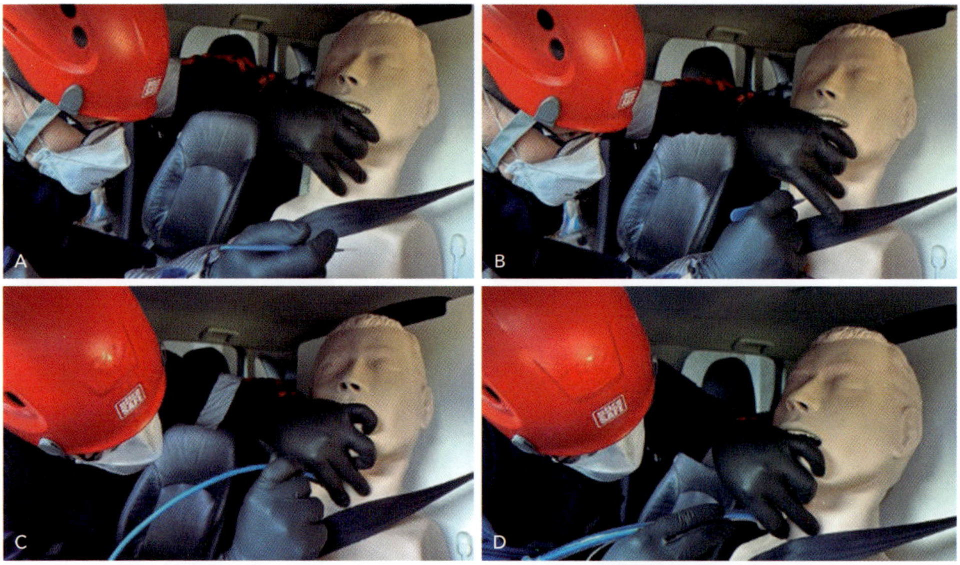

FIGURA 8 (A) Estabilização da laringe com o dedo médio e polegar. Indicador livre para identificar a membrana cricotireóidea. (B) Incisão longitudinal cervical retirando a pele e o subcutâneo da frente da membrana para permitir a incisão transversal da membrana. (C) Passagem do *bougie* pela membrana. (D) Passagem do tubo pelo *bougie* mantendo a estabilização da laringe em todas as etapas.

- ***Self rescue* (autorresgate):** a própria pessoa sai do local ao detectar a necessidade de evasão (exemplo: lesão do trabalhador ou mudança da segurança da cena como um vazamento de gás).
- ***Non-entry rescue* (resgate sem entrada):** a equipe que se encontra externa ao espaço envia o recurso para auxiliar a vítima a sair do ambiente (exemplo: um sistema de guindaste para que a vítima possa se prender e ser içada).
- ***Entry rescue* (resgate com entrada):** a equipe de resgate entra para fazer o atendimento e a extricação da vítima.

No caso de a vítima não conseguir sair por meios próprios ou por meio de recurso fornecido à distância, é necessário o resgate com a estratégia de *entry rescue*. Uma vez necessária essa estratégia, sistematiza-se a abordagem de acordo com o mnemônico REALE.

- **R (reconhecimento):** é mandatório o reconhecimento da área, identificação de riscos (rede elétrica, gases, risco de explosão etc.). Também são feitos o isolamento da área e a retirada de pessoas não envolvidas no resgate.
- **E (eliminação de riscos):** a equipe de resgate elimina possíveis riscos (corta a energia, fecha o fluxo de gases etc.).
- **A (acesso à vítima):** a equipe de resgate é enviada à cena e faz o acesso à vítima, detectando a gravidade do caso.
- **L (*life threatening* – medidas salvadoras da vida):** são feitos procedimentos salvadores de vida (exemplos: aplicação de torniquete, intubação, toracostomia digital). O princípio é ficar o menor tem-

po possível na cena, realizando apenas intervenções críticas com o objetivo de manter a viabilidade da vida do doente durante a sua retirada.

- **E (extricação):** realiza-se o resgate do doente, retirando-o do cenário confinado. Após a extricação, outras medidas podem ser feitas. Reforçando que no passo anterior (L) realizam-se somente medidas salvadoras de vida em que somos forçados a agir. Após a extração, fazemos os demais tratamentos.

DICAS PRÁTICAS

- O manejo da via aérea em pacientes encarcerados e em ambientes confinados traz consigo diversas particularidades, contudo devem-se manter os princípios utilizados para o manejo em outros contextos.
- Mantém-se o foco na segurança da equipe, então da vítima e terceiros. Ao iniciar a avaliação da vítima, devem-se identificar lesões e tratar aquelas estritamente necessárias, priorizando a extração sempre que possível.
- Havendo necessidade de agir, a preparação e o planejamento do plano principal e dos planos de resgate devem ser primordiais.
- O alinhamento da equipe de TD e C com a equipe médica é essencial para o bom andamento do atendimento e para o imediato abandono do local em caso de risco iminente à equipe.
- Recomenda-se que, sempre ao final dos atendimentos mais desafiadores, seja feito o *debriefing* com toda a equipe, com o objetivo da melhoria contínua da qualidade do atendimento.

LITERATURA RECOMENDADA

1. Noções de Primeiros Socorros no Trânsito. São Paulo: ABRAMET ;2005.
2. Oliveira EL. Salvamento e desencarceramento. Sintra: Escola Nacional de Bombeiros; 2005.
3. Ferreira RV, Andrade AR, Costa MJ, Pedroso GB, Silva RA, Benigno PN, et al. Diretrizes Gerais para Atendimento Pré-Hospitalar no Salvamento Veicular. Brasília: Centro de Treinamento Operacional; 2020.
4. Brown III CA, editor. Manual de Walls para o Manejo da Via Aérea na Emergência. Porto Alegre: Artmed; 2019.
5. National Association of Emergency Medical Technicians. Prehospital Trauma Life Support. 9. ed. Burlington: Jones & Bartlett Publishers; 2019.

CAPÍTULO 27

Manejo da via aérea em medicina tática

Vanessa de Freitas Marçolla
Felipe Brumana Lopes
Alexandro Marçal Gomes
Luiz Fernandes Dias Júnior
Alex Moreira Alves
Thiago Barros Sessa
Thiago de Oliveira Duarte da Silva França

PONTOS IMPORTANTES

- O padrão de atendimento em medicina pré-hospitalar em combate é substancialmente diferente do atendimento em situações que não envolvem confronto armado devido às seguintes peculiaridades: fogo hostil, extremos ambientais, diferentes tipos de ferimentos, equipamento limitado, necessidade de manobra tática, tempo prolongado para atendimento hospitalar, heterogeneidade de treinamentos e experiências médicas.
- Os protocolos de primeiros-socorros em confronto utilizam evidências da mesma forma que a literatura médica. Contudo, são levadas em consideração as principais causas de lesões em ambiente operacional, bem como o melhor momento de tratá-las, uma vez que uma intervenção realizada em momento inadequado poderá aumentar a exposição dos agentes a novos traumas.

INTRODUÇÃO

O atendimento pré-hospitalar tático (APH-T) consiste no conjunto de manobras e procedimentos emergenciais aplicados com vistas à minimização do trauma e de seus efeitos fisiopatológicos, e compreende a execução de manobras técnicas específicas a feridos com risco de morte iminente. É executado até a disponibilidade de recursos regulares de emergência e suporte à vida e à saúde, ou, ainda, para a imediata evacuação do ferido até uma localidade onde haja suporte médico-hospitalar.

A diretriz *Tactical Combat Casualty Care* (TCCC) foi desenvolvida pelo Committee on Tactical Combat Casualty Care, do Defense Health Board, pertencente ao Department of Defense dos Estados Unidos e publicada, pela primeira vez, em 1996. Desde então, a publicação das atualizações são periódicas.

O protocolo de cuidado às vítimas em ambiente tático destina-se a fornecer suporte de vida aos traumatizados em confronto, em ambiente pré-hospitalar, priorizando as causas mais comuns de morte evitável em campo de batalha, uma vez que a utilização de protocolos médicos hospitalares civis para traumatizados se mostrou insuficiente para os cenários de guerra.

A TCCC ensina as intervenções médicas essenciais necessárias no ambiente tático, dependendo da situação tática específica. A adoção desse protocolo nas Forças Armadas americanas implicou uma redução significativa das mortes em confronto. No Brasil, o arcabouço legal específico para o

APH-T engloba a Portaria nº 98, de 1º julho de 2022, e a Portaria Complementar nº 020, de 3 de agosto de 2022, ambas do Ministério da Justiça e Segurança Pública.

DEFINIÇÃO

As diretrizes da TCCC dividem a oferta de cuidados médicos de emergência em fases de cuidados, com base na situação tática e na ameaça associada no momento em que o cuidado está sendo prestado. As fases de cuidados são dinâmicas e influenciadas por avaliações das ameaças a cada minuto, não devendo ser concêntricas nem contíguas; os níveis de ameaça mudam rapidamente no ambiente tático (Quadro 1).

Fase de atendimento sob confronto armado

A fase de atendimento sob confronto armado corresponde ao momento em que as manobras são feitas sob risco intenso, pois o confronto armado está ocorrendo. Essa fase do atendimento deve priorizar a supressão da injusta agressão e a movimentação para abrigo seguro. Nessa fase, a única intervenção a ser realizada, se possível, é a aplicação de torniquete emergencial (alto e apertado), sendo priorizada a autoaplicação pelo operador ferido. Não se deve fazer manejo de via aérea, reanimação cardiopulmonar e restrição da mobilidade da coluna.

QUADRO 1 Fases do APH-T

Situação tática	TCCC	Diretriz nacional APH-T
1ª fase: ameaça imediata ou ativa	*Care Under Fire* (CUF)	Atendimento sob confronto armado
2ª fase: ameaça contida, mas que pode reiniciar	*Tactical Field Care*	Atendimento em campo tático
3ª fase	*Tactical Evacuation Care* (TACEVAC)	Atendimento em evacuação tática

Após o controle da ameaça e a remoção da vítima para uma área abrigada (onde vítima e socorrista não estão mais sob fogo hostil efetivo), o atendimento prossegue e se inicia a 2ª fase, chamada de atendimento em campo tático. O equipamento médico disponível ainda é limitado, e o tempo de evacuação para uma instalação de tratamento médico pode variar consideravelmente. O atendimento tático em campo permite mais tempo e um pouco mais de segurança para prestar assistência médica. Deve-se estar ciente de que, durante a fase de atendimento em campo tático, novas ameaças e confrontos podem surgir.

Fase de atendimento em campo tático

Nessa fase, é priorizado o atendimento dos feridos com base na ordem de gravidade das lesões eventualmente sofridas, prevendo a avaliação e conduta voltadas para a seguinte ordem de importância clínica: controle de sangramento maciço (M), controle da via aérea (A), manutenção da respiração (R), manutenção da circulação e avaliação do choque (C) e prevenção da hipotermia (H). O acrônimo M.A.R.C.H. é um mnemônico sugerido para facilitar a memorização dos passos iniciais e a continuidade do atendimento do ferido.

Após a conclusão do controle de sangramento maciço (M) se iniciará o controle da via aérea (A). O manejo da via aérea durante essa fase de cuidados é apropriado para as vítimas que mostram sinais de obstrução iminente da via aérea ou de colapso cardiovascular.

Neste capítulo é abordado apenas o manejo da via aérea em medicina tática, direcionado ao atendimento em confronto armado. As demais fases do acrônimo M.A.R.C.H – manutenção da respiração (R), manutenção da circulação e avaliação do choque (C) e prevenção da hipotermia (H) – podem ser consultadas na seção "Literatura recomendada".

TÉCNICA

Faz-se necessário desarmar qualquer vítima com um estado alterado de consciência.

A inspeção da via aérea destina-se à inspeção da boca do ferido objetivando encontrar potencial obstrução. Secreções e corpos estranhos como vômito, muco ou sangue, comida, debris, gomas de mascar, assim como dentes e órteses bucais deslocadas, podem bloquear a via aérea superior desse indivíduo.

Após o controle de hemorragias maciças, o operador de APH-T deve promover e manter a via aérea pérvia. O nível de intervenção será de acordo com o grau de habilitação do operador socorrista, nível de consciência do paciente, integridade anatômica e funcional da via aérea e a situação do ponto de vista tático.

Manejo da via aérea

Se a vítima estiver consciente e não forem identificadas anormalidades na via aérea, nenhuma intervenção será necessária. O esforço inicial do operador de APH-T deve ser voltado para a abertura e manutenção da via aérea por meio de manobras de elevação de mento ou de tração mandibular.

A manobra de elevação do mento é usada para desobstruir a via aérea em pacientes que apresentam respiração espontânea. O mento e os incisivos inferiores são segurados e então tracionados anteriormente. A manobra de tração mandibular é realizada anteriorizando-se a mandíbula com os polegares apoiados na região malar (osso zigomático), colocando o dedo indicador e médio no mesmo ângulo, movimentando a mandíbula em sentido anterior e caudal, trazendo consigo a língua, afastando-a da via aérea posterior simultaneamente com a abertura da boca.

Se o paciente estiver inconsciente, apresentar alteração do nível de consciência ou necessitar ser deixado sem supervisão, devem-se seguir os seguintes procedimentos:

1. Inspecionar a boca e remover corpos estranhos (sangue, vômitos, dentes quebrados etc.), se visíveis.
2. Aplicar a manobra de elevação do mento ou tração mandibular promovendo a abertura da via aérea.
3. Considerar a colocação de uma cânula nasofaríngea ou dispositivo extraglótico.
4. Colocar o paciente preferencialmente em posição de recuperação (semiprona), objetivando a manutenção da abertura da via aérea.

A cânula nasofaríngea (CNF) é um dispositivo emborrachado indicado para pacientes que são incapazes de manter sua via aérea. Deve ser inserido através de uma das narinas avançando ao longo da curvatura da parede posterior da nasofaringe e orofaringe. O ângulo correto para inserção é de 90° em relação ao plano frontal da face. Entre as complicações possíveis, destacam-se epistaxe, obstrução e lesão das estruturas da nasofaringe.

Pacientes com fraturas de base de crânio apresentam contraindicação relativa ao seu uso. A evidência científica é limitada neste assunto, e a contraindicação é discutida em um artigo publicado no *Emergency Medicine Journal* em 2005, em que os autores ratificam a importância do uso racional da CNF, enfatizando a técnica correta da sua aplicação, a fim de reduzir o risco de falsos trajetos, principalmente em direção intracraniana.

Os dispositivos extraglóticos oferecem uma via aérea alternativa à intubação orotraqueal (IOT) no cenário de combate, onde há restrição de material e equipe médica. O momento tático, somado à dificuldade na extricação de uma vítima intubada diante de um confronto, torna a IOT um procedimento raro nesse ambiente. Destaca-se ainda a facilidade da inserção de DEG em pacientes em posição desfavorável, especialmente frequente em ambientes de combate.

Os DEG são indicados para vítimas inconscientes e sem reflexo de vômito ou em pacientes que se apresentem em apneia ou com frequência respiratória < 10 irpm. Não há contraindicações absolutas ao uso dos DEG; as contraindicações relativas incluem presença de reflexo de vômito e obstrução de via aérea inferior. Quanto ao tubo laríngeo, contraindicam-se, além destas, lesões em esôfago proximal (p. ex. ingestão de soda cáustica, varizes esofágicas etc.).

A i-gel® é o DEG de escolha no ambiente tático por dispensar a necessidade de *cuff*, facilitando a aplicação e o cuidado com esse dispositivo. Caso se opte pelo uso de um DEG com *cuff*, a sua pressão de enchimento deve ser monitorada para evitar sobrepressurização, especialmente durante a fase de evacuação tática em aeronave.

A posição de recuperação ajuda a prevenir a aspiração de sangue, muco ou vômito e auxilia na manutenção da via aérea pérvia.

Conduta na obstrução da via aérea:

1. Permitir que uma vítima consciente assuma a posição que mais facilite a sua ventilação, incluindo sentar-se e/ou inclinar-se para a frente.
2. Usar manobra de elevação do mento ou elevação da mandíbula de acordo com a tolerância do paciente a esse procedimento.
3. Utilizar aspiração, se disponível e apropriado.
4. Aplicar CNF para pacientes conscientes e DEG para inconscientes.
5. Manter a vítima inconsciente na posição de recuperação.

Considerar o uso de CNF em pacientes inconscientes que não toleram o uso de DEG.

Para vítimas com trauma ou queimaduras faciais com suspeita de lesão por inalação, a CNF ou DEG podem não ser suficientes, e uma cricotireoidostomia cirúrgica pode ser necessária.

As opções existentes são a cricotireoidostomia cirúrgica e a cricotireoidostomia por punção. Podem ser indicadas em pacientes que demandam extricações prolongadas com necessidade de manejo da via aérea, presença de corpo estranho e trauma facial extenso.

A cricotireoidostomia cirúrgica é preferível na maioria dos pacientes. A técnica em ambiente tático consiste na incisão da pele, através da membrana cricotireóidea. Uma pinça hemostática curva pode ser usada para dilatar a abertura e então se introduz um tubo endotraqueal.

A cricotireoidostomia por punção é realizada colocando-se um cateter plástico de grosso calibre através da membrana cricotireóidea ou diretamente na traqueia. É um procedimento útil em situações de emergência, capaz de oferecer oxigênio durante um curto período, em que se deve utilizar para planejar e executar uma via aérea definitiva.

As cricotireoidostomias cirúrgicas não devem ser realizadas em vítimas inconscientes que não tenham trauma direto da via aérea, a menos que o uso de CNF e/ou em que não tenha sido possível ventilar com DEG.

A revisão histórica dos conflitos militares modernos sugere que a obstrução de via aérea superior é a segunda causa mais comum de mortes potencialmente evitáveis no campo de batalha. Das 4.596 mortes ocorridas entre outubro de 2001 e junho de 2011, na Operação *Enduring Freedom*, 87,3% ocorreram no ambiente pré-hospitalar. A segunda causa mais comum (8%) de mortes evitáveis foi a obstrução da via aérea superior devido principalmente a lesões diretas na região cervical e de face. A maioria dos pacientes que foram submetidos a cricotireoidostomia pré-hospitalar (CPH) foi a óbito (66%). O maior grupo de sobreviventes teve ferimentos por projéteis de arma de fogo na região da face, crânio e região cervical (38%), seguidos de ferimentos relacionados a explosivos em face, crânio e região cervical (33%). A taxa de sobrevida e as taxas de complicações são semelhantes a estudos anteriores de operadores médicos civis realizando CPH. No entanto, a taxa de falha para operadores médicos militares é de três a cinco vezes maior do que em estudos civis equivalentes.

O protocolo do TCCC recomenda o dispositivo Cric-Key para cricotireoidostomia de emergência, com operadores médicos treinados na realização desse procedimento. Estudos mostraram taxas de 100% de sucesso em modelos cadavéricos com operadores médicos de combate treinados. Em um estudo, os médicos foram mais rápidos e obtiveram maior taxa de sucesso usando a técnica Cric-Key em comparação com a técnica cirúrgica convencional.

A intubação endotraqueal pode ser considerada no lugar da cricotireoidostomia se há operador treinado. Nenhum produto específico é recomendado pelo CoTCCC.

Não há consenso bem estabelecido na literatura sobre qual é a melhor técnica para esse ambiente. Dessa forma, deve ser considerada a experiência individual de cada operador durante a sua escolha.

DICAS PRÁTICAS

Após a fase de atendimento em campo tático ser concluída, o profissional de saúde ainda precisará manejar o atendimento durante a evacuação tática, que inclui evacuação de vítimas em veículos não dedicados (CASEVAC) e evacuação médica realizada em veículos dedicados (MEDEVAC). Nessa fase de atendimento, as vítimas devem ser:

1. Avaliadas seguindo o acrônimo M.A.R. C.H destinado à evacuação.
2. Preparadas de acordo com a plataforma de evacuação e o tipo de lesão.
3. Protegidas estabelecendo-se a segurança do ponto de evacuação.

LITERATURA RECOMENDADA

1. Butler FK Jr, Hagmann J, Butler EG. Tactical combat casualty care in special operations. Mil Med. 1996;161 Suppl:3-16.
2. PHTLS: Prehospital Trauma Life Support, Ninth Edition. Jones & Bartlett Learning; 2020.
3. Brasil. Ministério da Justiça e Segurança Pública. Portaria nº 98 de 1º de julho de 2022. [acesso em fevereiro de 2023]. Disponível em: https://www.gov.br/mj/pt-br/centrais-de-conteudo/publicacoes/categorias-de-publicacoes/portarias/portaria-no-98-de-1o-de-julho-de-2022/view
4. Butler FK. Two Decades of Saving Lives on the Battlefield: Tactical Combat Casualty Care Turns 20. Mil Med. 2017;182(3):e1563-e1568.
5. Kosequat J, Rush SC, Simonsen I, Gallo I, Scott A, Swats K, et al. Efficacy of the Mnemonic Device "MARCH PAWS" as a Checklist for Pararescuemen

During Tactical Field Care and Tactical Evacuation. J Spec Oper Med. 2017;17(4):80-4.
6. Bradley M, Nealeigh M, Oh JS, Rothberg P, Elster EA, Rich NM. Combat casualty care and lessons learned from the past 100 years of war. Curr Probl Surg. 2017;54(6):315-51.
7. Galvagno Jr SM, Nahmias JT, Young DA. Advanced Trauma Life Support® Update 2019: Management and Applications for Adults and Special Populations. Anesthesiol Clin. 2019;37(1):13-32.
8. Roberts K, Whalley H, Bleetman A. The nasopharyngeal airway: dispelling myths and establishing the facts. Emerg Med J. 2005;22(6):394-6.
9. Mabry RL, Frankfurt A, Kharod C, Butler FK Jr. Emergency Cricothyroidotomy in Tactical Combat Casualty Care. J Spec Oper Med. 2015;15(3):11-9.
10. Mabry RL, Nichols MC, Shiner DC, Bolleter S, Frankfurt A. A comparison of two open surgical cricothyroidotomy techniques by military medics using a cadaver model. Ann Emerg Med. 2014;63(1):1-5.

CAPÍTULO 28

Manejo da via aérea em áreas remotas

Rodolfo Affonso Xavier
Diego Amoroso

PONTOS IMPORTANTES

- Prestar atendimento em áreas remotas envolve diversos desafios e limitações, sendo diferente do atendimento intra-hospitalar em vários aspectos.
- O manejo da via aérea compreende sua avaliação, estabelecimento e proteção, combinados com oxigenação e ventilação eficazes. Quando realizado de forma adequada, pode representar a diferença entre o paciente sobreviver ou não.
- O planejamento é imprescindível para qualquer expedição ou atendimento em áreas remotas, na tentativa de minimizar os riscos e variáveis nesse ambiente.
- Durante a abordagem inicial, uma avaliação rápida, dirigida e bem-feita é crucial, a fim de identificar sinais precoces de obstrução da via aérea ou esforço respiratório e realizar intervenções de forma rápida e objetiva.
- Considerando que manobras básicas são suficientes para garantir uma ventilação eficaz e segura na maioria dos casos, recomenda-se que manobras avançadas sejam feitas somente por profissionais experientes e capacitados.
- Seja no ambiente hospitalar ou em áreas remotas, a falha em assegurar a via aérea pode acarretar consequências desastrosas para o paciente.
- Torna-se mais frequente o uso de algumas técnicas consideradas excepcionais no ambiente hospitalar, quando realizadas em ambiente remoto.

INTRODUÇÃO

A medicina de áreas remotas é algo recente e motivo de controvérsias. No entanto, de acordo com diversos consensos, pode ser definida como cuidado médico prestado em áreas onde desafios geográficos – fixos ou transitórios – reduzem a disponibilidade ou alteram as necessidades de recursos médicos e de transporte do paciente. Ela abrange, assim, desde o tratamento inicial e a evacuação de pacientes com lesões agudas até o manejo de doenças vivenciadas em expedições de longa duração.

Prestar atendimento médico em áreas remotas envolve diversos desafios. Além da limitação de recursos, equipes reduzidas e dificuldade de otimizar procedimentos e posicionamentos, deve-se considerar a dificuldade de evacuação da vítima para centros de tratamento definitivo. Soma-se, ainda, a baixa disponibilidade de estudos com bom nível de evidência sobre alguns temas.

O manejo da via aérea compreende sua avaliação, estabelecimento e proteção, combinados com oxigenação e ventilação eficazes. Quando realizado de forma adequada, pode representar a diferença entre o paciente sobreviver ou não, sobretudo em ambientes remotos. Nesse contexto, alguns pacientes vão precisar de assistência mínima para manutenção da via aérea, enquanto outros precisarão de manobras e habilidades avançadas – que serão desafiadoras e, por vezes, possíveis apenas em centros de cuidado definitivo. Habilidades de improvisação podem ser, portanto, de grande ajuda nesse cenário.

PLANEJAMENTO

O atendimento em áreas remotas pode contar com inúmeras variáveis e deve ser baseado em conceitos e objetivos de cuidado, não em regras rígidas e invariáveis. Alguns autores consideram que o conceito mais importante para qualquer expedição ou atendimento seja o planejamento. Este se torna imprescindível na tentativa de minimizar e controlar todas essas variáveis, tendo três principais pilares para a sua execução: equipe, equipamento e ambiente.

Equipe

Idealmente, deve-se realizar treinamento prévio à expedição, com toda a equipe participante. Dessa forma, caso surja a necessidade, funções e papéis devem estar bem estabelecidos entre os participantes na hora do atendimento. Recomenda-se, ainda, a utilização de *guidelines* ou elaboração de protocolos e *checklists* para organização de materiais, atendimento, procedimentos e evacuação de eventuais vítimas.

Equipamento

É importante que se conheça o equipamento disponível e que seja testado antes de partir para um ambiente remoto. Questões como dimensionamento, alocação e versatilidade também devem ser consideradas na hora da escolha do equipamento. Limitações como clima, quantidade de participantes, tamanho e peso dos equipamentos, necessidades especiais de armazenamento, fragilidade, suporte de oxigênio reduzido, uso de baterias, entre outros, também influenciam diretamente a escolha e o dimensionamento desses equipamentos. Os materiais escolhidos também devem ser bem alocados, protegidos e acessíveis. Assim, evita-se o transporte de equipamentos desnecessários e garante-se que estejam acessíveis e funcionantes caso haja a necessidade de uso.

Ambiente

A avaliação do ambiente se faz necessária tanto no planejamento quanto nos momentos que precedem o atendimento. Fatores como previsão do tempo, fauna e flora locais, disponibilidade de recursos médicos, tempo de deslocamento a centros de cuidado definitivo e possibilidades de evacuação devem fazer parte do planejamento prévio.

No momento do atendimento, a avaliação da cena e seus potenciais riscos são o primeiro fator a ser considerado, sendo a segurança da equipe a principal prioridade. O ambiente remoto é imprevisível e hostil; portanto, deve-se priorizar a própria segurança e realizar apenas o que essencialmente deve ser feito nesse cenário. Caso necessário, a vítima deve ser movimentada para um local seguro ou de menor risco e, somente então, o atendimento deve ser iniciado.

RECONHECENDO UMA OBSTRUÇÃO DE VIA AÉREA

A perda de patência ou perviedade da via aérea, bem como a insuficiência na oxigenação e ventilação, são as principais indicações de manejo de via aérea. Durante a abordagem inicial, uma avaliação rápida, dirigida e bem-feita é crucial, a fim de identificar sinais precoces de obstrução ou esforço respiratório e fazer intervenções de forma rápida e objetiva.

O primeiro ponto a ser avaliado é a presença de movimentos respiratórios. Caso estejam presentes, avalia-se o esforço respiratório e otimiza-se o posicionamento da vítima. Caso contrário, considere iniciar ou não manobras de ressuscitação cardiopulmonar, a depender do cenário e das condições de evacuação do paciente.

Os sinais de obstrução de via aérea podem ser sutis, e o quadro clínico do paciente pode se deteriorar de maneira súbita e inesperada. Nesse contexto, intervenções geralmente inócuas, como o uso de sedativos ou anestésicos, podem desencadear uma piora ainda mais acentuada. É importante, portanto, reconhecer rapidamente os sinais de obstrução e avaliar a evolução temporal da ameaça à via aérea, a fim de identificar os pacientes que necessitam de intervenções imediatas. Em geral, para qualquer condição em que a evolução possa ser progressiva, silenciosa e inobservável externamente, o curso mais prudente é agir precocemente para garantir a via aérea.

Existem quatro sinais cardinais para obstrução de via aérea superior: voz de "batata quente" (abafada); dificuldade de deglutir secreções, seja por dor ou obstrução (geralmente o paciente está sentado, com o corpo pendendo para a frente, babando ou cuspindo); estridor (este pode aparecer como sinal mais tardio, quando o calibre da via aérea está mais reduzido); por fim, dispneia. Além disso, existem outros sinais de esforço respiratório, como taquipneia, padrão respiratório irregular ou superficial, uso de musculatura acessória, tempo expiratório prolongado, diminuição do volume corrente ou até mesmo *gasping*.

A seguir, serão discutidas possíveis intervenções na via aérea em ambientes remotos – desde as mais simples e que necessitam menos recursos, até as mais avançadas, que por vezes demandam mais habilidades e equipamentos.

MANOBRAS BÁSICAS E ADJUNTOS

As manobras de *head tilt* (hiperextensão cervical), *chin lift* (elevação do mento) e *jaw thrust* (tração da mandíbula) são as primeiras manobras a serem empregadas em vítimas desacordadas e com comprometimento de via aérea. Estas promovem a elevação da base da língua, auxiliando a passagem de ar pela faringe. Além disso, é importante que se esteja preparado para rolar o paciente em posição de recuperação em caso de náuseas ou vômitos.

No caso de pacientes conscientes ou semiconscientes, sobretudo aqueles com lesões de face ou secreção na via aérea, é recomendado deixar o próprio paciente buscar a melhor posição de conforto (geralmente sentado e levemente inclinado para a frente).

Adjuntos simples, como a cânula nasofaríngea e a cânula orofaríngea, podem ser utilizados para manter a via aérea pérvia e patente (exceto quando seu uso é contraindicado). Além disso, é possível improvisar uma cânula nasofaríngea a partir de qualquer tubo flexível de tamanho adequado, como uma sonda de Foley, um tubo endotraqueal cortado e moldado em água quente, ou até mesmo mangueiras de dispositivos infláveis, chuveiros solares e radiadores. A fixação do dispositivo na narina da vítima pode ser feita utilizando um alfinete de segurança ou um ponto com fio de sutura.

Outro recurso útil em áreas remotas é fixar a língua da vítima ao lábio inferior, utilizando um fio de sutura ou um alfinete (Figura 1). Assim, ao realizar as manobras básicas de posicionamento, a língua (afixada ao lábio) também é tracionada, tornando mais fácil a passagem de ar pela via aérea.

A aspiração é um recurso importante e deve estar disponível durante a manipulação da via aérea, a fim de remover secreções em excesso, facilitando a passagem de ar e a visualização direta das estruturas. Porém, é difícil de ser feita em ambientes remotos, tendo em vista a escassez de energia elétrica e de dispositivos de aspiração e proteção apropriados.

Algumas empresas têm desenvolvido dispositivos mais leves, de fácil operação e inovadores para tal finalidade. Entretanto, levando em conta que no Brasil ainda não são facilmente encontrados, improvisações e algumas manobras simples podem ser de grande ajuda. Debris podem ser retirados da boca utilizando os dedos envoltos em um pedaço de tecido ou plástico; o posicionamento do paciente de forma adequada pode favorecer a drenagem de secreções como muco, saliva e sangue pela gravidade; é possível, ainda, utilizar um injetor de temperos (Figura 2), um aspirador nasal (Figura 3) ou improvisar um dispositivo de sucção utilizando uma seringa de 50 mL acoplada a um tubo flexível.

Máscaras de reanimação cardiopulmonar com válvula unidirecional são dispositivos baratos, leves, de fácil transporte e eficazes para garantir ventilação com pressão positiva. É recomendado, portanto, ter algumas unidades disponíveis no *kit* médico, a depender do tamanho do grupo.

MANOBRAS AVANÇADAS

Em certas situações, a intubação orotraqueal pode ser extremamente difícil – até

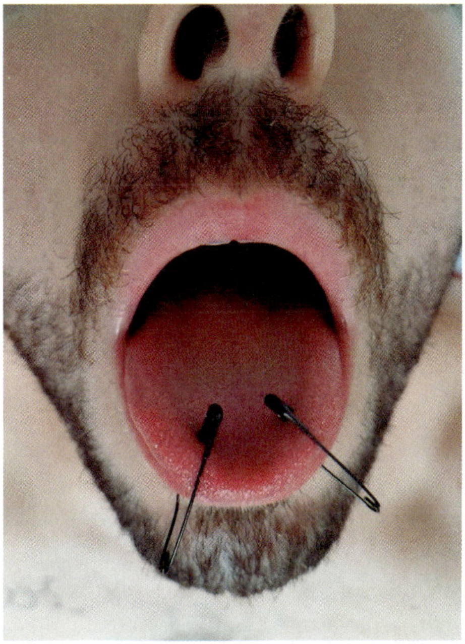

FIGURA 1 Fixação da língua ao lábio inferior utilizando alfinetes de segurança.

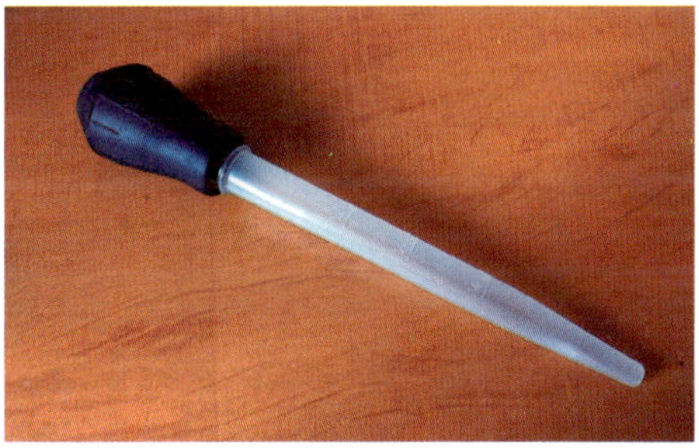

FIGURA 2 Injetor de temperos (aspirador improvisado).

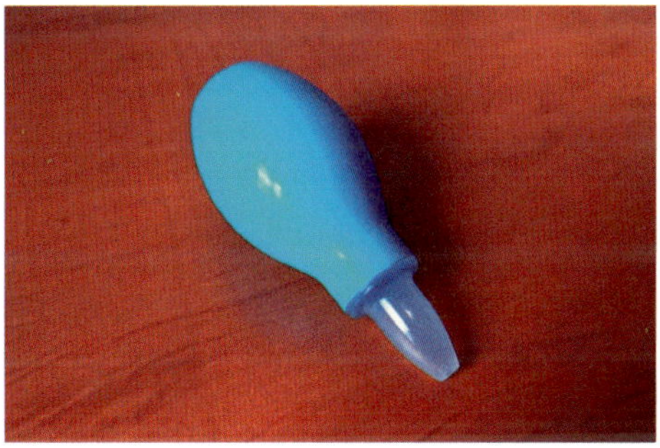

FIGURA 3 Aspirador de secreções infantil.

mesmo impossível – no primeiro momento. Nessas circunstâncias, recursos alternativos podem ser empregados na tentativa de garantir a via aérea. Técnicas que envolvem a passagem de dispositivos às cegas são mais simples e mais fáceis de dominar em comparação à passagem do tubo por visualização direta. É o caso dos dispositivos extraglóticos, como a máscara laríngea e o tubo laríngeo. Porém, para atingir bons resultados, os profissionais devem ter um bom nível de conhecimento e habilidades com esses dispositivos, por meio de treinamento constante e uso em campo.

Nos casos em que o paciente apresenta uma oxigenação ineficaz ou demanda ventilação com pressão positiva, equipamentos como concentradores de oxigênio e dispositivos bolsa-válvula-máscara são de grande utilidade no manejo e no resgate da via aérea. É possível encontrar no mercado versões mais compactas e portáteis desses dispositivos (Figura 4).

O estabelecimento de uma via aérea definitiva – definida pela presença de um tubo com *cuff* insuflado dentro da traqueia, preferencialmente acoplado a uma fonte de oxigênio – garante patência e proteção. Seja no ambiente hospitalar ou em áreas remotas, a falha em assegurar a via aérea pode acarretar consequências desastrosas para o paciente.

Abordagens para assegurar uma via aérea definitiva incluem intubação orotraqueal, intubação com o paciente acordado, intubação nasotraqueal e abordagem cirúrgica da via aérea. Algumas condições clínicas do paciente demandam uma abordagem definitiva da via aérea:

1. Incapacidade de ventilação e oxigenação.
2. Incapacidade de manter e proteger a via aérea.
3. Evolução clínica ou desfecho desfavoráveis.

A laringoscopia direta é o método mais utilizado no contexto hospitalar. No entanto, em ambientes remotos, alguns problemas tornam sua execução um pouco mais complicada. Envolve carregar mais equipamentos, necessidade de baterias e energia elétrica, escassez de dispositivos de aspiração e oxigênio suplementar, além de possibilidade de broncoaspiração pelo paciente.

Torna-se mais frequente o uso de algumas técnicas consideradas excepcionais no

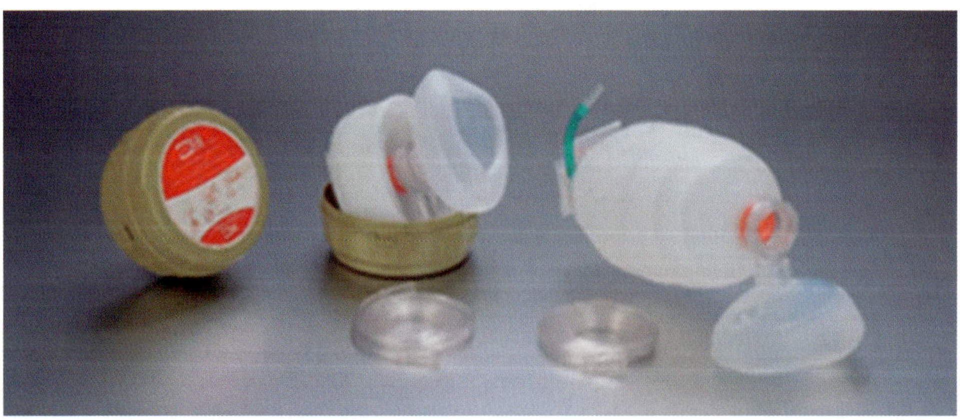

FIGURA 4 Dispositivo bolsa-válvula-máscara portátil – Pocket BVM with O_2 Tubing by Micro BVM.

ambiente hospitalar, quando realizadas em ambiente remoto. Pacientes que demandam uma via aérea definitiva tendem a sofrer mais intervenções, ter lesões mais graves e maior mortalidade, em comparação ao cenário intra-hospitalar. A habilidade de manejar a via aérea de forma rápida e eficiente, bem como priorizar outras medidas de ressuscitação quando o manejo não é indicado, contribuem para melhores resultados.

Quando há uma obstrução total da via aérea e essa obstrução não pode ser solucionada, a única maneira de evitar o óbito da vítima é criar uma passagem de ar diretamente através da traqueia, sendo o acesso pela membrana cricotireóidea o mais seguro e com menores taxas de complicação. A cricotireoidostomia é, portanto, recomendada como técnica de escolha.

Por ser de execução rápida, demandar pouco material e sedação, algumas fontes – principalmente relacionadas à medicina tática, como o TCCC – recomendam a cricotireotomia como primeira opção de manejo definitivo, antes mesmo da intubação orotraqueal.

DEVIAM – EQUIPAMENTOS NECESSÁRIOS E PREPARAÇÃO DO MANEJO DE VIA AÉREA

O acrônimo "DEVIAM" pode ser utilizado em áreas remotas como *checklist* de materiais no momento de organizar uma expedição, além de auxiliar no momento de manejar a via aérea.

D – Drogas

Cricotireoidostomia e intubação orotraqueal:

- Mínimo: anestésico local para cricotireoidostomia (tópico + 1-2 mL injetados através da membrana cricotireóidea) ou realização do procedimento sem medicamentos no paciente inconsciente.
- Melhor: sedativos IO/IV.
- Ideal: cetamina para intubação orotraqueal ou cricotireoidostomia + bloqueio neuromuscular + anestésico local disponível.

Sedação após manutenção da via aérea definitiva:

- Mínimo (sem acesso IV): cetamina (dose dissociativa) IM.
- Melhor: *bolus* IV/IO de sedativos.
- Ideal: cetamina em gotejamento + opioides (em *bolus* para manejo da dor) + sedativo em *bolus* se necessário (midazolam).

De maneira geral, todas as drogas para sedação e indução têm potencial efeito cardiodepressor e podem causar hipotensão, sobretudo em pacientes idosos e chocados. Em áreas remotas, como as doses de drogas administradas ao paciente são menos precisas (sobretudo para sedação contínua), é importante estar atento a eventos adversos. Assim, pacientes que receberam sedativos e bloqueadores neuromusculares devem ser monitorados e reavaliados de maneira rigorosa e contínua. Além disso, previamente à manipulação da via aérea, é importante otimizar o paciente na tentativa de minimizar os efeitos indesejados das drogas de intubação.

E – Equipamentos

- Mínimo: dispositivo bolsa-válvula-máscara (BVM) com válvula de PEEP.
- Melhor: ventilador mecânico (VM) automático portátil (preferencialmente com PEEP) + concentrador de oxigênio.

- Ideal: VM portátil completo + O_2 suplementar se disponível.

O manejo de ventiladores e equipamentos avançados sem treinamento e familiaridade prévios pode ser difícil e inviável. Portanto, recomenda-se realizar o treinamento com esses dispositivos previamente. Pode-se lançar mão da telemedicina como recurso, se disponível. Porém, deve-se considerar a dificuldade de comunicação e a escassez de sinal de telefonia e internet em áreas remotas.

A PEEP é a pressão exercida na via aérea no final da fase expiratória, responsável por evitar o colapso dos alvéolos – sendo de extrema importância, sobretudo, em casos com necessidade de ventilação prolongada. Em um contexto de ventilação invasiva, o fluxo de ar passa pela glote através do tubo e a PEEP fisiológica é perdida. Portanto, é necessário que se estabeleça uma PEEP na configuração do ventilador ou utilizando uma válvula de PEEP no dispositivo BVM. O ajuste inicial recomendado é de 5 cm de água.

Concentradores de oxigênio estão disponíveis em versões portáteis e de fácil manuseio, mas ainda assim dependem de baterias internas ou fonte de energia, o que deve ser considerado na hora da escolha. Tais dispositivos são bastante úteis, principalmente nos casos em que o paciente apresenta oxigenação ou ventilação insuficientes. A Figura 5 demonstra um exemplo de concentrador de oxigênio disponível.

V – Vascular (acesso intravenoso ou intraósseo)

- Mínimo: se houver falha de acesso IV/IO → medicações IM ou intranasal → sedação para cricotireotomia ou intubação orotraqueal.

Realizar novas tentativas após manejo adequado da via aérea.

- Melhor: 1-2 acessos periféricos IV ou IO.
- Ideal: 2-3 acessos periféricos IV com IO como *backup*.

A obtenção de acessos periféricos em ambientes remotos pode ser bastante difícil devido às condições do ambiente e dos pacientes, que se apresentam comumente desidratados. Embora os acessos sejam de extrema importância para a administração de medicações e soluções, não é recomendado postergar o manejo de uma via aérea crítica para a obtenção de acesso IV ou IO após falhas consecutivas, principalmente quando o atendimento é feito em poucas pessoas. Nesses casos, algumas das medicações para manejo da via aérea podem ser feitas por via intramuscular ou até mesmo intranasal (*off-label*).

A seguir estão algumas das drogas que podem ser administradas por essas vias. As

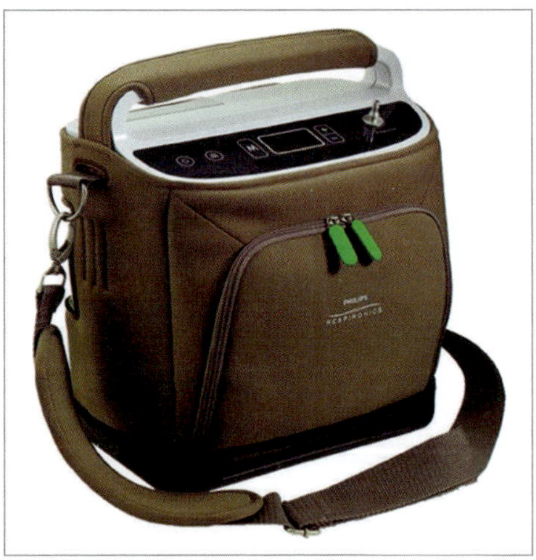

FIGURA 5 Concentrador de O_2 portátil – Philips Respironics SimplyGo Portable Oxygen Concentrator.

doses das drogas podem variar quando administradas via intramuscular:

- Cetamina: 4-6 mg/kg IM.
- Succinilcolina: 3-4 mg/kg IM.

I – Intubação (via aérea)

Manejo avançado da via aérea:

- Mínimo: manobras básicas + médico capacitado para cricotireotomia.
- Melhor: mínimo + *bougie* + habilidade de realizar sedação contínua.
- Ideal: sequência rápida de intubação com manutenção da via aérea e sedação contínua.

O *bougie* é um dispositivo simples, leve e de baixo custo que auxilia na passagem do tubo, seja pela boca ou diretamente pela traqueia. O *bougie* pode, ainda, ser utilizado como sonda trocadora para trocar um tubo que seja mau funcionante por um novo, caso necessário.

Posicionamento adequado do tubo:

- Mínimo: visualização da passagem do tubo, expansibilidade, ausculta da região epigástrica e murmúrios vesiculares bilateralmente, ausência de distensão gástrica, capnógrafo colorimétrico.
- Melhor: mínimo + *bougie* + capnógrafo portátil + ultrassonografia.
- Ideal: todas as anteriores + $ETCO_2$ contínua de onda.

A verificação do posicionamento correto do tubo deve ser sempre realizada, uma vez que o posicionamento incorreto pode levar a consequências catastróficas para o paciente. O estudo REACH, feito em ambiente tático, mostrou que os locais mais comuns de posicionamento inadequado do tubo são a hipofaringe e o brônquio-fonte direito. A intubação esofágica também é bastante comum. O falso trajeto pelo subcutâneo na realização de cricotireotomia também pode ocorrer. A fim de evitar essas situações, o uso de capnografia para verificação do posicionamento do tubo é recomendado, visto que sua má alocação pode ser fatal. A checagem da expansibilidade e da ausculta também pode auxiliar na confirmação. Além disso, se disponível, a ultrassonografia também pode ser empregada com esse intuito, apresentando boa sensibilidade (91-100%) e especificidade (48-96%) em estudo conduzido no ambiente intra-hospitalar com profissionais treinados.

A – Aspiração

- Mínimo: aspiração improvisada (seringa + tubo flexível) e posicionamento do paciente.
- Melhor: aspirador manual com adaptador.
- Ideal: aspirador automático portátil com ponteira rígida e sonda de aspiração endotraqueal.

A aspiração possibilita a visualização das estruturas da via aérea durante sua manipulação, removendo sangue, saliva e outras secreções que possam estar presentes. Em casos de aumento de pressão na via aérea por obstrução, a aspiração pode também ser utilizada para a remoção de rolhas de secreção. Nesses casos, caso a secreção seja muito espessa, um *flush* com 1-2 mL de solução salina dentro do tubo antes da aspiração pode ser feito.

M – Monitor

- Mínimo:
  - Oximetria de pulso (SpO_2).
  - 1 assistente para monitorar as respirações e registrar os sinais vitais.
- Documentação das tendências de sinais vitais, preferencialmente em gráfico ou tabela.
- Conexão de telefone ou dados para uso de telemedicina (se disponível).
- Melhor:
  - Capnografia/capnometria ($ETCO_2$) portátil + oximetria de pulso (SpO_2).
  - Transmissão de fotos e imagens de *smartphones* e dispositivos via telemedicina.
- Ideal:
  - Monitor de sinais vitais com oximetria, capnografia de onda e cardioscopia.
  - Telemedicina com vídeo em tempo real.

Monitorização é a melhor maneira de avaliar um paciente em tempo real durante um procedimento. Envolve a obtenção, documentação e interpretação dos sinais vitais e outros dados, além da constante reavaliação das condições clínicas da vítima. Devem ser monitorizados todos os pacientes que tenham comprometimento ou sofreram manipulação via aérea – incluindo os que receberam dispositivos extraglóticos ou foram submetidos a intubação/cricotireoidostomia – além de pacientes com risco de evolução desfavorável, rebaixamento de nível de consciência ou que receberam drogas potencialmente depressoras.

LITERATURA RECOMENDADA

1. Acosta P, Santisbon E, Varon J. The use of positive end-expiratory pressure in mechanical ventilation. Critical Care Clin. 2007;23(2):251-61.
2. Auerbach PS, Constance B, Freer L. Field Guide to Wilderness Medicine. 5. ed. Filadélfia: Elsevier – Health Sciences Division; 2019.
3. Brown III CA, Sakles JC, Mick NW, organizadores. Manual de Walls para o manejo da via aérea na emergência. 5. ed. Porto Alegre: Artmed; 2019. 478 p.
4. Gottlieb M, Bailitz JM, Christian E, et al. Accuracy of a novel ultrasound technique for confirmation of endotracheal intubation by expert and novice emergency physicians. West J Emerg Med. 2014;15(7):834-9.
5. Hawkins SC, Prince T. The Definition of Wilderness Medicine & Wilderness EMS. Wilderness Medicine Magazine. 2022.
6. Joint Trauma System Clinical Practice Guideline – Airway Management in Prolonged Field Care (CPG ID:80).
7. Larsen D. Wilderness Airway. Wilderness Medical Magazine. 2015.
8. Roberts JR, Custalow CB, Thomsenet TW, editores. Roberts and Hedges' clinical procedures in emergency medicine and acute care. 7. ed. Elsevier; 2019.

SEÇÃO 7

Abordagem específica intra-hospitalar

CAPÍTULO 29

Obstrução aguda da via aérea

Rafael Lima Mc Gregor von Hellmann
Paulo Victor Lopes
Ian Ward Abdalla Maia

PONTOS IMPORTANTES

- A obstrução da via aérea é uma situação dramática e comum no departamento de emergência.
- O paciente com obstrução completa é facilmente identificado. O seu manejo vai de medidas não invasivas até técnicas alternativas de intubação.
- O melhor local para abordar a via aérea de um paciente obstruído é o centro cirúrgico.
- Em caso de necessidade de abordagem da via aérea na emergência, sempre se preparar para uma possível abordagem cirúrgica.

CASO CLÍNICO

Homem, 57 anos, chega à Emergência com dispneia e estridor. Inicialmente, é transferido para a sala vermelha, mas não consegue se comunicar com a equipe. Evolui rapidamente, com batimento de asa de nariz e tiragem intercostal importantes.

INTRODUÇÃO

Obstrução da via aérea (OVA) é a condição clínica em que há uma redução ou interrupção do fluxo de ar pelo trato respiratório. É, portanto, da competência de todo emergencista saber reconhecê-la e manejá-la de forma rápida, visto que compõe um cenário capaz de levar um paciente a óbito em questão de minutos. No NAP4 (*Fourth National Audit Project*), 40% das complicações graves envolviam OVA. Ainda, a OVA por corpo estranho causa 5.200 mortes nos Estados Unidos por ano; no mesmo sentido, no Japão, a OVA por alimentos é a causa mais comum de morte acidental. No contexto da Emergência, a abordagem ao paciente envolve competências como: reconhecer adequadamente uma OVA; colher informações do histórico patológico pregresso e sobre a evolução atual; identificar preditores clínicos de um curso desfavorável; e conhecer diferentes estratégias de abordagem e saber articulá-las dentro do cenário em que se encontra.

O emergencista deve ser capaz de responder algumas perguntas para manejar adequadamente a OVA na emergência.

1. Esta obstrução é completa ou incompleta?
2. Ela está evoluindo rapidamente ou não?
3. O ponto de obstrução provável é supraglótico, glótico ou infraglótico?

4. Existem preditores de que a ventilação de resgate poderá não ser efetiva?
5. Existem outras medidas auxiliares que possam ser feitas de forma concomitante e que possam ajudar agudamente?
6. Quais são as possíveis técnicas para o manejo de uma OVA?
7. Quais recursos físicos estão disponíveis no local em que o caso está sendo atendido?
8. O operador tem as habilidades necessárias para executar determinada técnica ou manejar determinado dispositivo?
9. Por fim, quais são os planos A, B e C?

A OVA pode ser dividida e caracterizadas das seguintes formas:

- Topografia: superior ou inferior.
- Temporalidade: aguda ou crônica.
- Funcional: pode ocorrer em pacientes com rebaixamento do nível de consciência, ocasionando relaxamento de palato mole, língua e epiglote em direção à parede posterior da faringe.
- Patológica: se resulta de processos intrínsecos, como edema, hematoma, infecção e tumor.
- Mecânica: se ocorre por processos extrínsecos, como aplicação excessiva de pressão cricoide ou corpo estranho.
- Total ou parcial: em relação ao grau de obstrução.

HISTÓRIA

A história é feita, muitas das vezes, de forma concomitante à avaliação objetiva. Nos casos em que há ainda fluxo de ar, ou seja, de obstrução incompleta, pode haver algum tempo para tentar compreender em detalhes a história do insulto agudo. Quando possível, é interessante determinar o tempo de início dos sinais e sintomas e como evoluíram até o atendimento; se esse paciente já apresentou obstruções prévias; se tem patologias estruturais relacionadas à via aérea; se já passou por alguma intervenção médica que o possa predispor a uma obstrução (como radioterapia ou cirurgias).

EXAME FÍSICO

O examinador precisa avaliar de forma rápida e objetiva a cabeça e o pescoço do paciente, observando narinas, orofaringe, sinais de trauma em região cervical e face. Incapacidade de manejar secreções e tossir; fala abafada, disfônica e entrecortada; posicionamento em tripé também são sinais de alarme para uma possível falência da patência da via aérea eminente.

É importante tentar determinar o local da obstrução por meio de exame físico. Os sons emitidos pelo paciente com OVA podem sugerir esse dado. Roncos são sons que ocorrem acima da laringe, muito comuns em crianças com hipertrofia tonsilar. Já o estridor é um som agudo e estridente, que significa que a via aérea do paciente está obstruída em aproximadamente 50% (deve-se prestar especial atenção, pois, a partir desse ponto, a obstrução total é súbita e pode ser fatal); o estridor pode ser subdivido em inspiratório (nível supraglótico), expiratório (nível glótico) e bifásico (subglote ou traqueia). Alterações na fonação também ajudam a localizar o local da obstrução: a voz abafada pode indicar processo supraglótico, como epiglotite ou abscesso peritonsilar. O paciente com obstrução completa é facilmente identificável: provavelmente estará com as mãos sobre o pescoço, cianótico e agitado.

AVALIAÇÃO

A fim de estabelecer um plano de manejo em uma situação de OVA, é fundamental reconhecer os sinais clínicos e avaliar as particularidades anatômicas do paciente e do cenário em que o atendimento ocorre (nomeadamente, equipe, estrutura e dispositivos à disposição). O diagnóstico e o tratamento caminham juntos em razão da potencial gravidade do quadro.

Inicialmente, deve-se avaliar o ABC (*airway, breathing, circulation* – via aérea, respiração e circulação), para depois avaliar especificamente os sistemas envolvidos.

Na avaliação inicial, decide-se qual paciente com OVA necessita de intervenção imediata. Durante essa avaliação, o adulto ou a criança devem ser mantidos calmos e confortáveis, porque ansiedade e choro, principalmente em crianças, podem piorar a OVA e o trabalho respiratório. Nesse cenário, o grau de obstrução pode ser identificado a partir de alguns sinais clínicos descritos (listados no Quadro 1) e que ajudam a definir a urgência para se instituírem as medidas de desobstrução.

QUADRO 1 Sinais clínicos, conforme a gravidade da obstrução

Gravidade	Sinais clínicos
Leve	Estridor inspiratório, mínimo esforço respiratório, consegue falar (pode ter rouquidão)
Moderada a grave	Taquipneia, estridor inspiratório ou expiratório, sinais de esforço ventilatório; Hipoxemia, posição olfativa e do tripé
Completa	Tórax silencioso e parada respiratória

Quatro perguntas podem ajudar a determinar se o paciente necessita de intervenção imediata ou se pode ser observado:

1. Há falência da manutenção ou proteção da via aérea?
2. Há falha na ventilação?
3. Há falha na oxigenação?
4. A deterioração clínica é provável?

Caso a resposta para qualquer uma das perguntas acima seja "sim", o plano para abordagem da via aérea deve ser realizado o mais rápido possível.

ABORDAGEM À OBSTRUÇÃO DA VIA AÉREA

A estratégia mais adequada de abordagem a uma via aérea obstruída ainda é motivo de controvérsias e não há grandes consensos. Em um artigo de Cook et al., de 2011, não houve concordância entre oito especialistas em via aérea sobre como abordar inicialmente a OVA em um determinado caso. O que se observa são preferências baseadas na disponibilidade de recursos e no conforto e na experiência do médico e da equipe com determinada técnica, ao que se chama de manejo de via aérea "sensível ao contexto". Ressalte-se que o cenário ideal para intervir em uma via aérea com obstrução incompleta e que não oferece riscos iminentes à vida sempre é o bloco cirúrgico – um ambiente controlado, constantemente monitorizado e dedicado a apenas um único atendimento.

No paciente estável, sem risco iminente de perda da patência de via aérea, exames de imagem podem ser realizados previamente à abordagem; terapias adjuvantes também devem ser feitas, a depender do caso. No fim da avaliação à beira-leito, é importante definir se há condições de transferência para o bloco cirúrgico ou se o paciente deverá ser submetido às manobras de desobstrução logo na sua chegada à emergência. A seguir, é discutido o manejo inicial desse paciente nos primeiros minutos desde sua admissão.

Pré-oxigenação

Antes da tentativa de desobstrução em si, o paciente deve ser preferencialmente levado para leito monitorizado, a fim de ser pré-oxigenado e posicionado. Oxigênio suplementar deve ser fornecido o quanto antes. Na maioria dos lugares, isso inclui oferta de oxigênio via máscara não reinalante (MNR), capaz de fornecer uma FiO_2 de aproximadamente 60-70% quando em 15 L/min. É possível aumentar esse percentual com aumento do fluxo, numa técnica chamada de *flush rate*, em que se abre toda a válvula do fluxômetro. Outra opção em pacientes com nível de consciência diminuído é usar a bolsa-válvula-máscara (BVM; AMBU®) com reservatório, realizando manobras como a elevação do mento e a tração da mandíbula; se necessário, também é possível usar adjuntos, como a cânula orofaríngea (Guedel®) e a cânula nasofaríngea. Pouco disponível nas nossas emergências, mas fundamental, a válvula de PEEP pode ser acoplada na BVM, podendo melhorar a oxigenação desses pacientes.

Outra técnica que deve ser utilizada é a oxigenação apneica com o uso de óculos nasal ou cateter nasal durante todo o período pré-indução e durante a intubação, com fluxo de 15 L/min. Caso o paciente recupere o nível de consciência e consiga ficar cooperativo, a pré-oxigenação com pressão positiva contínua ou a cânula nasal de alto fluxo (CNAF) podem ser empregadas.

Destacamos que, ao se cogitar realizar a pré-oxigenação com dispositivos com pressão positiva, é fundamental identificar se existe algum fator obstrutivo supraglótico que possa ser deslocado. A ventilação com a BVM pode transformar uma obstrução incompleta por corpo estranho, por exemplo, em uma obstrução completa, levando à hipoxemia em questão de minutos.

Otimização pré-intubação

O uso de corticoides pode ser benéfico se houver inflamação ou edema. No cenário agudo, é pouco provável que cause algum dano; entretanto, devido ao pico de ação não ser imediato, não se devem atrasar abordagens aguardando um efeito resolutivo na obstrução. A dose e a via variam na literatura. Em geral, utilizam-se dexametasona e metilprednisolona. A utilização de adrenalina intramuscular é fundamental na suspeita de anafilaxia como causa da obstrução e dos sintomas respiratórios. Na ausência dessa suspeita, o uso de adrenalina nebulizada pode ser uma medida temporária, especialmente em crianças com suspeita de laringotraqueíte.

Posicionamento

O posicionamento do tórax deve ser o mais ereto e confortável possível para o paciente. Não se deve esquecer que, em pacientes vítimas de trauma em região supraclavicular, a possibilidade de lesões na coluna cervical existe e deve ser avaliada. Caso opte-se por usar a sequência rápida de intubação (SRI), a posição adequada é a olfativa, com o trágus na altura esternal.

MANEJO DA OBSTRUÇÃO DA VIA AÉREA

Pacientes com obstrução da via aérea com corpo estranho

Em pacientes com idade superior a 1 ano que estejam responsivos, mas com sinais de obstrução completa, a manobra de Heimlich (compressões abdominais ascendentes e rítmicas em epigástrio) deve ser realizada até que o corpo estranho seja eliminado.

Caso o paciente se torne irresponsivo, a manobra é interrompida e as manobras de ressuscitação cardiopulmonar (RCP) devem ser assumidas, sendo que, durante cada tentativa de ventilação, a via aérea deve ser aberta, buscando remover o corpo estranho. Não se deve realizar varredura digital às cegas, sob o risco de piorar a obstrução. Se a obstrução não for resolvida em até 1 minuto após o início das manobras de RCP, a laringoscopia deve ser feita, junto à tentativa de remoção do corpo estranho com a pinça de Magil (Figura 1) ou com aspirador rígido com vácuo funcionante.

Se a obstrução for resolvida e o paciente voltar a respirar adequadamente, o médico deverá garantir que o corpo estranho foi removido completamente e observar sinais de edema pulmonar pós-obstrutivo. Se a obstrução for resolvida e o paciente não respirar adequadamente, ventilações com BVM devem ser feitas, considerando obter, na sequência, uma via aérea definitiva. Já no cenário em que essas medidas iniciais não foram efetivas, o manejo dependerá do local do corpo estranho e poderá seguir por dois caminhos, a depender da estimativa do local de obstrução:

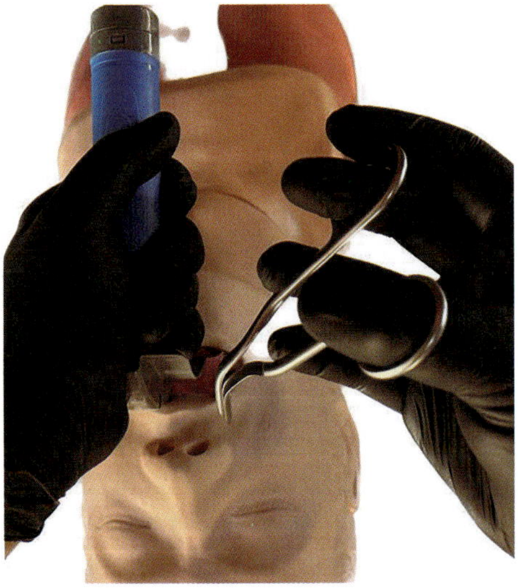

FIGURA 1 Exemplo de utilização da pinça de Magil durante a laringoscopia

- Acima das cordas vocais: cricotireoidostomia.
- Abaixo das cordas vocais: utilizar a técnica "progredir e retrair", que consiste em intubar o paciente e progredir o tubo o máximo possível, com o intuito de transformar uma obstrução traqueal completa em uma obstrução seletiva, geralmente em brônquio-fonte direito. Depois, deve-se retornar com o tubo em uma posição superior da carina e iniciar a ventilação. Deve-se observar o hemitórax de melhor ventilação para, então, posicionar o paciente em decúbito lateral (no lado hipoventilado), com o objetivo de maximizar a expansão do lado não obstruído.

Pacientes com corpo estranho na via aérea e sem sinais de insuficiência respiratória que não responderam às manobras de compressão abdominal devem prosseguir para a fibrobroncoscopia para retirada do corpo estranho.

Pacientes com obstrução da via aérea sem corpo estranho

Nesse cenário, o objetivo das intervenções será, em um primeiro momento, vencer o ponto de obstrução com o máximo de segurança possível – e, mais uma vez, tomando cuidado com o nível de oxigenação.

Se o médico estima uma evolução rápida e desfavorável (p. ex., queimadura de via aérea), o manejo da via aérea deve ser precoce, antes do desenvolvimento de sinais de falência ventilatória. Isso permite que as medidas necessárias sejam adotadas em um cenário mais confortável e seguro. A partir desse momento, é importante avaliar se:

- O paciente consegue permanecer com saturação acima de 90%.
- Há preditores de ventilação difícil com BVM ou com dispositivos extraglóticos (DEG).

O esforço inicial, novamente, é para tentar manter uma oxigenação adequada. Caso se consiga melhorar a oxigenação do paciente e haja tempo hábil, ele deve ser transferido para o centro cirúrgico para intubação em ambiente controlado, por via cirúrgica ou por via aérea superior. É importante avaliar a presença de enfisema subcutâneo; caso seja extremamente necessária a ventilação com uso de pressão positiva, espere pelo aumento do enfisema, dificultando próximas tentativas.

Dispositivos extraglóticos devem ser utilizados em pacientes que não obtêm melhora na oxigenação com BVM ou que apresentam contraindicação a esse método. No entanto, os DEG não devem ser usados se há distorção anatômica grave ou se houver obstrução presente, pois podem, paradoxalmente, piorá-la.

Se os métodos de resgate (BVM ou DEG) não forem efetivos e for necessário ser "forçado a agir" por iminência de colapso circulatório, o médico mais experiente deverá fazer uma única tentativa de intubação orotraqueal com os melhores dispositivos. O método mais indicado nessa situação é intubação orotraqueal com indutor e bloqueador neuromuscular com preparação dupla: enquanto se realiza a primeira tentativa, a marcação da membrana cricotireóidea e a limpeza da pele da região da traqueia são realizadas por um auxiliar; além disso, deve-se também abrir o material necessário.

Caso o paciente esteja colaborativo e não haja dificuldade prevista para ventilação de resgate, mas a transferência para o centro cirúrgico seja inviável em tempo hábil, o método de escolha é a intubação com o paciente acordado. Caso o material para técnica acordada não esteja disponível ou o paciente não esteja colaborativo, podemos usar a técnica de intubação facilitada com cetamina, ou seja, realizar a intubação com dissociação sem bloqueio neuromuscular (BNM). Essa técnica apresenta vantagens e desvantagens e deve ser realizada apenas por um médico experiente; o não uso do BNM pode piorar a visualização da via aérea; ao mesmo tempo, caso o acesso da via aérea superior seja impossibilitado pela obstrução, o paciente permanece em ventilação espontânea. Sempre que possível, o cirurgião deve ser acionado para participar do manejo, pois, caso a obstrução seja subglótica, a traqueostomia de urgência pode ser necessária.

Existem ainda abordagens mais complexas que podem ser adotadas na emergência, como a intubação com fibroscópio flexível e a traqueostomia com o paciente acordado (convencional ou percutânea). A intubação com fibroscópio flexível seria a técnica de preferência nos casos em que a ventilação de resgate é difícil. Entretanto, ela tem uso limitado por uma série de razões: depender da colaboração do paciente; exigir um nível de habilidade maior pelo operador; sofrer prejuízos na imagem por eventuais secreções; e ser pouco disponível nas emergências brasileiras. Ainda, essa técnica pode eventualmente piorar a obstrução ao gerar um mecanismo de "rolha em garrafa", pois a entrada do endoscópio em um local com obstrução grave pode precipitar uma obstrução total.

Já a traqueostomia com o paciente acordado algumas vezes é colocada como padrão-ouro em obstruções mais graves (supraglóticas ou glóticas graves), em que a intubação ou BVM é difícil. Contudo, ela também enfrenta suas limitações, como depender da habilidade técnica da equipe (geralmente, a cirurgia geral) e de o paciente tolerar um decúbito horizontal acordado em contexto de uma obstrução com risco iminente de morte. Em casos em que a obstrução não é passível de correção por traqueostomia (por exemplo, bócio retroesternal e lesões traqueobronquiais), o uso de um dispositivo com membrana extracorpórea (ECMO) pode ser realizado pré-indução anestésica.

Obstrução secundária ao trauma

Em alguns casos de trauma grave em face, laringe ou tecidos supraglóticos, a primeira e única alternativa pode ser a cricotireoidostomia. Outra situação em que a abordagem cirúrgica pode ser necessária é a de pacientes com saturação menor que 90% que não melhoram a oxigenação com a ventilação de resgate.

Em pacientes com trauma abaixo do nível da membrana cricoide, uma abordagem com preparação dupla também pode ser empregada. Se a traqueia estiver lacerada e exposta, a intubação orotraqueal pode ser tentada. Se existir lesão pequena ou hematoma em expansão, a intubação orotraqueal pode ser possível, passando o tubo abaixo do nível da lesão. Se essas alternativas falharem, a traqueostomia de emergência deverá ser realizada. É importante frisar que, em pacientes com trauma de via aérea que necessitam de intubação, o colar cervical deve ser retirado e a estabilização manual deve ser efetuada.

RESPOSTA AO CASO CLÍNICO

Consideremos novamente o caso do homem de 57 anos com sinais de OVA completa (não emite mais sons) e falência ventilatória iminente (tiragem intercostal e subdiafragmática importantes e batimento de asa de nariz). Inicialmente, você suspeita de uma OVA completa por um corpo estranho e opta por manobras de Heimlich. No entanto, ele logo fica inconsciente durante as tentativas de desobstrução. Assim, você entende que a via aérea precisa ser abordada imediatamente. O paciente é posicionado no leito monitorizado e acopla-se uma máscara não reinalante em *flush rate*, enquanto o material é preparado. Pela gravidade do quadro, e antecipando que uma via aérea cirúrgica possa ser necessária, você solicita que o cirurgião seja acionado. Sabendo que possui somente um videolaringoscópio, um laringoscópio convencional e um *kit* de via aérea cirúrgica no seu hospital, você decide realizar a SRI, pois o uso do BNM melhora o acoplamento da BVM e aumenta a taxa de sucesso na intubação. Durante a laringoscopia, você se depara com um corpo estranho abaixo das cordas vocais e decide, junto ao cirurgião, tentar empurrar a obstrução para o brônquio direito com o tubo orotraqueal, enquanto ele faz a assepsia da região cervical do paciente. Você não tem sucesso na tentativa e comunica o cirurgião. A traqueostomia é iniciada enquanto o resgate é feito com um DEG.

DICAS PRÁTICAS

- Lembre-se de que o ambiente mais apropriado para o manejo de uma OVA é o bloco cirúrgico. A abordagem na emergência é necessária nos casos em que se é forçado a agir ou quando se estima um curso desfavorável até a transferência, a Figura 2 represa uma sugestão de fluxograma para manejar os pacientes com obstrução completa.
- Avalie com cautela o cenário do atendimento, os recursos materiais, o nível de habilidade do operador e quais outros

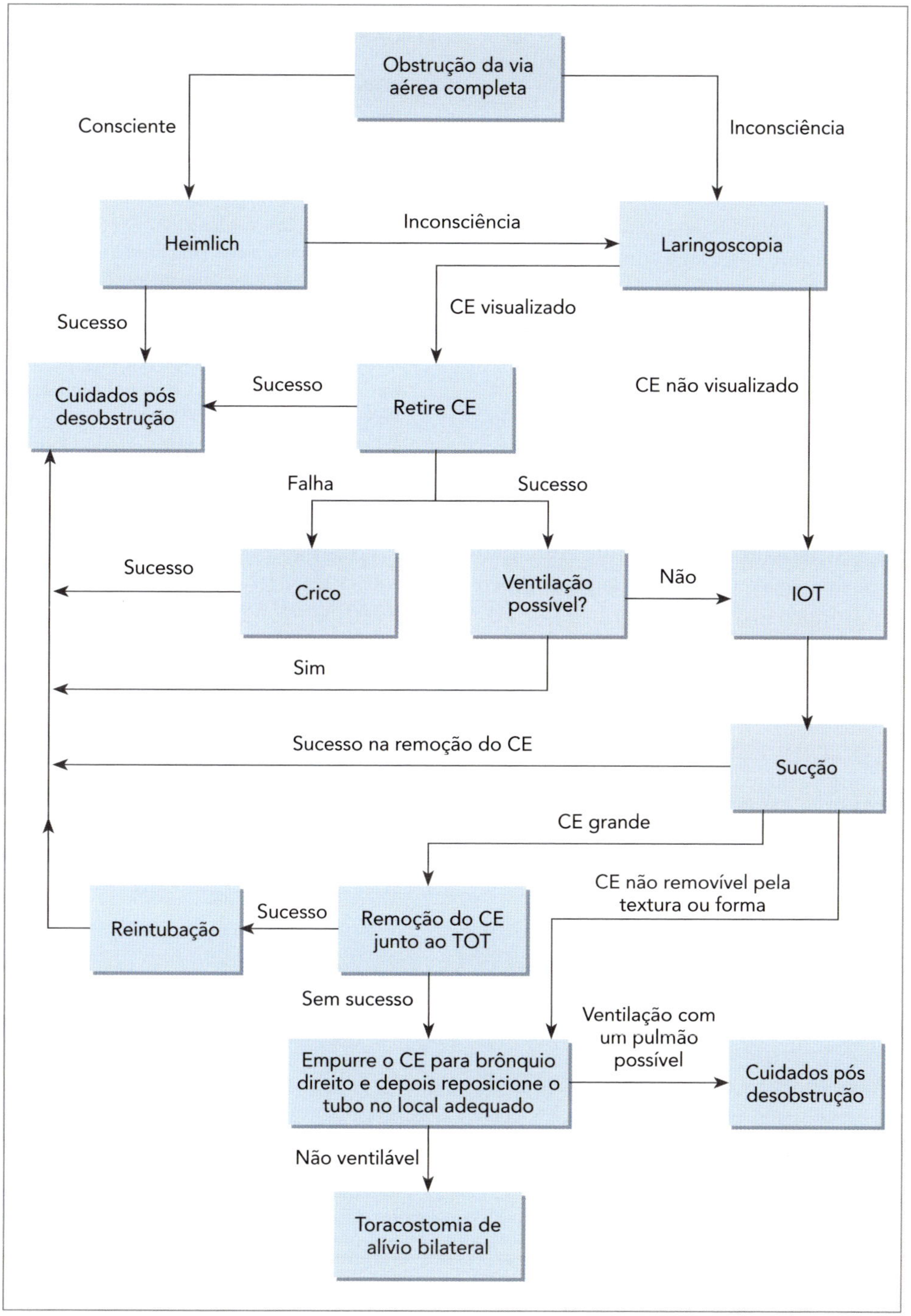

FIGURA 2 Fluxograma de manejo do paciente com sinais de obstrução completa de via aérea.
CE: Corpo estranho IOT: Intubação orotraqueal; TOT: Tubo orotraqueal.

profissionais podem estar presentes para a elaboração de um plano de abordagem à via aérea efetivo.

- Se o paciente tem sinais de obstrução completa por corpo estranho, faça compressões abdominais até que ela se resolva ou o paciente se torne inconsciente. No último caso, siga com manobras de reanimação, priorizando a tentativa de desobstrução com auxílio de laringoscopia direta e a pinça de Magil.
- Se houver sucesso na desobstrução, mas o paciente ainda apresentar sinais de insuficiência respiratória, proceda com a intubação orotraqueal, sempre com a preparação dupla e os melhores dispositivos.
- Se o paciente apresenta uma obstrução incompleta e a transferência para o bloco cirúrgico não é segura, priorize, se viável, a intubação com o paciente acordado com videolaringoscopia ou com fibrobroncoscopia.
- Sempre se prepare para uma via aérea cirúrgica ou tenha um cirurgião na sala ao abordar uma OVA, principalmente se a SRI for adotada.

LITERATURA RECOMENDADA

1. Brady MF, Burns B. Airway Obstruction. In: StatPearls. Treasure Island (FL): StatPearls Publishing; 2022.
2. Kovacs G, Law JA, Cambell S. Active airway management: a prioritized approach to tracheal intubation. In: Kovacs G, Law já, editores. Airway management in emergencies. [acesso em fevereiro de 2023]. Disponível em: https://aimeairway.ca/book#/7?-subchapter_id=47.
3. Brown CA III, Sakles JC, Mick NW, Mosier JM, Braude DA. The Walls Manual of Emergency Airway Management. 6. ed. Lippincott Williams & Wilkins; 2022.
4. O Cathain E, Gaffey MM. Upper Airway Obstruction. In: StatPearls. Treasure Island (FL): StatPearls Publishing; 2022.
5. Cook TM. Strategies for the prevention of airway complications – a narrative review. Anaesthesia. 2018;73(1):93-111.
6. Norii T, Igarashi Y, Sung-Ho K, Nagata S, Tagami T, Yoshino Y, et al. Protocol for a nationwide prospective, observational cohort study of foreign-body airway obstruction in Japan: the MOCHI registry. BMJ Open. 2020; 10(7):e039689.

CAPÍTULO 30

Intubação na hematêmese, hemoptise e êmese maciça

Klícia Duarte Amorim
Fernanda Leite de Barros Wendel
Ian Ward Abdalla Maia

PONTOS IMPORTANTES

- A proteção da via aérea com a intubação orotraqueal é um ponto crítico do tratamento da hematêmese e hemoptise maciça.
- A presença de fluidos na via aérea pode ser a principal dificuldade para o procedimento, sendo considerada uma intubação tecnicamente difícil.
- Devem-se evitar medicações que causam hipotensão, a fim de não piorar hemodinamicamente o paciente.
- É imprescindível o uso de equipamentos de proteção individual, como óculos e aventais, para proteger a equipe de contato com fluidos do paciente.

CASO CLÍNICO

M.F.S, 69 anos, sexo feminino, é atendida na sala de emergência de uma unidade de pronto atendimento (UPA) apresentando hematêmese em grande quantidade, iniciada há 1 hora. A paciente nega eventos anteriores semelhantes. Com o exame físico, observa-se mau estado geral; está sonolenta, confusa, taquipneica e taquicárdica. Verificam-se, no aparelho respiratório, murmúrio vesicular presente com estertores crepitantes bibasais e leve desconforto respiratório; e, no aparelho cardiovascular, ritmo cardíaco regular e bulhas cardíacas normofonéticas, sem sopros. Seu tempo de enchimento capilar (TEC) é de 6 segundos. Seus sinais vitais são: PA = 70 × 30 mmHg; FR = 22 irpm; $SatO_2$ = 90% em ar ambiente; FC = 75 bpm.

Há antecedentes patológicos: cirrose hepática, etilismo pregresso, hipotireoidismo e depressão. Quanto a medicações em uso, a paciente não recorda quais são suas medicações de uso contínuo.

INTRODUÇÃO

A intubação orotraqueal (IOT) é um procedimento crítico, que pode ter impacto na sobrevida do paciente. Nos pacientes com risco de broncoaspiração, a IOT para "proteção de via aérea" é amplamente difundida. A presença de um *cuff* insuflado adequadamente na traqueia do paciente é a garantia de uma via aérea protegida contra uma possível broncoaspiração. Além disso, ele permite a ventilação em um sistema fechado, com possibilidade de oferta de alta suplementação de oxigênio e pressão positiva.

A IOT em pacientes com hematêmese, hemoptise ou êmese maciça costuma ser um procedimento tecnicamente difícil. A presença de sangue ou secreção contaminada na via aérea dificulta a visualização das cordas vocais; adicionalmente, o estado hemodinâmico que esses pacientes costumam apresentar torna a intubação fisiologicamente difícil. De acordo com o NAP4, a aspiração de conteúdo gástrico foi a complicação mais comumente associada à mortalidade entre 2008 e 2009 no Reino Unido, resultando em oito fatalidades e dois casos de lesão cerebral entre os 184 registros de eventos durante a intubação.

Pacientes com sangramento digestivo alto, hemoptise ou êmese maciça podem necessitar de intubação por alguns motivos, como:

- Alto risco de progressão para um desfecho clínico desfavorável.
- Rebaixamento do nível de consciência.
- Risco de broncoaspiração.
- Necessidade de IOT para futuras intervenções, como broncoscopia ou endoscopia.

OS 7 PS

Preparação

Algumas especificidades desse perfil de paciente precisam ser levadas em consideração na escolha de estratégia e de material adequado para intubação.

Aspirador: devido à possível presença de secreção na via aérea (sangue ou restos alimentares), é essencial ter um aspirador com cânula rígida disponível durante o procedimento — sendo importante, ainda, checar seu funcionamento antes do início da intubação. O aspirador Yankauer (Figura 1) é um aspirador rígido frequentemente utilizado nas emergências brasileiras. Projetado por Sidney Yankauer em 1907 para auxiliar na

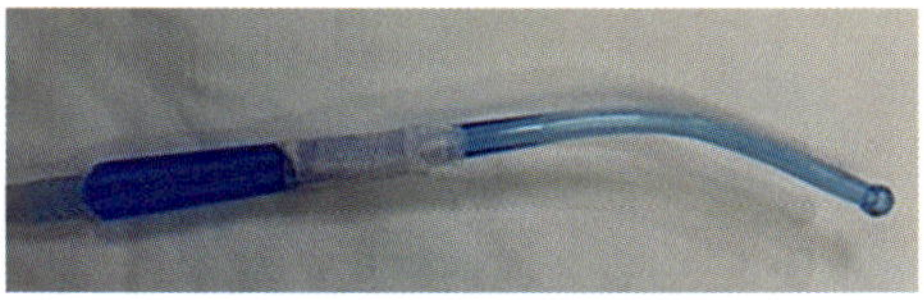

FIGURA 1 Aspirador de ponta rígida de Yankauer: demonstração de oclusão do orifício de ativação da sucção com esparadrapo objetivando aspiração contínua.

aspiração da cavitação oral durante a amigdalectomia, esse aspirador tem pequenos orifícios que permitem a remoção suave do sangue, sem traumatizar a cavidade. Para seu correto funcionamento, é necessária a oclusão de uma pequena abertura para a criação de vácuo; de acordo com o estudo de Andreae et al., a taxa de aspiração varia de 21,9 a 49,2 mililitros por segundo. Entretanto, ele é incapaz de aspirar uma grande quantidade de êmese, particularmente com resíduos viscosos; além disso, seus pequenos orifícios são facilmente entupidos com detritos.

Ainda que a ferramenta de sucção ideal para intubações seja discutível, o Yankauer parece ser uma má escolha. Apesar disso, é o equipamento mais disponível nas Emergências brasileiras.

Pinças: instrumentos como a pinça de Magil (Figura 2) são úteis para a remoção de resíduos sólidos e semissólidos que não podem ser aspirados da via aérea.

Laringoscópio: a abundância de fluidos pode prejudicar o uso do videolaringoscópio. No entanto, estudos comparativos não demonstram superioridade dos laringoscópios diretos mesmo na presença de secreções. Apesar disso, se o intubador não tiver familiaridade com o videolaringoscópio, a primeira escolha deve ser a laringoscopia direta. Caso se opte por utilizá-lo, deve-se ter cuidado para evitar uma progressão desnecessária da lâmina; por exemplo, deve-se

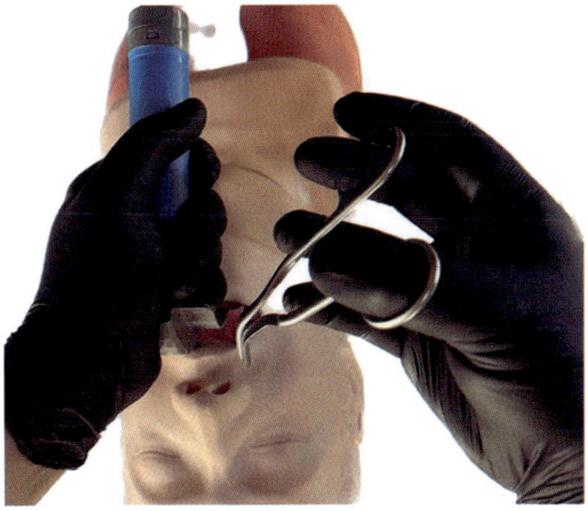

FIGURA 2 Pinça de Magil e sua forma de uso durante a laringoscopia.

dividir a laringoscopia em etapas (oroscopia, epiglotoscopia e laringoscopia), sempre mantendo-se mais próximo da língua, evitando o contato da câmera do videolaringoscópio com secreções. Além disso, é importante ter como segundo recurso um laringoscópio direto, caso a contaminação da câmera impeça a visualização da via aérea.

Dispositivos extraglóticos: não há consenso sobre a segurança desses recursos como resgate em tentativas falhas de intubação nessa situação. A máscara laríngea (ML) não oferece garantia de proteção de via aérea contra aspiração – justamente o risco a ser afastado nesse quadro. A possível distensão gástrica gerada na ventilação com a ML também deve ser evitada. Por ser alocado na porção proximal do esôfago, o tubo laríngeo pode ser uma alternativa temporária durante casos de êmese maciça.

Drogas: a escolha de drogas para sedação e analgesia, tanto para indução como para cuidados pós-intubação, deve levar em consideração o estado hemodinâmico do paciente, prevendo uma provável instabilidade em casos de sangramento maciço. Drogas vasoativas devem estar preparadas para uma possível situação de colapso circulatório.

Drenagem gástrica: a passagem de uma sonda nasogástrica para drenagem gástrica tem risco e benefícios. Ela pode ser uma boa opção para evitar contaminação da via aérea durante a intubação, ao mesmo tempo que pode estimular o reflexo de êmese. Esse procedimento é principalmente recomendado a pacientes com sinais de abdômen agudo obstrutivo, mas deve ser evitado em pacientes com varizes esofágicas.

Material de cricotireoidostomia: planejar-se para uma possível via aérea cirúrgica é fundamental nesse perfil de paciente, visto que dificuldades anatômicas são previstas tanto na visualização, durante a laringoscopia, quanto durante a ventilação de resgate.

Pré-oxigenação

A pré-oxigenação é a pedra angular para estabelecer um tempo de apneia segura durante a laringoscopia. Entretanto, as condições descritas neste capítulo podem exigir intubação imediata por necessidade de "forçar a agir". Apesar disso, é importante ressaltar que a presença de fluidos no trato respiratório, preenchendo principalmente alvéolos, faz que esse perfil de paciente tenha um alto risco de dessaturação grave durante a laringoscopia; além disso, pacientes com abdômen agudo obstrutivo podem ter capacidade funcional pulmonar reduzida, dificultando a pré-oxigenação e constituindo um perfil de risco mesmo sem êmese ativa.

A pré-oxigenação deve ser realizada com máscara de oxigênio não reinalante (também chamada de "máscara com reservatório") a 15 L/min ou com bolsa-válvula-máscara (BVM) com oxigênio a 100% e fluxo de 15 L/min, a depender da tolerância do paciente, por pelo menos 3 minutos.

Além da máscara com reservatório, é recomendado fazer também a oxigenação apneica, que consiste na colocação de cateter nasal a 15 L/min durante a apneia. Nesses casos, qualquer aporte a mais de oxigênio é importante.

Deve-se ressaltar que não é recomendado que esses pacientes sejam pré-oxigenados com pressão positiva, justamente pelo risco de induzi-los a vômitos e broncoaspiração, o que dificultaria ainda mais a intubação.

Otimização pré-intubação

Pacientes com sangramento agudo, por hemoptise ou hematêmese, exigem atenção especial à sua estabilidade hemodinâmica; se necessário, devem-se realizar ressuscitação volêmica, uso de drogas vasoativas e transfusão de hemocomponentes. Ao sinal de choque hemorrágico, deve-se usar a fase de otimização pré-intubação para tratá-los, tendo em mente que há risco de hipotensão peri-intubação, o que agravaria ainda mais o quadro.

O paciente deve estar com dois acessos venosos calibrosos garantidos, monitorizado e com aferição de pressão arterial frequente (em intervalos de até 5 minutos). A ressuscitação volêmica deve ser iniciada com cristaloides (1 litro de soro fisiológico ou de Ringer lactato), mas tendo em mente que choques hemorrágicos de graus III e IV têm indicação de ressuscitação com hemocomponentes, os quais devem ser requisitados.

Simultaneamente à reposição volêmica (especialmente quando esta não apresente resposta satisfatória), pode-se iniciar o uso de drogas vasoativas, sendo a norepinefrina a primeira escolha. Sua administração pode ser feita em acesso venoso periférico até que haja estabilização do paciente e reavaliação da necessidade de um acesso venoso central para a manutenção da infusão.

Posicionamento

Como descrito em capítulos anteriores, o posicionamento adequado do paciente antes da intubação é extremamente importante para o sucesso do procedimento. Pode-se utilizar a posição de rampa a 45°, mantendo o alinhamento entre o esterno e o meato acústico do paciente, o que diminui o risco de broncoaspiração e melhora a visualização das cordas vocais. Nos pacientes com êmese maciça, ângulos maiores de posicionamento podem ser necessários.

No passado, era recomendado intubar esse perfil de paciente em decúbito lateral esquerdo; essa posição diminui o risco de broncoaspiração, além de fazer que a língua penda para o mesmo lado, facilitando a intubação. No entanto, essa prática caiu em desuso na emergência.

Paralisia com indução

Nesta fase, utiliza-se um hipnótico associado a um bloqueador neuromuscular (BNM) para a realização da IOT. Deve-se analisar cada paciente individualmente, levando em consideração os antecedentes patológicos e a descompensação clínica no momento para a escolha das melhores drogas.

Alguns pacientes, como idosos e hepatopatas (que comumente utilizam medicações betabloqueadoras), podem não apresentar taquicardia mesmo após perderem muito sangue.

Deve-se evitar o uso dos hipnóticos propofol e midazolam, visto que as duas drogas têm como efeito colateral a hipotensão arterial; melhores escolhas são a cetamina e o etomidato, sedativos cardioestáveis. A succinilcolina e o rocurônio são os BNM mais usados no contexto da Emergência; não há superioridade de uma medicação em relação à outra, exceto em casos com contraindicação. Já o fentanil não deve ser prescrito rotineiramente nesse perfil de paciente, justamente por contribuir para a vasodilatação vascular e redução da pré-carga, com consequente redução do débito cardíaco.

Passagem do tubo

Como foi discutido na seção sobre a preparação para a intubação, a escolha do laringoscópio deve levar em consideração o tipo de treinamento do intubador. Ainda que a presença de sangue e outros fluidos possa ser o principal complicador, essa dificuldade tende a ser diminuída com uma boa prática de aspiração. Por isso, é essencial ter um aspirador funcionante à mão – que pode, inclusive, ser usado durante a laringoscopia. A técnica de laringoscopia assistida com aspiração contínua e descontaminação é convencionalmente conhecida como SALAD (*suction assisted laryngoscopy and airway decontamination*). A grande limitação para esse procedimento é a falta de um aspirador Ducanto® – que possibilita a aspiração contínua, sem necessidade de geração de vácuo de forma manual, e apresenta calibre de aspiração maior que o aspirador Yankauer. Essa técnica será descrita na seção "Dicas práticas".

O uso do introdutor do tubo endotraqueal (*bougie*) está associado a maiores taxas de sucesso na primeira tentativa de intubação, especialmente em casos de difícil visualização laríngea (classificações 2B e 3 na escala de Cormack-Lehane). Por isso, caso o intubador esteja familiarizado com esse dispositivo, opta-se por utilizá-lo na primeira tentativa. Além disso, conforme a experiência do intubador, podem-se adotar técnicas às cegas (conforme descrito no Capítulo "Intubação às cegas e outras técnicas não convencionais"). Sempre que possível, utilize a capnografia para confirmação da intubação traqueal.

Pós-intubação

Após a intubação, é necessário estar atento às alterações hemodinâmicas do paciente – causadas, principalmente, pelas medicações utilizadas. O paciente deve estar com sedação e analgesia contínuas e otimizadas, a fim de permitir que esteja estabilizado hemodinamicamente e possa ser submetido a procedimentos curativos, como broncoscopia ou endoscopia.

DICAS PRÁTICAS

Técnica de laringoscopia assistida com aspiração contínua e descontaminação (LAAD)

O princípio básico dessa técnica é a otimização da aspiração durante a laringoscopia, facilitando a visualização da via aérea e aumentando as chances de sucesso na primeira tentativa. Após preparar e posicionar o paciente, o intubador deve segurar o aspirador de cânula rígida com sua mão direita, em pegada neutra, concordando a curvatura da cânula com a curvatura da via aérea alta (Figura 3). Caso esteja utilizando o aspirador Yankauer, é importante otimizar o aspirador para aspiração contínua, ocluindo-o com esparadrapos ou com o auxílio de outra pessoa.

O aspirador é usado inicialmente para aspirar a cavidade oral antes da entrada do laringoscópio; isso previne que a câmera do videolaringoscópio seja obstruída com

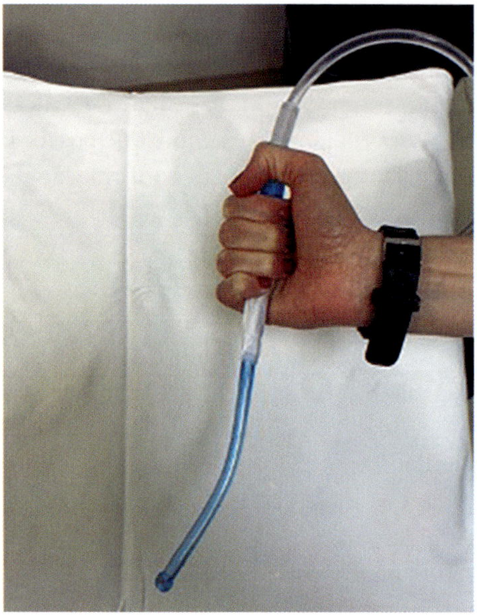

FIGURA 3 Demonstração da "pegada" do aspirador rígido.

secreção. A partir do momento em que o laringoscópio é capaz de controlar as estruturas da via aérea, o aspirador pode ser utilizado para aspirar a glote e a traqueia proximal, com o objetivo de descontaminar a região. Em seguida, o aspirador é realocado no lado esquerdo do laringoscópio e "estacionado" (Figura 5) na porção superior do esôfago, permitindo a aspiração contínua da hipofaringe mesmo que o paciente apresente êmese ou hemorragia ativa. Com a mão direita livre, o intubador pode avançar o tubo, posicionando-o entre as cordas vocais. Assim que o tubo estiver alocado, seu lúmen pode ser aspirado com um cateter flexível para a limpeza de eventuais contaminantes residuais antes que se inicie a ventilação.

Devido à falta de aspiradores mais calibrosos, em certas situações (êmese com resíduos) o aspirador de Yankauer pode entupir facilmente. Um alternativa para essa situação é improvisar com um tubo orotraqueal nº 9 ou maior (Figura 4). É importante adaptar

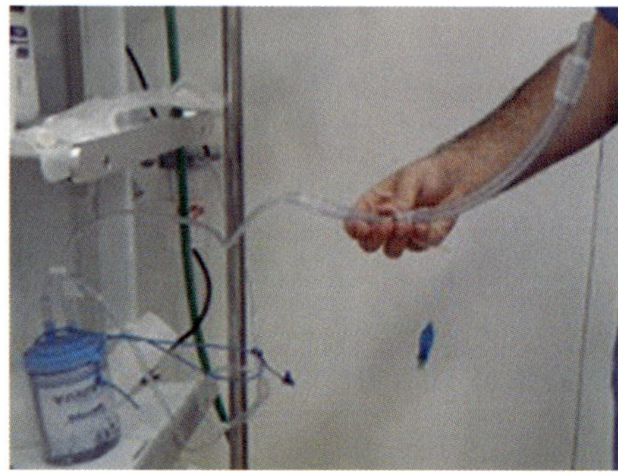

FIGURA 4 Adaptação de tubo orotraqueal como aspirador.

o circuito para receber os resíduos, e uma forma de fazer isso é retirar o filtro do circuito do vácuo (Figura 6).

Intubação seletiva

Se o paciente apresentar hemoptise por causa conhecida (como tumor, infecção ou outra lesão sangrante), a intubação seletiva pode ser usada para proteger o pulmão sadio,

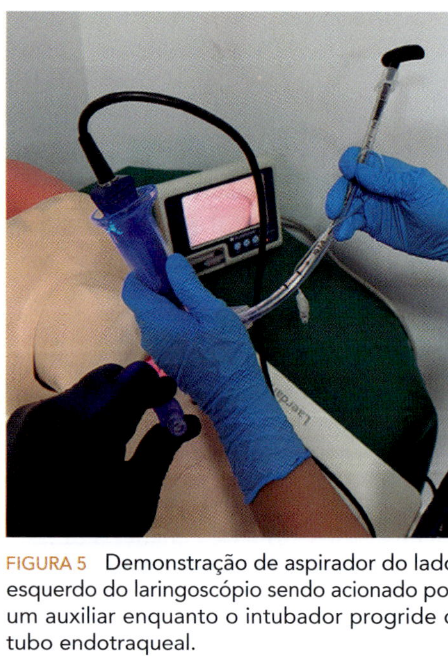

FIGURA 5 Demonstração de aspirador do lado esquerdo do laringoscópio sendo acionado por um auxiliar enquanto o intubador progride o tubo endotraqueal.

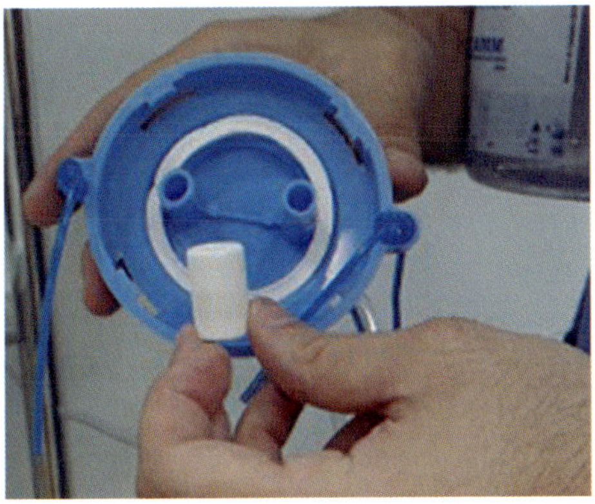

FIGURA 6 Na foto, demonstração de filtro a ser retirado durante aspiração maciça de resíduos.

evitando que haja aspiração para o pulmão não hemorrágico. Nesse caso, posicionar o paciente em decúbito lateral sobre o lado sangrante pode permitir maior ventilação e proteção do pulmão sadio.

LITERATURA RECOMENDADA

1. Brown CA, Sakles JC, Mick NW. The Walls manual of emergency airway management. Baltimore: Wolters Kluwer Health; 2017.
2. Garvin R, editor. Intubating the critically ill patient: a step-by-step guide for success in the ED and ICU. Berlin: Springer Nature; 2020.
3. Resusc Plus. 2020;1-2:100005.
4. Velasco IT, Brandão Neto RA, Souza HP, Marino LO, Marchini JFM, Alencar JCG, editores. Medicina de Emergência: abordagem prática. 16. ed. Santana de Parnaíba: Manole; 2022.
5. Whitten CE, editor. Anyone can intubate: a step-by-step guide to intubation and airway management. 5. ed. San Diego: Mooncat Publications; 2013.

CAPÍTULO 31

Broncoespasmo

Victor Paro da Cunha
Danilo Dias de Francesco
Ian Ward Abdalla Maia

PONTOS IMPORTANTES

- Em pacientes com broncoespasmo grave, frequentemente é necessário o manejo da via aérea.
- Obstrução da via aérea inferior é um fator de risco importante para presença de dificuldade de manejo da via aérea.
- O uso de variações da técnica clássica de intubação em sequência rápida, como a técnica em sequência postergada ou assistida por cetamina, pode ser benéfico para o manejo desses pacientes.
- O uso de ventilação não invasiva é frequentemente benéfico na otimização de pacientes com quadros de broncoespasmo que serão submetidos à intubação orotraqueal.
- A ventilação mecânica invasiva é frequentemente complexa em pacientes com broncoespasmo, e podem ser necessárias estratégias avançadas, como hipercapnia permissiva.

CASO CLÍNICO

Paciente masculino de 19 anos, previamente asmático, é admitido no departamento de emergência (DE) com queixa de dispneia aguda intensa há cerca de 30 minutos, que não apresentou melhora após o uso de sua "bombinha". Ao exame físico, o paciente apresentava-se em mau estado geral, com taquipneia intensa, FR = 40 irpm, $SatO_2$ = 88%, MV reduzidos e sibilos importantes em todo o tórax, associados a desconforto respiratório com uso de musculaturas acessórias. Paciente com taquicardia intensa, FC = 122 bpm e com extremidades quentes, porém cianóticas.

A. Quais sinais de alarme podem estar associados à dificuldade de manejo da via aérea desse paciente?
B. Quais medidas clínicas podem ser benéficas para otimizar o quadro clínico desse paciente?
C. Qual dispositivo para manejo da via aérea pode ser utilizado como plano A para esse paciente?
D. Quais complicações da ventilação mecânica podem ser previstas para esse paciente após a intubação orotraqueal?

INTRODUÇÃO E DEFINIÇÃO

Sem dúvida, um dos cenários mais desafiadores para o médico, no que se refere ao manejo da via aérea, é a abordagem ao paciente com broncoespasmo. Nesse cenário, englobamos não somente aqueles pacientes que apresentam contração espasmódica da musculatura lisa bronquiolar (um dos mecanismos fisiopatológicos da asma), mas também aqueles que apresentam uma redução do da luz brônquica por outros motivos, como inflamação local com consequente edema epitelial e secreção local. Isso leva à redução do fluxo aéreo, o que origina os sinais clínicos e alterações orgânicas comuns aos pacientes com distúrbios pulmonares obstrutivos, como é visto na asma ou na doença pulmonar obstrutiva crônica (DPOC).

FISIOPATOLOGIA DO BRONCOESPASMO E DA VIA AÉREA HIPER-REATIVA

A evidência de que a inflamação é um componente da fisiologia da asma e DPOC foi inicialmente derivada de achados de autópsia em pacientes com asma fatal. A asma é dividida em alérgica e não alérgica, tipos baseados na presença ou ausência de imunoglobulina E (IgE) para antígenos ambientais comuns (pólen, caspa, ácaros) e antígenos de bactérias ou vírus. A exposição a micróbios e alérgenos durante o parto e a infância pode conferir um efeito protetor contra a atopia e suprimir a expressão do fenótipo da asma mais tarde na vida (conhecida como a hipótese da higiene).

Independentemente do tipo de asma, uma característica comum é a presença de células T-*helper* na via aérea que liberam citocinas (por exemplo, IL-4, IL-5 e IL-13), estimulando basófilos, migração de eosinófilos, mastócitos e leucócitos para a via aérea. Essas interações celulares complexas se manifestam clinicamente como broncoespasmo, produção de muco, edema da via aérea e limitação do fluxo aéreo.

Já na DPOC, a inflamação observada no trato respiratório dos pacientes parece estar relacionada a uma resposta inflamatória exacerbada devido à exposição de agentes irritativos, como a fumaça produzida pelo tabaco. O motivo dessa resposta inflamatória desordenada ainda não é bem estabelecido, mas hoje já se sabe que, em parte, tem influência genética. Apesar de o tabagismo ser o principal fator relacionado ao desenvolvimento da DPOC, apenas 50% dos tabagistas desenvolverão a doença.

Na DPOC há um declínio progressivo do volume expiratório final em 1 segundo (VEF1). A história natural da doença sugere que esta taxa de declínio acelera ao longo do tempo. Em menor proporção, a capacidade vital forçada (CVF) também diminui, devido ao aprisionamento de gás e aumento do volume residual. A relação desses dois valores (VEF1/CVF), portanto, diminui ao longo do tempo devido à perda da elasticidade pulmonar, uma característica da DPOC.

INDICAÇÕES DE MANEJO DA VIA AÉREA NO BRONCOESPASMO

Em 2016, Weingart e colaboradores publicaram a seguinte frase em relação ao manejo da via aérea em pacientes com doença pulmonar obstrutiva: "A melhor estratégia ventilatória no paciente obstrutivo é evitar completamente a intubação." Cerca de 1% a 4% das exacerbações asmáticas levam à intubação e a mortalidade intra-hospitalar varia de 10% a 20%.

Esses pacientes são frequentemente hipoxêmicos e podem tornar-se hemodinamicamente instáveis em segundos. Apesar disso, durante o manejo da via aérea o ato de "passar o tubo pelas cordas vocais" pode ser a parte mais fácil de todo o processo, porque a ventilação pós-intubação por vezes tende a ser extremamente difícil devido a acidose respiratória persistente ou agravada, barotrauma ou hipotensão causada por altas pressões intratorácicas. Portanto, a decisão de intubar deve ser feita com cuidado e a técnica apropriada deve ser escolhida para facilitar o melhor resultado possível.

Em pacientes com doença asmática, alguns protocolos de tratamento são descritos para auxiliar o manejo baseado na classificação de gravidade da crise, sendo mais comumente indicado manejo da via aérea em pacientes com formas graves de asma. No Quadro 1, há uma lista de achados clínicos que devem levar o médico a ponderar a necessidade de manejo da via aérea.

É importante ressaltar que o broncoespasmo tem como mecanismo fisiopatológico básico o aprisionamento do ar, levando ao acúmulo de CO_2, o que resulta em um estado de acidose respiratória, com ou sem acidemia. Mesmo assim, o uso de gasometria arterial não deve ser considerado rotineiro para esses pacientes, especialmente nas formas leves de exacerbações, em que raramente os achados desse exame modificam a conduta a ser realizada.

Uma coorte prospectiva recente de 234 pacientes com DPOC mostrou que há uma boa concordância entre os valores do pH arterial, do pH venoso e bicarbonato (venoso

QUADRO 1 Achados clínicos para ponderar a necessidade de manejo da via aérea

1. Parada respiratória ou bradipneia grave
2. Taquipneia grave
3. Bradicardia
4. Deterioração do estado mental
5. Exaustão respiratória
6. Tórax silente
7. Cianose central
8. Movimento toracoabdominal paradoxal
9. Acidose respiratória grave apesar do tratamento adequado: pH < 7,2, pCO_2 > 55-75 mmHg ou aumentando em > 5 mmHg/hora
10. PaO_2 < 60 mmHg em oxigênio de alto fluxo

e arterial). Para a maioria dos parâmetros, há uma boa correlação entre os tipos de gasometria. Entretanto, há alguns cenários importantes que podem ser exceções. A maior exceção é o valor de PO_2; as leituras de PO_2 venosa não se correlacionam bem com a PO_2 arterial. Uma solução alternativa para essa limitação é estimar a oxigenação arterial usando a SpO_2. No estudo prospectivo descrito por Anne-Maree Kelly et al, um valor de PCO_2 acima de 45 mmHg teve uma sensibilidade de 100% para hipercapnia verdadeira. Portanto, o valor de PCO_2 da gasometria venosa é útil na triagem de hipercapnia. O pH venoso é 0,03 mais baixo do que o pH arterial (pH venoso 7,27 = pH arterial 7,3), já a PCO_2 venosa é 6 mmHg mais alta do que a PCO_2 arterial, mas com grande variabilidade; em geral, é difícil prever a PCO_2 arterial a partir da PCO_2 venosa (embora a PCO_2 ainda possa ser útil, conforme observado acima).

Os valores venosos podem ser cada vez mais divergentes com os valores arteriais em pacientes com graus crescentes de choque. Ainda não há dados definitivos que corroborem que os valores da gasometria venosa são suficientes para substituir a gasometria arterial em estados de choque circulatório.

Em suma, se for necessário realizar uma análise mais refinada como determinar a cronicidade de uma acidose respiratória, medir a fração de *shunt* ou quantificar com precisão a PCO_2 verdadeira de um paciente hipercápnico, provavelmente precisará de uma gasometria arterial.

Em relação à asma, a maioria das exacerbações apresenta hiperventilação, hipocapnia e alcalose. Valores aumentados de pressão parcial de dióxido de carbono ($PaCO_2$) podem ser considerados um sinal de insuficiência respiratória iminente no caso da crise de asma, exigindo intervenção urgente. Já no caso da DPOC, muitos pacientes retêm cronicamente

CO_2, levando a uma resposta renal compensatória com aumento da produção de bicarbonato e sua reabsorção ao longo do tempo, com a finalidade da normalização do pH sanguíneo do doente. A decisão de proceder com uma via aérea definitiva e, como consequência, com ventilação mecânica, deve ser baseada no declínio do estado mental, comparações entre as gasometrias arteriais ao longo do tempo e consideração sobre o curso clínico do paciente.

A acidose por si só também é um fator complicador no manejo da via aérea, fator que torna a via aérea fisiologicamente difícil. Esse efeito tende a ser mais valorizado em pacientes apresentando formas graves de acidose metabólica, porém é fisiopatologicamente plausível que, na presença de acidose respiratória descompensada, a perda de *drive* associada ao procedimento de sequência rápida de intubação pode culminar com aumento abrupto dos valores de pCO_2 e, portanto, redução do pH, tornando um potencial fator de comprometimento hemodinâmico do paciente. Uma estratégia frequentemente indicada nesse contexto é a pré-oxigenação com ventilação não invasiva que parece ser eficaz em reduzir os níveis de PCO_2, especialmente em pacientes com DPOC. Outras estratégias descritas para reduzir esse risco envolvem ventilações de resgate com frequências elevadas e *set-up* inicial de ventilação mecânica com volumes minutos inicialmente maiores.

TÉCNICAS DE MANEJO DA VIA AÉREA NO BRONCOESPASMO

Os 7 Ps

Preparação

Conforme já descrito em capítulos anteriores, é considerada conduta básica no manejo da via aérea a identificação de possíveis pacientes com risco da via aérea anatomicamente difícil antes de o procedimento ser realizado, e para isso é indicada a ciência dos principais fatores de risco para dificuldade em realizar laringoscopia direta, ventilação por meio da bolsa-válvula-máscara (BVM), ventilação por meio de dispositivo supraglótico, assim como a realização de cricotireoidostomia.

Diferentemente dos pacientes apresentando obstrução da via aérea superior, pacientes com broncoespasmo normalmente não apresentam dificuldade para realização de laringoscopia direta, exceção é dada aos pacientes que evoluírem com broncoespasmo induzido por anafilaxia.

A ventilação por BVM pode ter sua dificuldade aumentada pela presença de broncoespasmo grave, sendo considerado um dos maiores fatores de risco para a sua falha. O mecanismo proposto é que o aumento da resistência na via aérea demanda maiores pressões para garantir expansibilidade pulmonar, o que pode culminar com barotrauma e volutrauma importante, levando a lesão iatrogênica pulmonar.

Garantir que os mecanismos de segurança dos dispositivos estejam ativos é importante, em especial a válvula de escape de pressão da BVM (válvula *pop-off*) deve ser aberta e testada, reduzindo o risco de barotrauma. A equipe de intubação deve também se atentar ao risco de volutrauma caso volumes elevados sejam aplicados durante a ventilação com BVM. Nesse caso, está indicado seguir a orientação clássica de compressão inferior a 1/3 do balão durante o resgate desses pacientes.

A escolha do método de intubação é fundamental no momento da preparação. A sequência rápida de intubação (SRI) é a escolha da grande parte das intubações. Ela garante condições ideais de relaxamento muscular para a laringoscopia em menos de 60 segundos (Capítulo – SRI). A Tabela 1 apresenta a ordem cronológica da intubação em SRI. Em pacientes hipoxêmicos e que não toleram a pré-oxigenação adequadamente, a sequência prolongada de intubação (SPI) parece ser uma boa opção de método (Capítulo – SPI). Weingart e colaboradores estudaram o uso de cetamina para SPI em 62 pacientes hipoxêmicos com *delirium*. O procedimento elevou a saturação média de oxigênio de 89,9% para 98,8%. Além disso, a intubação foi evitada em dois pacientes com asma.

Pré-oxigenação

Oferta de oxigênio

O oxigênio é o agente de tratamento de primeira linha no manejo de pacientes com dispneia indiferenciada. O uso criterioso de oxigênio é recomendado pelas diretrizes da *Global Initiative for Asthma* (GINA) para atingir níveis alvo de saturação de oxigênio (SaO_2) de 93% a 95% para adultos com crise de asma. A hiperóxia pode ter efeitos deletérios, e a oxigenoterapia controlada está associada a menor mortalidade.

O oxigênio pode ser administrado por cânula nasal ou máscara, dependendo da necessidade e tolerância do paciente. O uso de O_2 suplementar em pacientes com DPOC exacerbado tem sido muito estudado. Em 2010, um estudo prospectivo randomizado com 405 pacientes com DPOC exacerbado avaliou o uso de 6 a 10 L/min de oxigênio suplementar *versus* fornecer oxigênio titulado para uma meta de SaO_2 de 88% a 92% no ambiente pré-hospitalar e de Emergência. Os autores observaram uma mortalidade hospitalar de 9% no grupo de maior fluxo de O_2 *versus* 4% no grupo que recebeu oxigênio suplementar titulado. Embora o resultado não tenha apresentado uma diferença estatisticamente significativa entre os grupos,

TABELA 1 Sequência rápida de intubação para pacientes com broncoespasmo

Tempo	Passo
10 minutos	Preparação
5 minutos	Pré-oxigenação (sempre que possível): ▪ MNR em *flush* rate ou BiPAP por 3 a 5 minutos, com alvo de SaO_2 100%. ▪ Idealmente elevação da maca a 30-45°.
3 minutos	Otimização pré-intubação ▪ Agonista beta-adrenérgico em NBZ, SC ou IV. ▪ Adrenalina IV em BIC, se necessário. ▪ Sulfato de magnésio IV.
0 minutos (tempo zero)	Paralisia + indução: ▪ Ex.: cetamina 1,5-2 mg/kg. ▪ Ex.: succinilcolina 2 mg/kg.
30 segundos	Posicionamento do paciente
45 segundos	Posicionamento/passagem do tubo: ▪ Laringoscopia e intubação. ▪ Confirmação com $ETCO_2$ (capnografia).
2 minutos	Pós-intubação ▪ Sedação e analgesia. Ex.: propofol e fentanila (idealmente com as diluições prontas antes da intubação). ▪ Manter as medicações adjuvantes para broncoespasmo. Ex.: beta-2, adrenalina IV, sulfato de magnésio IV, cetamina em BIC.

nas diretrizes internacionais a recomendação de suplementação de oxigênio almejando uma saturação arterial de 88% para 92% é descrita. Além disso, é recomendado o monitoramento do pH para garantir a ventilação adequada durante a suplementação contínua de oxigênio. Especificamente as diretrizes GOLD sugerem que o monitoramento do pH deve ser feito dentro de 30 a 60 minutos após o início do oxigênio suplementar.

Ventilação não invasiva com pressão positiva

O uso de ventilação não invasiva (VNI) com pressão positiva no paciente com broncoespasmo cresceu substancialmente nas últimas décadas.

Embora o mecanismo de sua ação na melhoria dos resultados não seja totalmente conhecido, a VNI pode reduzir o trabalho respiratório e fornecer pressão expiratória final positiva (PEEP) para melhorar o recrutamento alveolar. A via aérea positiva de dois níveis de pressão (BiPAP) é recomendada, em comparação à pressão positiva contínua nas vias aéreas (CPAP), pois a BiPAP fornece suporte de pressão em dois níveis diferentes, o que se acredita melhorar a ventilação e aumenta a tolerância ao método.

Diversos estudos foram feitos com o intuito de mostrar o benefício do uso da VNI para DPOC exacerbada e crise de asma. Os dados mostram benefício em pacientes com DPOC exacerbada em relação a mortalidade, tempo de internação e alta precoce. No entanto, há limitadas evidências de alta qualidade para apoiar o uso de VNI durante um quadro de exacerbação de asma.

As diretrizes GOLD e *European Respiratory Journal* de 2017 recomendam o uso da VNI para pacientes com DPOC que preencham um dos seguintes critérios:

1. Acidose respiratória (pH arterial < 7,35 ou $PaCO_2$ > 45 mmHg) e/ou
2. Dispneia grave com sinais sugestivos de fadiga muscular respiratória ou aumento do trabalho respiratório.

Uma revisão Cochrane de 2004 e atualizada em 2009 concluiu que o uso da VNI na DPOC exacerbada está associada à diminuição da necessidade de intubação (RR: 0,41; 95% IC: 0,33-0,53), menor duração de internação hospitalar (-3,24 dias; IC 95%: -4,42 a -2,06) e redução de mortalidade (RR, 0,52; IC 95%: 0,35-0,76). Outra revisão da Cochrane de 2017, com 17 estudos e 1.264 pacientes, evidenciou uma diminuição na mortalidade em 46% (RR: 0,54; IC 95%: 0,38 a 0,76) com NNT = 12 (IC 95%: 9 a 23) e diminuiu o risco de necessidade de intubação endotraqueal em 65% (RR: 0,36; IC 95%: 0,28 a 0,46) com NNT = 5 (IC 95% 5 a 6). Em 2005, Merlani *et al.* realizaram uma análise retrospectiva de 104 pacientes que usaram VNI durante exacerbação de DPOC. Um pH arterial ≤ 7,35 ou uma FR ≥ 20 irpm (OR: 3,51, IC 95%: 1,29-9,62, OR: 1,13-11,20, respectivamente) após 1 hora de VNI foram os melhores preditores de falha de tratamento com necessidade de intubação subsequente.

Em relação à asma exacerbada, alguns estudos mostraram benefício na melhora da função pulmonar, reduzindo a taxa de admissão, tempo de permanência hospitalar e permanência na unidade de cuidados críticos.

Uma revisão Cochrane de 2012 encontrou apenas 5 estudos, envolvendo 206 pacientes, com evidência de "baixa" a "muito baixa" qualidade para apoiar o uso da VNI na asma aguda. Essa metanálise encontrou apenas poucos desfechos – internação hospitalar e melhora de testes de função pulmonar – para os quais VNI mostrou benefício claro, com base em dois estudos envolvendo menos de 70 pacientes.

Outra revisão sistemática de 2017, envolvendo 13 estudos, encontrou uma tendência para melhores resultados em pacientes tratados com VNI. No entanto, a grande variabilidade no desenho dos estudos, desfechos e resultados impediu quaisquer recomendações conclusivas sobre os benefícios de VNI na asma aguda.

O GINA, em sua última atualização em 2022, não oferece recomendações acerca do uso da VNI devido à baixa qualidade das evidências, orientando que não se deve usar a VNI em pacientes agitados e nem sedá-los com esse intuito.

Apesar da falta de evidências de alta qualidade, muitos especialistas ainda consideram a VNI como uma opção em casos de graves exacerbações como "ponte" para a terapia broncodilatadora ser efetiva e como parte do plano de manejo da via aérea. O Quadro 2 resume as recomendações do uso da VNI nos pacientes com broncoespasmo.

QUADRO 2 Recomendações de configurações iniciais na ventilação não invasiva

1. IPAP: 5 cm H_2O > a EPAP (ex.: IPAP: 10 cmH_2O e PEEP: 5-0 cm H_2O)
2. Titular o IPAP em incrementos de 5 cmH_2O a cada 1 a 2 minutos ao longo da primeira hora
3. Reavaliar com o objetivo de diminuição do trabalho respiratório e conforto do paciente
Recomendamos considerar falha, após 1 hora na ventilação não invasiva, se:
1. pH arterial ≤ 7,35 ou
2. FR ≥ 20 irpm
Recomendamos não iniciar terapia com ventilação não invasiva se:
1. Paciente incapaz de tolerar a vedação da máscara, seja por agitação psicomotora, desconforto ou anormalidades craniofaciais
2. Paciente com perda ou com risco de perder proteção da via aérea, seja por rebaixamento do nível de consciência não hipercápnico, vômitos persistentes, instabilidade
3. Paciente com histórico recente de cirurgia gastrintestinal pelo risco de distensão

Otimização pré-intubação durante o broncoespasmo

Broncodilatadores

Os beta-agonistas de curta duração (SABA) inalatórios, como salbutamol, são medicamentos de primeira linha para exacerbações agudas de asma e são seguros em altas doses (600-1.000 μg).

Os SABA induzem o relaxamento da musculatura lisa dos brônquios, com efeito máximo em 30 minutos. Os efeitos colaterais são taquicardia, tremores e ansiedade, porém, apesar de frequentes, são normalmente bem tolerados pela maioria dos pacientes.

Vários estudos avaliaram a eficácia de inaladores dosimetrados (IDM) em comparação ao nebulizador para administração do fármaco. Uma revisão da Cochrane analisou 39 ensaios comparando a eficácia das duas terapias. A revisão demonstrou que IDM com espaçador, comparado à nebulização, não demonstrou uma diferença significativa nas taxas de internação hospitalar ou tempo de permanência na emergência em adultos com exacerbação de asma leve a moderada.

Já na população pediátrica, o tempo de permanência na emergência, desenvolvimento de tremores e a frequência de pulso foram significativamente menores ao usar o IDM com espaçador. A qualidade dessa evidência foi considerada moderada.

O risco de transmissão de patógenos respiratórios também parece ser maior com o uso de nebulização. Dadas as precauções de saúde atuais com COVID-19, tem-se evitado a nebulização na emergência. Importante ressaltar que, segundo o GINA 2022, não são recomendados agonistas beta-adrenérgicos administrados de forma intravenosa contínua para quadro de asma grave, devido à ausência de evidência de qualidade que endossa seu uso.

Corticosteroides

Os corticosteroides sistêmicos são considerados de primeira linha no manejo da exacerbação aguda da asma. Reduzem a inflamação da via aérea e podem ser administrados por via intravenosa, oral ou inalatória. A evidência atual sugere que as vias intravenosa e oral têm efeitos e biodisponibilidade equivalentes na maioria dos pacientes. A administração oral pode ser preferida, pois é mais barata e menos invasiva.

Uma revisão da Cochrane descreveu que os corticosteroides administrados na primeira hora da apresentação no DE reduziram significativamente as taxas de hospitalização, especialmente em pacientes com exacerbações leves a moderadas. Ainda nesse contexto, pacientes com exacerbação de asma e de DPOC demonstraram importante benefício do uso de corticoides sistêmicos por curta duração após a alta do DE.

Sulfato de magnésio intravenoso

O sulfato de magnésio trata a asma através de efeitos anti-inflamatórios, relaxamento do músculo liso e broncodilatação. Geralmente é administrado por via intravenosa e tem início de ação rápida.

Uma revisão Cochrane com 11 ensaios controlados randomizados ilustrou que o magnésio intravenoso administrado em casos de exacerbações agudas de DPOC reduziu significativamente as taxas de internação em pacientes que não responderam adequadamente ao tratamento padrão. Foi observado um número necessário para tratamento de 7 pacientes para evitar 1 internação (NNT = 7). Efeitos colaterais relatados consistiram em rubor, fadiga, cefaleia e hipotensão. Pacientes incluídos em todos os estudos foram de pelo menos moderada gravidade, apesar de não ter sido relatada em nenhum dos estudos a necessidade de intubação orotraqueal.

Outra opção, o sulfato de magnésio por via inalatória, também mostrou benefício potencial sem eventos adversos graves; no entanto, a eficácia do tratamento permanece incerta.

É recomendado a administração de sulfato de magnésio na dose de 2g EV em 20 minutos de infusão em pacientes com crises moderadas a graves que não responderam ao tratamento inicial com broncodilatadores e corticoides.

Outras medicações

Medicamentos anticolinérgicos inalatórios também são usados para promover relaxamento da musculatura lisa e broncodilatação. A medicação anticolinérgica de curta duração mais comumente utilizada é o ipratrópio, com início de ação em 15 minutos. Evidências atuais sugerem que pacientes com exacerbação aguda da asma tratada com anticolinérgicos combinados com SABA, em vez de monoterapia com SABA, apresentam melhora da função pulmonar e são menos propensos a serem admitidos ao hospital. Isso é particularmente evidente em pacientes com crise moderada/grave de asma. Já os inibidores da fosfodiesterase (aminofilina e teofilina endovenosa) são contraindicados devido à sua eficácia questionável, bem como efeitos colaterais graves.

Uso de lidocaína no paciente com broncoespasmo

A lidocaína endovenosa era utilizada como forma de reduzir a resposta da via aérea à laringoscopia em pacientes com histórico de doença reativa da via aérea, porém diversos estudos demonstram não haver benefício quando comparado à estratégia básica do uso de broncodilatadores como beta-2-agonistas inalatórios antes do procedimento. Além disso, essa medicação pode trazer efeitos colaterais, em especial cardiovasculares, que tendem a ser indesejados no doente crítico do DE, logo seu uso rotineiro não é mais recomendado. A Tabela 2 resume os principais estudos sobre o uso da lidocaína no manejo da via aérea.

Posicionamento

Posicionar o paciente com quadros graves de broncoespasmo, em especial na asma, pode ser dificultado pela agitação psicomotora presente nesses casos, e sedação antes do posicionamento costuma ser necessária. Posicionamentos padrões podem ser realizados nesses pacientes, conforme características anatômicas encontradas.

Paralisia com indução

Sedativos

A cetamina endovenosa tem sido considerada o sedativo de escolha para o manejo da via aérea em pacientes com broncoespasmo. Essa popularidade se originou de estudos laboratoriais que demonstram melhora da função pulmonar em pacientes que fizeram uso de cetamina descrevendo seu potencial broncodilatador, porém estudos clínicos e ensaios randomizados ainda são necessários para garantir essa medicação como primeira escolha nesse contexto. O mecanismo fisiopatológico mais descrito envolve o bloqueio das vias neurais que estimulam o broncoespasmo, assim como broncodilatação direta pela droga. É importante ressaltar a liberação adrenérgica adjunta ao uso da cetamina em pacientes com DPOC submetidos à intubação orotraqueal, já que esse grupo de pacientes tendem a apresentarem mais comorbidades, sendo prudente ponderar o possível efeito simpático da medicação. Outra opção de indutor a ser utilizado nesses pacientes é o propofol, já que diversos estudos em animais e humanos confirmaram a capacidade desse anestésico de reduzir o risco de broncoespasmo induzido por manipulação da via aérea, assim como diminuir a resistência na via aérea, além de seu mecanismo proposto envolver a broncodilatação direta bem como bloqueio do estímulo vagal. Os outros efeitos colaterais envolvidos com sua infusão, como hipotensão e perda de *drive* respiratório, devem ser levados em conta na escolha dessa droga sedativa.

TABELA 2 Principais estudos sobre o uso de lidocaína para o manejo do broncoespasmo

Estudo	Ambiente	Tipo de estudo	Dose e via	Resultado
Bruches *et al.*, 2008	Centro cirúrgico	Relato de caso	1,5 mg/kg EV	Não impediu BE
Brown *et al.*, 2007	Ambulatório	Espirometria após lidocaína	2 mg/kg EV	Reduziu VEF 1, reduziu diâmetro VA
Loring *et al.*, 2000	Centro cirúrgico eletivo	RCT lidocaína × albuterol	1,5 mg/kg EV	Lidocaína não reduziu BE, albuterol reduziu
Groeben *et al.*, 1999	Ambulatório	RCT espirometria após lidocaína	5 mg/kg VI 1,5 mg/kg EV + 3 mg/kg BIC	Lidocaína reduziu indução de BE
Rosen *et al.*, 1994	Departamento de emergência	*Guideline*	1,5 mg/kg EV	Reduziu efeito cardiovascular

RCT: *radomized control trial*; VA: via aérea; VEF1: volume expiratório forçado no primeiro segundo; BE: broncoespasmo.

Bloqueio neuromuscular

O uso de bloqueio neuromuscular (BNM) em pacientes com formas graves de broncoespasmo é pouco estudado em literatura, tanto no contexto de intubação e manejo da via aérea quanto no contexto de ventilação mecânica invasiva. No ambiente da anestesiologia, BNM em pacientes asmáticos têm também pouca descrição em literatura, apesar de ainda serem muito utilizados.

Em ambiente de terapia intensiva, o uso rotineiro de BNM para pacientes asmáticos em ventilação mecânica foi desestimulado pela Sociedade Americana de Critical Care em seu *guideline* de 2016, em especial pela sua associação à miopatia do doente crítico e trombose venosa profunda. Essas orientações, de maneira geral, se referem ao uso sustentado da medicação em infusão contínua, não podendo ser extrapolado para as doses em *bolus* durante a fase de indução do manejo da via aérea.

Levando em conta o racional fisiopatológico básico do broncoespasmo, assim como os diversos estudos em manejo da via aérea no DE, independentemente da indicação do manejo da via aérea, o uso de BNM foi associado a maior chance de intubação na primeira tentativa e menor risco de lesão da via aérea.

Passagem do dispositivo

A técnica de utilização dos dispositivos costuma ser realizada da mesma maneira que o padrão descrito em seus respectivos capítulos.

Pós-intubação

Ventilação mecânica no broncoespasmo

Na fisiologia obstrutiva, como a encontrada em pacientes com asma e DPOC, há dificuldade em retirar o ar dos pulmões devido ao aumento da complacência pulmonar. Portanto, a estratégia ventilatória tem como objetivo primário o aumento do tempo expiratório garantindo que cada volume corrente entregue seja totalmente exalado antes da próxima fase inspiratória. Um exemplo das configurações iniciais do ventilador que podem ser apropriadas estão descritas abaixo no Quadro 3.

Quando os pacientes não expiram completamente antes da próxima respiração, haverá pressão no sistema adicionado à PEEP aplicada pelo aparelho (normalmente a única pressão que deve estar presente no final da expiração). Esse excesso de pressão é denominado auto-PEEP e deve ser evitado. A auto-PEEP pode causar hipotensão e barotrauma e piorar a capacidade de ventilação do paciente, devido ao aumento da pressão intratorácica e redução do retorno venoso.

O termo *breath-stacking* é o processo que leva à auto-PEEP, onde uma respiração adicional é "empilhada" em cima da respiração anterior, que não teve tempo de expirar completamente. Não há dados para orientar a quantidade ideal de PEEP a ser aplicada para cada patologia. Existem alguns defensores de uma estratégia com PEEP zero para, teoricamente, fornecer um melhor gradiente de pressão durante a fase expiratória. Há também defensores de uma quantidade convencional de PEEP de 5 cmH_2O porque, particularmente na DPOC, pode haver colapso da a via aérea durante a fase tardia da expiração que pode ser aberta por uma pequena quantidade de PEEP. A sedação contínua pode ser muito importante no manejo inicial desses pacientes, e a acidose respiratória e o desconforto da intubação podem levar a um estado de hiperventilação, o que pode induzir frequências respiratórias elevadas – piorando o efeito do *breath-stacking*. A partir da melhora do quadro clínico, frequências maiores tendem a ser toleradas.

A hipercapnia pode ser tolerada (hipercapnia permissiva) nesse cenário, pois o risco de empilhamento da respiração é maior do que o risco de acidose respiratória. Os limites de segurança dessa hipercapnia permissiva não são claros, mas, em estudos anteriores sobre síndrome do desconforto respiratório agudo, em uma população de pacientes, uma $PaCO_2$ máxima média de 66 mmHg e pH de 7,23 foram bem tolerados. Apoiando a segurança dessa estratégia nesses pacientes, em ensaios de VNI, o sucesso em evitar a intubação em pacientes com DPOC foi comum entre aqueles que tinham pH de 7,28 e níveis médios de CO_2 de 80 mmHg.

Idealmente, prefere-se ventilação por pressão controlada. Se estiver usando pressão controlada, a relação I/E é ajustada diretamente pelo parâmetro de relação I/E ou ajustando o parâmetro de tempo inspiratório. Se estiver usando o controle de volume, a relação I/E pode ser ajustada aumentando a taxa de fluxo inspiratório (FI) e a forma de onda inspiratória em rampa deve ser selecionada, pois auxilia no acoplamento do paciente à ventilação mecânica pela maior tolerabilidade. O pico de FI pode chegar a 80 a 100 L por minuto.

RESUMO DAS CONFIGURAÇÕES INICIAIS DO VENTILADOR PARA DOENÇA OBSTRUTIVA

QUADRO 3 Estratégias ventilatórias para pacientes com broncoespasmo

1. Determine o peso corporal ideal do paciente
2. Defina um volume corrente de 6 a 8 mL por kg com FiO_2 de 100%
3. Defina uma FR de 8 a 10 irpm
4. Defina uma relação I/E de 1:4 a 1:5
5. Meça e mantenha a pressão de platô em < 30 cmH_2O; tente manter a pressão de PICO (PIP) < 50 cmH_2O
6. Concentre-se inicialmente na oxigenação e nas pressões pulmonares. Se necessário, tolere hipercapnia, sempre guiada pelo pH, para evitar uma pressão de platô elevada e o aprisionamento de ar (auto-PEEP)
7. Assegurar sedação e analgesia contínuas com propofol ou um benzodiazepínico juntamente a um opioide não liberador de histamina, como o fentanila, ou o uso de cetamina que possui efeito sedativo e anestésico
8. Considere a paralisia com um relaxante muscular não despolarizante se for difícil atingir as metas de ventilação (Vc ~ 8 mL/kg)
9. Continue o uso de beta-2-agonista e outras medidas farmacológicas (corticoides, sulfato de magnésio) como tratamento do broncoespasmo com base na gravidade da doença do paciente e na resposta objetiva ao tratamento

Fonte: Mosier JM *et al.*, 2019.

COMPLICAÇÕES

Pneumotórax em pacientes com broncoespasmo

A associação entre asma e pneumotórax é parcialmente descrita em literatura, sendo comum o achado de relatos de casos de pacientes asmáticos que evoluíram com pneumotórax espontâneo em eventos de crise moderada a grave, porém dados de literatura mais robustos são necessários para caracterizar uma correlação epidemiológica. Já a associação entre exacerbações de DPOC e pneumotórax são bem mais descritas em literatura, sendo relatadas taxas de 20-60% de incidência de pneumotórax recorrentes em pacientes com DPOC. Um estudo de coorte retrospectivo também demonstrou uma incidência de 67% de DPOC em pacientes admitido no hospital com quadros de pneumotórax.

Colapso circulatório

O paciente que evolui com colapso circulatório ou parada cardiorrespiratória deve ser imediatamente desacoplado do ventilador mecânico e ter o tórax comprimido (mesmo ainda com pulso). Essa manobra tem o intuito de fazer uma expiração forçada imediata e assim aliviar todo o possível aprisionamento aéreo. Outro diagnóstico que deve ser prontamente descartado é o de pneumotórax hipertensivo. A Figura 1 demonstra uma abordagem racional no paciente com colapso circulatório no contexto de broncoespasmo.

DICAS PRÁTICAS

- Devido ao grande risco associado à ventilação mecânica em pacientes com obstrução da via aérea inferior, medidas não invasivas devem sempre ser otimizadas

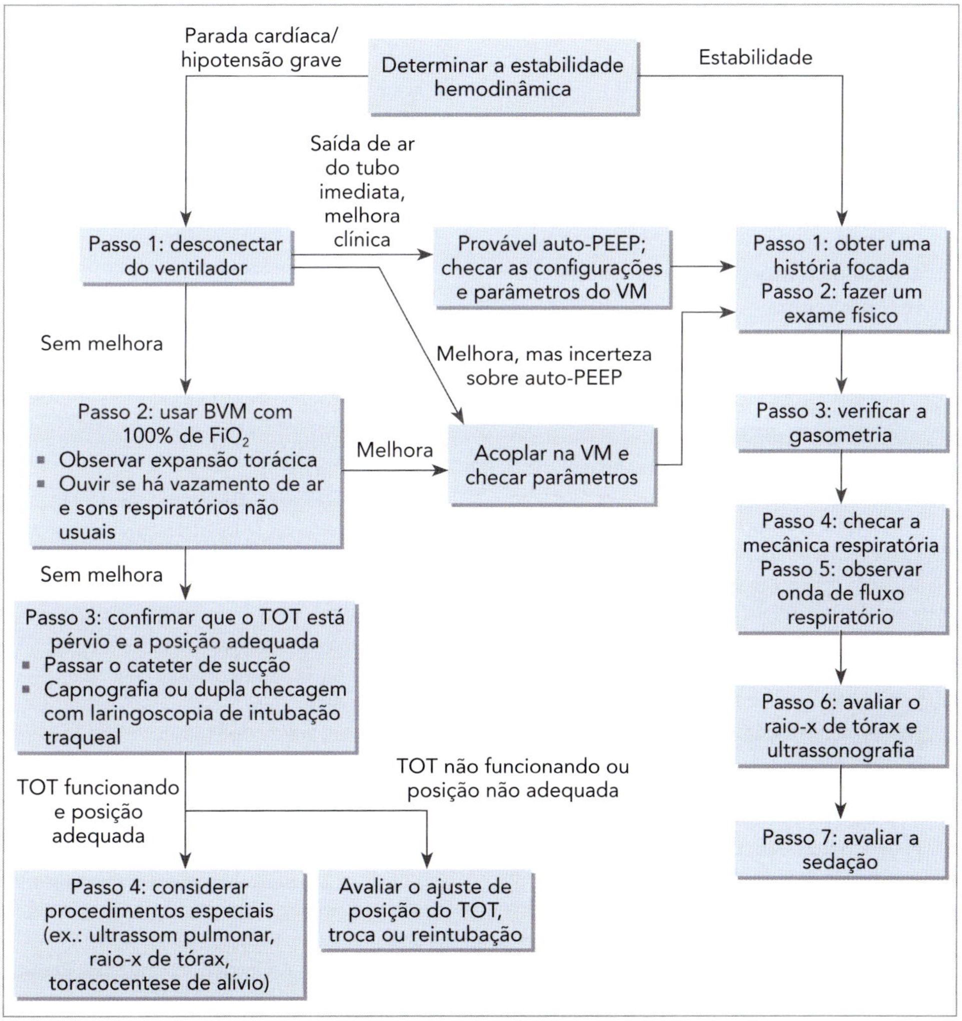

FIGURA 1 Algoritmo de falha do paciente em ventilação mecânica.
Fonte: adaptado de Winters, 2017.

antes de ser indicado o manejo da via aérea definitivo.

- Pacientes com broncoespasmo devem ser considerados sempre como de risco para via aérea anatomicamente difícil, assim como fisiologicamente difícil, sendo indicada preparação extensa para o manejo da via aérea desses pacientes.
- Em pacientes com DPOC, o uso da VNI como poupador ou otimizador ventilatório deve sempre ser considerado.
- BNM parecem ser benéficos para o manejo da via aérea em pacientes com broncoespasmo.
- Lidocaína endovenosa não possui evidência científica de qualidade para sua utilização de rotina em pacientes de risco para via aérea reativa.
- No manejo inicial da ventilação mecânica nesses pacientes, estratégia protetora associada à hipercapnia permissiva parece ser segura.

LITERATURA RECOMENDADA

1. Abdessamed N. Pneumothorax secondary to chronic obstructive pulmonary disease. Eur Respir J. 2012.
2. Bruches Jr BR, Warner DO. Bronchospasm After Intravenous Lidocaine. Anesth Analg. 2008;107(4):1260-2.
3. Cates CJ, Welsh EJ, Rowe BH. Holding chambers (spacers) versus nebulisers for beta-agonist treatment of acute asthma. Cochrane Database Syst Rev. 2013;2013(9):CD000052.
4. Global Initiative for Asthma. Global Strategy for Asthma Management and Prevention (2022 update). [acesso em março de 2023]. Disponível em: www.ginasthma.org
5. Green E, Jain P, Bernoth M. Noninvasive ventilation for acute exacerbations of asthma: a systematic review of the literature. Aust Crit Care. 2017;30(6):289-97.
6. Groeben H, Silvanus MT, Beste M, Peters J. Both Intravenous and Inhaled Lidocaine Attenuate Reflex Bronchoconstriction but at Different Plasma Concentrations. Am J Respir Crit Care Med. 1999;159(2):530-5.
7. Lim WJ, Mohammed Akram R, Carson KV, Mysore S, Labiszewski NA, Wedzicha JA, et al. Non-invasive positive pressure ventilation for treatment of respiratory failure due to severe acute exacerbations of asthma. Cochrane Database Syst Rev. 2012;12:CD004360.
8. Maslow AD, Regan MM, Israel E, Darvish A, Mehrez M, Boughton R, et al. Inhaled Albuterol, but Not Intravenous Lidocaine, Protects Against Intubation-induced Bronchoconstriction in Asthma. Anesthesiology. 2000;93(5):1198-204.
9. McKeever TM, Hearson G, Housley G, Reynolds C, Kinnear W, Harrison TW, et al. Using venous blood gas analysis in the assessment of COPD exacerbations: a prospective cohort study. Thorax. 2016;71(3):210-5.10.
10. Mosier JM, Hypes CD. Mechanical Ventilation Strategies for the Patient with Severe Obstructive Lung Disease. Emerg Med Clin North Am. 2019;37(3):445-58.
11. Ni H, Aye SZ, Naing C. Magnesium sulfate for acute exacerbations of chronic obstructive pulmonary disease. Cochrane Database Syst Rev. 2022;5(5):CD013506.
12. Osadnik CR, Tee VS, Carson-Chahhoud KV, Picot J, Wedzicha JA, Smith BJ. Non-invasive ventilation for the management of acute hypercapnic respiratory failure due to exacerbation of chronic obstructive pulmonary disease. Cochrane Database Syst Rev. 2017;7(7):CD004104.
13. Ram FS, Picot J, Lightowler J, et al. Non-invasive positive pressure ventilation for treatment of respiratory failure due to exacerbations of chronic obstructive pulmonary disease. Cochrane Database Syst Rev. 2004;(1):CD004104.
14. Rowe BH, Spooner C, Ducharme F, Bretzlaff JA, Bota GW. Early emergency department treatment of acute asthma with systemic corticosteroids. Cochrane Database Syst Rev. 2001;(1):CD002178.
15. Weingart SD, Trueger NS, Wong N, Scofi J, Singh N, Rudolph SS. Delayed sequence intubation: a prospective observational study. Ann Emerg Med. 2015;65(4):349-55.16.
16. Yi Z, X Xin, Jing Z. The Protective Effect of Propofol on Airway in Asthamatic Patients. Journal of Perioperative Science. 2014,1:5.
17. Anne-Maree Kelly, Elizabeth Kyle, Ross McAlpine, Venous pCO_2 and pH can be used to screen for significant hypercarbia in emergency patients with acute respiratory disease, In The Journal of Emergency Medicine, 2002;22(1):15-19, ISSN 0736-4679.
18. Winters ME et al. Emergency Department Resuscitation of the Critically Ill;2017;(2):114.

CAPÍTULO 32

COVID-19 e hipoxemia refratária

Rafael Faria Pisciolaro
Maria Lorraine Silva de Rosa
Rodrigo Antonio Brandão Neto

PONTOS IMPORTANTES

- A indicação de intubação orotraqueal em pacientes com COVID-19 não difere da indicação de outras patologias que geram síndrome do desconforto respiratório agudo e hipoxemia grave.
- A pré-oxigenação adequada de pacientes hipoxêmicos graves é, provavelmente, o ponto mais crítico para o sucesso de uma intubação orotraqueal.
- A ventilação não invasiva pode ser uma opção para pacientes com síndrome do desconforto respiratório agudo que necessitam de pré-oxigenação com pressão positiva para a abertura de alvéolos perfundidos não ventilados e diminuição do distúrbio V/Q.
- A ventilação não invasiva não deve ser usada para retardar uma intubação orotraqueal que possua indicação clara.
- A sequência atrasada de intubação é uma opção para pacientes que não toleram a ventilação não invasiva durante a pré-oxigenação.
- A oxigenação apneica reduz a taxa de hipóxia durante o procedimento de intubação orotraqueal, devido ao efeito chamado fluxo de massa ventilatório.
- O cateter nasal de alto fluxo pode oferecer oxigênio a 100% a uma taxa de 60 L/min. Entretanto, não há indicação formal para pré-oxigenação.

CASO CLÍNICO

Paciente masculino, 50 anos, hipertenso, diabético e obeso. Admitido no Departamento de Emergência devido à queixa de tosse seca, mialgia, febre diária de 38 °C iniciados há 8 dias, com piora do cansaço há 3 dias. Ao exame físico: paciente orientado em tempo e espaço, febril (38 °C), taquicárdico (FC = 130 bpm), PA = 170 × 80 mmHg, taquipneico (FR = 40 irpm), com necessidade de auxílio da musculatura acessória, $SatO_2$ = 80% em ar ambiente. Realizadas medidas iniciais, mantendo $SatO_2$ = 88% na máscara não reinalante (MNR) em *flush rate* e com piora importante do desconforto respiratório. Foi realizada a tentativa de ventilação não invasiva (VNI), porém o paciente apresentou agitação importante. Optou-se por sequência prolongada de intubação com cetamina, pré-oxigenação com VNI, cabeceira elevada com rampa, intubação orotraqueal (IOT) com videolaringoscopio e *bougie* com sucesso na primeira tentativa, e foi colocado em ventilação mecânica e encaminhado para leito de unidade de terapia intensiva.

INTRODUÇÃO

A infecção em humanos pelo vírus SARS-CoV-2 tem manifestações variadas. A maioria dos indivíduos infectados desenvolve sintomas leves e autolimitados. Um número menor manifesta-se com a forma mais grave, caracterizada por síndrome do desconforto respiratório agudo (SDRA) e/ou disfunções multissistêmicas. Apesar de a minoria dos infectados desenvolver formas graves da doença, a incidência elevada fez que a SDRA pela COVID-19 fosse a principal causa de mortalidade em alguns países em 2019.

Os pacientes com infecção por COVID-19 podem ser classificados em:

- **Doença leve:** pacientes com infecção viral do trato respiratório superior sem complicações com sintomas inespecíficos, como febre, tosse, dor de garganta, congestão nasal, mal-estar, cefaleia, mialgias ou mal-estar. Idosos e imunossuprimidos podem apresentar sintomas atípicos. Esses pacientes não apresentam sinais de desidratação, sepse ou falta de ar.
- **Doença moderada:** paciente com pneumonia e sem sinais de pneumonia grave.
- **Doença grave, dividida em:**
  - **Pneumonia grave:**
    - **Em adolescentes ou adultos**: febre ou suspeita de infecção respiratória, além de FR > 30 irpm, dificuldade respiratória grave ou $SaO_2 < 90\%$ no ar ambiente.
    - **Em crianças:** ao menos um dos seguintes sintomas: cianose central ou $SaO_2 < 90\%$; dificuldade respiratória grave (por exemplo, grunhidos, retrações intercostais ao respirar torácicas), incapacidade de se alimentar, letargia ou inconsciência ou convulsões.
  - **SDRA:**
    - Leve: 200 mmHg < $PaO_2 / FiO_2 \leq$ 300 mmHg (com PEEP ou CPAP $\geq$ 5 cmH_2O, 7 ou sem suporte ventilatório).
    - Moderada: 100 mmHg < $PaO_2 / FiO_2 \leq$ 200 mmHg com PEEP $\geq$ 5 cmH_2O, 7 ou sem suporte ventilatório).
    - Grave: $PaO_2 / FiO_2 \leq$ 100 mmHg com PEEP $\geq$ 5 cmH_2O.

A maioria dos pacientes com SDRA necessita de oxigênio suplementar, seja por meio de cateteres, máscaras, cateteres de alto fluxo e VNI. Entretanto, o preenchimento ou colapso dos espaços aéreos pode levar a hipoxemia refratária às medidas não invasivas, sendo a intubação orotraqueal um procedimento muitas vezes inevitável.

A IOT de pacientes com COVID-19 é extremamente desafiadora. São pacientes de difícil otimização pré-procedimento, alto índice de intercorrências e hipoxemia durante o procedimento e manejo ventilatório complexo. Além do risco elevado para o paciente, soma-se a isso o risco de infecção da equipe assistencial. O conhecimento técnico e a escolha da melhor estratégia para a abordagem de uma via aérea fisiologicamente difícil são cruciais para garantir melhor desfecho clínico.

HIPOXEMIA

A insuficiência respiratória por hipoxemia ou tipo I está relacionada a vários mecanismos, sendo o distúrbio ventilação/perfusão (V/Q), provavelmente, o mais importante. Ocorre quando não há ventilação de alvéolos pulmonares perfundidos adequadamente por sangue não oxigenado, ou quando ocorre efeito espaço morto, em que há ventilação de áreas não perfundidas. Diversas doenças podem ocasionar esse distúrbio, como pneumonia, tromboembolismo pulmonar (TEP), doença pulmonar obstrutiva crônica (DPOC), asma e SDRA.

Pacientes com SDRA podem apresentar hipoxemia grave pela instalação de distúrbio V/Q, devido à inflamação do parênquima pulmonar, espessamento dos septos alveolares e preenchimento dos septos por debris celulares. Em sua forma mais grave, o distúrbio V/Q, gerado por tais alterações, leva a um verdadeiro *shunt* intrapulmonar, ou seja, parte do sangue que retorna ao átrio esquerdo após passar pelos pulmões permanece não oxigenada.

Vale ressaltar que hipóxia e hipoxemia são conceitos diferentes; o primeiro diz a baixas taxas de O_2 tissular verificado pela saturação de oxigênio ($SatO_2$), valores normais acima de 94% ou em doenças pulmonares crônicas entre 88-92%. Já a hipoxemia se refere à baixa concentração de oxigênio no sangue arterial, representada pela parcial arterial de oxigênio (PaO_2) e valores normais acima de 75 mmHg.

De modo geral, a hipoxemia é definida quando o valor de PaO_2 está abaixo de 60 mmHg. Os achados clínicos precoces incluem taquipneia com progressivo desconforto respiratório e uso de musculatura acessória. Alterações neurológicas são esperadas com $PaO_2 < 45$ mmHg ($SatO_2 = 80\%$) e possível perda de consciência com 30 mmHg.

Na maioria dos casos, a hipoxemia pode ser revertida por aumento da PaO_2 por uso de O_2 suplementar. Em casos mais graves da SDRA, pode ocorrer hipoxemia refratária a medidas não invasivas. A gravidade da hipoxemia e o tempo de duração devem ser considerados. Para quantificar a hipoxemia, utiliza-se a relação PaO_2/FiO_2 (fração inspirada de oxigênio); valores normais entre 450 e 500, e entre 200 e 300 indicam cerca de 10-20% de áreas de *shunt* no parênquima pulmonar, e valores menores que 200, 20% de *shunt*.

O uso de corticosteroides foi estudado em pacientes com COVID-19. O estudo RECOVERY mostrou que o uso de dexametasona 6 mg/dia por 10 dias foi associado a diminuição relativa de 17% da mortalidade em 28 dias. O benefício foi demonstrado em pacientes em uso de oxigenoterapia (23,3% *versus* 26,2%) e foi particularmente alto em pacientes com uso de ventilação invasiva (29,3% *versus* 41,4%), com um número necessário para tratar de 8,5 pacientes para evitar uma morte. Não foi encontrado benefício em pacientes sem necessidade do uso de oxigenoterapia.

A posição autoprona em pacientes com COVID-19 pode trazer benefícios fisiológicos: melhora o recrutamento de alvéolos em áreas dependentes dos pulmões e pode melhorar a perfusão para áreas ventiladas, otimizando a relação ventilação-perfusão. Normalmente, a manobra de prona é usada em pacientes sob ventilação mecânica invasiva. No entanto, benefícios foram encontrados em pacientes em ventilação espontânea. Um estudo com 56 pacientes mostrou um aumento na relação PaO_2/FiO_2 de 180,5 mmHg para 285,5 mmHg com a estratégia. Em um estudo do Hospital das Clínicas da FMUSP, verificamos, em uma coorte retrospectiva de 166 adultos com COVID-19 suspeita ou confirmada que necessitavam de oxigênio suplementar, que a estratégia não se associou a redução de IOT, tempo de ventilação e outros desfechos, embora ocorresse melhora nos valores de oxigenação.

PARTICULARIDADES NO MANEJO DA VIA AÉREA EM PACIENTE COM COVID-19

A principal dificuldade ao realizar IOT em pacientes COVID-19 está na marcada hipoxemia e no tempo seguro de apneia muito restrito. É importante lembrar que, assim como os demais hipoxêmicos graves, os pacientes COVID-19 são considerados portadores de via aérea fisiologicamente difícil. Portanto, além de pré-oxigenação e pré-otimização exemplares, é necessário profissional com experiência no manejo de via aérea e tempo curto de laringoscopia. Materiais como videolaringoscópio e *bougie* são indicados.

Outra particularidade é a necessidade de precauções contra geração de aerossóis. A IOT teoricamente deveria ocorrer preferencialmente em sala com pressão negativa, equipe restrita somente ao número necessário para fazer o procedimento com segurança e lidar com possíveis intercorrências. Todos os membros da equipe devem utilizar equipamento de proteção individual (EPI) completo (luva, óculos, touca e avental de proteção).

Além disso, devem-se utilizar filtros HEPA conectados à bolsa-válvula-máscara (BVM) e capnógrafo de curva ao se descartar IOT esofágica, além de filtro HEPA conectado ao ventilador mecânico e minimizar as desconexões do circuito, o máximo possível.

MANEJO DA VIA AÉREA

Pré-oxigenação

A pré-oxigenação consiste em realizar a desnitrogenação, ou seja, a substituição do nitrogênio e demais gases pulmonares, por oxigênio. Isso normalmente é obtido mantendo o paciente em posição ortostática ou com discreta elevação da cabeceira (20° a 30°), em respiração espontânea suplementada por fonte de oxigênio a 100%. Tem como objetivo aumentar o tempo seguro de apneia, desde a paralisia até saturação de oxigênio de 90%.

A pré-oxigenação adequada de pacientes hipoxêmicos graves é, provavelmente, o ponto mais crítico para o sucesso da IOT. Trata-se de via aérea fisiologicamente difícil pela dificuldade em realizar a desnitrogenação, reduzindo o tempo de apneia. Para esses pacientes, é frequentemente necessário mais do que uma fonte de oxigênio a 100%. Também é preciso pressurizar a via aérea com pressão expiratória final (PEEP), na tentativa de diminuir o distúrbio V/Q. São dispositivos que podem auxiliar nessa fase:

- **BVM:** o dispositivo fornece oxigênio a 100% com ventilação ativa. Em pacientes em ventilação passiva, fornece mais de 90% se houver mistura mínima com ar ambiente. Para reduzir a mistura de ar, é preciso haver vedação perfeita da máscara ao rosto do paciente e garantir que o dispositivo tenha válvula unidirecional, que permita a saída de ar expirado sem a mistura de ar ambiente quando o paciente respira. Nessas condições, a pré-oxigenação com BVM, associada a uma válvula de PEEP, é capaz de fornecer oxigênio a 100% e PEEP, com fluxo de 15L/min, sendo considerada superior à pre-oxigenação com MNR.
- **VNI:** pacientes com doença pulmonar, como edema pulmonar, pneumonia grave e SDRA causada ou não por COVID-19, necessitam de pré-oxigenação com pressão positiva para a abertura de alvéolos perfundidos mas não ventilados e diminuição do distúrbio V/Q. Outro perfil de paciente em que a VNI deve ser usada

como método de pré-oxigenação são os obesos mórbidos e com obstrução ao fluxo expiratório como DPOC, que necessitam de elevadas pressões de via aérea para a eliminação completa do nitrogênio do interior dos alvéolos. A VNI pode ser usada apenas para fornecimento de pressão contínua de via aérea (CPAP) ou pressão em dois níveis, inspiratório e expiratório (BiPAP). De forma simplista, o BiPAP pode ser considerado um CPAP com pressão de suporte. Se a VNI for iniciada, uma máscara facial em vez de nasal ou oronasal é preferível para minimizar a dispersão de partículas. A máscara deve ter boa vedação. A utilização de circuito fechado com filtro no ramo expiratório em um ventilador mecânico pode diminuir a dispersão de aerossóis em comparação com os circuitos de ramo único em dispositivos portáteis. Sugere-se ainda começar com CPAP usando as pressões efetivas mais baixas. Diversos aparelhos podem realizar VNI; na indisponibilidade de aparelhos próprios, a maioria dos ventiladores invasivos possui função de VNI, semelhante ao modo pressão de suporte, porém com compensação de vazamentos, e realizado por interface não invasiva. Na maioria dos casos, inicia-se com PEEP 5 cmH_2O com progressão gradual, permitindo adaptação do paciente, até 10 cmH_2O. Não se costuma ultrapassar esse valor, pois as medidas de PEEP intrínseca em modos não invasivos não são confiáveis e deve-se permanecer abaixo do limite de segurança. A pressão inspiratória deve ser de no mínimo 5 cmH_2O maior do que a PEEP, e costuma-se manter um IPAP entre 10 e 20 cmH_2O. As principais complicações associadas à VNI são relacionadas à pressurização da via aérea, como barotrauma e pneumotórax, porém tais complicações ocorrem em muito menor número que em pacientes submetidos à ventilação invasiva. Outras complicações comuns são relacionadas a lesões de pressão pelo uso inadequado ou prolongado das interfaces, o que não ocorre no uso da VNI somente pelo curto período da oxigenação. Alguns pacientes não são candidatos a esse método, como indicação de intubação imediata (parada cardiorrespiratória, instabilidade hemodinâmica grave, desconforto respiratório grave com risco de parada respiratória); pacientes com obstrução de via aérea; vítimas de trauma de face, por impossibilitar acoplamento da interface e possiblidade de obstrução de via aérea; incapacidade de manter proteção de via aérea; disfunção orgânica ameaçadora à vida (HDA maciça, encefalopatia grave, choque); e mais de uma contraindicação relativa. Neste capítulo, discorremos sobre o uso de VNI como método de pré-oxigenação – importante ressaltar que há diferença nas indicações e contraindicações de uso de VNI para tratamento de outras patologias, como DPOC, edema pulmonar e pneumonia em imusossuprimidos. Apesar de a VNI constituir uma ótima alternativa terapêutica, se bem indicada não deve ser usada para retardar uma IOT que possua indicação clara. Caso o paciente não apresente clara melhora de parâmetros clínicos e gasométricos em avaliações seriadas (a cada 30 minutos, 1 hora ou 2 horas, dependendo da gravidade do caso), deve-se declarar falha de VNI e indicar IOT.

- **Oxigenação apneica:** é mais uma forma de aumentar o tempo seguro de apneia durante uma IOT. A técnica consiste em colocar um cateter nasal comum abaixo da MNR, BVM ou VNI, durante a pré-oxigenação, manter ligado a 5 L/min, pois o paciente normalmente não tolera fluxos maiores. Em caso de paciente comatoso ou imediatamente após sedação, aumentar o fluxo para 15 L/min ou mais, manter posicionamento adequado da via aérea como manobras como *jaw thrust* para desobstruir a via aérea e proceder à laringoscopia. A oxigenação apneica reduz a taxa de hipóxia durante o procedimento de IOT, devido ao efeito chamado fluxo de massa ventilatório. O oxigênio difunde do ar do interior do alvéolo para o sangue, em velocidade superior à que o gás carbônico sai do sangue para o alvéolo, gerando um gradiente de pressão, que faz que o oxigênio seja transportado da nasofaringe até os alvéolos pulmonares. Quando se aumenta o aporte de O_2, por exemplo, por um cateter nasal a 15L/min, durante o período de apneia, o efeito de fluxo de massa aventilatório é potencializado, aumentando o tempo seguro de apneia.

- **Cateter nasal de alto fluxo (CNAF):** pode oferecer oxigênio a 100% a uma taxa de 60 L/min no adulto. Devido ao alto fluxo, é possível que, em condições ideias, com mínimo vazamento e sem respiração bucal pelo paciente, seja gerada pequena pressurização de via aérea. Como é considerado um procedimento gerador de aerossol, alguns autores sugerem que todos os pacientes em CNAF devem usar uma máscara cirúrgica sobre a cânula. Os dados para apoiar essa conduta são pouco robustos; desse modo, o CNAF é uma excelente alternativa para o tratamento de hipoxemia grave. Como método de pré-oxigenação, provavelmente é superior a métodos como a MNR, pois oxigena a 100%, mantém alguma mínima pressurização de via aérea, pode ser mantido após a paralisia para oxigenação apneica e não necessita de um membro da equipe segurando o aparato no rosto do paciente como no caso da BVM. Porém, faltam evidências científicas a todas essas considerações e não há indicação formal, portanto, ao uso de CNAF para pré-oxigenação – sua indicação acaba sendo atrelada à experiência de médicos especialistas.

SEQUÊNCIA PROLONGADA DE INTUBAÇÃO

O paciente com hipoxemia grave pode apresentar disfunção neurológica que se manifesta como letargia ou agitação, e nem sempre é colaborativo o suficiente para uma técnica de pré-oxigenação com pressão positiva. Mesmo os pacientes que ainda se mantêm colaborativos e se dispõem à realização dessa técnica comumente não toleram por tempo suficiente o uso da VNI. A sensação de claustrofobia causada pela interface fixada ao rosto, somada ao desconforto respiratório e necessidade de adaptação à sensação de respirar contra uma pressão positiva expiratória, gera desconforto, agitação e falha do método.

A sequência prolongada de intubação é uma opção viável para pacientes que não toleram a VNI para a pré-oxigenação. Consiste em realizar sedação para procedimento para realização de VNI. Comumente utiliza-se cetamina como droga de escolha, pela sua propriedade de não inibir por completo o *drive* respiratório do paciente, mesmo em doses dissociativas, e permitir ventilação passiva. Detalhes desse método de intubação estão descritos no Capítulo "Sequência Prolongada de Intubação".

Oxigenação de resgate

Quando ocorrem falha ou prolongamento da IOT e queda da saturação, deve-se realizar a ventilação de resgate por meio da ventilação com BVM, de preferência com manuseio da máscara com as duas mãos, oferecendo melhor vedação ou uso de dispositivo extraglótico.

Pós-intubação

Ao confirmar o posicionamento e a fixação do tubo, deve-se iniciar a ventilação mecânica. É importante ressaltar que o manejo da pós-intubação é tão crítico quanto o momento da IOT. A hipotensão é comum nesses casos devido aos efeitos hemodinâmicos das drogas de indução associados ao aumento da pressão intratorácica pela ventilação mecânica, causando diminuição do retorno venoso. Se persistente, devem ser descartadas outras causas de instabilidade, como pneumotórax hipertensivo.

Recomenda-se o uso de modos controlados (PCV e CVC) nas primeiras 48-72 horas e ventilação protetora: volume-corrente (4-6 mL/kg de peso corporal predito), pressão de platô abaixo de 30 cmH_2O, evitar *drive pressure* acima de 15, FR inicialmente de 20 irpm, podendo ser considerados valores mais altos, mas atentar para auto-PEEP, FIO_2 100% e relação I:E $\geq$ 1:2. Considerar, também, manobras de recrutamento alveolar. Normalmente é necessário valor de PEEP mais alto; pode-se titular PEEP por meio de "*PEEP table*" ou investigar que pressão gera maior complacência pulmonar, por meio da titulação decremental. Além de tudo isso, coletar gasometria precocemente e tolerar hipercapnia até valor de pH de 7,2.

Comumente os pacientes com insuficiência respiratória decorrente de SDRA por COVID-19 necessitam de estratégias avançadas de ventilação – como necessidade de bloqueio neuromuscular e ventilação prona, para controle de assincronias, manutenção de ventilação protetora e manejo da hipoxemia grave.

DICAS PRÁTICAS

- Lembre-se de que para toda IOT é necessário traçar planos e realizar comunicação com a equipe em alça fechada. O paciente hipoxêmico grave é uma via aérea fisiológica difícil.
- O *bougie* ou o fio-guia devem ser utilizados como estratégias para diminuir a falha da IOT, especialmente em via aérea difícil anatômica ou fisiológica. O estudo *BOUGIE Trial*, publicado no JAMA em 2021, não teve diferença significativa quanto ao sucesso da IOT na primeira tentativa. Assim como não houve diferença no desfecho secundário (hipoxemia grave). Na prática, saiba usar as duas ferramentas.
- Pacientes hipoxemicos têm queda mais rápida da saturação. A oxigenação apneica e a pré-oxigenação com pressão positiva são técnicas valiosas para esses casos.
- A diluição da cetamina favorece a administração de maneira mais lenta. Uma ampola de cetamina tem 100 mg (50 mg/mL, 2 mL) e pode ser diluída em 18 mL de soro fisiológico 0,9% ou em 8 mL de soro fisiológico 0,9%, o que corresponde, respectivamente, a 5 ou 10 mg/mL.
- Esteja preparado para a possibilidade de intervenção imediata, caso haja intercorrência durante uma sequência prolongada de IOT.

LITERATURA RECOMENDADA

1. Driver B, Semler MW, Self WH, Ginde AA, Gandotra S, Trent SA, et al. Bougie or stylet in patients Under-Going Intubation Emergently (BOUGIE): protocol and statistical analysis plan for a randomised clinical trial. JAMA. 2021;326(24):2488-97.
2. Foley LJ, Urdaneta F, Berkow L, Aziz MF, Baker PA, Jagannathan N, et al. Difficult Airway Management in Adult Coronavirus Disease 2019 Patients: Statement by the Society of Airway Management. Anesth Analg. 2021;133(4):876-90.
3. Padrão EH, Valente FS, Besen BAMP, Rahhal H, Mesquita PS, Alencar JCG, et al. Awake prone positioning in COVID-19 hipoxemic respiratory failure: Exploratory findings in a single center retrospective cohort study. Acad Emerg Med. 2020;27(12):1249-59.
4. Reardon RF, Driver BE, Carleton SC. Princípios da oxigenação preparatória. In: Brown CA, Salkers JC, Mick NW. Manual de Walls para o Manejo da Via Aérea na Emergência. Porto Alegre: Artmed; 2019.
5. Shrestha GS, Shrestha N, Lamsal R, Pradhan S, Shrestha A, Canelli R, et al. Emergency Intubation in Covid-19. N Engl J Med. 2021;384(7):e20.
6. Vourc'h M, Asfar P, Volteau C, Bachoumas K, Clavieras N, Egreteau P-Y, et al. High-flow nasal cannula oxygen during endotracheal intubation in hypoxemic patients: a randomized controlled clinical trial. Intensive Care Med. 2015;41(9):1538-48.
7. Walls RM, Brown CA. Sequência rápida de intubação. In: Brown CA, Salkers JC, Mick NW. Manual de Walls para o Manejo da Via Aérea na Emergência. Porto Alegre: Artmed, 2019.
8. Wong DJN, El-Boghdadly K, Owen R, Johnstone C, Neuman MD, Andruszkiewicz P, et al. Emergency Airway Management in Patients with COVID-19: A Prospective International Multicenter Cohort Study. Anesthesiology. 2021;135(2):292-303.

CAPÍTULO 33

Via aérea nas emergências hipertensivas

Victor Van Vaisberg
Julio Flavio Meirelles Marchini
Júlio César Garcia de Alencar

PONTOS IMPORTANTES

- As emergências hipertensivas são um conjunto de condições marcadas pela elevação da pressão arterial associada à desregulação da homeostase e lesão de órgão-alvo.
- O manejo hemodinâmico do paciente em emergência hipertensiva que terá via aérea abordada pode ser desafiador, já que existe uma resposta simpática associada à laringoscopia.
- Um conjunto de estratégias, envolvendo quem, como e quais drogas serão utilizadas na intubação orotraqueal associa-se a maior estabilidade hemodinâmica no pós-procedimento.
- O etomidato é o indutor mais cardioestável, apesar de muitos estudos clínicos não evidenciarem hipertensão com o uso de cetamina.
- Fentanila em doses baixas pode ser utilizado como medida para otimização clínica e simpatólise em pacientes selecionados.
- Deve-se priorizar o intubador mais experiente e dispositivos menos traumáticos, como o videolaringoscópio.

CASO CLÍNICO

Paciente masculino de 32 anos é trazido pelo serviço de atendimento pré-hospitalar para uma unidade de pronto atendimento. Amigos da vítima acionaram o serviço relatando que ela se queixava de falta de ar. O serviço básico de atendimento identificou a vítima deitada no sofá do domicílio, falando e reclamando de intensa dispneia. Parâmetros vitais na cena: GCS = 15, FR = 34irpm, FC = 126 bpm, SpO_2 = 82% e PA = 194 × 96 mmHg. Foi instalado oxigênio suplementar por máscara não reinalante e foi realizado transporte do paciente.

Já no departamento de emergência, a avaliação inicial do paciente grave é a seguinte:

- A: via aérea pérvia, falando adequadamente.
- B: murmúrios vesiculares presentes, com crepitações finas até o ápice pulmonar, presença de desconforto respiratório moderado e FR = 34irpm com SpO_2 = 91% em MNR 15 L/min.
- C: bulhas rítmicas normofonéticas sem sopros, boa perfusão periférica e PA MSD = MSE = 210 × 104 mmHg.
- D: GCS = 15, agitado, logorreico, pupilas midriáticas bilateralmente e sem déficits focais.
- E: abdome inocente, sem lesões de pele, membros inferiores sem edemas ou sinais de trombose venosa profunda.

Considerando o desconforto respiratório a despeito da suplementação de oxigênio, é solicitada a instalação de ventilação mecânica não invasiva e a coleta de exames laboratoriais. Também são realizados eletrocardiograma de 12 derivações e radiografia de tórax. Enquanto isso, a anamnese é colhida com os acompanhantes, e descobre-se que o paciente é previamente hígido, etilista social e usuário de cocaína. Considerando claros sinais de intoxicação simpatomimética – paciente taquicárdico, hipertenso, midriático e logorreico –, a principal hipótese diagnóstica passa a ser edema agudo de pulmão hipertensivo no contexto de intoxicação.

O paciente evolui em franca piora. Foi acoplado na ventilação não invasiva, porém apresentou rebaixamento do nível de consciência, está mais hipoxêmico (SpO_2 = 84%) e apresenta saída de secreção rósea pela cavidade oral. Além disso, a pressão está em 230 × 120 mmHg. Opta-se por intubação orotraqueal.

INTRODUÇÃO

Um cenário como o descrito anteriormente deve remeter o médico intubador a uma série de dificuldades, e a compreensão dos fenômenos fisiopatológicos pode levar a um cenário que logre maior êxito na execução do procedimento e estabilidade clínica no período que sucede a ele. Como descrito no Capítulo "Via aérea fisiologicamente difícil", deste livro, existe uma série de situações clínicas que requerem devida otimização clínica.

Apesar de menos dados estarem disponíveis quanto ao impacto da hipertensão na intubação orotraqueal em comparação à hipotensão, essa condição também é danosa. Em um estudo observacional multicêntrico japonês, hipertensão no pós-intubação se associou a maior mortalidade. É importante lembrar que a elevação da pressão arterial é transmitida aos demais órgãos e pode gerar disfunção. Da mesma forma, variações abruptas podem causar perturbações à homeostase.

Outro contexto clínico frequentemente discutido junto às emergências hipertensivas são os cenários de hipertensão intracraniana. É de particular interesse a associação entre pressão arterial média (PAM), pressão intracraniana (PIC) e pressão de perfusão cerebral (PPC), expressa através da seguinte equação:

$$PPC = PAM - PIC$$

Esses pacientes devem ser intensivamente monitorizados quanto à pressão arterial. Variações de PAM podem levar à diminuição da PIC. Assim, o mesmo cuidado dedicado às emergências hipertensivas deve ser direcionado às situações clínicas em que há aumento de PIC, como TCE e lesões expansivas do sistema nervoso central.

DEFINIÇÃO

Emergência hipertensiva é definida como condição em que há elevação acentuada da pressão arterial associada a lesão aguda de órgão-alvo ou piora das lesões crônicas. Tipicamente a pressão arterial sistólica (PAS) está acima de 180 mmHg, e a pressão arterial diastólica (PAD), acima de 120 mmHg. Do ponto de vista fisiopatológico, o aumento abrupto da pressão arterial leva a uma cascata de mecanismos inflamatórios e hormonais. Ocorrem vasoconstrição com aumento da permeabilidade vascular e ativação da cascata de coagulação e do sistema renina-angiotensina-aldosterona. Em última instância, acontecem natriurese, hipovolemia e microtromboses, levando à retroalimentação positiva e piora do quadro hipertensivo.

É importante diferenciar, e não estabelecer como sinônimos, hipertensão acelerada maligna de emergência hipertensiva. No primeiro caso, trata-se de pacientes que apresentam quadro hipertensivo cujo prognóstico é extremamente desfavorável. Frequentemente existe associação a causas de hipertensão secundária. Nesses casos, pacientes podem se apresentar ao departamento de emergência com múltiplas disfunções orgânicas pelo quadro crônico descompensado que pode se agudizar. Porém, diversas situações agudas podem ser sincrônicas a uma emergência hipertensiva. Por exemplo:

- edema agudo de pulmão;
- acidente vascular isquêmico;
- acidente vascular hemorrágico;
- hemorragia subaracnóidea;
- dissecção aguda de aorta;
- crise adrenérgica: feocromocitoma, intoxicação simpatomimética ou parada de anti-hipertensivos;
- eclâmpsia ou pré-eclâmpsia.

Nesses casos, a doença por si só pode levar a um quadro de desregulação da homeostase da pressão arterial, levando à hipertensão. Paralelamente, muitas dessas condições podem não cursar com aumento da pressão arterial e se apresentar com níveis pressóricos abaixo dos que definem emergência hipertensiva. De todo modo, ao se discutir o manejo da via aérea, são condições de interesse, pelo risco de evoluírem com necessidade de via aérea definitiva, bem como pelas peculiaridades do manejo hemodinâmico. Mais detalhes serão discutidos a seguir.

OS 7 PS

A sequência rápida de intubação (SRI), amplamente debatida neste livro, é considerada a estratégia mais adequada para ser empregada em pacientes diagnosticados com emergências hipertensivas e que necessitem de via aérea definitiva na opinião de especialistas. Para fins didáticos, essa estratégia é dividida em sete partes, que para efeito mnemônico chamaremos de 7 Ps. A seguir, discutiremos os 7 Ps frente às particularidades de uma via aérea no contexto de uma emergência hipertensiva.

Preparação

A preparação para intubar o paciente em emergência hipertensiva deve envolver dois conceitos principais:

- o conjunto de ações deve causar menor variação possível na pressão arterial;
- existe uma resposta reflexa simpática inerente à laringoscopia.

Assim, o conjunto de nossas ações deve, na medida do possível, mitigar essa resposta.

O estresse associado à introdução do laringoscópio, tração e passagem do tubo endotraqueal leva a uma resposta simpática, com descarga de catecolaminas, taquicardia e hipertensão. Quanto mais vigorosas forem e mais tentativas ocorrerão, maior será essa descarga. Assim, para diminuir essa resposta, pode-se:

- escolher operadores mais experientes, com maior sucesso na primeira tentativa;
- escolher materiais que levem o operador a realizar menos força, como videolaringoscópio;
- escolher drogas que diminuam o tônus simpático. Esses medicamentos serão discutidos nos itens “Otimização pré-intubação” e “Paralisia com indução”.

Deve-se programar o monitor para medir a pressão arterial periodicamente, no mínimo a cada 5 minutos, podendo-se medir mais frequentemente em alguns casos. Pacientes selecionados, sobretudo aqueles em uso de agentes hipotensores intravenosos, podem se beneficiar de monitorização da pressão arterial invasiva.

Pré-oxigenação

A pré-oxigenação nas emergências hipertensivas não exibe particularidades adicionais em relação aos demais cenários de manejo da via aérea de emergência. O principal objetivo dessa etapa é aumentar a reserva de oxigênio, aumentando o nosso tempo de apneia segura. Contudo, cabe a ressalva de que, conforme expresso em "Preparação", a laringoscopia nas emergências hipertensivas deve ser rápida e eficiente, de modo a diminuir a resposta simpática reflexa.

Considerando-se tratar de um grupo heterogêneo de condições, a escolha da melhor estratégia de pré-oxigenação varia conforme a patologia de base e experiência do médico assistente. A pré-oxigenação é bem discutida em capítulo dedicado para tal deste livro.

A título de exemplificação: o caso clínico deste capítulo – um paciente em edema agudo de pulmão hipertensivo – pode se beneficiar de pré-oxigenação por meio de ventilação não invasiva (VNI). Além de ofertar a FiO_2 adequada para denitrogenação e promover retorno do fluido no sentido alveolocapilar, a pressão inspiratória aumenta a pressão intratorácica, reduzindo o retorno venoso. A redução da pré-carga em paciente hipervolêmico otimiza sua hemodinâmica. O aumento da pressão intratorácica também é transmitido ao ventrículo esquerdo, mas não para a aorta, que se estende além do tórax e, portanto, diminui a pós-carga. Nesse caso, a VNI oferta oxigênio para pré-oxigenação e é tratamento para condição de base. Um outro caso, por exemplo, um acidente vascular isquêmico manifestando-se hipertenso, com PA = 220 × 140 mmHg, a ser intubado por rebaixamento do nível de consciência, não se beneficiaria de VNI para pré-oxigenação. A VNI não teria efeito terapêutico pela pressão fornecida, e o rebaixamento é, em geral, uma contraindicação ao dispositivo. Emergências hipertensivas são um grupo heterogêneo de doenças, e sua pré-oxigenação deve ser vista caso a caso.

Otimização pré-intubação

Muito se discute sobre o emprego de certas drogas com o intuito de otimizar o paciente antes da intubação orotraqueal, de modo a promover menor variabilidade de pressão arterial no paciente hipertenso. É importante notar que a quantidade de evidências nesse assunto é escassa, e a qualidade de evidências científicas deste tópico não é essencialmente baseada em estudos randomizados controlados. Assim, as recomendações discutidas neste tópico devem ser vistas como etapas adicionais, mas não essenciais do manejo da via aérea.

A droga mais aceita para otimização nesse contexto clínico é fentanila. Estudos com o betabloqueador esmolol apontam algum benefício. Outras drogas, antes usadas com essa finalidade, como lidocaína, não o são mais por poucas evidências.

É preconizada a administração de 3 μg/kg de fentanila em um intervalo de 60-90 segundos nos 3 minutos que antecedem a intubação orotraqueal. O racional é que esse opioide de ação ultrarrápida promoveria simpatólise, levando a menor liberação de catecolaminas e, portanto, menos taquicardia e menos hipertensão. O uso de fentanila é contraindicado a pacientes hipotensos, desidratados ou que estejam compensados às custas de sua resposta adrenérgica. O início de ação de fentanila é prolongado; uma sugestão é fazê-lo antes da fase da preparação, de forma que, quando tudo estiver pronto, o fentanila já terá tido efeito.

É importante notar que o uso aqui descrito é distinto daquele visto frequentemente em cenários de emergência no Brasil, em que o fentanila é usado como medicação indutora e administrado concomitantemente aos demais fármacos da SRI. Não existem evidências que apoiem o uso de fentanila como indutor na SRI no departamento de emergência.

Como agente simpatolítico, doses maiores dessa medicação, como 5 µg/kg, podem promover depressão respiratória precoce ao momento da laringoscopia. Outros opioides de ação ultrarrápida, como alfentanila e remifentanila, podem ser opções terapêuticas como agentes simpatolíticas para SRI. Contudo, existem menos evidências a respeito, e sua disponibilidade no departamento de emergência é bastante limitada.

O uso de betabloqueadores, como o esmolol, tem por objetivo diminuir o tônus simpático que sucede a liberação de catecolaminas como resposta simpática reflexa à laringoscopia. Alguns estudos randomizados controlados pequenos avaliariam a hemodinâmica de pacientes pós-intubação, sobretudo em contexto cirúrgico. Um potencial benefício é a não elevação da PIC, como discutido anteriormente. Contudo, hipotensão frequente decorrente da infusão de esmolol faz que essa medicação não seja rotineiramente usada no departamento de emergência com o intuito de simpatólise na otimização da intubação orotraqueal.

Posicionamento

Assim como a pré-oxigenação, não há particularidades no posicionamento do paciente em emergência hipertensiva a ser intubado no departamento de emergência. O posicionamento visa aumentar a assertividade do procedimento, aumentando o índice de passagem do tubo endotraqueal em primeira tentativa. Estudos observacionais apontam que menos tentativas se associam a menos hipertensão no pós-procedimento.

Paralisia com indução

A escolha dos agentes farmacológicos para SRI no paciente em emergência hipertensiva ou hipertensão intracraniana deve levar em conta principalmente os efeitos hemodinâmicos desses fármacos. É sabido que, entre as quatro principais drogas utilizadas no departamento de emergência – midazolam, propofol, cetamina e etomidato –, a mais hemodinamicamente estável é o etomidato, que promove menor variabilidade de frequência cardíaca, pressão arterial, débito cardíaco e também da PIC. Discussões quanto a riscos desse fármaco encontram-se no extremo oposto do tópico de interesse deste capítulo: o paciente hipotenso, sobretudo em sepse, e não serão discutidas aqui.

Considerando o interesse em manter a maior estabilidade possível, drogas como propofol e midazolam associam-se a depressão cardíaca e hipotensão, além de potenciais efeitos indesejados que são discutidos no Capítulo. Assim, não são opções interessantes em pacientes em emergência hipertensiva.

A maior controvérsia envolve o uso da cetamina em hipertensos. Existe plausibilidade biológica para considerá-la uma droga simpatomimética: associa-se à liberação de catecolaminas nos pacientes não já depletados pela patologia de base, levando a taquicardia e hipertensão. Supostamente, também levaria ao aumento da PIC, sendo desfavorável nos pacientes que apresentam lesão encefálica. Contudo, múltiplos estudos randomizados controlados e estudos observacionais já apontaram perfil hemodinâmico similar entre cetamina e etomidato, com quedas similares de pressão arterial. Um estudo randomizado controlado associou doses baixas de fentanila à indução anestésica com cetamina no departamento de emergência, e não foi observada variação de pressão arterial dentro de um intervalo preestabelecido. Quanto aos pacientes com hipertensão intracraniana, uma revisão sistemática apontou manutenção da PPC sem efeito em desfechos neurológicos apesar de efeitos controversos na PIC no uso da cetamina. Hoje, o entendimento prévio que havia de contraindicação relativa à droga para pacientes em emergência hipertensiva ou hipertensão intracraniana já é entendido de outra maneira.

Quanto ao bloqueio neuromuscular, não há recomendações específicas para esse grupo de pacientes. No passado, recomendações favoreciam o uso de succinilcolina em relação a outros bloqueadores em caso de hipertensão intracraniana. Contudo, o surgimento de novas evidências que favorecem o rocurônio como bloqueador neuromuscular de maneira geral favorecem seu uso em emergências hipertensivas e hipertensão intracraniana também.

Passagem do tubo

Como dito anteriormente, é importante que a laringoscopia e a passagem de tubo ocorram o mais brevemente possível e se valham de estratégias que desencadeiem menor resposta simpática. O uso de videolaringoscópio em estudos observacionais foi associado a menor resposta cardiovascular em pacientes intubados.

Pós-intubação

O uso de agentes sedativos deve estar preparado antes da intubação e ser iniciado assim que o procedimento se encerrar, sobretudo se bloqueadores neuromusculares de ação prolongada forem utilizados. Devem-se acompanhar algumas medidas de pressão antes de reprogramar o intervalo de medições de pressão arterial para mais distante. Estresse, ansiedade, desconforto e dor podem potencializar a resposta adrenérgica, que por sua vez pode levar a mais hipertensão. Estratégias ventilatórias devem ser adotadas conforme a patologia de base, o que inclui medidas para hipertensão intracraniana, como hipercapnia permissiva.

DICAS PRÁTICAS

É importante reconhecer que se trata de um quadro grave, com altas chances de evento adverso periprocedimento. Contudo, com base no exposto neste capítulo, nossas dicas práticas são:

- Prepare-se bem! É importante ter um time treinado, capaz de manter a calma. Prepare dispositivos com o intuito de realizar o procedimento o mais rápido possível.
- A otimização da VNI pode levar a um procedimento mais seguro e com maior tempo de apneia.
- Escolha drogas de indução cardioestáveis, como etomidato e cetamina. O bloqueio neuromuscular adequado aumenta as chances de passagem de tubo na primeira tentativa.

LITERATURA RECOMENDADA

1. Adachi YU, Satomoto M, Higuchi H, Watanabe K. Fentanyl attenuates the hemodynamic response to endotracheal intubation more than the response to laryngoscopy. Anesth Analg. 2002;95(1):233-7.
2. Adebayo O, Rogers RL. Hypertensive Emergencies in the Emergency Department. Emerg Med Clin North Am. 2015;33(3):539-51.
3. April MD, Arana A, Schauer SG, Davis WT, Oliver JJ, Fantegrossi A, et al. Ketamine Versus Etomidate and Peri-intubation Hypotension: A National Emergency Airway Registry Study. Acad Emerg Med. 2020;27(11):1106-15.
4. Aronow WS. Treatment of hypertensive emergencies. Ann Transl Med. 2017;5(Suppl 1):S5.
5. Bakhsh A, Alnashri M, Alawami F, Aseel R, Almaghthaw M, Alrahaili G, et al. Changes in hemodynamic parameters with the use of etomidate versus ketamine induction in the emergency department. Signa Vitae 2021. 17(2);85-92.
6. Brown CA, Sakles JC, Mick NW. Manual de Walls para o Manejo da Via Aérea na Emergência. 5. ed. Artmed; 2019.
7. Chung KS, Sinatra RS, Halevy JD, Paige D, Silverman DG. A comparison of fentanyl, esmolol, and their combination for blunting the haemodynamic responses during rapid-sequence induction. Can J Anaesth. 1992;39(8):774-9.
8. Clancy M, Halford S, Walls R, Murphy M. In patients with head injuries who undergo rapid sequence intubation using succinylcholine, does pretreatment with a competitive neuromuscular blocking agent improve outcome? A literature review. Emerg Med J. 2001;18(5):373-5.
9. del Río Vellosillo M, Gallego García J, Soliveres Ripoll J, Abengochea Cotaina A, Barberá Alacreu M. [Bolus administration of fentanyl vs continuous perfusion of remifentanil for control of hemodynamic response to laryngoscopy and orotracheal intubation: a randomized double-blind trial]. Rev Esp Anestesiol Reanim. 2009;56(5):287-91.
10. Ferguson I, Buttfield A, Burns B, Reid C, Shepherd S, Milligan J, et al. Fentanyl versus placebo with ketamine and rocuronium for patients undergoing rapid sequence intubation in the emergency department: The FAKT study-A randomized clinical trial. Acad Emerg Med. 2022;29(6):719-28.
11. Hussain AM, Sultan ST. Efficacy of fentanyl and esmolol in the prevention of haemodynamic response to laryngoscopy and endotracheal intubation. J Coll Physicians Surg Pak. 2005;15(8):454-7.6. Inoue A, Okamoto H, Hifumi T, Goto T, Hagiwara Y, Watase H, et al. The incidence of post-intubation hypertension and association with repeated intubation attempts in the emergency department. PLoS One. 2019;14(2):e0212170.
12. Velasco IT, Brandão Neto RA, Souza HP, Marino LO, Marchini JFM, Alencar JCG. Medicina de Emergência – Abordagem Prática. 16. ed. Barueri: Manole; 2022.

CAPÍTULO 34

Choque circulatório

Júlio César Leite Fortes
Sarah Maciel Silva

> **PONTOS IMPORTANTES**
>
> - O comprometimento hemodinâmico peri-intubação está associado a internações prolongadas, maior tempo na ventilação mecânica e menor taxa de sobrevida.
> - A otimização pré-intubação, uma das sete etapas a serem cumpridas na sequência rápida de intubação, é essencial para reduzir a ocorrência de efeitos adversos graves relacionados ao procedimento.
> - A cetamina e o etomidato têm sido recomendados como agentes de indução de escolha para a intubação de pacientes críticos devido ao seu efeito hemodinâmico mais favorável.
> - O sucesso da intubação de primeira passagem foi significativamente associado à redução de eventos adversos graves peri-intubação.

CASO CLÍNICO

Paciente do sexo masculino, 44 anos, obeso, admitido por dispneia e dessaturação, com relato de tosse e febre há 3 dias. Após a primeira avaliação, foi iniciado o protocolo de tratamento de sepse com antibioticoterapia para foco pulmonar e expansão volêmica.

A despeito das medidas iniciais, o paciente evoluiu com piora do padrão respiratório, apresentando sinais de falência sob máscara facial não reinalante a 10 L/minuto, sendo indicada a intubação orotraqueal (IOT). Além disso, observou-se que apresentava tempo de enchimento capilar prolongado, extremidades frias, pressão arterial de 100 x 65 mmHg e frequência cardíaca de 105 bpm. À ultrassonografia à beira-leito, apresentava linhas B em bases e ventrículo esquerdo hiperdinâmico.

INTRODUÇÃO

A intubação orotraqueal (IOT) é um procedimento de alto risco e rotineiramente realizado em pacientes críticos no Departamento de Emergência. Ainda que grande parte das discussões e dos estudos trate das dificuldades anatômicas da via aérea e da técnica de laringoscopia, a passagem do tubo endotraqueal pelas cordas vocais representa apenas uma etapa da sequência rápida de intubação.

Sabe-se que até 28% dos pacientes críticos submetidos à intubação traqueal podem apresentar complicações com risco de vida, como hipoxemia grave ou instabilidade hemodinâmica, e até 2,7% dos procedimentos evoluem com parada cardiorrespiratória. A hipotensão e o choque pré-intubação são preditores isolados de complicações graves no período peri-intubação. Dessa forma, a otimização fisiológica é essencial para reduzir a ocorrência de efeitos adversos graves relacionados ao procedimento.

DEFINIÇÃO

O choque é uma condição aguda e ameaçadora à vida caracterizada por hipóxia celular, tecidual e orgânica resultantes da incapacidade do sistema circulatório de fornecer oxigênio suficiente para suprir a demanda celular.

O diagnóstico clínico e sindrômico do choque é feito na presença de achados como taquicardia, hipotensão, alteração do estado mental, tempo de enchimento capilar prolongado, pele mosqueada ou cianose, taquipneia, hipotermia, redução do débito urinário, entre outros. Deve-se estar atento ao diagnóstico de choque mesmo na ausência de hipotensão, como ocorre em pacientes vasoconstritos, e na ausência de taquicardia, como ocorre em pacientes idosos, cardiopatas ou usuários de betabloqueador.

Diversas alterações laboratoriais podem ser observadas no contexto de choque, entre elas a acidose metabólica, a hiperlactatemia e, mais tardiamente, a piora dos marcadores de disfunção orgânica.

Uma ferramenta útil na triagem diagnóstica e prognóstica do choque é o índice de choque (do inglês, *shock index*), definido como a razão entre frequência cardíaca e pressão arterial sistólica. Um resultado maior que 0,8 tem sido associado à hipotensão pós-intubação, e valores acima de 1,3 foram associados a maior mortalidade.

O diagnóstico etiológico do choque possibilita o tratamento definitivo da condição e deve ser realizado rapidamente. Choques hipovolêmico/hemorrágico, cardiogênico, distributivo, obstrutivo ou neurogênico requerem medidas específicas e podem ser identificados com base na história clínica, no exame físico, nos exames laboratoriais e de imagem, incluindo a ultrassonografia à beira-leito.

Diante da indicação de via aérea definitiva para um paciente em choque circulatório, a otimização hemodinâmica e o tratamento específico (por exemplo, transfusão de hemocomponentes no choque hemorrágico) devem, sempre que possível, ser abordados durante a otimização pré-intubação da sequência rápida de intubação, a fim de reduzir a ocorrência de eventos adversos graves relacionados ao procedimento.

OS 7 Ps

Preparação

Uma vez definidas a necessidade de IOT e a sequência rápida como método de escolha, devem ser determinados os preditores anatômicos e fisiológicos de dificuldade no procedimento. O planejamento para o procedimento deve ser bem estabelecido e verbalizado, enumerando as ações a serem tomadas durante o plano inicial para a intubação, além dos planos de resgate caso não se obtenha sucesso na primeira tentativa de laringoscopia e caso haja dessaturação, incapacidade de oxigenação, de ventilação ou deterioração clínica, como piora do choque.

Todo o material a ser utilizado no procedimento, incluindo aqueles para o plano inicial e para os planos de resgate, deve estar adequadamente testado e a curto alcance do leito de ressuscitação. As drogas a serem utilizadas, incluindo as soluções para sedação pós-intubação, devem ser preparadas antes do início do procedimento.

O paciente deve estar adequadamente monitorizado, e, caso a pressão arterial seja medida de forma não invasiva, sua aferição deve ser frequente (a cada 3 ou 5 minutos). Além disso, sempre que possível, o paciente deve dispor de dois acessos venosos adequados para infusões rápidas de fluidos e também das drogas, incluindo vasopressores. Acessos periféricos podem ser usados com segurança para infundir drogas vasoativas em concentrações moderadas e períodos curtos, dispensando a instalação de cateteres venosos centrais antes da intubação.

Pré-oxigenação

A pré-oxigenação adequada é uma etapa crítica durante a intubação de pacientes em choque circulatório, uma vez que se espera uma queda rápida na saturação devido à alta taxa de extração de oxigênio, à redução do débito cardíaco e também ao *shunt* intrapulmonar fisiológico presente em pacientes com algum grau de congestão pulmonar (insuficiência cardíaca, síndrome do desconforto respiratório agudo [SDRA]), atelectasias e pneumonias.

Deve-se fornecer uma FiO_2 o mais próxima possível de 100%, utilizando-se de um dispositivo de bolsa-válvula-máscara (BVM) adequadamente acoplado à face do paciente e conectado a um fluxo de oxigênio maior ou igual a 15 L/min ou com máscara não reinalante com fluxos maiores do que 40 L/min. Durante a pré-oxigenação, recomenda-se que a cabeceira esteja elevada em pelo menos 20°, a fim de se otimizar a capacidade residual funcional pulmonar.

Entre pacientes com *shunt* intrapulmonar, recomenda-se fortemente a pré-oxigenação com pressão positiva, com o objetivo de recrutar alvéolos inadequadamente ventilados. A pré-oxigenação com pressão positiva pode ser feita por meio de ventilação não invasiva, cateter nasal de alto fluxo ou, quando os métodos não estiverem disponíveis, acoplando uma válvula de PEEP ao dispositivo de BVM. Independentemente do dispositivo escolhido, a interface deve ser adequadamente acoplada ao rosto do paciente, a FiO_2 deve ser o mais próxima possível de 100%, e a PEEP deve ser ajustada a partir de um valor mínimo de 5 mmHg.

A pré-oxigenação deve ser mantida por no mínimo 3 minutos, quando, então, serão administrados o indutor e o bloqueador neuromuscular. Independentemente do dispositivo e do método escolhidos, a pré-oxigenação deve ser mantida até que o paciente esteja em apneia, evitando a perda da oxigenação por meio de movimentos respiratórios sob baixas frações de oxigênio. Além disso, a oxigenação em apneia, com cateter nasal convencional a 15 L/min, pode ser realizada e mantida até a confirmação da intubação.

Otimização pré-intubação

A otimização pré-intubação consiste na identificação dos desarranjos fisiológicos presentes e na instituição de medidas que minimizem os efeitos deletérios por eles causados no período peri-intubação. A hipotensão pré-intubação é um preditor isolado de parada cardiorrespiratória pós-intubação. Além disso, a hipotensão pós-intubação apresenta alta taxa de incidência, atingindo até 46% em estudos observacionais, e associa-se a piores desfechos, como internações mais prolongadas, maior tempo na ventilação mecânica e menor taxa de sobrevida. A fim de evitar a hipotensão pós-intubação, alguns modelos e medidas preditores desse evento adverso têm sido estudados nas últimas décadas. Um índice de choque > 0,8, por exemplo, tem sido reportado como preditor de hipotensão pós-intubação.

No paciente hipotenso ou em choque circulatório, o volume circulante efetivo reduzido (hipovolemia), a vasoplegia e a simpatólise induzida pelas drogas somam-se aos efeitos do início da ventilação com pressão positiva, que causa redução adicional de pré-carga e diminuição do débito cardíaco. Além disso, a fisiologia cardiopulmonar peri-intubação pode envolver outros fatores complexos. Pacientes com SDRA, por exemplo, têm capacidade residual funcional reduzida com resistência vascular pulmonar aumentada, e aqueles com insuficiência ventricular direita descompensada podem não possuir reserva fisiológica para aumento da resistência vascular pulmonar. Dessa forma, a ressuscitação hemodinâmica requer medidas simultâneas e personalizadas, não se restringindo à escolha de um agente indutor, à administração indiscriminada de fluidos ou ao uso de vasopressores.

A prevenção da hipotensão pós-intubação e a ressuscitação hemodinâmica pré-intubação devem ser realizadas em todo paciente com indicação de intubação que não necessite de via aérea imediata. No entanto, a instituição de medidas padronizadas com esse fim não tem mostrado sucesso. Em um estudo controlado randomizado, feito com pacientes normotensos internados por causas diversas, um *bolus* de 500 mL de cristaloide antes da intubação não mostrou redução na ocorrência de colapso hemodinâmico quando comparado ao grupo que não recebeu o *bolus*. Por outro lado, a ressuscitação pré-intubação com hemocomponentes reduziu a incidência de hipotensão, parada cardíaca e mortalidade em grupos de militares vítimas de choque hemorrágico. Dessa forma, a otimização hemodinâmica pré-intubação parece mostrar bons resultados quando se consideram a individualidade do paciente e a etiologia do choque subjacente.

A identificação da etiologia do choque e do perfil hemodinâmico do paciente devem guiar a otimização pré-intubação. Pacientes em choque hemorrágico, traumático ou não, devem ser ressuscitados com hemocomponentes. Nos casos de trauma, o controle do sangramento e a correção de fatores precipitantes do choque devem ser iniciados antes da intubação. Exemplos dessas medidas incluem a aplicação de torniquetes, a estabilização da pelve e a descompressão do pneumotórax.

Para pacientes em choque não hemorrágico, recomendam-se a administração de fluidos e/ou uso de vasopressores e inotrópicos. Idealmente, a administração de fluidos deve ser feita após a avaliação da volemia, das funções ventriculares direita e esquerda e das pressões de enchimento das câmaras. A ultrassonografia à beira-leito é a ferramenta que permite uma avaliação rápida de cada um desses fatores e, ainda, a identificação de condições ameaçadoras, como a existência de dissecção aórtica e o tamponamento cardíaco. A escolha da droga vasopressora ou inotrópica depende do contexto clínico do paciente e deve ser individualizada, todavia a norepinefrina parece ser o agente inicial de escolha para a maior parte dos pacientes.

Vasopressores administrados como um *bolus* IV (*push dose pressors*) também têm sido utilizados como ferramenta na correção de resgate da hipotensão no período peri-intubação, mas sua administração deve ser reservada aos casos em que há reduções inesperadas e transitórias da pressão arterial em pacientes antes estáveis ou como ponte para o início da infusão contínua de drogas vasoativas.

A intubação de pacientes com insuficiência ventricular direita deve ser criteriosamente planejada e, quando possível, evitada, devido ao risco de precipitação de parada cardiorrespiratória. Deve-se evitar também o excesso de fluidos, que pode acentuar a sobrecarga do ventrículo direito, piorando a função da câmara e reduzindo o débito cardíaco. Nos casos de tromboembolismo pulmonar maciço, quando indicada, a administração de trombolíticos deve preceder a intubação e pode ser suficientemente eficaz para evitá-la. Caso não seja possível evitar a intubação, vasopressores em infusão contínua devem ser administrados e o uso de vasodilatadores pulmonares pode ser considerado. A intubação com o paciente acordado vem sendo relatada em casos como esse, que exigem maior neutralidade hemodinâmica durante o procedimento, mas ainda não há dados suficientes que suportem a sua recomendação de rotina.

Paralisia com indução

A escolha das medicações da sequência rápida de intubação é um importante ponto de intervenção para reduzir a ocorrência de hipotensão e piora hemodinâmica. Pacientes em choque, hipotensos ou não, dependem de respostas fisiológicas compensatórias mediadas por catecolaminas, como vasoconstrição, taquicardia e aumento do inotropismo. O uso de drogas que tenham ação antagônica a esses mecanismos de resposta pode precipitar o colapso circulatório e a parada cardiorrespiratória.

São contraindicadas as drogas que promovam simpatólise, como os opioides, por promoverem redução do tônus simpático, essencial na compensação hemodinâmica do paciente em choque. O midazolam também é causador de hipotensão, principalmente quando combinado com opioide, e o propofol tem efeito vasodilatador e inotrópico negativo, ambos contraindicados no contexto do choque.

O etomidato é uma boa escolha para intubação de emergência, com poucas repercussões cardiovasculares, além de início e tempo de ação curtos. Apesar da histórica discussão sobre a sua contraindicação nos pacientes sépticos, não há evidências de que a insuficiência adrenal transitória relacionada ao etomidato piore os desfechos clínicos. Seu uso nesse contexto é recomendado, considerando a sua cardioestabilidade.

A cetamina é também um possível agente indutor na intubação de pacientes hemodinamicamente comprometidos, devido a seu efeito simpaticomimético. Ela estimula a liberação de catecolaminas, pode aumentar a pressão arterial e a frequência cardíaca. Esse efeito pode ser desejado para pacientes em choque. No entanto, tais pacientes podem estar naturalmente depletados de catecolaminas, o que pode levar à depressão miocárdica e hipotensão induzida pela cetamina quando utilizada em dose habitual de indução. Portanto, a cetamina pode ter a sua dose reduzida nos pacientes sob risco de choque.

A dose dos indutores deve ser calculada em relação ao peso ideal do paciente. A Tabela 1 mostra as doses habituais e a sugestão de doses reduzidas das drogas indutoras de escolha. A redução da dose do indutor para a intubação é uma incerteza diante das evidências mais atuais. Apesar disso, ainda é recomendada por especialistas em pacientes *in extremis* e que precisam de uma via aérea definitiva imediatamente.

TABELA 1 Doses habituais e reduzidas das drogas indutoras de escolha

	Dose habitual	Dose no choque
Etomidato	0,3 mg/kg	0,15 mg/kg
Cetamina	1,5 mg/kg	1,0 mg/kg

Os bloqueadores neuromusculares não apresentam efeitos relevantes sobre o estado hemodinâmico do paciente e devem ser utilizados nas doses preconizadas como padrão. A dose deve ser calculada com base no peso real do paciente, e a escolha da droga deve ser feita de acordo com os efeitos desejáveis, contraindicações e disponibilidade. Os principais bloqueadores neuromusculares utilizados na emergência são succinilcolina e rocurônio, ambos com doses preconizadas de 1,5 mg/kg de peso real.

Posicionamento

A taxa de eventos adversos pós-intubação é significativamente menor quando há sucesso na primeira tentativa de passagem do tubo. Dessa forma, todos os esforços devem ser direcionados para que a intubação na primeira tentativa aconteça, e o posicionamento adequado é fundamental.

Após o bloqueio neuromuscular, deve-se alinhar o meato auditivo externo do paciente no mesmo plano de seu manúbrio esternal, mantendo a cabeceira levemente elevada e utilizando-se coxins occipitais. A altura da cama deve ser alinhada com o processo xifoide do intubador. O posicionamento em rampa, utilizando-se vários coxins, é o ideal para pacientes obesos e deve ser capaz de alinhar o meato auditivo com o manúbrio esternal.

Passagem do tubo

Após o completo relaxamento muscular, deve-se proceder com a laringoscopia e passagem do tubo. Caso o intubador tenha experiência com o dispositivo, o uso do videolaringoscópio é encorajado a fim de maximizar as chances de sucesso na primeira tentativa, principalmente quando houver predição de anatomia difícil. A confirmação do posicionamento do tubo na traqueia deve ser feita por capnografia.

Pós-intubação

Confirmado o posicionamento do tubo, ele deve ser fixado com segurança e a ventilação mecânica ser iniciada com cuidado, uma vez que a pressão positiva reduz o retorno venoso às câmaras direitas e pode levar a reduções bruscas do débito cardíaco nos primeiros minutos pós-intubação, com piora da hipotensão, choque e até parada cardiorrespiratória. Deve-se iniciar ventilação protetora com volume corrente < 7 mL/kg (geralmente de 4 a 6 mL/g) e verificar a existência de auto-PEEP, que dificulta ainda mais o retorno venoso.

A sedação e a analgesia em infusão contínua devem ser iniciadas em doses reduzidas e cuidadosamente tituladas, evitando os mesmos efeitos simpaticolíticos indesejáveis do período de indução.

DICAS PRÁTICAS

- Um índice de choque > 0,8 vem sendo reportado como preditor de hipotensão pós-intubação, e, uma vez indicada a IOT de um paciente em choque, a otimização pré-intubação é etapa indispensável, que deve ser realizada com base na etiologia do choque.
- Idealmente a administração de fluidos deve ser feita após a avaliação da volemia, e drogas vasopressoras e inotrópicas devem ser iniciadas em infusão contínua antes da indução nos pacientes com risco de hipotensão pós-intubação.
- A ultrassonografia à beira-leito permite uma avaliação rápida da volemia e da função cardíaca, além de possibilitar a identificação de condições ameaçado-

ras, como de dissecção aórtica e tamponamento cardíaco.

- Causas potencialmente reversíveis de choque devem ser preferencialmente tratadas antes da intubação (drenagem torácica no pneumotórax, controle de sangramento e transfusão de hemocomponentes no choque hemorrágico, uso de trombolítico no tromboembolismo pulmonar maciço etc.).
- As drogas indutoras de escolha para a IOT de pacientes em choque são o etomidato e a cetamina e devem ser administradas com base no peso ideal.
- Devem-se maximizar as chances de intubação na primeira tentativa, com posicionamento adequado e uso de videolaringoscopia por operadores treinados, principalmente se houver previsão de dificuldades anatômicas.

LITERATURA RECOMENDADA

1. Althunayyan SM. Shock Index as a Predictor of Post-Intubation Hypotension and Cardiac Arrest; A Review of the Current Evidence. Bull Emerg Trauma. 2019;7(1):21-7.
2. Janz DR, Casey JD, Semler MW, Russell DW, Dargin J, Vonderhaar DJ, et al. Effect of a fluid bolus on cardiovascular collapse among critically ill adults undergoing tracheal intubation (PrePARE): a randomised controlled trial. Lancet Respir Med. 2019;7(12):1039-47.
3. Russotto V, Myatra SN, Laffey JG. What's new in airway management of the critically ill. Intensive Care Med. 2019;45(11):1615-8.
4. Jaber S, Amraoui J, Lefrant J-Y, Arich C, Cohendy R, Landreau L, et al. Clinical practice and risk factors for immediate complications of endotracheal intubation in the intensive care unit: a prospective, multiple-center study. Crit Care Med. 2006;34(9):2355-61.
5. Perbet S, De Jong A, Delmas J, Futier E, Pereira B, Jaber S, et al. Incidence of and risk factors for severe cardiovascular collapse after endotracheal intubation in the ICU: a multicenter observational study. Crit Care. 2015;19(1):257.
6. Green RS, Fergusson DA, Turgeon AF, McIntyre LA, Kovacs GJ, Griesdale DE, et al. Resuscitation prior to emergency endotracheal intubation: results of a national survey. West J Emerg Med. 2016;17(5):542-8.
7. Heffner AC, Swords DS, Nussbaum ML, Kline JA, Jones AE. Predictors of the complication of postintubation hypotension during emergency airway management. J Crit Care. 2012;27(6):587-93.
8. Green RS, Turgeon AF, McIntyre LA, Fox-Robichaud AE, Fergusson DA, Doucette S, et al. Postintubation hypotension in intensive care unit patients: a multicenter cohort study. J Crit Care. 2015;30(5):1055-60.

CAPÍTULO 35

Traumatismo cranioencefálico

João Meneses Júnior
Yury Tavares de Lima
Júlio César Garcia de Alencar

PONTOS IMPORTANTES

- O traumatismo cranioencefálico (TCE) é uma das principais causas de morte no mundo. No Brasil, estima-se em 130 mil o número de internações anuais por TCE, com mortalidade de cerca de 10% dos pacientes.
- A gravidade do TCE é mensurada a partir da escala de coma de Glasgow (GCS). TCE com GCS 13-15 são considerados leves, 9-14, moderados, e < 9, graves.
- Pacientes com TCE moderado ou grave geralmente apresentam outras lesões ameaçadoras à vida, que devem ser investigadas e tratadas adequadamente.
- O objetivo no atendimento inicial de pacientes com TCE moderado e grave é evitar lesão neurológica secundária, priorizando a estabilidade hemodinâmica e evitando hipoxemia.
- O transporte de pacientes com TCE deve ser feito de maneira segura, inclusive no ambiente intra-hospitalar, e deve-se considerar intubação traqueal também pela possibilidade de curso clínico desfavorável.

CASO CLÍNICO

Paciente masculino, 42 anos, trazido pelo SAMU 192 vítima de colisão moto *versus* auto há 1 hora. O motoqueiro foi encontrado na cena com GCS 11 (resposta ocular 2, resposta verbal 4 e resposta motora 5). Trazido em ambulância básica, com rebaixamento de nível de consciência durante o trajeto, deu entrada no departamento de emergência com GCS 3, pupilas anisocóricas (direita maior que esquerda) e pouco fotorreagentes, respiração ruidosa em ar ambiente, hemodinamicamente estável sem uso de drogas vasoativas. Não há relato pela equipe ou pelo acompanhante de alergias ou comorbidades. Ao exame:

- A: via aérea não protegida, respiração ruidosa, com acúmulo de secreção na cavidade oral, sem uso de colar cervical.
- B: expansibilidade torácica simétrica, ausência de crepitações ou enfisema, FR = 10 irpm e $SatO_2$ = 88% em ar ambiente.
- C: pele seca e quente, pulsos radiais cheios e simétricos, FC = 40 bpm, PA = 170 × 80 mmHg, tempo de enchimento capilar < 3, abdome plano, flácido, pelve estável.
- D: GCS 3, pupilas anisocóricas (direita maior que a esquerda), pouco fotorreagentes.
- E: equimose periorbitária e laceração em orelha direita, glicemia capilar de 80 mg/dL.

A equipe decide intubar o paciente imediatamente.

INTRODUÇÃO

O TCE pode ser definido como uma alteração na função cerebral, ou alguma outra evidência de patologia cerebral (incluindo alteração em exames de imagem ou em marcadores laboratoriais), causados por uma força externa. Mecanismos de TCE incluem traumas contusos, traumas penetrantes, lesões por aceleração e desaceleração e explosões. TCE é uma patologia complexa e heterogênea, que pode ser categorizado por gravidade, mecanismo de lesão ou por fisiopatologia.

O TCE tem sido tradicionalmente classificado utilizando escores de gravidade, e a GCS é a mais comumente utilizada. TCE com pontuação na GCS de 13 a 15 é considerado leve, 9 a 12 é considerado moderado, e 8 ou menos é considerado grave (Tabela 1).

O atendimento emergencial de pacientes com TCE moderado e grave deve prevenir e tratar hipotensão e hipóxia, reconhecidamente as principais causas de lesão secundária do sistema nervoso central (SNC) pós-TCE. Frequentemente esses pacientes apresentam outras lesões ameaçadoras à vida, que também devem ser investigadas e tratadas adequadamente.

Um dos maiores avanços nas últimas duas décadas no tratamento de pacientes com TCE grave foi o desenvolvimento de diretrizes internacionais que padronizam o atendimento. No entanto, a falta de ensaios clínicos randomizados resulta na extrapolação de conceitos fisiológicos para a prática clínica, e a evidência de tratamentos é relativamente fraca.

A intubação traqueal é indicada em pacientes com TCE grave (GCS < 9), incapazes de proteger a via aérea, $SatO_2 < 90\%$ apesar da administração de oxigênio suplementar ou que apresentem sinais clínicos de herniação cerebral. O transporte de pacientes com TCE deve ser feito de maneira segura, inclusive no ambiente intra-hospitalar, e deve-se considerar intubação traqueal também pela possibilidade de curso clínico desfavorável do paciente.

TABELA 1 Escala de coma de Glasgow

Parâmetro	Resposta	Pontos
Abertura ocular	Espontâneo	4
	Ao comando verbal	3
	Ao estímulo de pressão	2
	Nenhuma	1
	NT (não testado)	NT
Resposta verbal	Orientado e conversando	5
	Desorientado	4
	Palavras	3
	Sons	2
	Nenhuma	1
	NT	NT
Resposta motora	Ao comando	6
	Localiza estímulo	5
	Flexão normal	4
	Flexão anormal	3
	Extensão	2
	Nenhuma	1
	NT	NT

OS 7 Ps

Preparação

Sinais vitais, incluindo frequência cardíaca (FC), pressão arterial (PA), frequência respiratória (FR), oximetria de pulso, capnografia e temperatura, devem ser continuamente monitorados. Hipóxia, hipoventilação, hiperventilação e hipotensão devem ser evitadas. Uma vez indicada, a intubação deve ser realizada pelo médico mais experiente no manejo da via aérea.

Consensos de especialistas sugerem que a sequência rápida de intubação (SRI) deve ser o método inicialmente indicado. A escolha da SRI, e consequentemente o uso de bloqueador neuromuscular, indica a necessidade de um registro cuidadoso do exame neurológico admissional (incluindo GCS e avaliação pupilar) para estabelecer uma linha de base para comparações durante o seguimento do paciente, além de fornecer informações prognósticas importantes.

A necessidade de avaliação neurológica também deve priorizar a escolha por drogas de meia-vida mais curta, como o etomidato 0,3 mg/kg IV associado à succinilcolina 1,5 mg/kg IV. A cetamina 1-2 mg/kg IV é uma opção razoável ao etomidato, sobretudo em pacientes normotensos e sem sinais de herniação cerebral. Rocurônio em doses de 1,2-1,5 mg/kg IV também pode ser utilizado como opção à succinilcolina. Idealmente, as drogas de sedação contínua também devem estar preparadas no momento da intubação, impedindo o despertar do paciente e estímulos que possam aumentar a pressão intracraniana (PIC).

A restrição da mobilidade cervical pode dificultar o alinhamento dos eixos e a laringoscopia, e é uma importante preditora de via aérea difícil. Assim, dispositivos como videolaringoscópio, *bougie* e extraglóticos devem estar à disposição.

Pré-oxigenação

A pré-oxigenação é um passo fundamental para manter as metas de oxigenação (PaO_2 > 60 mmHg e $SatO_2$ > 90-93%) durante todo o período de atendimento.

Otimização pré-intubação

Esse passo visa garantir estabilidade hemodinâmica e prevenir ou tratar hipertensão intracraniana (HIC). Diretrizes internacionais recomendam manter a PA sistólica ≥ 100 mmHg para pacientes de 50 a 69 anos e ≥ 110 mmHg para pacientes de 15 a 49 ou > 70 anos. Solução salina é a terapia inicial de escolha, mas hemocomponentes frequentemente estão indicados a pacientes politraumatizados com quadro de choque.

O fluxo sanguíneo cerebral (FSC) é definido como o volume de sangue na circulação cerebral em um determinado tempo. Embora sua otimização seja a base do tratamento do TCE, a medição do FSC à beira do leito não é facilmente obtida. A pressão de perfusão cerebral (PPC) é um marcador substituto útil e pode ser facilmente calculada como:

$$PPC = PAM - PIC$$

Episódios de hipotensão ou de elevação da PIC levam a redução da PPC e estão associados a lesão cerebral secundária e piores desfechos clínicos. Uma meta de PPC de 60 a 70 mmHg é recomendada para a maioria dos pacientes.

Pacientes com HIC podem evoluir com sinais de herniação cerebral e apresentar anisocoria, midríase, ausência de reatividade à luz, posturas de decorticação ou descerebração, depressão respiratória ou "tríade de Cushing", caracterizada por hipertensão, bradicardia e respiração irregular.

Para esses pacientes, o uso de terapia osmolar, como solução salina hipertônica ou manitol endovenoso, é recomendado. Diversos protocolos são descritos, entre eles, NaCl a 20% 30 mL em 10 minutos ou manitol 1 g/kg, em *bolus*.

Posicionamento

Recomenda-se manter a cabeceira do paciente a 30°. Em pacientes politraumatizados, pode-se considerar a posição de Trendelenburg reversa (Figura 1).

Em pacientes com indicação de restrição da mobilidade cervical, pode-se considerar retirar a parte anterior do colar cervical e realizar a estabilização manual durante a laringoscopia e passagem do tubo. O colar deve ser cuidadosamente realocado, pois a compressão venosa da região cervical por um colar mal posicionado pode diminuir a drenagem venosa cerebral e aumentar a PIC.

Paralisia com indução

As drogas e doses mais utilizadas estão disponíveis na Tabela 2.

TABELA 2 Sedativos e bloqueadores neuromusculares indicados em pacientes com TCE grave com doses para pacientes hemodinamicamente estáveis

Sedativo	Etomidato	0,3 mg/kg
	Cetamina	1-2 mg/kg
Bloqueador Neuromuscular	Succinilcolina	1,5 mg/kg
	Rocurônio	1,2-1,5 mg/kg

Passagem do tubo

Idealmente, a intubação deve ser realizada na primeira tentativa, evitando hipoxemia durante o procedimento.

Pós-intubação

A ventilação mecânica inicial deve ser baseada em três princípios:

- otimizar a oxigenação;
- prevenir hipocapnia;
- evitar que a mecânica de ventilação que aumente PIC.

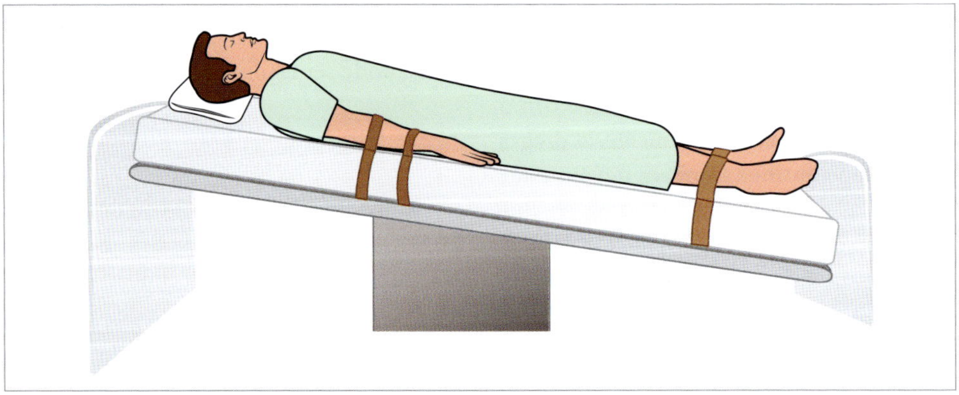

FIGURA 1 Posição de Trendelenburg reversa.

A redução da $PaCO_2$ leva à vasoconstrição, diminuição da PIC e do FSC, no entanto a hipocapnia ($PaCO_2 < 35$) está associada a piores desfechos. Idealmente, pacientes com TCE moderado a grave e com suspeita de HIC devem ser ventilados para atingir os limites inferiores de normocapnia ($PaCO_2$ de 35 mmHg). A hiperventilação com $PaCO_2 <$ 30 mmHg só deve ser utilizada em pacientes com HIC refratária a medidas iniciais, como terapia osmótica.

Analgesia e sedação contínua devem ser utilizadas para permitir uma ventilação mecânica eficaz, minimizar a resposta simpática e reduzir a PIC. Sugere-se a utilização de propofol ou midazolam, pois ambos reduzem a taxa metabólica cerebral de oxigênio ($CMRO_2$) e contribuem para diminuir a PIC. Os opioides não reduzem o $CMRO_2$ e têm um efeito imprevisível na PIC, portanto devem ser evitados quando possível.

DICAS PRÁTICAS

- O benefício da intubação no pré-hospitalar é incerto, e alguns estudos observacionais não encontraram benefícios ou demonstram malefícios associados à intubação pré-hospitalar. Quando indicada, a intubação deve ser realizada pelo profissional mais experiente.
- O uso de dispositivos extraglóticos pode salvar vidas quando a intubação é indicada, mas não pode ser realizada.

LITERATURA RECOMENDADA

1. Brown III CA, Sakles JC, Mick NW, editores. Manual de Walls para o manejo da via aérea na emergência. 5. ed. Artmed; 2019.
2. ATLS – Advanced Trauma Life Support for Doctors. 10. ed. American College of Surgeons; 2018.
3. Carney N, Totten AM, O'Reilly C, Ullman JS, Hawryluk GWJ, Bell MJ, et al. Guidelines for the Management of Severe Traumatic Brain Injury, Fourth Edition. Neurosurgery. 2017;80(1):6-15.
4. Kramer N, Lebowitz D, Walsh M, Ganti L. Rapid Sequence Intubation in Traumatic Brain-injured Adults. Cureus. 2018;10(4):e2530.
5. Lockey DJ, Wilson M. Early Airway Management of Patients with Severe Head Injury: Opportunities Missed?. Anaesthesia. 2020;75(1):7-10.
6. Walls RM, editores. Rosen's Emergency Medicine: Concepts and Clinical Practice. 10. ed. Elsevier; 2022.
7. Williamson C, Venkatakrishna R. Traumatic Brain Injury: Epidemiology, Classification, and Pathophysiology. UpToDate. [acesso em fevereiro de 2023]. Disponível em: https://www.uptodate.com/contents/traumatic-brain-injury-epidemiology-classification-and-pathophysiology/print.

CAPÍTULO 36

Via aérea no paciente politraumatizado

Ademar Lima Simões
Guilherme Sendtko Resener
Diego Amoroso

PONTOS IMPORTANTES

- A avaliação sistemática do paciente politraumatizado auxilia na identificação de lesões que trazem risco à vida, influenciando diretamente a decisão do momento ideal para garantir a via aérea definitiva, assim como o planejamento dos planos de ação para o procedimento.
- A via aérea do paciente politraumatizado deve ser sempre considerada uma via aérea difícil.
- Recursos materiais para o manejo da via aérea, como videolaringoscópio, *gum elastic bougie* (GEB) e fibroscópio flexível, são especialmente úteis a essa população.
- Deve-se estar preparado para uma abordagem cirúrgica da via aérea.

CASO CLÍNICO

Você está de plantão na sala de emergência e recebe uma ligação da central do SAMU informando que uma ambulância básica está levando um paciente que sofreu um acidente de moto que colidiu na traseira de um caminhão. A equipe do SAMU reporta a identificação de trauma cranioencefálico (TCE) grave, fratura exposta do fêmur e trauma torácico com desconforto respiratório importante, além de saturação de oxigênio ($SatO_2$) de 84% com uso de máscara não reinalante (MNR) a 15 L/min.

É essencial a preparação para o atendimento ainda antes da chegada do paciente à sala de emergência. Atender pacientes politraumatizados é desafiador por diversos motivos: necessidade de restrição do movimento da coluna (RMC), estômago cheio e a presença de choque. É necessário que haja um plano principal e alternativas previamente elaboradas, assim como a disponibilidade de equipamento adequado e de fácil acesso. Uma das decisões mais críticas nesse momento é o manejo da via aérea, especialmente quanto à intubação.

No atendimento pré-hospitalar (APH) fixo e móvel e em hospitais de menor porte, há desafios importantes, como recursos limitados, equipes reduzidas, locais expostos ou que não permitem um posicionamento adequado do paciente ou do intubador e o tempo. Dessa forma, avaliar o risco-benefício da intervenção nesse local se faz essencial, considerando o potencial de causar atraso no transporte do doente para o centro de trauma, retardando seu tratamento definitivo.

A equipe deve priorizar a perviedade e a proteção de via aérea, com oxigenação e ventilação adequadas, sendo possível utilizar para tal outros recursos além da intubação.

Comprometimento da perviabilidade da via aérea e necessidade de RMC

Inúmeras causas podem comprometer a patência da via aérea, como presença de secreções (sangue, vômito), corpos estranhos, queda de base de língua, traumas faciais e cervicais. Os principais parâmetros que podem assegurar a patência e a proteção da via aérea é a avaliação da fonação e da deglutição do paciente. Deve-se inspecionar a cavidade oral em busca de secreções e/ou corpos estranhos; notar a presença de respiração ruidosa; observar crepitações e deformidades que possam sugerir fraturas maxilofaciais; e verificar sinais de fratura na base do crânio, pois eles podem restringir procedimentos pela via nasal. Lesões cervicais também podem comprometer a patência da via aérea; nesse caso, é preciso avaliar a presença de enfisema subcutâneo e hematomas em expansão.

A RMC é um dos grandes complicadores, restringindo a mobilidade cervical. A retirada ou a abertura do colar cervical pode facilitar a intubação, contudo, é necessário garantir a estabilização cervical manual com outro membro da equipe durante o procedimento. A utilização de videolaringoscopia, especialmente com lâmina hiperangulada, não dependente do completo alinhamento dos eixos da via aérea para a visualização da glote e a passagem do tubo orotraqueal e demonstrou maior taxa de sucesso de intubação orotraqueal (IOT) em primeira tentativa nesse perfil de paciente.

Comprometimento ventilatório

Os pacientes com tórax instável e contusão pulmonar podem evoluir para hipoxemia e restrição ventilatória refratárias ao manejo inicial, com necessidade de IOT. O pneumotórax hipertensivo deve ser identificado e tratado anteriormente à intubação nos casos em que não se identifica risco iminente à patência da via aérea. Utiliza-se do tempo necessário para a pré-oxigenação a fim de realizar a descompressão do pneumotórax, seja com toracostomia digital ou punção de alívio.

O manejo do pneumotórax aberto é ditado principalmente pelo tamanho e pela condição clínica do paciente. Em ferimentos menores em um paciente que respira espontaneamente, a oclusão com selo torácico ou curativo de três pontas e posterior drenagem torácica pode ser suficiente. Em ferimentos maiores ou pacientes com grave comprometimento ventilatório, a IOT será terapêutica, pois a ventilação por pressão positiva irá restabelecer o fluxo normal de ar para os alvéolos.

Um pneumotórax simples pode se tornar hipertensivo após a IOT. Dessa forma, deve-se suspeitar dessa condição sempre que houver piora hemodinâmica ou ventilatória após o início da ventilação mecânica na vítima de trauma.

Comprometimento circulatório

A principal causa de choque no trauma é hipovolemia por hemorragia. Esse tipo de paciente muitas vezes necessitará de abordagem da via aérea durante seu tratamento pela demanda de correção cirúrgica das lesões. Todavia, a intubação pode alterar a hemodinâmica do paciente, seja pelo uso de sedativos ou pelo aumento da pressão intratorácica durante a ventilação por pressão positiva, com redução do retorno venoso e piora do débito cardíaco.

É importante que haja enfoque na necessidade de otimização pré-intubação do paciente, objetivando o máximo de estabilidade antes do procedimento. A transfusão maciça precoce tem papel importante nesse momento do atendimento. Em pacientes com choque também deve-se adequar as doses das medicações de indução, reduzindo-as pela metade e dando preferência para drogas com perfil hemodinâmico mais seguro, como cetamina e etomidato. Bloqueadores neuromusculares podem ter suas doses aumentadas, considerando que a redução no fluxo sanguíneo leva a uma diminuição da distribuição muscular do medicamento e a um possível relaxamento incompleto. Assim, essas doses devem ser calculadas de acordo com o peso real do paciente.

Comprometimento neurológico

O TCE grave, definido com uma pontuação menor que 9 na Escala de Coma de Glasgow (GCS), é um indicativo de incapacidade de proteção da via aérea, demonstrando necessidade de intubação. Caso haja previsão de deterioração progressiva do estado neurológico, a intubação deve ser realizada de maneira precoce, garantindo condições melhores dela.

SITUAÇÕES ESPECIAIS

Trauma cérvico-facial

Pacientes com trauma cervical e/ou facial podem se apresentar de diversas maneiras, e cada estrutura traumatizada representa um desafio particular. Fraturas bilaterais de mandíbula sem extensas lacerações adjacentes têm o potencial de facilitar a laringoscopia e oferecer boa visualização da via aérea, considerando que a lesão pode tornar essa estrutura mais móvel. Contudo, a ventilação com bolsa-válvula-máscara (BVM) torna-se problemática nessa condição, e outros planos de resgate (p.ex., dispositivo extraglótico [DEG]) e material para via aérea cirúrgica devem estar disponíveis. Já fraturas de côndilo mandibular podem causar restrição de acesso à cavidade oral, muitas vezes sendo indicada a cricotireoidostomia como primeira escolha na abordagem da via aérea. A presença de trauma facial pode resultar em sangramento abundante, dificultando a visualização e demandando aspiração adequada. Lesões de traqueia ou vasos cervicais podem causar distorção da anatomia local, e o uso da intubação por fibroscopia pode ser útil a pacientes com estabilidade suficiente para tolerar o tempo prolongado que esse procedimento demanda.

Traumatismo cranioencefálico e hipertensão intracraniana

Em pacientes com TCE, é necessário prevenir lesão cerebral secundária, evitando hipotensão e hipoxemia. Ainda, nesses pacientes, um episódio único de hipotensão foi associado à maior mortalidade. A otimização pré-intubação e a escolha de medicamentos adequados para a sequência rápida de intubação têm papel importante na prevenção de complicações hemodinâmicas no período peri-intubação.

A cetamina foi relacionada a um aumento discreto da pressão intracraniana (PIC), contudo nenhum estudo demonstrou implicação clínica quanto a esse aumento de pressão, mesmo em pacientes com hipertensão intracraniana. Visando à manutenção de uma adequada pressão de perfusão, especialmente em pacientes com hipotensão, a cetamina pode ser utilizada com segurança com esse perfil de paciente.

Agitação no politraumatizado

O paciente politraumatizado pode apresentar-se agitado por diversas causas, tanto por lesão direta no sistema nervoso central como no TCE ou por hipóxia, hipoperfusão cerebral e intoxicação exógena. É importante buscar a causa da agitação, iniciar a abordagem com descalonamento verbal e, se necessário, o uso de medicamentos de acordo com o perfil do paciente, como cetamina, haloperidol e/ou midazolam. Se forem administrados sedativos, os equipamentos e medicamentos para intubação e cricotireoidostomia devem estar facilmente disponíveis para uso em caso de necessidade.

OS 7 Ps

Preparação – todo material deve estar disponível, em especial aspiração, *bougie*, videolaringoscópio e via aérea cirúrgica.

Pré-oxigenação – no geral, os pacientes são trazidos ao pronto-socorro sob o uso de MNR a 10-15 L/m pela equipe pré-hospitalar. Deve-se aumentar o fluxo da MNR para *flush rate* (>40 L/m), iniciando-se então uma pré-oxigenação com 100% de FiO_2. Pode-se ainda adicionar cateter nasal a 5 L/m, que, após a sedação, deverá ser aumentado para 15 L/min, promovendo oxigenação apneia e potencialmente aumentando o tempo de apneia segura.

Pré-intubação (otimização) – uma transfusão maciça deve ser instaurada assim que disponível nos pacientes com indicação, objetivando promover melhores condições hemodinâmicas peri-intubação. O pneumotórax hipertensivo deve ser tratado antes da intubação nos casos em que a via aérea não está imediatamente comprometida (situação de "forçado a agir").

Posicionamento – a retirada ou a abertura do colar cervical mantendo a estabilização cervical manual pode facilitar a intubação. A utilização de videolaringoscopia, em especial com lâminas hiperanguladas, reduz a necessidade de alinhamento dos eixos e é uma opção útil em vítimas de trauma.

Paralisia com indução – as doses de indutores devem ser reduzidas (geralmente pela metade) e as de bloqueadores podem ser aumentadas em pacientes com hipotensão associada.

Passagem do tubo – a capnografia é o padrão-ouro para checagem do correto posicionamento do tubo, mas a utilização de POCUS pode ser útil a esse fim, especialmente para a identificação de seletividade e diagnóstico de complicações em pacientes com lesão pulmonar ou pneumotórax adjacentes.

Pós-intubação – o paciente deve ser constantemente reavaliado, especialmente após a intubação. É preciso ter alta suspeição para pneumotórax hipertensivo em pacientes que desenvolvem hipotensão após o início da ventilação mecânica. A preparação para o transporte deve ser organizada de modo que preserve a fixação do tubo endotraqueal alocado.

DICAS PRÁTICAS

A equipe multidisciplinar deve estar envolvida no manejo da via aérea no paciente traumatizado desde o início. A sistematização do cuidado e a adoção de checklists tem o potencial de aumentar a segurança do paciente nesse cenário.

Estabelecer papéis bem definidos para cada membro da equipe de trauma favorece a organização e a simultaneidade do cuidado ao politraumatizado. Idealmente, o médico que performará a intubação não deve ser o mesmo que fará a cricotireoidostomia. Seu posicionamento na cabeceira do paciente pode dificultar o acesso à cervical no momento da realização da via aérea cirúrgica; dessa forma, o médico destinado a realizar a via aérea cirúrgica deve estar posicionado na lateral do doente e seu assistente, à sua frente. O intubador assume a responsabilidade de ventilar o paciente com um DEG enquanto a cricotireoidostomia é realizada.

LITERATURA RECOMENDADA

1. ATLS. Advanced Trauma Life Support 10th Edition – student course manual. 10. ed. American College of Surgeons; 2018.
2. Brown III CA et al. The Walls Manual of Emergency Airway Management. 6th ed.; 2023.
3. De Jong A, Rolle A, Molinari N et al. Cardiac Arrest and mortality related to intubation procedure in critically ill adult patients: A multicenter cohort study. Crit Care Med. 2018; 46:532-539.
4. Durga P, Yendrapati C, Kaniti G, Padhy N, Anne KK, Ramachandran G. Effect of rigid cervical collar on tracheal intubation using Airtraq(®). Indian J Anaesth. 2014 Jul;58(4):416-22.
5. Hudson AJ, Strandenes G, Bjerkvig CK, Svanevik M, Glassberg E. Airway and ventilation management strategies for hemorrhagic shock. To tube, or not to tube, that is the question! J Trauma Acute Care Surg. 2018 Jun;84(6S Suppl 1):S77-S82.
6. Kovacs G, Sowers N. Airway Management in Trauma. Emerg Med Clin N Am. 2018; 36:61-84.
7. Robitaille A, Williams SR, Tremblay MH, Guilbert F, Tremblay MH, Thériault M, et al. Cervical spine motion during tracheal intubation with manual in-line stabilization: Direct laryngoscopy versus GlideScope videolaryngoscopy. Anesth Analg. 2008 Mar;106(3):935-41.
8. Trent, S.A. et al. Video laryngoscopy is associated with first-pass success in emergency department intubations for trauma patients: A propensity score matched analysis of the National Emergency Airway Registry. Annals of Emergency Medicine. 2021; 78(6):708-719. [citado em: 15 de fev. 2023]. Disponível em: https://doi.org/10.1016/j.annemergmed.2021.07.115.
9. Walls R, Hockberger R, Gausche-Hill M. Rosen's emergency medicine: Concepts and clinical practice. 9th. ed. Elsevier Health Sciences; 2018.

CAPÍTULO 37

Trauma de face e pescoço

Gabriel Martinez
Leonardo Lucena Borges
Nicole Pinheiro Moreira
Diego Amoroso

PONTOS IMPORTANTES

- Lesões traumáticas em face e pescoço podem danificar estruturas vitais, com risco de rápida deterioração do paciente se não identificadas e adequadamente conduzidas.
- Além da abordagem sistemática geral do trauma, o alto índice de suspeição para lesões associadas ao mecanismo e seu manejo agressivo são fundamentais para um bom desfecho do caso.
- Deve-se avaliar cuidadosamente a presença de preditores anatômicos e fisiológicos de dificuldade, com a elaboração do plano de intervenção principal e das intervenções de resgate. Todo o material que possa ser necessário em cada um deles deve estar preparado e ao alcance da mão.
- A avaliação correta dos riscos e a definição adequada de prioridades são a chave para o sucesso no manejo do paciente.

CASO CLÍNICO

Paciente do sexo masculino, 59 anos, condutor de motocicleta sem capacete sofre impacto frontal contra traseira de caminhão em estrada intermunicipal. O paciente é encontrado alerta e cooperativo, deambulando na cena, estável hemodinamicamente, mantendo bom padrão ventilatório, gesticulando ao ser questionado para a região da mandíbula, onde nota-se presença de crepitação no corpo anterior e em ângulos dela. À ectoscopia, é observada a presença de hematoma no assoalho da língua, a qual está íntegra. O paciente aparenta ter voz "abafada" e tem a fonação prejudicada também pela presença de sialorreia persistente. Um dos familiares dele, já presente na cena, refere que a voz dele não é assim.

O tempo estimado de transporte até o hospital mais próximo é de 60 min. Durante a tentativa de alocação em maca, o paciente torna-se combativo, não tolerando decúbito. A via aérea é reavaliada, e nota-se que o hematoma no assoalho da língua parece ter piorado em relação ao momento da chegada, agora limitando significativamente a abertura da cavidade oral e expondo parte da língua através dela.

INTRODUÇÃO

A face e o pescoço contêm inúmeras estruturas vitais, e tanto os traumas contusos quanto os penetrantes podem acarretar dano de múltiplos órgãos e ameaçar a vida do paciente. A abordagem do paciente com trauma maxilofacial e de pescoço é orientada pelos princípios gerais do Suporte Avançado de Vida no Trauma (ATLS) do Colégio Americano de Cirurgiões. Entretanto, é fundamental lembrar que particularidades relacionadas a essa topografia podem influenciar a ordenação das prioridades e a estratégia de intervenção. Lesões significativas podem manifestar poucos sinais e sintomas logo após o trauma, progredindo com rapidez e tornando o acesso seguro à via aérea praticamente impossível, caso não sejam tomadas medidas agressivas e não se suspeite de lesões ocultas associadas.

TRAUMA MAXILOFACIAL

Epidemiologia

Agressões, acidentes automobilísticos, quedas, esportes e ferimentos por arma de fogo são responsáveis pela maioria das fraturas faciais (em ordem decrescente de incidência), com acidentes com veículos motorizados e ferimentos por arma de fogo resultando em maior gravidade das lesões. As fraturas mais comuns são no osso nasal, seguidas por assoalho orbital, zigomaticomaxilar, seios maxilares e ramo mandibular.

Anatomia

O esqueleto facial é projetado para criar uma mastigação eficaz. Os contrafortes verticais e horizontais são formados por arcos ósseos unidos em linhas de sutura. Os contrafortes verticais mais fortes são formados pelo contraforte zigomaticomaxilar lateralmente e pelo processo frontal da maxila medialmente. Os contrafortes horizontais mais fracos são formados pelos rebordos orbitários superiores, assoalho orbitário e palato duro. A própria órbita é composta por sete ossos diferentes, sendo as paredes inferior e medial particularmente frágeis. Portanto, forças frontais, laterais e oblíquas em geral resultam em fraturas faciais, sendo classificadas conforme a classificação de Le Fort (Figura 1). A identificação da lesão facial é uma tarefa essencial, mas o foco principal deve ser a proteção da via aérea do paciente durante o exame primário.

Considerações sobre o manejo de via aérea no trauma maxilofacial

Até 44% dos pacientes com trauma maxilofacial grave requerem intubação endotraqueal por conta de ruptura mecânica ou hemorragia maciça na via aérea. A

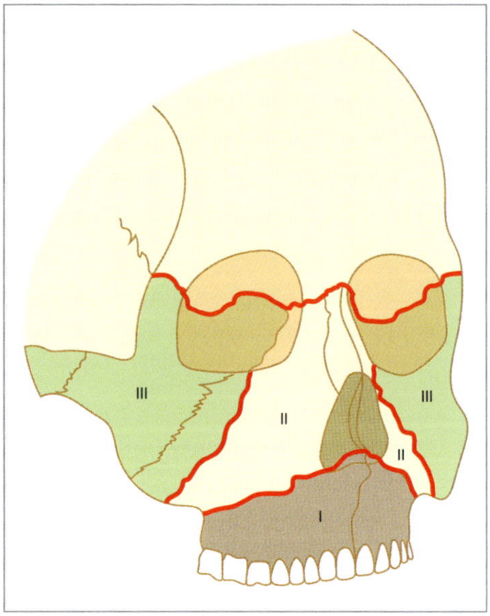

FIGURA 1 Ilustração dos limites da classificação de Le Fort para fraturas de face (adaptada).
Le Fort I: fratura transversal separando o corpo da maxila da placa pterigoide e do septo nasal.
Le Fort II: fratura piramidal através da maxila central e do palato duro.
Le Fort III: Disjunção craniofacial quando toda a face é separada do crânio por fraturas da linha de sutura frontozigomática, através da órbita e através da base do nariz e de etmoides.

incidência de lesão associada ao cérebro, à órbita, à coluna cervical e aos pulmões está diretamente relacionada ao mecanismo de lesão e gravidade das fraturas faciais. O exame das lesões faciais faz parte da avaliação secundária, devendo ser realizado somente após o tratamento de agravos que implicam risco de morte. Como até 6% dos pacientes com trauma maxilofacial desenvolvem perda de visão, não se pode deixar de fazer um exame oftalmológico adequado, em especial naqueles com mecanismos de alta energia, fraturas orbitárias, traumatismo craniano significativo e achados pupilares ou de mobilidade ocular anormais. São particularmente preocupantes as seguintes situações:

A. Incapacidade de manter a patência ou a proteção da via aérea danificada por conta de lesão cerebral traumática concomitante, intoxicação ou outras lesões com risco de morte. A habilidade de um paciente fonar com uma voz clara e "desobstruída" é uma forte evidência de uma via aérea patente, bem protegida, e também de um cérebro bem perfundido.
B. Deslocamento posterior da maxila fraturada, paralelamente ao plano inclinado da base do crânio, que pode bloquear a nasofaringe.
C. Fratura bilateral da mandíbula anterior, que pode causar a fratura da sínfise, fazendo que a língua se desloque posteriormente, bloqueando a via aérea nos pacientes em posição supina.
D. Hemorragia de vasos de assoalho da língua, assim como hematomas lentamente progressivos do córtex dela, que podem contribuir para o comprometimento tardio da via aérea, devendo-se ter atenção para a necessidade de intubação precoce.
E. Trauma de laringe e traqueia, causando edema e deslocamento de estruturas, como a epiglote, cartilagens aritenoides e cordas vocais, aumentando o risco de obstrução de via aérea cervical.
F. Comprometimento da abertura de cavidade oral, como nos casos de lesões de articulação temporomandibular (ATM) – na presença de tal lesão, a sedação não irá melhorar a abertura da cavidade oral, podendo até mesmo piorar tal cenário.

TRAUMA DE PESCOÇO

Epidemiologia

Os traumas penetrantes e contusos de pescoço correspondem de 5% a 10% dos traumas em adultos. As lesões penetrantes resultantes de lesões por armas de fogo, armas brancas ou debris penetrantes (estilhaço de vidro) podem ultrapassar o músculo platisma e apresentar grande potencial de lesão vascular e/ou do trato aerodigestivo alto.

A mortalidade se aproxima de 5% tanto na população civil quanto na militar, além de ter maior risco quando a lesão se aproxima de estruturas mediastinais e/ou grandes vasos que resultam em exsanguinação (p.ex., artéria carótida). Apesar da proximidade anatômica, as lesões instáveis de coluna cervical são raras nos traumas penetrantes de pescoço.

Anatomia

O pescoço é anatomicamente definido por triângulos e zonas. O músculo esternocleidomastoideo separa o pescoço em dois triângulos descritivos, anterior e posterior (Figura 2). O triângulo posterior é limitado pela borda anterior do músculo trapézio, pela porção posterior do músculo esternocleidomastoideo e pelo terço médio da clavícula. Já o triângulo anterior é formado pela borda anterior do músculo esternocleidomastoideo,

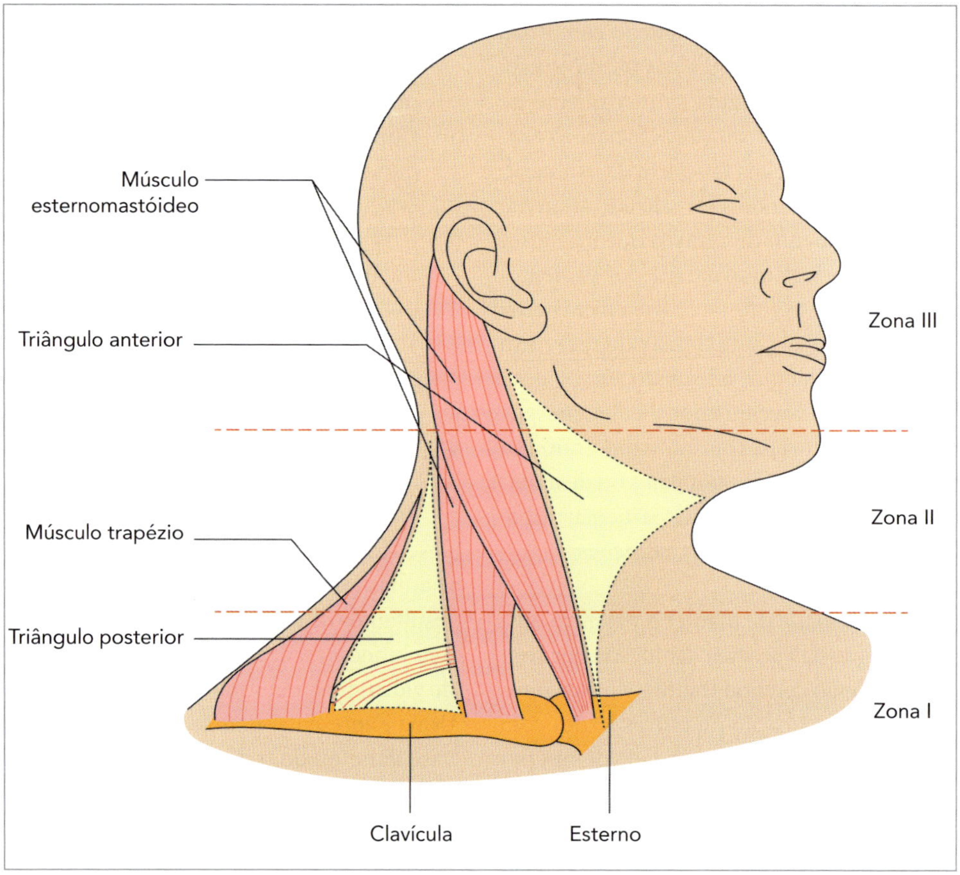

FIGURA 2 Trígono anterior e posterior da região cervical.

pela borda inferior da mandíbula e pela linha média do pescoço. A maioria das estruturas vitais está contida no triângulo anterior.

O triângulo anterior é subdividido em três zonas horizontais (Figura 3), que determinam se um paciente deverá ser submetido à exploração cirúrgica obrigatória ou se será necessário algum exame adicional. Classicamente, as lesões da zona II são submetidas à exploração cirúrgica, enquanto a zona I e III necessitam de avaliação adicional. Essa abordagem baseada em zonas assume uma correlação entre o local do ferimento e os possíveis danos a estruturas profundas (Tabela 1); contudo, a trajetória de ferimentos penetrantes pode ser difícil de determinar clinicamente, visto que quase metade dessas lesões atinge múltiplas zonas.

Considerações sobre o manejo da via aérea no trauma de pescoço

Ao avaliar o pescoço, deve-se buscar ativamente por acometimento da medula espinhal, das estruturas vasculares e aerodigestivas, tendo em vista que lesões nessas estruturas são potencialmente fatais (Tabela 2). Muitos pacientes com trauma cervical apresentam sinais e sintomas de comprometimento de via aérea, e o reconhecimento

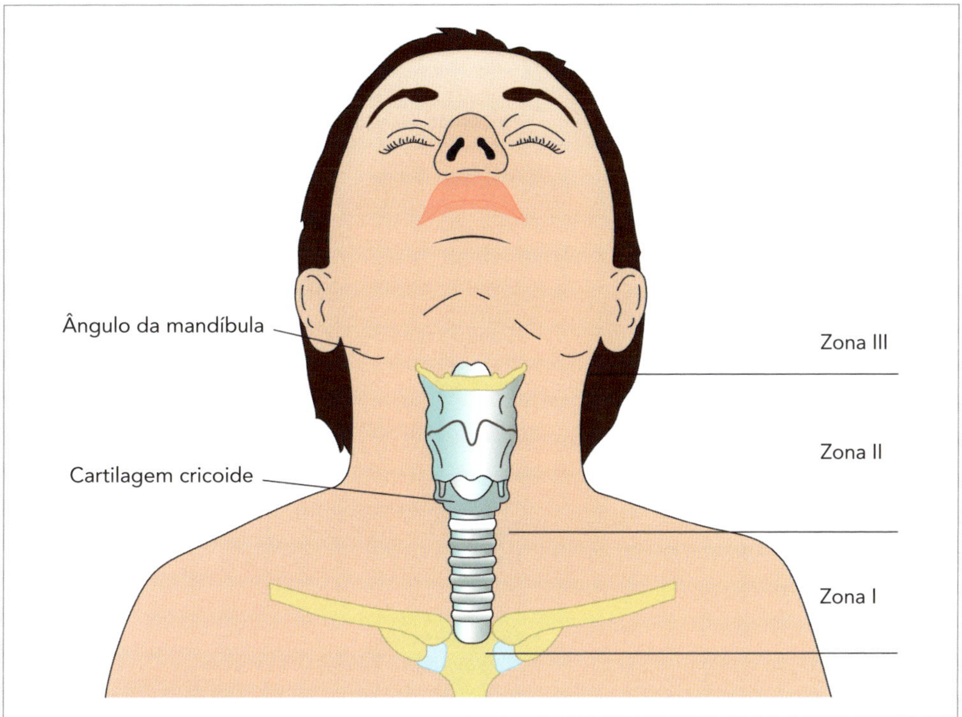

FIGURA 3 Zonas do trígono anterior do pescoço.

desses sinais de alarme requer a obtenção de via aérea avançada imediata (Tabela 3). O atraso no reconhecimento desses sinais pode progredir rapidamente com a distorção da via aérea, trazendo risco de morte ao paciente.

SISTEMATIZAÇÃO DO CASO CLÍNICO

Indicando a intubação

A decisão de intubar o paciente, assim como em outros cenários, deve ser balizada pela avaliação de três aspectos principais:

A. A via aérea está pérvia? O paciente consegue protegê-la ativamente?
B. Há perda da capacidade de oxigenar ou ventilar adequadamente?
C. Qual é o curso clínico esperado para o caso em questão?

Dentro desses aspectos, é necessário ponderar os diversos fatores que influenciam a relação risco-benefício entre a realização da intubação ainda no cenário pré-hospitalar, na emergência do hospital ou somente no centro cirúrgico:

- Condições clínicas do paciente e a velocidade de sua evolução.
- Recursos disponíveis e habilidades dos profissionais em cada local.
- Necessidade de métodos mais avançados e de um ambiente mais controlado.

TABELA 1 Limites anatômicos e estruturas vitais das zonas da região cervical.

Zona do pescoço	Limites anatômicos	Estruturas
Zona I	Manúbrio esternal até cartilagem cricoide	▪ Vasculatura da saída torácica (artérias e veias subclávias, veias jugulares internas) ▪ Artérias carótidas proximais ▪ Artéria vertebral ▪ Ápices dos pulmões ▪ Traqueia ▪ Esôfago ▪ Medula espinhal ▪ Ducto torácico ▪ Glândula tireoide ▪ Veias jugulares ▪ Nervo vago
Zona II	Cartilagem cricoide até o ângulo da mandíbula	▪ Artérias carótidas comuns ▪ Ramos internos e externos das artérias carótidas ▪ Artérias vertebrais ▪ Veias jugulares ▪ Traqueia ▪ Esôfago ▪ Laringe ▪ Faringe ▪ Medula espinhal ▪ Nervos vago e laríngeo recorrente
Zona III	Ângulo da mandíbula até a base do crânio	▪ Porção distal das artérias carótidas internas ▪ Artérias vertebrais ▪ Veias jugulares ▪ Faringe ▪ Medula espinhal ▪ Nervos cranianos IX, X, XI, XII ▪ Corrente simpática ▪ Glândulas salivares e parótidas

TABELA 2 Sinais e sintomas que indicam lesão de estruturas vitais do pescoço.

	Sinais claros	Sinais suspeitos
Lesão vascular	Hemorragia grave não controlada Choque ou hipotensão refratários Hematoma extenso, pulsátil ou em expansão Pulso periférico unilateralmente ausente ou diminuído Sopro ou frêmito na área da lesão Déficit focal consistente com acidente vascular cerebral (AVC)	Sangramento menor Hematoma pequeno, sem expansão Lesões por proximidade
Lesão aerodigestiva	Comprometimento da via aérea Lesão borbulhante Enfisema subcutâneo extenso Estridor Rouquidão	Hemoptise leve Hematêmese leve Disfonia Disfagia Enfisema subcutâneo discreto

TABELA 3 Fatores clínicos que indicam a necessidade de manejo imediato de via aérea em pacientes com trauma cervical.

Presença de estridor
Insuficiência respiratória aguda (IRpA)
Obstrução da via aérea por sangue ou secreções
Hematoma cervical em expansão
Enfisema subcutâneo extenso
Alteração do estado mental
Desvio de traqueia

- Distância e condições de transporte até o tratamento definitivo.

Na situação apresentada, o paciente está consciente, orientado e não demonstra dificuldade para oxigenar ou ventilar à avaliação inicial. Entretanto, a voz "abafada" e a sialorreia persistente já indicam prejuízo significativo da capacidade de manter a via aérea patente e protegida. O mecanismo do trauma em si é preocupante, tornando provável a evolução desfavorável do paciente, o que é confirmado ao se observar a rápida progressão do hematoma e a consequente agitação e intolerância ao decúbito. Some-se a todos esses fatores o tempo prolongado de transporte até o hospital mais próximo, com grande probabilidade de o paciente evoluir para obstrução completa da via aérea antes que se consiga acessar outros profissionais e recursos que poderiam auxiliar na condução do caso. Assim sendo, é mais prudente garantir uma via aérea definitiva ainda antes de se iniciar o transporte.

Preparação

Esse é um dos passos mais importantes (e muitas vezes negligenciado) do manejo da via aérea. Nesse momento, quatro perguntas devem ser rapidamente respondidas:

1. Há preditores anatômicos ou fisiológicos de via aérea difícil (VAD)?
2. Há tempo para uma avaliação e uma intervenção mais detalhadas?
3. Considerando os fatores citados, qual será o plano inicial de abordagem e quais são as possíveis estratégias de resgate em caso de falha?
4. Quais são os materiais e fármacos necessários para garantir os planos traçados, bem como os cuidados pós-intubação?

Tanto o trauma maxilofacial quanto o trauma de pescoço podem causar alterações anatômicas que dificultam a abordagem da via aérea em suas quatro dimensões:

- **Dispositivo bolsa-válvula-máscara (BVM)**: pode haver obstrução da via aérea por sangue, coágulos, corpos estranhos (incluindo fragmentos ósseos e dentários), distorção anatômica secundária a hematoma ou enfisema subcutâneo, dificultando a passagem do ar; a perda da integridade das estruturas faciais pode impossibilitar a formação de um selo adequado da máscara ao rosto; ventilação agressiva na presença de lesão laringotraqueal pode levar à formação ou ao agravamento de pneumotórax, pneumomediastino e/ou enfisema subcutâneo, complicando mais ainda o manejo.
- **Laringoscopia**: fraturas de face podem aumentar a mobilidade da mandíbula e facilitar a laringoscopia ou limitar a abertura da boca e dificultá-la; a perda das referências anatômicas, a presença de sangue e outras secreções e as eventuais distorções ocasionadas por hematomas ou outras lesões com efeito de massa tanto na face quanto no pescoço podem dificultar a visualização e a passagem do tubo; a necessidade de restrição do mo-

vimento da coluna cervical pode dificultar o posicionamento e a abertura da boca; a passagem do tubo ou *bougie* na presença de transecção traqueal parcial pode resultar em falso trajeto e transecção traqueal completa.

- **Dispositivo extraglótico (DEG)**: a abertura limitada da boca pode impedir a inserção do dispositivo; a presença de distorção anatômica cervical pode impossibilitar seu acoplamento e seu alinhamento adequados à glote; na vigência de obstrução da via aérea distal, a pressão necessária para ventilar o paciente pode exceder a pressão de escape do dispositivo; na presença de lesão laringotraqueal, assim como na BVM, o ar insuflado pode dissecar as estruturas adjacentes e piorar o quadro.
- **Via aérea cirúrgica**: a distorção da anatomia cervical e o desvio da traqueia podem tornar desafiadora a localização da membrana cricotireoidea; na presença de transecção traqueal ou obstrução na metade inferior da traqueia, a cricotireoidostomia pode não ser efetiva.

Além dos fatores anatômicos, as alterações fisiológicas secundárias ao trauma podem trazer desafios à condução do paciente. Nesse caso, merecem destaque a condição hemodinâmica, que pode se alterar a depender da perda sanguínea, da presença de lesões que provoquem choque obstrutivo ou de lesões medulares altas que possam evoluir com choque neurogênico, bem como a oxigenação, que pode ser complicada pelo sangramento e pela obstrução da via aérea. Esses serão os principais fatores a influenciar a percepção de quanto tempo se dispõe para a avaliação e as intervenções necessárias: de um lado, pacientes que mantenham oxigenação, ventilação, perfusão e cooperação adequadas podem ser submetidos a uma avaliação mais minuciosa e a procedimentos mais demorados e complexos (p.ex., intubação acordado com fibroscópio flexível em paciente com suspeita de lesão laringotraqueal); de outro, pacientes instáveis, combativos, com rápida deterioração apesar das medidas iniciais de estabilização podem necessitar de intervenções mais rápidas e agressivas, com limiar mais baixo para o emprego das estratégias de resgate (p.ex., duplo preparo em caso de trauma grave de face, com tentativa única de intubação orotraqueal [IOT] por sequência rápida seguida por cricotireoidostomia cirúrgica em caso de falha).

A partir dessas definições, todos os materiais e fármacos considerados tanto no plano principal quanto nas estratégias de resgate devem estar organizados ao alcance da mão. Dentre eles, merecem destaque neste cenário:

- Monitorização multiparamétrica
- Acessos venosos funcionantes (idealmente dois)
- Aspirador rígido (se possível, dois)
- *Bougie* e fio-guia
- Tubos endotraqueais de vários tamanhos
- Medicações para indução e bloqueio neuromuscular (BNM)
- Laringoscópio direto e videolaringoscópio, se disponível
- Capnografia em forma de onda
- Sedoanalgesia pós-intubação
- Kit de cricotireoidostomia (bisturi, *bougie* e tubo 6,0 ou 6,5)

A adoção de um *checklist* de intubação pode reduzir a sobrecarga cognitiva e as eventuais omissões provocadas pelo estresse da situação, garantindo um melhor preparo com menor gasto de tempo.

Nas situações de VAD, deve-se pedir a ajuda de outros profissionais, sempre que possível. O manejo do paciente crítico é interdisciplinar, e o envolvimento precoce de outras especialidades pode trazer considerações e habilidades valiosas para a condução mais segura e efetiva do quadro.

No paciente citado neste capítulo, a presença de provável fratura de mandíbula associada a hematoma em assoalho de língua com rápida expansão, consequente obstrução da via aérea e limitação da abertura bucal alertam para provável dificuldade na laringoscopia, na ventilação com BVM e na passagem de DEG. Do ponto de vista fisiológico, a oxigenação e a ventilação são os fatores mais preocupantes. Como já explorado, a rápida progressão do quadro associada à distância de outros recursos não deixa tempo disponível para intervenções mais rebuscadas. Todo o material para uma sequência rápida de intubação, bem como para cricotireoidostomia cirúrgica, deve estar pronto à beira do leito.

Pré-oxigenação

É imprescindível maximizar a oferta de oxigênio nesse momento, para que haja uma adequada desnitrogenação pulmonar e, consequentemente, um maior tempo de apneia segura. Deve-se empregar dispositivos que sejam capazes de fornecer uma fração inspirada de oxigênio (FiO_2) de 100%, como a máscara não reinalante (MNR) com reservatório e O_2 em fluxo máximo (*flush rate*) ou o dispositivo BVM com reservatório, fluxo de O_2 a 15 L/min e bom selo da máscara. Pode-se ainda lançar mão da oxigenação apneica, colocando um cateter nasal por baixo da máscara e mantendo-o com fluxo de O_2 a 15 L/min no momento da laringoscopia. A cânula nasal de alto fluxo também pode ser considerada como dispositivo de pré-oxigenação, considerando que esteja disponível e que a anatomia do nariz e da nasofaringe esteja preservada.

A agitação do paciente aumenta o consumo de oxigênio e dificulta o acoplamento de dispositivos ao rosto, precisando ser controlada com cautela. Múltiplos fatores podem contribuir para exacerbar a agitação, como uso de álcool e drogas, trauma craniano concomitante, hipoxemia, sensação de sufocamento por obstrução de via aérea em progressão com incapacidade de manejar secreções orais, dentre outros. A contenção química pode ser necessária, devendo-se preferir agentes que mantenham a respiração espontânea e os reflexos de proteção da via aérea, como a cetamina; mesmo com essas características farmacológicas, é preciso ter cautela na administração pela possibilidade de evolução para obstrução completa, piora do padrão ventilatório e instabilização do paciente. O material para garantir a via aérea de maneira imediata deve estar previamente pronto e acessível.

Pré-otimização

Assim como em outros pacientes vítimas de trauma, deve-se procurar e corrigir fatores que possam reduzir a reserva fisiológica, com destaque no caso citado para causas de choque e hipoxemia. Buscar sinais de sangramento externo ou intracavitário, realizando reposição de fluidos e sangue, se necessário, e deixando pronta a infusão de vasopressor antes mesmo de o paciente fazer hipotensão, assim como rastrear outras causas reversíveis de choque (por exemplo, identificar e descomprimir um pneumotórax hipertensivo) são passos importantes para minimizar a instabilidade secundária ao procedimento.

Posicionamento

No contexto do trauma penetrante em face ou pescoço, a probabilidade de lesão cervical instável em um paciente com exame neurológico completamente normal é baixa. No paciente com politrauma contuso de alta energia, por outro lado, a restrição do movimento da coluna em geral está indicada pelo risco aumentado de lesão instável. Na grande maioria dos casos, é factível garantir simultaneamente a restrição do movimento da coluna e a manutenção da patência da via aérea. Entretanto, há situações de exceção em que a definição do melhor posicionamento para realizar a intubação da vítima em questão requer que se pondere qual será a prioridade entre os dois objetivos. Com a cabeceira a 0°, o alinhamento adequado dos eixos oral, faríngeo e laríngeo é limitado, dificultando a pré-oxigenação e a visualização da glote durante a laringoscopia, mesmo com abertura do colar cervical e manutenção manual da restrição. Além disso, a presença de intoxicação, trauma cranioencefálico (TCE), hipoxemia ou lesão da via aérea pode causar agitação e má tolerância ao decúbito.

No estudo de caso deste capítulo, apesar de existir um mecanismo de trauma preocupante, a existência de um exame neurológico normal e a rápida progressão da obstrução da via aérea com insuficiência respiratória iminente deslocam a relação risco-benefício na direção de um posicionamento mais liberal do paciente. Forçá-lo a manter uma posição supina em prancha longa e colar cervical nesse momento pode trazer mais riscos do que benefícios, aumentando a agitação e o risco de aspiração, favorecendo a obstrução da via aérea e acelerando a deterioração do quadro. É possível permitir a ele que assuma uma posição de conforto, de modo a aliviar a sensação de obstrução, realizando a restrição do movimento após se ganhar o controle da via aérea e da situação.

Paralisia com indução

No que concerne à escolha do método de intubação e das drogas que irão facilitá-lo, a principal pergunta a ser respondida é se o BNM tem maior potencial de sucesso ou de dano. Por um lado, já está demonstrado na literatura que seu uso nas intubações de emergência se associa a maior taxa de sucesso na primeira tentativa e a menores complicações; vem daí a preferência pela sequência rápida de intubação na maioria dos cenários em nossa realidade. Por outro, alterações anatômicas e fisiológicas no contexto do trauma de face e pescoço podem tornar a laringoscopia e a reoxigenação com BVM ou DEG praticamente impossível, como já discutido; nesse caso, retirar a capacidade de o paciente ventilar espontaneamente com o bloqueador pode levar à obstrução completa da via aérea e a uma situação "não intubo, não oxigeno" (NINO), deixando como única alternativa a realização de uma cricotireoidostomia de emergência.

Nas situações em que o BNM oferece riscos altos, a alternativa mais segura é realizar uma técnica de intubação que mantenha a respiração espontânea do paciente durante o procedimento. Isso pode ser alcançado utilizando-se apenas uma boa anestesia tópica da via aérea, mas é necessário haver habilidade, tempo (isto é, boa oxigenação e ventilação) e cooperação do paciente. Especialmente quando os dois últimos quesitos não se fazem presentes, é possível "facilitar a cooperação" do paciente utilizando-se um indutor da inconsciência que mantenha o reflexo da via aérea, como a cetamina em dose titulada até se alcançar a dissociação, para acelerar a obtenção de condições que permitam a laringoscopia (técnica conhecida como "*ketamine-only breathing intubation*" – KOBI). Entretanto, pela própria manutenção dos reflexos, a passagem do tubo pelas cordas vocais pode ser desafiadora. Caso haja tempo, pode-se complementar a dissociação com a atomização de anestésico tópico (como a lidocaína) da base da língua à glote, aumentando a tolerância à manipulação das estruturas, mas ainda assim a movimentação das cordas vocais pode ser um obstáculo. É útil, nessas situações, ter uma dose de bloqueador já aspirada antes, a qual possa ser administrada quando a glote estiver sendo visualizada e o tubo estiver próximo a ela.

Técnicas como a KOBI, apesar de contarem com a grande vantagem de manter o paciente ventilando espontaneamente, têm uma menor taxa de sucesso em primeira tentativa do que a sequência rápida de intubação. Haverá ocasiões em que a rápida deterioração do paciente, a despeito das intervenções realizadas, tornará a chance de falha muito alta. Nesse cenário, outra possibilidade de abordagem é a intubação com duplo preparo; nela, as drogas da sequência rápida de intubação (indutor e BNM) são administradas, fornecendo as melhores condições possíveis para que uma única tentativa de laringoscopia seja realizada. Caso esta não seja bem-sucedida, procede-se imediatamente à cricotireoidostomia cirúrgica.

No caso clínico em discussão, considerando-se um intubador familiarizado com as nuances mencionadas, o plano A poderia ser uma KOBI; conseguindo-se visualizar a glote, tentaria-se a passagem do tubo sincronizada à abertura das cordas vocais. Havendo dificuldade, poderia ser administrada uma dose de succinilcolina para facilitá-la; em caso de insucesso ou não visualização da via aérea, a cricotireoidostomia cirúrgica estaria indicada.

Passagem do tubo

A decisão pelo equipamento mais adequado para realizar a passagem do tubo depende da disponibilidade, do treinamento e da confiança com os diversos aparelhos, das condições fisiológicas e anatômicas do paciente, da velocidade de progressão do quadro e do ambiente onde a intubação será realizada. Independentemente da estratégia escolhida, deve-se empregar todos os esforços para que a passagem do tubo seja visualizada; progredir o tubo às cegas, em especial no contexto do trauma de face e pescoço, tem grandes chances de falha e de complicações adicionais. Tubos mais finos podem ser necessários, a depender dos obstáculos encontrados.

O uso de um fibroscópio flexível é especialmente vantajoso na presença de distorções anatômicas faciais ou cervicais, bem como na suspeita de lesão laringotraqueal, por permitir a visualização de todo o trajeto desde a oro ou nasofaringe até a carina, evitando a criação de falso trajeto. Além disso, ele é o dispositivo que menos movimenta a coluna cervical, podendo ser empregado quando há suspeita de lesão instável. Entretanto, requer uma via aérea patente, habilidade e experiência com o aparelho, tempo, cooperação e, idealmente, um ambiente mais controlado para seu uso. Além disso, a presença de sangramento volumoso ou de outras secreções copiosas pode dificultar tanto a anestesia tópica quanto a visualização das estruturas.

A videolaringoscopia tem se popularizado cada vez mais, já sendo o dispositivo mais utilizado em alguns registros de intubação na emergência. Há diversas vantagens em seu uso: não há necessidade de deslocar a língua e outros tecidos para acessar a glote, obtendo-se uma melhor visualização mesmo em posição neutra; é necessária menor força para realizar o procedimento; há menor mobilização da coluna cervical do que na laringoscopia direta; o restante da equipe também consegue ver o que está acontecendo e auxiliar de maneira mais efetiva. Os dispositivos com lâmina Macintosh são os mais comuns, com mecânica de uso semelhante à da laringoscopia direta e boa interação com *bougie* ou tubo e fio-guia em conformação "taco de hóquei". A visualização pode ser feita tanto pela tela do aparelho como diretamente pela boca do paciente, possibilidade valiosa quando a câmera é contaminada com secreções, bloqueando a visão. A descontaminação do trajeto com aspirador rígido antes da progressão do aparelho pela via aérea evita esse contratempo. Há também os dispositivos com lâmina hiperangulada, que têm menor espessura e permitem uma visualização ainda melhor da via aérea, em especial quando ela está em posição mais anteriorizada. Esse tipo de lâmina não proporciona visualização direta e possui uma mecânica um pouco diferente, necessitando de um tubo e um fio-guia com a mesma curvatura; o *bougie* tradicional e o fio-guia em conformação "taco de hóquei" não conseguem acompanhar essa curvatura acentuada, não sendo apropriados para uso nessa situação. Os dispositivos com canaleta embutida na lâmina dispensam o emprego de fio-guia ou *bougie*, mas limitam a manipulação do direcionamento do tubo, podendo oferecer dificuldades quando há distorções anatômicas e outros obstáculos.

A laringoscopia direta ainda é a técnica mais disponível e familiar na realidade atual. Em cenários repletos de limitantes e dificuldades, como no contexto do trauma cervical, cada detalhe deve ser otimizado ao máximo para que a via aérea do paciente seja assegurada. A lâmina Macintosh oferece melhor controle da língua e mais espaço para manobrar o tubo na via aérea; entretanto, sua maior espessura pode impossibilitar sua inserção quando a abertura bucal está limitada. Quando isso ocorre, a lâmina Miller pode ser utilizada; além de ser mais fina, ela também apresenta vantagem quando há uma epiglote grande e difícil de controlar, já que foi projetada para pinçar essa estrutura. Se há limitação na abertura da boca, ela pode inclusive ser inserida no espaço paramolar, alcançando a via aérea em direção diagonal. Quando há visualização limitada da glote, a manipulação externa da laringe pode melhorar sensivelmente a identificação das estruturas; nesse contexto, o uso do *bougie* pode ser de grande valia, já que é mais fino e mais facilmente direcionável quando comparado ao tubo endotraqueal.

A via aérea cirúrgica constitui a última linha de defesa no manejo da via aérea na emergência. Dentre as abordagens disponíveis, a cricotireoidostomia cirúrgica é a técnica de escolha quando a intubação por via oral ou nasal não pode ser realizada. Ela possui diversas vantagens sobre as outras: capaz de estabelecer via aérea definitiva e possibilitar a ventilação mecânica e o transporte seguro; incisão em região com marcos anatômicos superficiais, relativamente avascular, protegida por cartilagem por todos os lados e com menor densidade de estruturas vitais do que outras áreas do pescoço; técnica simples, que requer materiais geralmente disponíveis (bisturi, *bougie* e tubo endotraqueal), sem precisar ser realizada por cirurgião. Em raras situações, o obstáculo à ventilação pode se localizar muito abaixo das cordas vocais (por exemplo, obstrução distal ou transecção traqueal); nesse caso, pode-se considerar a realização de uma traqueostomia de emergência por um cirurgião.

Considerando os aspectos expostos e o cenário pré-hospitalar no qual o caso abordado neste capítulo se desenrola, a melhor chance de visualizar a glote, apesar da progressão do hematoma, se daria com o videolaringoscópio com lâmina hiperangulada, após a dissociação com cetamina e eventual aspiração de secreções com aspirador rígido. Como dispositivo de reserva, poderiam ser deixados prontos um laringoscópio direto com lâmina Miller e um *bougie*, tendo em vista que já há limitação da abertura da boca e espaço reduzido para manobrar o tubo endotraqueal. Caso seja necessário utilizá-los, a técnica paramolar estaria bem indicada. A qualquer tempo, não sendo possível o acesso à via aérea pela boca ou não se conseguindo manter adequadamente a oxigenação ou a ventilação, a cricotireoidostomia cirúrgica deve ser realizada.

Pós-intubação

Uma vez realizada a intubação, idealmente deve-se confirmar a posição traqueal do tubo por mais de um método. Apesar de a capnografia em forma de onda ser considerada o dispositivo padrão-ouro para esse fim, sua disponibilidade ainda é extremamente restrita nas emergências brasileiras, mais ainda no cenário pré-hospitalar. A ultrassonografia à beira do leito vem se difundindo com mais rapidez, sendo uma alternativa com excelente sensibilidade e especificidade; na vigência de distorção anatômica cervical secundária a trauma, entretanto, os marcos anatômicos podem ser difíceis de reconhecer, limitando a acurácia do exame. Por essas dificuldades, deve-se manter alta suspeição e vigilância constante quanto à ocorrência de intubação esofágica.

A fixação cuidadosa do tubo e a sedoanalgesia profunda no momento pós-intubação inicial são de extrema importância, pois o reposicionamento pode se revelar impossível. A reavaliação dos sinais vitais, evitando-se hipotensão e hipoxemia, também é imprescindível para evitar lesões teciduais secundárias e garantir o melhor desfecho, bem como condições seguras de transporte ao destino do paciente.

LITERATURA RECOMENDADA

1. Alvi A, Doherty T, Lewen G. Facial fractures and concomitant injuries in trauma patients. Laryngoscope. 2003; 113:102.
2. Apfelbaum JL, Hagberg CA, Caplan RA, et al. Practice guidelines for management of the difficult airway: Na updated report by the American Society of Anesthesiologists Task Force on Management of the Difficult Airway. Anesthesiology. 2013; 118:251.
3. Barak M, Bahouth H, Leiser Y, Abu El-Naaj I. Airway management of the patient with maxillofacial trauma: Review of the literature and suggested clinical approach. Biomed Res Int. 2015; 2015:724032.
4. Brown CA, Walls RM. The Walls manual of emergency airway management. 6th ed. Lippincott Williams & Wilkins; 2022.
5. Dancey A, Perry M, Silva DC. Blindness after blunt facial trauma: Are there any clinical clues to early recognition? J Trauma. 2005; 58:328.
6. Demetriades D, Theodorou D, Cornwell E, Berne TV, Asensio J, Belzberg H, et al. Evaluation of penetrating injuries of the neck: Prospective study of 223 patients. World J Surg. 1997; 21(1):41.
7. Drake RL, Vogl W, Mitchell AWM. Gray's Basic anatomy for students. 3rd ed. Philadelphia: Churchill Livingston/Elsevier; 2015.
8. Erdmann D, Follmar KE, Debruijn M, et al. A retrospective analysis of facial fracture etiologies. Ann Plast Surg. 2008; 60:398.
9. Evans C, Chaplin T, Zelt D. Management of major vascular injuries. Emergency Medicine Clinics of North America. 2018; 36(1):181-202.
10. Hung OR, Murphy MF. Hung's difficult and failed airway management. 3rd ed. McGraw-Hill Education; 2018.
11. Inaba K, Branco BC, Menaker J, et al. Evaluation of multidetector computed tomography for penetrating neck injury: A prospective multicenter study. J Trauma Acute Care Surg. 2012; 72:576.

12. Jain U, McCunn M, Smith CE, Pittet JF. Management of the traumatized airway. Anesthesiology. 2016; 124:199.
13. Knoop K, Stack L, Storrow A, Thurman RJ. Atlas of Emergency Medicine. 3rd ed. New York: McGraw-Hill; 2010.
14. Kovacs G, Sowers N. Airway management in trauma. Emergency Medicine Clinics of North America. 2018; 36(1):61-84.
15. Low GM, Inaba K, Chouliaras K, et al. The use of the anatomic "zones" of the neck in the assessment of penetrating neck injury. Am Surg 2014; 80:970.
16. Mayglothling J, Duane TM, Gibbs M, et al. Emergency tracheal intubation immediately following traumatic injury: An Eastern Association for the Surgery of Trauma practice management guideline. J Trauma Acute Care Surg. 2012; 73:S333.
17. Mercer SJ, Jones CP, Bridge M, Clitheroe E, Morton B, Groom P. Systematic review of the anaesthetic management of non-iatrogenic acute adult airway trauma. Br J Anaesth. 2016; 117(suppl 1):i49.
18. Ogundare BO, Bonnick A, Bayley N. Patterns of mandibular fractures in an urban major trauma center. J Oral Maxillofac Surg. 2003; 61(6):713.
19. Tintinalli JE, Ma OJ, Yealy DM, Meckler GD, Stapczynski JS, Cline D, et al. Tintinalli's emergency medicine: A comprehensive study guide. 9th ed. New York, NY: McGraw Hill Education; 2020. ISBN: 1260019934.
20. Trent SA, Kaji AH, Carlson JN, McCormick T, Haukoos JS, Brown CA. Video laryngoscopy is associated with first-pass success in emergency department intubations for trauma patients: A propensity score matched analysis of the National Emergency Airway Registry. Annals of Emergency Medicine. 2021 Dec; 78(6):708-19.
21. Walls RM, Hockberger RS, Gausche-Hill M, Erickson TB, Wilcox SR, editors. Rosen's emergency medicine: Concepts and clinical practice. 10th ed. Philadelphia, PA: Elsevier; 2023.

CAPÍTULO 38

Acidente vascular cerebral e hipertensão intracraniana

Gabriel Santos da Silva
Guilherme Zimermann Kummer
Marcelo Santos Pedroso
Vitor Machado Benincá
Júlio César Garcia de Alencar

PONTOS IMPORTANTES

- Monitorizar os sinais vitais, garantir a proteção da via aérea e verificar a estabilidade respiratória e hemodinâmica são passos fundamentais da avaliação inicial de todos os pacientes com doenças críticas, incluindo acidente vascular cerebral (AVC).
- O manejo da via aérea do paciente neurocrítico tem particularidades que, se não forem respeitadas, podem piorar o quadro clínico.
- A hipotensão, mesmo que por breves períodos, é prejudicial, e condições ou medicamentos que reduzam a pressão arterial podem ser deletérios.

CASO CLÍNICO

Uma paciente feminina, de 72 anos, apresenta-se ao Departamento de Emergência com relato de vertigem súbita e hemiplegia esquerda há 1 hora. Durante a admissão, o quadro evolui com rebaixamento do nível de consciência. Ela não tem abertura ocular, retira o membro direito ao estímulo doloroso e emite sons incompreensíveis. Apresenta anisocoria, com pupila direita maior do que a esquerda, e os sinais vitais são pressão arterial (PA): 220 × 120 mmHg, frequência cardíaca (FC): 54 bpm, frequência respiratória (FR): 18 irpm, saturação de oxigênio ($SatO_2$) de 92%.

A equipe está dividida entre encaminhar a paciente imediatamente ao exame de imagem ou realizar a intubação orotraqueal (IOT).

INTRODUÇÃO

O AVC é uma das principais causas de morte no Brasil e no mundo. Pode ser classificado em isquêmico, representando mais de 70% dos casos, ou hemorrágico, o que inclui a hemorragia intraparenquimatosa (HIP) e a hemorragia subaracnoidea (HSA). AVC isquêmico, HIP e HSA são doenças com diferenças fisiopatologias e de tratamento marcantes. No entanto, os objetivos imediatos do atendimento convergem para:

1. Garantir a proteção da via aérea e a estabilidade respiratória e hemodinâmica do paciente.
2. Diagnosticar rapidamente a base fisiopatológica do quadro clínico.
3. Minimizar lesão cerebral primária.

4. Prevenir e tratar complicações que possam culminar em lesão cerebral secundária.

De modo geral, pacientes com quadro de AVC agudo e hipoxêmicos devem receber oxigênio suplementar para manter a $SatO_2 > 94\%$.

Pacientes com rebaixamento do nível de consciência (Escala de Coma de Glasgow [GCS] < 9) ou disfunção bulbar podem ser incapazes de proteger a via aérea; já aqueles com aumento da pressão intracraniana (PIC) por conta de hemorragia, isquemia vertebrobasilar ou isquemia cortical extensa podem apresentar cefaleia, vômitos, alteração do *drive* respiratório ou obstrução da via aérea por queda de língua. A hipoventilação, com consequente aumento do dióxido de carbono (CO_2), pode levar à vasodilatação cerebral e elevar a PIC. Nesses casos, a intubação pode ser necessária para proteger a via aérea de aspiração e permitir uma ventilação adequada.

Finalmente, pacientes com AVC podem apresentar hipertensão intracraniana (HIC) (Tabela 1). HIC é definida como elevação sustentada da PIC em valores acima de 20 mmHg (Figura 1).

TABELA 1 Etiologias de Hipertensão Intracraniana

Etiologias extra-axiais	Hematoma epidural
	Hematoma subdural
Etiologias cerebrais focais	AVC isquêmico
	Hemorragia intraparenquimatosa
	Neoplasia de sistema nervoso central (SNC) (primária ou metastática)
	Hidrocefalia
Etiologias cerebrais difusas	Hemorragia subaracnoide
	Trauma cranioencefálico (TCE)
	Meningites e encefalites

A técnica e as drogas utilizadas no manejo da via aérea podem aumentar a PIC por vários mecanismos, que incluem a resposta simpática reflexa à laringoscopia e à manipulação da via aérea superior. Além disso, benzodiazepínicos e opioides podem levar à hipotensão e piorar a perfusão cerebral. A intubação de pacientes neurocríticos, com suspeita ou confirmação de HIC, será discutida neste capítulo.

7 Ps

Preparação

Sinais vitais, incluindo FC, PA, FR, oximetria de pulso, capnografia e temperatura, devem ser continuamente monitorados. Hipóxia, hipoventilação, hiperventilação e hipotensão devem ser evitadas.

Uma vez indicada, a intubação deve ser realizada pelo médico mais experiente no manejo da via aérea.

Consenso entre os especialistas sugere que a sequência rápida de intubação (SRI) deve ser o método inicialmente indicado para pacientes com suspeita ou confirmação de HIC. A escolha da SRI, e consequentemente o uso de bloqueador neuromuscular, aponta a necessidade de um registro cuidadoso do exame neurológico admissional (incluindo o National Institutes of Health Stroke Scale [NIH], a GCS e a avaliação pupilar) a fim de estabelecer uma linha de base para comparações durante o seguimento do paciente, além de fornecer informações prognósticas importantes.

A necessidade de avaliação neurológica também deve priorizar a escolha de drogas de meia-vida mais curta, como o etomidato 0,3 mg/kg intravenoso (IV) associado a succinilcolina 1,5 mg/kg IV. Embora haja alguma controvérsia, a cetamina 1-2 mg/

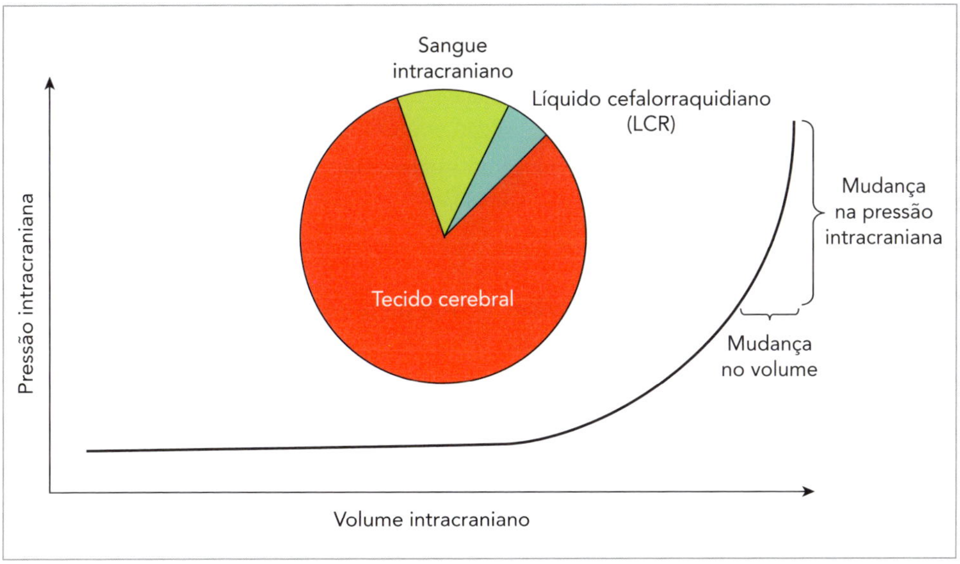

FIGURA 1 A PIC normal no adulto em repouso deitado está entre 7-15 mmHg.

kg IV é uma opção razoável ao etomidato, sobretudo em pacientes normotensos e sem sinais de herniação cerebral. Rocurônio em doses 1,2-1,5 mg/kg IV também pode ser utilizado como opção à succinilcolina. Idealmente, as drogas de sedação contínua também devem estar preparadas no momento da intubação, impedindo o despertar do paciente e estímulos dolorosos que possam aumentar a PIC.

Preditores de via aérea difícil devem ser conferidos, e materiais e equipamentos para abordagem via aérea falha devem estar disponíveis.

Pré-oxigenação

A pré-oxigenação de pacientes com AVC e HIC não tem peculiaridades. É um passo fundamental para manter as metas de oxigenação ($SatO_2$ > 94%) durante todo o período de atendimento, incluindo o de apneia.

Sempre que possível, deve-se evitar a ventilação do paciente. No entanto, se a oxigenação estiver comprometida, a ventilação com dispositivo bolsa-válvula-máscara (BVM) ou com aparelhos de ventilação não invasiva pode ser necessária. Nessa circunstância, a demanda de resolução da hipoxemia deve ser ponderada com o risco de aspiração.

Otimização pré-intubação

A elevação da PIC representa uma ameaça direta à função cerebral, uma vez que limita o fluxo sanguíneo cerebral (FSC) e, consequentemente, a oxigenação. Da mesma forma prejudicial, a hipotensão arterial também deve ser agressivamente prevenida e tratada, pois pode levar à hipoperfusão e à piora da isquemia cerebral.

Pacientes com quadros de AVC ainda não especificados quanto a isquêmico ou hemorrágico devem ter controle pressórico cauteloso (Tabela 2). A droga de escolha é o nitroprussiato de sódio, que não é isento de riscos e pode reduzir o FSC e aumentar a PIC.

TABELA 2 Metas pressóricas iniciais para pacientes com AVC

Etiologia	Pressão sistólica (PAS)	Pressão diastólica (PAD)
AVC isquêmico com indicação de trombólise	≤ 185	≤ 110
AVC isquêmico sem indicação de trombólise	≤ 220	≤ 120
Hemorragia intraparenquimatosa	< 140-160 mmHg	-
Hemorragia subaracnoide	< 160	-

A hipotensão arterial é rara e deve orientar a investigação de arritmias, síndrome coronariana aguda e dissecção de aorta. Em pacientes hipovolêmicos, a solução salina é recomendada. Se a hipotensão for refratária, deve-se considerar drogas vasoativas.

Hipertermia e hipoglicemia devem ser diagnosticadas e tratadas.

Pré-medicações como o fentanil, o esmolol e a lidocaína, em geral, não são indicados. Caso opte-se pela utilização do fentanil para reduzir reflexos adrenérgicos durante a laringoscopia, deve-se utilizá-lo na dose de 2-3 mcg/kg endovenoso (EV) 1-3 min antes da indução.

No caso de pacientes com herniação cerebral, o uso de terapias osmolares, como solução salina hipertônica ou manitol EV, é recomendado. Diversos protocolos são descritos, entre eles, NaCl a 20% 30 mL em 10 min ou manitol 1 g/kg, em *bolus*.

Posicionamento

Embora não haja evidências definitivas, recomenda-se manter a cabeceira do paciente com HIC a 30° durante a intubação. O posicionamento do paciente pode influenciar a $SatO_2$, a pressão de perfusão cerebral (PPC), a velocidade média de fluxo na artéria cerebral média e a PIC. Portanto, sempre elevá-la quando houver suspeita de PIC aumentada ou risco iminente de obstrução da via aérea, ou de aspiração.

Paralisia com indução

As drogas e doses mais utilizadas na SRI de pacientes com HIC estão descritas na Tabela 3.

TABELA 3 Sedativos e bloqueadores neuromusculares indicados para pacientes hemodinamicamente estáveis.

Sedativo	Etomidato	0,3 mg/kg
	Cetamina	1-2 mg/kg
Bloqueador neuromuscular	Succinilcolina	1,5 mg/kg
	Rocurônio	1,2-1,5 mg/kg

Passagem do tubo

Idealmente, a intubação deve ser realizada na primeira tentativa, evitando hipoxemia durante o período de apneia. Além disso, deve-se reduzir a manipulação da via aérea com o intuito de reduzir reflexos adrenérgicos.

O posicionamento do tubo pode ser confirmado com capnografia em forma de onda ou com a utilização de ultrassom *point of care*.

Pós-intubação

A ventilação mecânica inicial deve ser baseada em três princípios:

- otimizar a oxigenação;
- prevenir hipocapnia;
- evitar que a mecânica de ventilação aumente a PIC.

A redução da pressão parcial de CO_2 ($PaCO_2$) leva à vasoconstrição e à diminuição da PIC e do FSC; no entanto, a hipocapnia ($PaCO_2 < 35$) está associada a piores desfechos. Idealmente, pacientes com TCE moderado a grave e com suspeita de HIC devem ser ventilados para atingir os limites inferiores de normocapnia ($PaCO_2$ de 35 mmHg). A hiperventilação com $PaCO_2 <$ 30 mmHg só deve ser utilizada em pacientes com HIC refratária a medidas iniciais, como terapia osmótica.

Analgesia e sedação contínua devem ser utilizadas para permitir uma ventilação mecânica eficaz, minimizar a resposta simpática e reduzir a PIC. O uso deve ser titulado por parâmetros objetivos, como a escala Richmond Agitation Sedation Scale (RASS) ou pelo Bispectral Index (BIS).

Sugere-se a utilização de propofol ou midazolam, pois ambos reduzem a taxa metabólica cerebral de oxigênio ($CMRO_2$) e contribuem para diminuir a PIC. Os opioides não reduzem a $CMRO_2$ e têm um efeito imprevisível na PIC e, portanto, devem ser evitados quando possível.

LITERATURA RECOMENDADA

1. Bevers MB, Kimberly WT. Critical care management of acute ischemic stroke. Current treatment options in cardiovascular medicine. 2017; 19(6):1-14.
2. Brandão ACA, Annicchino F, Brandão TA. Máscaras laríngeas de primeira geração. In: Martins MP, de Moraes JMS, Pires OC (eds.). Controle da via aérea. Rio de Janeiro: Sociedade Brasileira de Anestesiologia; 2012. p. 125-35.
3. Burkle CM, Walsh MT, Harrison BA, Curry TB, Rose SH, Airway management after failure to intubate by direct laryngoscopy: Outcomes in a large teaching hospital. Can J Anesthesiology. 2006; 52:634-640.
4. Bush S, Nelson BP. The neurocritical patient. In: Calvin III AB. The Walls Manual of: Emergency Airway Management. 6. ed. Philadelphia: Wolters Kluwer; 2022. Cap. 35. p. 663-664.
5. Bush S, Nelson BP. The neurocritical patient. In: Calvin III AB. Brown. The Walls Manual of: Emergency Airway Management. 6. ed. Philadelphia: Wolters Kluwer; 2022. Cap. 35. p. 660.
6. Datasus. [citado em: 15 de fev. 2023]. Disponível em: http://tabnet.datasus.gov.br/cgi/tabcgi.exe?sim/cnv/obt10uf.def.
7. Driver BE, Prekker ME, Kornas RL, Cales EK, Reardon RF. Flush rate oxygen for emergency airway preoxygenation. Ann Emerg Med. 2017; 69(1):1-6.
8. Marciniak B, Fayoux P, Hébrard A, Krivosic-Horber R, Engelhardt T, Bissonnette B. Airway management in children: Ultrasonography Assessment of tracheal intubation in real time?. Anesthesia & Analgesia. 2009 Feb; 108(2):461-465.
9. Mcdermott M, Jacobs T, Morgenstern L. Critical care in acute ischemic stroke. Handbook of Clinical Neurology; 2017; 140:153-176.
10. Miguel-Montanes R, Hajage D, Messika J, et al. Use of high-flow nasal cannula oxygen therapy to prevent desaturation during tracheal intubation of intensive care patients with mild-to- moderate hypoxemia. Crit Care Med. 2015; 43(3):574-583.
11. Osman A, Sum KM. Role of upper airway ultrasound in airway management. J Intensive Care. 2016; 4:52
12. Rossetti AO, Reichhart MD, Schaller M-D, Despland P-A, Bogousslavsky J. Propofol treatment of refractory status epilepticus: A study of 31 episodes. Epilepsia. 2004; 45:757-763.
13. Roytowski D, Figaji A. Raised intracranial pressure: What it is and how to recognise it. Continuing Medical Education; 2013; 31(11):390-395. Calvin III AB, Walls RM. Rapid sequence intubation: Posicionamento. In: Calvin III AB. The Walls Manual of: Emergency Airway Management. 6. ed. Philadelphia: Wolters Kluwer; 2022. Cap. 20. p. 403.
14. Sakles JC, Mosier JM, Patanwala AE, Arcaris B, Dicken JM. First pass success without hypoxemia is increased with the use of apneic oxygenation during rapid sequence intubation in the emergency department. Acad Emerg Med. 2016; 23(6):703-710.
15. Synowiec AS, Singh DS, Yenugadhati V, Valeriano JP, Schramke CJ, Kelly KM. Ketamine use in the treatment of refractory status epilepticus. Epilepsy Res. 2013; 105(1-2):183-188.

CAPÍTULO 39

Gestante

André Pinheiro Weber
Yago Henrique Padovan Chio
Gabriel Curubeto Lona de Miranda
Ian Ward Abdalla Maia

PONTOS IMPORTANTES

- Com a evolução da gestação, alterações fisiológicas e anatômicas podem dificultar a intubação, requerendo um preparo cuidadoso na condução do caso.
- Apesar da taxa de via aérea difícil (VAD) não ser maior nessa população, as consequências de um preparo inadequado podem ser catastróficas.
- O sucesso na primeira tentativa é de suma importância, por conta do risco de sangramento e piora do edema de mucosas da via aérea que se desenvolve durante a gestação.

CASOS CLÍNICOS

1 – Paciente A, feminina, 35 anos, gestante com idade gestacional de 12 semanas, vem à emergência com relato de dispneia súbita iniciada na mesma tarde. Ela refere que estava fazendo suas atividades habituais quando sentiu um profundo desconforto respiratório. Ela apresenta os seguintes sinais vitais iniciais: pressão arterial (PA): 100/75 mmHg, frequência cardíaca (FC): 104 bpm, frequência respiratória (FR): 26 irpm, $SatO_2$: 88% em ar ambiente. Durante o atendimento, ela começa a apresentar piora progressiva, evoluindo para insuficiência respiratória.

2 – Paciente B, feminina, 27 anos, gestante com idade gestacional de 35 semanas, trazida por familiares por conta de sangramento vaginal importante e dor em baixo ventre. Ela relata início súbito de sangramento escurecido de importante monta e tensão em região de baixo ventre. Na avaliação inicial, é notada uma paciente pálida, com PA: 80/40 mmHg, FC: 140 bpm, FR: 35 irpm e $SatO_2$ de 80% em ar ambiente. Além da ressuscitação volêmica e contato com a equipe obstétrica, é decidido que é necessário proteger a via aérea dela e fazer intubação.

INTRODUÇÃO

O manejo da via aérea na paciente obstétrica representa um desafio, devido as alterações inerentes ao desenvolvimento da gestação que podem dificultar o procedimento. Apesar de não apresentarem uma maior taxa de VAD quando comparadas à população geral, Kinsella et al. realizaram uma revisão da literatura sobre intubações obstétricas falhas em centro cirúrgico no período de 1970 a 2015 constatando que a incidência de intubação falha durante a cesariana permaneceu inalterada, em 0,23%, com um óbito a cada 90 intubações falhas.

As mortes maternas foram decorrentes de aspiração, hipoxemia devido broncoespasmo ou intubação esofágica. Um estudo prospectivo conduzido de 2008 a 2010 pelo Sistema de Vigilância Obstétrica do Reino Unido (UKOSS) identificou uma taxa de falha de intubação obstétrica de 0,45% (1 em 224 pacientes obstétricas com mais de 20 semanas de gestação). Em um segundo levantamento do UKOSS, realizado entre 2016 e 2019, foi relatada uma baixa taxa de aspiração gástrica em pacientes que receberam anestesia geral (1,9 por 10.000 casos).

Uma análise multicêntrica mais contemporânea, conduzida em 45 centros entre 2004 e 2019, avaliou mais de 14.000 casos de anestesia geral para cesariana e demonstrou taxas de intubação difícil e falha de 2,0% (1 em 49) e 0,12% (1 em 808), respectivamente. Os fatores de risco para intubação difícil foram caracterizados por um índice de massa corporal elevado, escore Mallampati III ou IV, distância tireomental curta, abertura limitada da boca ou protrusão da mandíbula, além de mobilidade cervical limitada. A redução na taxa de intubação difícil e a relativamente baixa taxa de falha observadas durante o período de estudo podem refletir a crescente utilização da videolaringoscopia. A paciente gestante deve ser sempre considerada uma potencial VAD, havendo necessidade de maior atenção no planejamento e na condução do caso para assegurar a via aérea com segurança.

ALTERAÇÕES FISIOLÓGICAS DA GRAVIDEZ

No primeiro trimestre, prevalecem alterações decorrentes do metabolismo aumentado e da redistribuição de fluidos, o que torna a intubação nesses casos não muito diferente da de pacientes não gestantes. No entanto, com a evolução da gestação, alterações anatômicas somam-se às fisiológicas, tornando progressivamente mais difícil o manejo da via aérea nessa população.

O aumento do peso que ocorre com a evolução da gestação traz mais dificuldade para a laringoscopia. Isso acontece por conta de uma maior dificuldade na obtenção de um posicionamento ideal, com características semelhantes às dos pacientes obesos. Além disso, a manobra de deslocamento do abdome gravídico para a esquerda é uma conduta recomendada principalmente diante do quadro de choque circulatório. Essa manobra tem o intuito de reduzir a pressão sobre a veia cava e facilitar o retorno venoso, o que tende a dificultar a otimização do posicionamento durante a intubação.

Há um aumento do consumo de oxigênio durante a gestação, o que, aliado à diminuição da capacidade residual funcional (CRF), torna a paciente obstétrica menos tolerante à apneia, com desenvolvimento mais rápido de hipoxemia quando submetida a sedação e bloqueio neuromuscular (BNM). Com isso, a realização de uma pré-oxigenação adequada e o uso da oxigenação apneica são de grande utilidade para aumentar o tempo de apneia seguro. Também é de muita importância ter previamente definidas quais medidas de resgate serão tomadas em caso de dessaturação e insucesso na tentativa de intubação.

Na paciente gestante, há um aumento da retenção hídrica em diversas partes do corpo. Isso ocasiona edema de mucosas, o que resulta em estreitamento da via aérea. Os autores Pilkington et al.[13] descreveram a presença de uma piora na classificação de Mallampati de até um terço entre 12 e 38 semanas de gestação. Pelo maior risco de sangramento e pela piora do edema, deve-se minimizar a manipulação da via aérea durante a laringoscopia.

As alterações gastrointestinais que ocorrem na gestação também podem dificultar o processo de intubação. Há um aumento do tempo para esvaziamento gástrico, piora da competência do esfíncter esofágico inferior e aumento na taxa de hérnias hiatais. Com isso, toda paciente obstétrica deve ser considerada com o estômago cheio, pois há uma maior propensão nesses casos de refluxo gastroesofágico, vômitos e aspiração durante a intubação.

A ventilação com a bolsa-válvula-máscara (BVM), além de mais difícil por conta do aumento de peso e de volume abdominal, pode causar insuflação gástrica, também aumentando o risco de aspiração. Deve-se evitar o uso de pressões excessivas na adoção dessa técnica, assim como utilizá-la o mínimo necessário para manter uma saturação adequada. O uso de dispositivos extraglóticos (DEG) é uma alternativa mais segura para a manutenção da oxigenação, mas não oferece proteção apropriada contra aspiração; assim, eles devem ser empregados como medida temporária até a obtenção de uma via aérea definitiva. Além disso, sempre opte pelo uso de supraglóticos com possibilidade de aspiração pelo próprio dispositivo.

Há uma hiperventilação fisiológica durante a gestação, ocorrendo um aumento de até 40% do volume-minuto. Com isso, desenvolve-se uma alcalose respiratória crônica compensada na gestante, e esse fato traduz a importância de ajustes, de maneira individualizada, nos parâmetros ventilatórios após a intubação.

ABORDAGEM DA VIA AÉREA

Preparação

O preparo adequado para a intubação da paciente gestante é fundamental ao sucesso do procedimento. Além da organização dos materiais e equipamentos necessários para uma VAD, deve-se fazer um plano mental da abordagem da via aérea, definindo o que será realizado em caso de insucesso. Em uma análise retrospectiva com intubações obstétricas realizadas ao longo de 45 anos, foi se evidenciado que 2/3 das intubações difíceis não foram previstas durante a avaliação antes da intubação. Portanto, é importante o fácil acesso a dispositivos de resgate e material para via aérea cirúrgica, devendo-se considerar o uso do ultrassom para demarcação da membrana cricotireoide previamente ao início do procedimento.

Por conta do risco de sangramento e de piora do edema da via aérea conforme o número de tentativas, a intubação deve, preferencialmente, ser realizada pelo intubador mais experiente. Quanto à possibilidade de edema da via aérea, decorrente do avanço da gestação, deve-se utilizar na primeira tentativa um tubo de menor calibre, como 7.0. Por contribuir para uma maior taxa de sucesso e reduzir a manipulação da via aérea, o uso de videolaringoscópio é altamente recomendado.

Pré-oxigenação

A pré-oxigenação deve ser realizada com a cabeceira elevada, pois a posição supina potencializa a diminuição da capacidade funcional residual pulmonar decorrente do aumento uterino e do peso. Embora um período de desnitrogenação de 3 a 5 minutos com oxigênio a 100% seja considerado ideal, em situações de emergência, oito respirações de capacidade vital - caracterizadas por inalação e exalação máximas - usando uma fonte de alta FiO2 são consideradas suficientes para pacientes cooperativos. O uso da oxigenação apneica é recomendado, pois, apesar de pouco estudado nessa população, pode aumentar o tempo de apneia segura durante o procedimento.

Otimização pré-intubação

A otimização pré-intubação é semelhante à de pacientes não gestantes. Em casos de hipotensão, deve-se fazer uso de cristaloides, hemoderivados e/ou drogas vasoativas, conforme indicação clínica, lembrando-se sempre de realizar inclinação do abdome para a esquerda, de modo a reduzir a compressão uterina sobre a veia cava, otimizando o retorno venoso. No caso de emergências hipertensivas e/ou eclâmpsia/pré-eclâmpsia, considerar uso de sulfato de magnésio, como indicado.

Paralisia com indução

Todos os hipnóticos disponíveis para a intubação traqueal ultrapassam a barreira placentária. Portanto, dependendo da dose administrada e da necessidade de realização do parto, é importante estar preparado para a ressuscitação neonatal.

O fármaco indutor utilizado deve ser selecionado conforme o que for mais adequado para a condição clínica da paciente, não havendo preferência específica por conta da gestação. Sugere-se apenas, no caso de emergências hipertensivas, evitar o uso de cetamina. Importante ressaltar que o uso contínuo de benzodiazepínicos tem efeito teratogênico, sendo considerado uma medicação de risco D para a gravidez. Entretanto, é questionável se uma dose única de benzodiazepínico teria algum efeito para o feto. Mas devido à disponibilidade de outras drogas com um perfil de segurança maior, opta-se por evitar esse tipo de droga durante a intubação traqueal e a sedação contínua.

Por sua meia-vida mais curta, o bloqueador neuromuscular recomendado na literatura atual é a succinilcolina. A duração de ação do succinilcolina em pacientes grávidas é caracterizada por um padrão imprevisível, embora geralmente não tenha relevância clínica. Esse fenômeno é atribuído principalmente à diminuição dos níveis de pseudocolinesterase responsável pela metabolização da succinilcolina durante a gravidez. Succinilcolina é um medicamento que atravessa a placenta em quantidades mínimas devido à sua baixa solubilidade em lipídios e alto grau de ionização. Níveis detectáveis no sangue do cordão umbilical só ocorrem após doses maternas de 300-500 mg, e a concentração encontrada no sangue do cordão umbilical é cerca de 10 vezes menor do que a concentração no sangue materno. Estudos mostraram que essas concentrações não têm efeitos adversos no recém-nascido. Mesmo em experimentos com coelhos, onde foram usadas doses de 1000 vezes a dose paralisante mínima, não foram observados efeitos demonstráveis no recém-nascido. Os bloqueadores não despolarizantes também são drogas seguras para serem usadas em pacientes gravidas e devem ser usados em caso de contraindicação da succinilcolina; sugere-se o uso preferencial do rocurônio, em dose equivalente à adotada com pacientes não gestantes, de 1,5 mg/kg.

Posicionamento

O posicionamento otimizado para pacientes gestantes é semelhante ao realizado com pacientes obesos, com o uso de coxim occipital, de modo a alinhar o tragus com o esterno. A adoção de um coxim interescapular pode auxiliar na visualização das estruturas da via aérea, principalmente nas pacientes com maior volume mamário. A pressão cricoide (manobra de Sellick) tem o intuito de evitar a regurgitação gástrica, em especial durante ventilações de resgate. Apesar de recomendada por instituições como a Difficult Airway Society (DAS) e a Obstetric Anaesthetic's Association (OAA), a manobra de Sellick não apresenta evidências de benefício, e seu uso pode piorar a visualização da via aérea durante a laringoscopia. A probabilidade de aspiração fatal é substancialmente maior em pacientes grávidas do que na população não grávida, com um aumento potencial de até sete vezes. Para minimizar esse risco, a adequada posição do paciente (incluindo deslocamento uterino para a esquerda e elevação da cabeça em 20° a 30°), se possível em período de jejum de 6 a 8 horas, é recomendada.

Passagem do tubo

Deve-se fazer uso de todas as ferramentas disponíveis para maximizar o sucesso na primeira tentativa. Não havendo sucesso, é preciso otimizar o posicionamento e a adoção de dispositivos auxiliares, com medidas de resgate conforme necessário para a manutenção de uma oxigenação adequada. Em caso de via aérea falha e impossibilidade de manter a oxigenação ("forçado a agir"), deve ser realizada uma única tentativa da melhor maneira possível, enquanto é iniciada de maneira simultânea a via aérea cirúrgica. Idealmente, deve-se utilizar a capnografia para a confirmação da intubação.

Pós-intubação

Apesar de não haver recomendações específicas para a ventilação em pacientes grávidas, por conta da hiperventilação fisiológica, sugere-se a utilização de uma ventilação protetora, mas com um volume-minuto maior, cujos parâmetros de ventilação devem ser ajustados conforme a oximetria, a capnometria e a gasometria arterial, visando manter uma oxigenação e uma homeostase ácido-básica adequadas. De acordo com as diretrizes da *American College of Obstetricians and Gynecologists* (ACOG), em caso de parada cardíaca em uma mulher com mais de 23 semanas de gestação e sem retorno da circulação espontânea após 4 minutos de RCP bem executada, deve-se realizar uma cesárea *perimortem* com o objetivo de fazer o parto do feto até o quinto minuto.

RESPOSTA DO CASO CLÍNICO

A paciente A é uma gestante de primeiro trimestre, assim, a maioria das alterações de gestação que resultam em uma maior dificuldade de intubação tem um menor impacto no caso dela. Por se tratar de um quadro de insuficiência respiratória de instalação súbita, enquanto é realizado o preparo para a sequência rápida de intubação (SRI) com etomidato e rocurônio, é realizado um ultrassom à beira do leito para identificar uma possível causa tratável antes do procedimento, como um pneumotórax. São notados sinais de sobrecarga de câmaras direitas ao ecocardiograma, sugestivos de um tromboembolismo pulmonar. Isso leva à solicitação do preparo de noradrenalina e dobutamina, com a previsão da piora hemodinâmica dessa paciente após o início de ventilação com pressão positiva, enquanto é considerada também a administração de trombólise empírica, conforme a evolução do caso.

Já a paciente B é uma gestante quase a termo, que apresenta um choque hemorrágico. É realizado com ela um *push* de cristaloides e solicitado o início do protocolo de transfusão maciça da instituição, enquanto a paciente é posicionada de modo a inclinar o abdome gravídico para a esquerda. Optou-se pela realização da SRI com uso de cetamina e rocurônio. Após um preparo e uma pré-oxigenação adequados, além do início da reanimação volêmica para a otimização hemodinâmica, a paciente é posicionada, com o auxílio dos coxins, com a cabeceira elevada, em posição do "cheira-flor". Com o uso do videolaringoscópio e do *bougie*, é visualizada adequadamente a passagem do tubo 7.0 pelas cordas vocais na primeira tentativa, posteriormente confirmando a intubação com capnometria.

DICAS PRÁTICAS

- Sempre considerar a gestante como uma potencial VAD.
- Realizar um posicionamento adequado da paciente, lembrando de deslocar o útero para a esquerda.
- Utilizar um tubo orotraqueal menor (p.ex., 7.0) e ter à disposição outros de menor calibre.
- Considerar o uso de *bougie* já na primeira tentativa e, se disponível, fazer uso do videolaringoscópio.
- Utilizar a oxigenação apneica.
- Selecionar o agente indutor e o bloqueador neuromuscular conforme a situação clínica da paciente, não havendo preferência absoluta por qualquer droga por conta da gestação.

LITERATURA RECOMENDADA

1. Ahuja P, Jain D, Bhardwaj N, Jain K, Gainder S, Kang M. Airway changes following labor and delivery in preeclamptic parturients: A prospective case control study. Int J Obstet Anesth. 2018; 33:17.
2. Biro P. Difficult intubation in pregnancy. Curr Opin anesthesiol. 2011; 24:249-254.
3. Calvin AB III, John CS, Nathan WM. Manual de Walls para o manejo da via aérea de emergência. 5. Ed. Porto Alegre: Artmed; 2019.
4. Foley et al. Obstetric Intensive Care Manual. 5th ed. McGraw Hill Education; 2018.
5. Goldszmidt E. Principles and practices of obstetric airway management. Anesthesiol Clin. 2008; 26(1):109.
6. Kinsella SM, Winton ALS, Mushambi MC, Ramaswamy KK, Swales H, Quinn AC, et al. Failed tracheal intubation during obstetric general anaesthesia: A literature review, International Journal of Obstetric Anesthesia. 2015. Disponível em: http://dx.doi.org/101016/j.ijoa.2015.06.008
7. Kodali BS, Chandrasekhar S, Bulich LN, Topulos GP, Datta S. Airway changes during labor and delivery. Anesthesiology. 2008; 108(3):357.
8. Lee YL, Lim ML, Leong WL, Lew E. Difficult and failed intubation in caesarean general anaesthesia: a four-year retrospective review. Singapore Med J 2022; 63(3):152-156.
9. McKeen DM, George RB, O'Connell CM, Allen VM, Yazer M, Wilson M, Phu TC. Difficult and failed intubation: Incident rates and maternal, obstetrical, and anesthetic predictors. Can J Anaesth. 2011 Jun; 58(6):514-24. Epub 2011 Apr 7.
10. Mock ND, Griggs KM, Mileto LA. Local anesthetic systemic toxicity during labor, birth, and immediate postpartum: Clinical review. MCN Am J Matern Child Nurs. 2021 Nov-Dec 01; 46(6):330-338.
11. Mushambi MC, Athanassoglou V, Kinsella SM. Anticipated difficult airway during obstetric general anaesthesia: Narrative literature review and management recomendations. Anesthesia. 2020. Disponível em:10.1111/anae.15007.
12. Mushambi MC, Kinsella SM, Popat M, Swales H, Ramaswamy KK, Winton AL, et al. Obstetric Anaesthetists' Association and Difficult Airway Society guidelines for the management of difficult and failed tracheal intubation in obstetrics. Anaesthesia. 2015; 70:1286-1306.
13. Pilkington S, Carli F, Dakin MJ, Romney M, De Witt KA, Doré CJ, et al. Increase in Mallampati score during pregnancy. Br J Anaesth. 1995; 74(6):638.
14. Salman MM, Goetze N, Bradinath M, Shah M. The videolaryngoscope as a first-line intubation device in womem with hypertensive disease of pregnancy. International Journal of Anesthesia. 2017. Disponível em: http://dx.doi.org/10/1016/j.ijoa.2017.07.005.
15. Reale SC, Bauer ME, Klumpner TT, Aziz MF, Fields KG, Hurwitz R, Saad M, Kheterpal S, Bateman BT; Multicenter Perioperative Outcomes Group Collaborators. Frequency and Risk Factors for Difficult Intubation in Women Undergoing General

Anesthesia for Cesarean Delivery: A Multicenter Retrospective Cohort Analysis. Anesthesiology. 2022 May 1;136(5):697-708.

16. Lawson B, Nair M, Kochanski P, Kurinczuk JJ, Knight M. UKOSS Annual Report 2017. Oxford: National Perinatal Epidemiology Unit 2017.

CAPÍTULO 40

Obesidade grave

Rodolfo Avelino de Souza
Rodrigo Antônio Brandão Neto
Júlio César Garcia de Alencar

PONTOS IMPORTANTES

- A intubação no paciente com obesidade grave é associada a quatro vezes mais risco de complicações.
- O posicionamento do paciente é o passo-chave para garantir a melhor oportunidade de intubação na primeira tentativa, além de ter papel importante na pré-oxigenação.
- O uso de ventilação não invasiva (VNI) como medida de pré-oxigenação pode resultar em menor taxa de hipoxemia durante o procedimento.
- O uso do ultrassom *point of care* (POCUS) é útil para identificar a membrana cricotireoide durante a preparação do paciente.

CASO CLÍNICO

Paciente feminina, 67 anos, é admitida no Departamento de Emergência por insuficiência respiratória aguda (IRpA).

É portadora de hipertensão arterial sistêmica, doença pulmonar obstrutiva crônica (DPOC), ex-tabagista (80 maços-ano), com síndrome da apneia obstrutiva do sono (SAOS) e insuficiência cardíaca com fração de ejeção diminuída de etiologia isquêmica.

A paciente está em estado geral ruim, dispneica e cianótica. Tem altura de 1,62 m e pesa 118 kg. Apresenta sibilos bilaterais, frequência respiratória (FR) de 38 irpm, saturação de oxigênio ($SatO_2$) de 78% e frequência cardíaca (FC) de 115 bpm.

A impressão clínica é IRpA por exacerbação das doenças de base, sobretudo o DPOC. Inicialmente, optou-se por medidas broncodilatadoras e VNI. Após 3 horas de VNI, a paciente atinge $SatO_2$ de 92%, mas não apresenta melhora significativa do esforço respiratório, e a gasometria arterial exibe acidose respiratória progressivamente pior. A equipe decide intubá-la.

DEFINIÇÃO

A obesidade grave é definida pela Organização Mundial de Saúde (OMS) como um índice de massa corporal (IMC) > 35 ou 40 kg/m^2. É um problema relativamente comum, e estima-se que mais de 40% da população apresente obesidade em algum grau (Tabela 1). Embora essas definições categóricas sejam clinicamente úteis, os riscos transmitidos pelo aumento da massa corporal seguem um *continuum*, variando de modo considerável entre os indivíduos.

O manejo da via aérea do paciente obeso grave apresenta peculiaridades anatômicas e

TABELA 1 Classificação da obesidade considerando o IMC

Classificação	IMC (peso/altura²)
Sobrepeso	≥ 25,0 a 29,9 kg/m²
Grau I	30,0 a 34,9 kg/m²
Grau II (obeso mórbido)	35,0 a 39,9 kg/m²
Grau III (obeso grave)	≥ 40 kg/m²

fisiológicas que resultam em maior dificuldade ao acesso (intubação e traqueostomia) e à manutenção da patência (pré-oxigenação e manobras de resgate) da via aérea (Tabela 2). A intubação do paciente com obesidade grave é associada a quatro vezes mais riscos de complicações (morte, dano cerebral, via aérea cirúrgica de emergência ou internação prolongada na UTI) quando comparado a pacientes não obesos. No entanto, existe controvérsia quanto à ideia de se a obesidade isoladamente é um preditor de laringoscopia difícil ou se pacientes obesos tendem a ter uma maior incidência de outros marcadores de intubação difícil. Moon e colaboradores avaliaram retrospectivamente 45.000 intubações e demonstraram que, embora a obesidade grave isoladamente não seja um fator de risco independente para intubação difícil, foi um fator de risco para dificuldade em uso do dispositivo bolsa-válvula-máscara (BVM), por exemplo. De toda forma, a avaliação sistemática é fundamental para o sucesso da intubação.

Os principais preditores anatômicos que dificultam o manejo da via aérea do paciente portador de obesidade grave estão relacionados à dificuldade de alinhamento dos eixos de via aérea superior e inferior (faringe, laringe e traqueia), resultante do aumento das circunferências abdominal, torácica e cervical. Além disso, o espaço faríngeo é menor por conta da presença de tecidos redundantes pelo depósito de tecido adiposo. A cricotireotomia de difícil punção e escores de Mallampati tradicionalmente altos estão relacionados ao aumento da circunferência do pescoço.

Ainda, a via aérea de pacientes obesos revela desafios fisiológicos significativos, pois essa população tem rápida dessaturação arterial, por redução da capacidade residual funcional (CRF) e desequilíbrio na relação ventilação-perfusão (V/Q), que ocorrem pela redução de expansibilidade torácica e do diafragma por conta da densidade de tecidos abdominais. Os pacientes ainda exibem trabalho respiratório aumentado e podem ter alterações sistêmicas (cardiovasculares e metabólicas) decorrentes da obesidade. Essa é a equação sumária que resulta em eleva-

TABELA 2 Alterações fisiológicas e anatômicas que podem estar relacionadas com a obesidade

Dificuldade em acoplar dispositivo BVM
Aumento da pressão intratorácica com um padrão respiratório restritivo
Diminuição da CRF
Diminuição do volume residual e capacidade pulmonar total
Aumento do trabalho respiratório
Aumento da circunferência abdominal, torácica, cervical, facial e do tamanho da língua
Área faríngea menor
Tecido faríngeo redundante (risco de apneia obstrutiva do sono)
Alteração da relação ventilação/perfusão (predispõe à hipoxemia)
Hipertensão pulmonar
Síndrome de hipoventilação e aumento de pressão parcial de dióxido de carbono ($PaCO_2$)
Débito cardíaco aumentado
Hipertrofia de ventrículo esquerdo
Aumento da taxa metabólica: $\uparrow VO_2$, $\uparrow CO_2$
Aumento da pressão intra-abdominal
Risco de hérnia de hiato e refluxo gastroesofágico

ção do consumo de oxigênio e redução na capacidade ventilatória máxima, implicando hipoxemia mais rápida nessa população, como demonstrado na Figura 1.

OS 7 Ps

Preparação

Em pacientes com obesidade grave, deve-se prever uma via aérea difícil, com preparação de material adequado, considerando planos de resgate da via aérea.

Em pacientes responsivos e colaborativos, sem necessidade de ação imediata, e com tempo para otimização ventilatória e hemodinâmica, deve-se considerar intubação acordado utilizando videolaringoscópio ou fibroscopia e analgesia tópica com ou sem sedação.

Uma opção razoável é a sequência rápida de intubação (SRI).

O videolaringoscópio e mesmo o laringoscópio óptico (Airtraq®) são superiores à laringoscopia direta com lâmina de Macintosh nessa população.

A máscara laríngea (sobretudo as que permitem intubação) é preferível para o resgate de via aérea em vez do dispositivo BVM isolado ou da utilização de via aérea cirúrgica.

Via aérea cirúrgica pode ser necessária em caso de via aérea falha, e a cricotireoidostomia com técnica dedo-bisturi-*bougie* é preferível nessa situação.

Posicionamento

Para a correta pré-oxigenação em pacientes obesos, o posicionamento é fundamental e antecede o procedimento.

Idealmente, o paciente deve ser colocado em posição verticalizada ou em rampa elevada durante a pré-oxigenação (Figura 2). Em

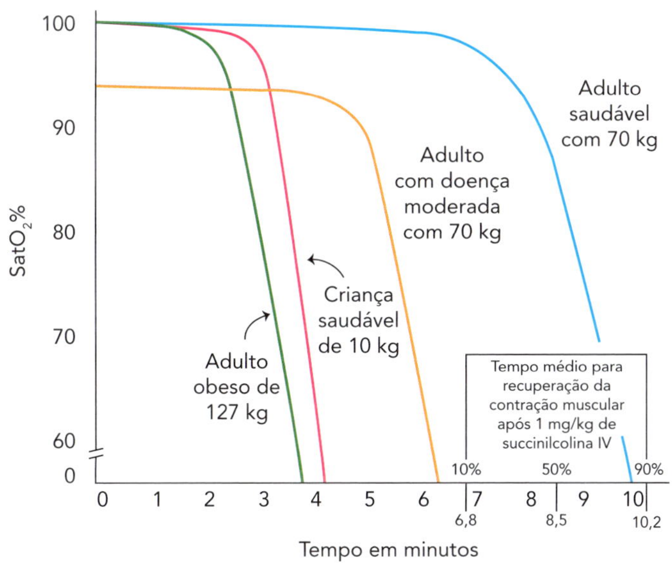

FIGURA 1 Redução do tempo de apneia segura em pacientes obesos.

pacientes politraumatizados ou com restrição de mobilização da coluna, pode-se utilizar a posição de Trendelenburg reversa.

Para confirmar o posicionamento adequado, o paciente deve ser visto de lado, e deve ser possível traçar uma linha horizontal imaginária do meato acústico externo ao esterno (Figura 2B). Essa posição facilita uma pré-oxigenação eficaz e prolonga o tempo antes da dessaturação durante a fase de apneia.

Pré-oxigenação

A VNI é um recurso fundamental na pré-oxigenação de pacientes portadores de obesidade grave. Para isso, a FiO_2 deve ser otimizada a 100% e ajustada a pressão positiva expiratória final (PEEP) a fim de garantir uma melhor pré-oxigenação para o procedimento. A oxigenação apneica também deve ser adotada no momento de apneia.

Otimização e pré-tratamento

Caso ainda não tenha sido feito, pode-se marcar a cartilagem cricotireoide nesse passo.

A obesidade é fator de risco para doenças como hipertensão, cardiomiopatia e arritmias, que devem ser avaliadas nesse momento.

Paralisia com indução

As drogas e doses administradas ao paciente portador de obesidade são descritas na Tabela 3.

Passagem do tubo

A posição em rampa melhora a laringoscopia quando comparada à posição olfativa no paciente obeso.

A laringoscopia pode ser realizada com o paciente em posição sentada se houver tolerabilidade, experiência da equipe ou risco de rápida dessaturação em decúbito dorsal.

Pós-intubação

Assim que o tubo é locado e confirmado, o paciente deve ser acoplado à ventilação mecânica, com estratégia de ventilação protetora e ajustes às necessidades clínicas, com o intuito de manejar não somente o esforço respiratório e a hipoxemia, mas também a hipercapnia.

É importante lembrar que, mesmo em situações em que o paciente não apresenta condições com necessidades de valores mais altos de PEEP, o uso inicial de 5 a 10 cmH_2O pode evitar colabamento de via aérea

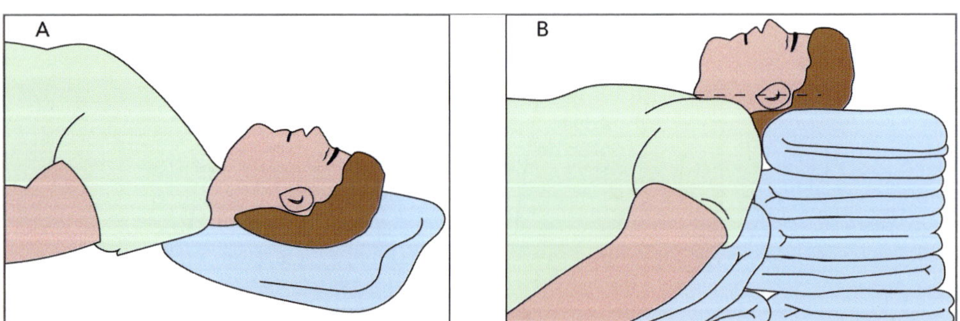

FIGURA 2 Em A, posicionamento tradicional com coxim. Em B, posicionamento correto em rampa de pacientes portadores de obesidade grave.

TABELA 3 Medicações e base de cálculo para ajuste de doses em pacientes obesos

Fármaco	Base de cálculo		Comentários
	Grau I ou II	Grau III	
Fentanil	Peso ajustado	Peso ajustado	Dose corrigida para evitar superdosagem
Etomidato	Peso real	Peso ajustado	Dose corrigida para evitar superdosagem
Cetamina	Peso real	Peso ajustado ou peso ideal	
Propofol	Peso ajustado	Peso ajustado	Medicação lipofílica com volume de distribuição aumentado. Evitar superdosagem durante indução por conta de distribuição tecidual
Midazolam	Peso real	Peso real	Medicação lipofílica com volume de distribuição aumentado. Evitar superdosagem durante indução por conta de distribuição tecidual
Succinilcolina	Peso real	Peso real	
Rocurônio	Peso real	Peso ajustado	Não ultrapassar dose de 250 mg

Peso ajustado: (peso atual – peso ideal) × 0,25 + peso ideal
Masculino: peso ideal = 52 + (0,75 × (altura – 152,4)
Feminino: peso ideal = 52 + (0,67 × (altura – 152,4)

e atelectasia decorrentes da menor expansibilidade torácica.

O volume corrente inicial deve ser calculado com base no peso ideal do paciente e ajustado de acordo com as pressões da via aérea, a oxigenação e parâmetros gasométricos.

A reavaliação da hemodinâmica pós-intubação também é um passo fundamental nesse momento, já que esse procedimento aumenta o risco de hipotensão.

DICAS PRÁTICAS

- Deve-se estar preparado para uma via aérea anatômica ou fisiologicamente difícil.
- Posicionamento é fundamental!
- A intubação com paciente acordado, com o uso de endoscopia flexível ou videolaringoscopia, é um recurso útil.
- O POCUS é uma ferramenta importante na localização da cartilagem cricotireoide.
- Os bloqueadores neuromusculares (BNM) têm sua dose baseada no peso corporal total.

LITERATURA RECOMENDADA

1. Collins JS, Lemmens HJ, Brodsky JB, et al. Laryngoscopy and morbid obesity: A comparison of the "sniff" and "ramped" positions. Obes Surg. 2004; 14:1.171.
2. Fix ML. The morbidly obese patient in The Walls manual of emergency airway management; 2022.
3. Holmberg TJ, Bowman SM, Warner KJ, et al. The association between obesity and difficult prehospital tracheal intubation. Anesth Analg. 2011; 112:1.132-1.138.
4. Moon TS, Fox PE, Somasundaram A, et al. The influence of morbid obesity on difficult intubation and difficult mask ventilation. J Anesth. 2019; 33:96-102.
5. Ramachandran SK, Cosnowski A, Shanks A, et al. Apneic oxygenation during prolonged laryngoscopy in obese patients: A randomized, controlled trial of nasal oxygen administration. J Clin Anesth. 2010; 22:164-168.

CAPÍTULO 41

Extubação acidental

Stéfany Franhan Barbosa de Souza
Júlio César Garcia de Alencar

PONTOS IMPORTANTES

- Deve-se reconhecer os fatores de risco para a ocorrência de extubação acidental e os fatores preditores de falha de extubação.
- Nem todos os pacientes extubados acidentalmente precisarão de reintubação. Aqueles que necessitam de FiO_2 acima de 40% ou com volume/minuto acima de 7 possuem maior risco.
- As taxas de laringoscopias difíceis, múltiplas laringoscopias, intubações esofágicas, descompensação hemodinâmica, hipoxia, lesão de via aérea e parada cardiorrespiratória (PCR) são ligeiramente maiores na reintubação.

CASO CLÍNICO

Paciente masculino, 40 anos, admitido por COVID-19, em tratamento de síndrome do desconforto respiratório agudo (SDRA) e transferido de UPA 24 h dá entrada em Departamento de Emergência sedado com midazolam 5 mg/h e analgesiado com fentanil 20 mcg/h, em RASS-2, intubado em ventilação mecânica em modo pressão de suporte com parâmetros elevados. Apresentou despertar com agitação psicomotora perigosa, necessitando de aprofundamento da sedação imediata, com *bolus* de medicação, até RASS-4. Foi indicada realização de tomografia do tórax para avaliação do total comprometimento do parênquima pulmonar. Durante a transferência de macas, o paciente apresentou nova agitação psicomotora seguida de autoextubação, sem dessaturação, sem instabilidade hemodinâmica. Foi ofertado oxigênio com dispositivo bolsa-válvula-máscara (BVM) até que fosse feita a reintubação de urgência.

INTRODUÇÃO

A intubação orotraqueal (IOT) é um procedimento necessário e frequente em atendimento pré-hospitalar, em departamentos de emergência e em unidades de terapia intensiva (UTI). Treinamento multidisciplinar para o manuseio dos dispositivos envolvidos na intubação endotraqueal e manejo do paciente intubado devem ser uma rotina nesses serviços. Mesmo assim, a taxa de extubação acidental varia de 0,5 a 38,5 eventos para cada 100 pacientes intubados, chegando a 1,06 a cada 100 dias de ventilação mecânica. Ou seja, até 6,7% dos pacientes intubados poderão apresentar essa intercorrência. Dos casos de extubação acidental, cerca de 50%

necessitam ser reintubados, não necessariamente de urgência.

A extubação acidental é um importante indicador de qualidade do cuidado ao paciente crítico.

DEFINIÇÃO

Considera-se a extubação acidental o ato de retirada precoce não intencional do tubo endotraqueal de pacientes em ventilação mecânica, seja por pessoas relacionadas ao cuidado do paciente ou pelo próprio paciente, sendo esta última denominada autoextubação.

DISCUSSÃO

A presença de um paciente em ventilação mecânica exige equipe bem treinada e disposta à vigilância contínua de parâmetros e indícios de possíveis falhas no cuidado do paciente, objetivando evitar intercorrências. O cuidado desse tipo de paciente deve incluir itens a serem checados com periodicidade para evitar que a extubação acidental ocorra.

Cada classe de profissional de saúde arca com cuidados específicos associados ao manejo adequado do paciente. Porém, todos devem estar aptos a apontar e a corrigir situações de risco e a contribuir com a prevenção. Os pontos críticos estão relacionados à mobilização do paciente durante transporte, mudança de decúbito, banho e outros cuidados de higiene. Nesses momentos, é importante avaliar as condições e inter-relações dos dispositivos que circundam o leito e os que estão diretamente acoplados ao paciente. Muitas vezes, deve haver correção do posicionamento das extensões que ligam o ventilador ao tubo para que não ocorra distensão excessiva dessas estruturas, levando à tração e ao deslocamento do tubo, provocando a exteriorização. Para isso, deve-se ter como rotina checar toda a extensão e as conexões desde o tubo até o ventilador, mantendo atenção aos alarmes.

Situação especial que se tornou frequente na pandemia de COVID-19 foi a indicação clínica de pronar os pacientes. Para garantir a segurança do procedimento, protocolos ensaiados foram adicionados às rotinas das unidades críticas, dispondo de um profissional exclusivo no cuidado do tubo endotraqueal durante a manobra. Atenção extra deve ser dada ao reposicionamento periódico de cabeça e braços durante o tempo estipulado na posição pronada. O braço que estiver no mesmo lado que a face deve ser mantido em extensão para baixo, ao lado do corpo, a fim de evitar o fácil alcance do tubo pela mão do paciente (Figura 1).

A aspiração endotraqueal, a troca de fixadores do tubo e a mobilização da cabeça devem ser, preferencialmente, realizadas por 2 pessoas, para que, enquanto uma desempenha o procedimento, a outra possa auxiliar na preservação do tubo imóvel, bem como estar atenta caso haja tentativa do próprio paciente de retirar o tubo por agitação diante dos estímulos dos procedimentos.

O período de desmame da ventilação mecânica, despertares diários e protocolos de sedação mais superficiais são rotina nas unidades que realizam cuidados críticos e exigem vigilância pelos membros das equipes. Esses procedimentos visam diminuir o tempo de permanência do paciente na ventilação mecânica, a perda de tônus muscular e o desenvolvimento da neuropatia do doente crítico, bem como diminuir a incidência de infecções relacionadas à ventilação mecânica. Nesses períodos, o paciente pode apresentar variação de nível de consciência e graus diversos de agitação psicomotora, tendendo a tentar retirar o tubo inúmeras vezes,

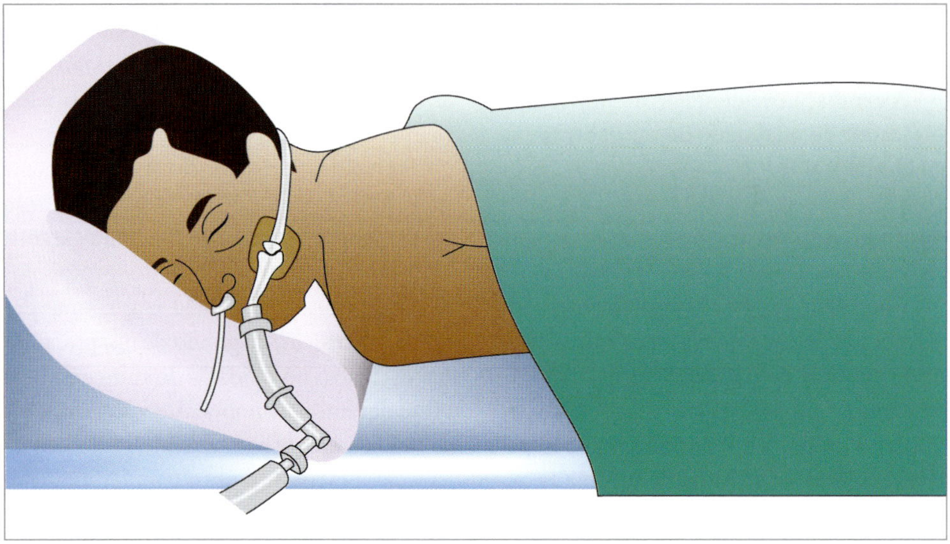

FIGURA 1 Paciente em posição pronada. Ele deve ser posto em posição de nadador, com o braço do lado da face estendido para baixo.

consciente ou inconscientemente. Deve-se considerar o uso de contenção química ou mecânica durante essa transição, até que o paciente esteja suficientemente acordado e colaborativo para a realização da extubação segura.

A maior parte das extubações acidentais ocorre no período noturno, em especial quando o número efetivo enfermagem-paciente não está adequado para o setor. Desse modo, a adoção de medidas que facilitem a vigilância é benéfica, como câmeras e a disposição dos leitos em sítios de maior circulação da equipe.

Após a extubação acidental, cerca de metade dos pacientes evoluem com a necessidade de reintubação. Os parâmetros ventilatórios ao qual o paciente estava submetido logo antes da extubação podem ajudar a orientar quais desses pacientes provavelmente evoluirão para a reintubação.

Aqueles que necessitam de FiO_2 acima de 40%, bem como aqueles com necessidade de volume/minuto acima de 7 têm maior risco. Os critérios adotados para indicar e proceder com ventilação invasiva junto a esses pacientes são os mesmos utilizados na primeira intubação. Respiração superficial e taquipneia, tiragem subcostal e de fúrcula, batimento de asa nasal e outros sinais de fadiga respiratória, falha de ventilação não invasiva (VNI) e hipoxemia persistente ainda são os principais usados.

Deve-se atentar que a reintubação pode exibir nível de dificuldade maior do que o apresentado na primeira intubação. As taxas de laringoscopias difíceis, múltiplas laringoscopias, intubações esofágicas, descompensação hemodinâmica, hipoxia, lesão de via aérea e PCR são ligeiramente maiores na reintubação, uma vez que o paciente está possivelmente em pior estado de saúde e a anatomia pode estar alterada por conta do edema local ou de possíveis lesões traumáticas da extubação acidental recente. Desse modo, são necessários a identificação precoce desses fatores e o preparo antecipado, incluindo o planejamento de todas as etapas e o acesso fácil aos materiais de via aérea difícil (VAD). Dispositivos de videolaringoscopia podem ajudar a garantir uma reintubação na primeira tentativa e evitar lesão das estruturas anatômicas potencialmente edemaciadas.

As evidências científicas não apontam aumento de pneumonia ou outras infecções associadas à extubação acidental, tampouco não há aumento de mortalidade. Porém, estudos indicam aumento considerável no tempo total de internação e de dias em ventilação mecânica e, consequentemente, aumento das complicações relativas ao maior período de emprego de sedação, bloqueadores neuromusculares (BNM) e pior funcionalidade pós-internação.

DICAS PRÁTICAS

- Checar rotineiramente o acoplamento dos dispositivos, desde o ventilador até o tubo, antes e depois da manipulação do paciente e dos arredores do leito.
- Trocar fixadores com o auxílio de mais um profissional para manter o tubo seguro durante o procedimento.
- Planejar a mudança de decúbito e demais mobilizações no leito aproximando do leito do paciente o ventilador e os prolongamentos.
- Manter pacientes em desmame de sedação e ventilação mecânica sob vigilância contínua, especialmente no período noturno.
- Proceder ao desmame de sedação e de ventilação considerando contenção química e mecânica, conforme protocolos institucionais do serviço.
- Nem todo paciente necessita de reintubação imediata.
- Dispor de materiais de VAD quando houver a necessidade de reintubação.

LITERATURA RECOMENDADA

1. Epstein SK, Nevins LM, Chung J. Effect of unplanned extubation on outcome of mechanical ventilation. Am J Respir Crit Care Med. 1999 Aug; 161. [citado em: 20 fev. 2023]. Disponível em: https://www.atsjournals.org/doi/full/10.1164/ajrccm.161.6.9908068.
2. Hur S, Min JY, Yoo J, Kim K, Chung CR, Dykes PC, et al. Development and validation of unplanned extubation prediction models using intensive care unit data: Retrospective, comparative, machine learning study. J Med Int Res. 2021 Aug; 23(8).
3. Pengo L, Zihong S, Jingyi X. Unplanned extubation among critically ill adults: A systematic review and meta-analysis. Intensive and Critical Care Nursing. 2022 Jul; 70. [citado em: 20 fev. 2023]. Disponível em: https://www.sciencedirect.com/science/article/abs/pii/S0964339722000222.
4. Silva PS, Fonseca MC. Unplanned endotracheal extubations in the intensive care unit: Systematic review, critical appraisal, and evidence-based recommendations. Anesth. Analg. 2012; 114:1.003-1.014. [citado em: 20 fev. 2023]. Disponível em: https://pubmed.ncbi.nlm.nih.gov/22366845/.
5. Uy ABC, Ramos EF, Rivera AS, Maghuyop NL, Suratos TR, Miguel RTD, et al. Incidence, risk factors, and outcomes of unplanned extubation in adult patients in a resource-limited teaching hospital in the Philippines: A cohort study. Rev Bras Ter Intensiva. 2019; 31(1):79-85. [citado em: 20 fev. 2023]. Disponível em: https://europepmc.org/article/PMC/PMC6443314.
6. Whelan J, Simpson SQ, Levy H. Unplanned extubation: Predictors of successful termination of mechanical ventilatory support. Chest 1993; 105:1808-12. [citado em: 20 fev. 2023]. Disponível em: https://www.researchgate.net/publication/15472075_Unplanned_Extubation_Predictors_of_Successful_Termination_of_Mechanical_Ventilatory_Support.

CAPÍTULO 42

Estado de mal epiléptico

Millena Gomes Pinheiro Costa
Danielle Frazão
Ian Ward Abdalla Maia

PONTOS IMPORTANTES

- É preciso saber identificar a diferença entre as crises convulsivas simples e as prolongadas.
- Um passo importante é ter segurança no manejo inicial da via aérea.
- O profissional de saúde precisa identificar e antecipar a necessidade de intubação orotraqueal (IOT).
- Torna-se essencial escolher as melhores medicações para indução na intubação endotraqueal.

CASO CLÍNICO

Paciente M.S.E., feminina, 45 anos, com história prévia de epilepsia em acompanhamento irregular. Deu entrada no Departamento de Emergência às 16h43 com relato de duas crises convulsivas tônico-clônicas, a primeira há 1 h e a segunda há 10 min, com boa recuperação entre elas. Relata que está em uso de valproato de sódio 500 mg, 3×/dia. A última consulta com o neurologista foi há dois anos e a última crise foi há seis meses.

Durante a avaliação, a paciente tem nova crise convulsiva, abortada com midazolam intramuscular. A paciente permanece sonolenta em leito de emergência após a crise.

Durante o exame, está com a via aérea pérvia, expansibilidade torácica preservada, ausculta pulmonar sem alterações, saturação de oxigênio ($SatO_2$) de 91% em ar ambiente. Apresenta extremidades bem perfundidas, pulsos simétricos com boa amplitude, ausculta cardíaca sem alterações. Sonolenta, desperta ao chamado, com fala inapropriada, obedecendo a comandos, eletrocardiograma (ECG) 12, sem déficits focais, sem meningismo, com pupilas isofotorreagentes.

Seus sinais vitais revelam os seguintes dados: Glicemia capilar 114 mg/dL, PA 143×100 mmHg, FC 109 bpm.

Monitorizada, tem colocação de CN 5 L/min, iniciada hidantalização com fenitoína 20 mg/kg. Apresenta $SatO_2$ de 98% após oferta de oxigênio.

Após 17 minutos do término da fenitoína, a paciente tem nova crise, com duração de 3 min, sendo ministrado diazepam endovenoso (EV) para controle. Optou-se, então, por iniciar fenobarbital. Houve reposicionamento da paciente com abertura de via aérea e oferta de oxigênio suplementar sob máscara não reinalante (MNR) a 15 L/min, mantendo saturação periférica de 91%. Mesmo após terapêutica medicamentosa e suporte inicial da via aérea, a paciente não apresentou melhora do nível de consciência, sendo indicada então a IOT.

INTRODUÇÃO

O risco de se apresentar ao menos uma crise sintomática aguda ao longo da vida é de 8% a 10% na população geral. Já o risco de ter epilepsia é estimado em 1% a 2%. O estado de mal epiléptico tem incidência estimada de 10 a 41 casos por 100.000 habitantes. O estado de mal epiléptico é uma emergência médica e neurológica relativamente comum que requer avaliação e tratamento imediatos. Existem muitas síndromes de status epiléptico diferentes, definidas por características clínicas e achados de eletroencefalograma (EEG).

Quanto maior a duração de uma crise convulsiva, menos efetiva será a terapia com drogas anticonvulsivantes, sendo necessário suporte mais invasivo com maior frequência. O manejo de via aérea nesse tipo de paciente deve ser realizado precocemente, visando evitar hipoxemia, situação que pode piorar ainda mais o dano neuronal subjacente.

DEFINIÇÕES

A Epilepsy Foundation define o estado de mal epilético como qualquer atividade convulsiva com duração de 5 minutos ou mais, ou então mais de uma crise convulsiva sem recuperação do estado neurológico basal entre elas. Isso ocorre quando há um desequilíbrio entre mecanismos excitatórios e inibitórios de atividade neuronal.

Existem duas classificações normalmente aceitas para essa patologia: estado de mal epiléptico convulsivo (EMEC), definido como atividade motora com abalos/hipertonia e alteração da consciência; e estado de mal epiléptico não convulsivo (EMENC), que não conta com atividade motora.

Trata-se de uma patologia que pode apresentar alta morbidade e mortalidade (15-20% entre os adultos e 3-15% na faixa pediátrica), em especial se não reconhecida precocemente e manejada da melhor forma.

ETIOLOGIA

As causas podem variar entre alterações metabólicas, intoxicações, patologias infecciosas (como meningoencefalite), história prévia de epilepsia com má adesão medicamentosa, doenças estruturais do sistema nervoso central (SNC), entre outras.

ABORDAGEM

A abordagem sistematizada visa reconhecer e intervir imediatamente em situações ameaçadoras à vida. Em pacientes com EMEC, cuidados de suporte imediatos devem ser instituídos simultaneamente com a administração de medicamentos anticonvulsivantes. Os objetivos são manter a perviedade da via aérea, a respiração e a circulação, e cessar as convulsões, reduzindo o dano cerebral, além de identificar e tratar causas como meningoencefalite, trauma e lesões cerebrais estruturais.

Nas crises convulsivas autolimitadas, a realização de manobras básicas e vigilância clínica é, na maioria das vezes, suficiente. Isso inclui manobras de abertura de via aérea como *chin lift*, aspiração de secreções quando necessário, colocação de coxins e administração de oxigênio suplementar (principalmente com o uso de MNR).

A decisão de proceder com IOT é complexa e deve levar em conta diversos fatores, como: o uso de medicações que podem trazer prejuízo ao nível de consciência e ao *drive* respiratório do paciente; a necessidade de ofertar oxigênio e evitar hipóxia cerebral; e a neuroproteção. A via aérea definitiva é principalmente indicada nos casos de atividade convulsiva prolongada, mas pode ser necessária em outros contextos específicos.

Os principais objetivos do cuidado são:

- Estabelecer e manter a via aérea pérvia, assim como a respiração e a circulação adequadas.
- Interromper a atividade epiléptica, evitando, assim, lesão cerebral.
- Identificar e tratar causas de estado de mal epiléptico com risco à vida, como trauma, sepse, meningite, encefalite ou lesão cerebral estrutural.

VIA AÉREA DEFINITIVA

No cenário do estado de mal epiléptico, a intubação em sequência rápida é o método de escolha para garantir a via aérea definitiva, não só pela superioridade técnica, mas também por interromper a atividade motora do paciente. Embora os bloqueadores neuromusculares impeçam as manifestações motoras, eles não tratam a atividade convulsiva; portanto, o monitoramento de EEG é obrigatório para saber se o status foi resolvido ou se precisa de tratamento adicional.

OS 7 Ps

Dentre os 7 Ps, foram abordadas apenas as 3 etapas nas quais as particularidades no manejo de paciente em estado de mal epilético diferem das dos demais pacientes manejados em sala de emergência:

1. **Pré-oxigenação:** a particularidade desses pacientes está nos movimentos descoordenados provocados pela atividade epileptiforme, sendo de extrema importância a oximetria de pulso. É recomendada a oxigenação apneica com cateter nasal durante todo o procedimento, objetivando aumentar o tempo de apneia segura. Esses pacientes apresentam risco elevado de hipoxemia no período que antecede a laringoscopia; dessa forma, a ventilação com bolsa-válvula-máscara (BVM) com oferta de 100% de oxigênio previamente à IOT deve ser realizada naqueles que tiverem dessaturação antes do início da laringoscopia.
2. **Paralisia com indução:** nos pacientes que se apresentarem hipotensos ou em algum grau de choque as drogas de escolha são etomidato (0,3 mg/kg) ou cetamina (1,5 mg/kg). Não se deve escolher medicamentos com perfis menos adequados para uma sequência rápida de intubação (SRI) hemodinamicamente neutra (p.ex., propofol ou midazolam) apenas por seu efeito anticonvulsivante; o melhor momento para o uso desses medicamentos é depois de o paciente ter sido intubado, sendo então administrados sob infusão contínua. O etomidato tem o potencial de aumentar o limiar de convulsão, inibindo assim as convulsões. A cetamina demonstrou eficácia na interrupção do *status epilepticus* e na redução da necessidade de intubação em crianças. Nesse contexto, o propofol também tem sido utilizado como agente de indução em uma dose de 1,5 mg/kg, principalmente se o paciente se apresentar hipertenso. Há poucos dados disponíveis sobre o uso do propofol como agente de indução em pacientes com convulsões. Entretanto, as evidências sugerem que ele suprime rapidamente a atividade convulsiva após a administração em *bolus* e a infu-

são, tornando-o adequado para o *status epilepticus* refratário. Teoricamente, a combinação de cetamina e propofol pode proporcionar uma atividade antiepiléptica sinérgica. Enquanto o propofol estimula os receptores GABA, o principal neurotransmissor inibitório do cérebro, a cetamina inibe os receptores NMDA, que são importantes neurotransmissores excitatórios. Esses efeitos combinados resultam em uma diminuição significativa da atividade do sistema nervoso central. De fato, a administração da combinação em infusão continua conhecida como "ketofol", composta por cetamina e propofol, mostrou-se eficaz em um estudo publicado envolvendo pacientes com *status epilepticus* super-refratário. O midazolam é uma opção alternativa, mas a redução da dosagem necessária em pacientes hemodinamicamente comprometidos limita sua eficácia como agente de indução. A succinilcolina (1,5 mg/kg) é recomendada como bloqueador neuromuscular por conta de sua curta duração, facilitando assim a avaliação precoce da atividade motora caso não haja disponibilidade imediata de EEG.

3. **Manejo pós-intubação:** a sedação profunda e prolongada com agentes que suprimem a atividade epiléptica é desejada na primeira hora, facilitando a realização de exames de imagem necessários nas investigações, além de viabilizar a correção de provável acidose com a ventilação controlada. A escolha de agentes com meia-vida curta é importante para que sejam viabilizadas reavaliações seriadas do estado neurológico do paciente. Para a sedoanalgesia contínua, deve-se dar preferência para medicamentos que auxiliem no tratamento do estado de mal epilético. Recomenda-se o uso de propofol (1 a 5 mg/kg) ou midazolam (0,05 a 0,2 mg/kg/h).

DICAS PRÁTICAS

- A glicemia capilar deve ser sempre avaliada o mais precocemente possível a fim de identificar hipoglicemia como causa da crise sintomática.
- Sedativos e bloqueadores neuromusculares podem "mascarar" a atividade convulsiva. Deve-se realizar EEG contínuo sempre que disponível para avaliar atividade cerebral dos pacientes intubados.
- A indicação das drogas para sequência rápida de intubação se dá por objetivos diferentes dos medicamentos indicados para o tratamento específico do estado de mal epilético.

LITERATURA RECOMENDADA

1. Billington M, Kandalaft OR, Aisiku IP. Adult status epilepticus: A review of the prehospital and emergency department management. J Clin Med 2016; 5.
2. Brophy GM, Bell R, Claassen J, et al. Diretrizes para a avaliação e tratamento do estado de mal epiléptico. Cuidados Neurocrit 2012; 17:3.
3. Brown III C. Manual de Walls para o Manejo da Via Aérea na Emergência. Artmed. 2019; 5.
4. Glauser T, Shinnar S, Gloss D, et al. Diretrizes baseadas em evidências: tratamento do estado epiléptico convulsivo em crianças e adultos. Relatório do Comitê de Diretrizes da Sociedade Americana de Epilepsia. Epilepsia Curr 2016; 16:48.
5. Shearer P, Riviello J. Generalized convulsive status epilepticus in adults and children: Treatment guidelines and protocols. Emerg Med Clin North Am. 2011; 29:51-64.
6. Singh PM, Arora S, Borle A, et al. Evaluation of Etomidate for seizure duration in electroconvulsive therapy: A Systematic review and meta-analysis. J ECT 2015; 31:213.
7. Synowiec AS, Singh DS, Yenugadhati V, et al. Ketamine use in the treatment of refractory status epilepticus. Epilepsey Res. 2013; 105(1-2):183-188.

CAPÍTULO 43

Acidose metabólica grave

Lucas Gonçalves Dias Barreto
Pedro Vitale Mendes
Ian Ward Abdalla Maia

PONTOS IMPORTANTES

- Ainda que aspectos anatômicos sejam de fundamental análise durante a realização desse procedimento, não devemos considerar uma via aérea difícil (VAD) apenas por eles.
- Por si só, as acidoses metabólicas já podem estar correlacionadas com causas graves e de alta mortalidade; dentro do contexto de manejo de via aérea, também podem trazer complicações durante o procedimento.
- Em pacientes sem suporte ventilatório, valores muito baixos de pressão parcial de CO_2 (pCO_2) e frequência respiratória (FR) superior a 35 irpm sugerem alto volume minuto espontâneo.
- Também há na literatura a descrição de uma técnica que visa manter o *drive* respiratório naqueles pacientes que não oferecem a colaboração adequada para uma intubação acordada: é a chamada intubação com paciente respirando usando apenas cetamina (do inglês, *ketamine-only breathing intubation* – KOBI).
- As principais recomendações direcionam-se a evitar ao máximo a intubação orotraqueal (IOT) desses pacientes, por meio de diagnóstico da causa da acidose e de intervenção precoce direcionada.

INTRODUÇÃO

As primeiras definições do conceito de VAD estavam concentradas no ponto de vista anatômico do manejo da via aérea, buscando observar preditores de dificuldade de laringoscopia, de ventilação com bolsa-válvula-máscara (BVM), do uso de dispositivos supraglóticos e da cricotireoidostomia. Ainda que aspectos anatômicos sejam de fundamental análise durante a realização desse procedimento, não devemos considerar uma VAD apenas por eles. Existe hoje um conceito bem consolidado de via aérea fisiologicamente difícil (ver Cap. – Via aérea fisiologicamente difícil). Assim, serão discutidos neste capítulo a avaliação e os principais pontos sobre o manejo da via aérea em pacientes com acidose metabólica grave.

CASOS CLÍNICOS

Um paciente de 18 anos de idade, previamente diabético tipo 1, dá entrada na sala de emergência por queixa de dor abdominal e vômitos, iniciados há dois dias; relata que, por conta de um feriado prolongado, não conseguiu retirar suas medicações na Unidade Básica de Saúde (UBS). Apresenta dextro alta (*high*), desidratação, FR de 40 irpm e esforço respiratório importante. A gasometria mostra pH de 6,8, bicarbonato sérico (BIC) de 5,0, pCO_2 de 20 e pressão parcial de O_2 (pO_2) de 65, com ânion-gap calculado de 30. São prescritas para ele as medidas para cetoacidose diabética, quando é solicitada pela equipe de enfermagem uma reavaliação do paciente, que está ficando mais sonolento e com sinais de falência respiratória.

Outro paciente, de 67 anos, doente renal crônico dialítico há cinco anos por nefropatia diabética, é admitido na Sala de Emergência por quadro de edema agudo de pulmão. Familiares trazem o relato de que o paciente faz três sessões de diálise por semana, porém não compareceu à última sessão. Durante a avaliação inicial, o paciente se apresenta sonolento, com estertores até ápice e saturação de oxigênio ($SatO_2$) de 85% em ar ambiente. Ele é colocado em VNI. A gasometria colhida em admissão mostra pH de 7,0, BIC de 11, pCO_2 de 25 e pO_2 de 70. Mesmo em VNI, o paciente exibe sinais de esforço, optando-se, então, pela IOT antes do início da diálise.

FISIOLOGIA APLICADA

Os distúrbios ácido-básicos relacionam-se à concentração do íon H^+ no sangue. O termo "acidemia" pode ser encontrado como descrição para qualquer processo que leve a uma queda do pH sanguíneo, podendo ocorrer por causas respiratórias ou metabólicas. As causas respiratórias devem-se, de maneira geral, ao aumento da pCO_2. Considerando o manejo da via aérea, essas são causas de mais fácil correção, por meio de medidas como a VNI, pois a otimização do volume minuto nesse contexto consegue produzir quedas na pCO_2 e alterações de pH mais significativas.

Já as causas metabólicas ocorrem por aumento da concentração de H^+, associado a uma redução nos níveis de bicarbonato (HCO_3), que é um dos principais mecanismos de tampão de nosso organismo para variações de pH. Isso ocorre por quatro processos básicos: aumento de produção de ácidos; redução na excreção de ácidos; ingestão de ácidos; ou perdas renais e/ou intestinais de HCO_3. Por si só, as acidoses metabólicas já podem estar correlacionadas com causas graves e de alta mortalidade.

Ao contrário da acidose respiratória, em que medidas que aumentam o volume minuto podem otimizar o paciente antes da intubação, na acidose metabólica o paciente muitas vezes já está realizando um volume minuto elevado como tentativa de compensar o distúrbio ácido-básico. Portanto, nem sempre é possível aumentar o volume minuto. Nessas condições, o uso de BNM de longa duração; a falha de sucesso na intubação em primeira tentativa, implicando períodos estendidos de apneia; e ajustes inadequados de ventilação mecânica resultando na diminuição do volume minuto que o paciente estava realizando de maneira espontânea podem causar uma piora importante da acidose e consequente colapso circulatório. Além disso, uma vez em ventilação mecânica, pacientes com acidose metabólica grave tendem a realizar FR maiores para aumentar o próprio volume minuto, tornando-se mais suscetíveis a assincronias e autopressão positiva expiratória final (auto-PEEP).

Tendo em vista esses riscos, serão discutidas as principais evidências que embasam as medidas para a otimização do processo de intubação no contexto de acidose e acidemia.

TÉCNICAS PARA INTUBAÇÃO NA ACIDOSE METABÓLICA GRAVE

Como descrito antes, técnicas de intubação como a sequência rápida ou a sequência prolongada podem piorar a acidose de pacientes por seu uso de bloqueio neuromuscular (BNM), principalmente se ocorrer falha na primeira tentativa de IOT. Assim, sugere-se que, para pacientes nessa condição com volume minuto acima de 30 L/min, deve-se evitar o uso de BNM, tanto pelos riscos da apneia quanto pela dificuldade na manutenção de volumes elevados fora de modos espontâneos de ventilação no ventilador mecânico. Nem sempre é viável conhecer o volume minuto do paciente previamente à intubação, uma vez que esse monitoramento fora do suporte ventilatório não é possível. Em pacientes que estão utilizando a VNI, deve-se avaliar o volume minuto feito no ventilador; nesse caso, é possível tomar esse valor como referência para a meta pós-intubação.

Em pacientes sem suporte ventilatório, valores muito baixos de pCO_2 e FR superiores a 35 irpm sugerem alto volume minuto espontâneo. Assim, serão abordadas as seguintes técnicas descritas na literatura para a intubação de pacientes quando se busca evitar a apneia: a intubação com paciente acordado e a intubação com paciente respirando usando apenas cetamina.

A intubação com paciente acordado é descrita com detalhes no Capítulo "Intubação Acordado". A adoção dessa técnica é bem estabelecida para pacientes no centro cirúrgico com preditores de VAD; seu uso no Departamento de Emergência, por outro lado, ainda não é bem descrito. Dados revisados do NEAR, um banco de dados sobre intubações em Departamentos de Emergência dos Estados Unidos, indicam que a intubação com paciente acordado foi utilizada em apenas 0,4% dos casos; destes, 51% usaram doses de sedativos com anestesia tópica em via aérea, e 49% usaram apenas os anestésicos tópicos. A taxa de sucesso geral para a intubação em primeira tentativa com essa técnica foi de 84%, considerando intubações por via nasal e por via oral. Estudos feitos por anestesistas comparando a realização dessa técnica de intubação com videolaringoscopia e com fibroscopia mostram que a videolaringoscopia tem uma curva menor de aprendizado, mas ambas apresentam taxas semelhantes de sucesso em primeira tentativa de intubação. Em dois estudos randomizados, não houve diferenças em termos de taxa de sucesso na primeira tentativa, mostrando uma tendência, inclusive, a um tempo menor para a intubação na videolaringoscopia, quando comparada à intubação por fibroscopia. Nesses dois estudos, eram realizadas tanto analgesia tópica de via aérea quanto doses de sedativos, buscando manter os pacientes nos graus 2 e 3 da escala de Ramsay.

Também há na literatura a descrição de uma técnica que visa manter o *drive* respiratório naqueles pacientes que não oferecem a colaboração adequada para uma intubação acordada: é a chamada intubação facilitada com cetamina, também conhecida como *Ketamine-only breathing intubation* (KOBI). Como o próprio nome já permite intuir, essa técnica envolve usar apenas a cetamina como sedativo, sem a adoção de BNM, a fim de manter o *drive* respiratório do paciente enquanto é realizada a laringoscopia e a passagem do tubo endotraqueal. Quando comparada com outros sedativos, a cetamina mostra melhor potencial para manter a ventilação espontânea e o funcionamento da musculatura que sustenta a via aérea, sendo esse efeito mais presente quando realizado *bolus* lento da medicação, na dose de 1-2 mg/kg. Entretanto, é importante ressaltar que, administrando apenas a cetamina, não conseguimos retirar alguns reflexos da via aérea; assim, podem ocorrer tosse, reflexos de vômito e laringoespasmos durante a tentativa de passagem do tubo orotraqueal. Por isso, durante a tentativa de realização da KOBI, é recomendado já ter à disposição uma seringa aspirada com a dose de BNM, caso um desses eventos aconteça; outra forma de evitar tais reflexos é a aplicação de anestésicos tópicos em via aérea durante a laringoscopia. Quando a KOBI é realizada, o intubador já deve esperar uma visualização mais difícil das estruturas da via aérea, tendo em consideração o menor relaxamento da musculatura da orofaringe, o que torna mais difícil a laringoscopia.

Merelman et al. descrevem os quatro perfis de pacientes que se beneficiariam da KOBI: o com hipoxemia severa, em que períodos curtos de apneia já resultariam em dessaturação importante; acidóticos graves com alto volume minuto, que também não toleram apneia; já hipotensos antes da intubação, a fim de evitar transições bruscas de ventilação com pressão negativa para a ventilação com pressão positiva; e que apresentem aspectos anatômicos de VAD e que não consigam realizar uma intubação acordada tradicional.

OUTRAS MEDIDAS DE OTIMIZAÇÃO E ESCOLHA DE DROGAS PARA INDUÇÃO

O manejo da via aérea bem-sucedido vai muito além da técnica daquele que o está realizando: passa por planejamento adequado; elaboração de planos alternativos, caso dificuldades não previstas sejam encontradas; otimização metabólica e hemodinâmica do paciente antes do procedimento; e escolha adequada da técnica de intubação e das medicações. Após o tópico anterior, em que se falou sobre técnicas de intubação na presença de acidose metabólica grave, serão abordadas agora medidas de otimização do paciente acidótico antes da intubação e quais medicações sedativas podem ser melhores para a realização do procedimento.

O uso de terapia com HCO_3 para reanimação do paciente antes da intubação é controverso. Uma revisão sistemática de literatura sobre o uso de HCO_3 no manejo de pacientes críticos com acidose metabólica não mostrou efeito significativo desse uso na melhora hemodinâmica ou na mortalidade; o único benefício evidenciado foi naqueles pacientes que apresentavam injúria renal aguda associada. O BICAR-ICU, estudo randomizado e controlado que avaliou a mortalidade em 28 dias nos pacientes com pH < 7,2 submetidos à reposição com HCO_3, mostrou benefício apenas no subgrupo de pacientes com injúria renal aguda (KDIGO II e III).

Com base nisso, é possível inferir que o uso de HCO_3 como medicação antes da intubação de um paciente acidótico é controverso, com baixa evidência e pouca concordância de recomendação entre especialistas. Recordando da equação do sistema tampão de HCO_3 e CO_2, é possível ver que a oferta de mais HCO_3, mas sem corrigir a causa da acidose, pode resultar em mais CO_2, o que levaria a uma piora no grau de desconforto do paciente.

$$H^+ + HCO_3 \leftrightarrow H_2CO_3 \leftrightarrow CO_2 + H_2O$$

As principais recomendações durante a intubação para esse perfil de pacientes são: realizar as técnicas já descritas neste capítulo, buscando diminuir o tempo de apneia; tentar retardar ao máximo o procedimento desses pacientes usando terapias como a VNI, tendo em vista a limitação do ventilador mecânico em se adequar à demanda de volume minuto que apresentam; e, em caso de acoplamento à ventilação invasiva, manter modos ventilatórios em que o paciente consiga realizar o próprio volume minuto – por exemplo, no modo pressão de suporte. Sendo assim, o HCO_3 intravenoso deve ter ser uso individualizado e reservado para situações de acidose metabólica grave (Ph < 7,0) e necessidade imediata de intubação traqueal.

Com relação à escolha de medicações indutoras para sedação desses pacientes, o mesmo raciocínio se aplica àqueles com instabilidade hemodinâmica. Sabe-se que o propofol e o midazolam são mais simpatolíticos e devem ser evitados nesse contexto; opções que geram maior estabilidade devem ser priorizadas, como o etomidato e a cetamina. A cetamina também tem o benefício de poder ser usada em técnicas de intubação com o paciente acordado, já descritas neste capítulo.

Deve-se lembrar que a disfunção hemodinâmica associada à acidose é uma condição comum. Nesse contexto, o operador deve se antecipar a essa situação antes da intubação.

OS 7 PS NA ACIDOSE METABÓLICA GRAVE

Preparação

Deve-se evitar ao máximo períodos de apneia nesses pacientes, portanto, na etapa de preparação é preciso separar dispositivos que aumentam as chances de sucesso de intubação na primeira tentativa de laringoscopia. Um dispositivo que pode auxiliar nesse objetivo é o videolaringoscópio, que, quando usado por um profissional treinado, pode aumentar as chances de sucesso na primeira tentativa de intubação em contextos variados. Apesar de alguns estudos recentes serem divergentes sobre a superioridade do *bougie* em relação ao fio-guia, o *bougie* deve estar à disposição principalmente em pacientes com sinais anatômicos de laringoscopia difícil. Além disso, deve-se preparar as drogas a ser usadas para intubação e dispositivos de pré-oxigenação.

Pré-oxigenação

O profissional que irá realizar a intubação no contexto de acidose não deve se tranquilizar com uma $SatO_2$ normal durante a pré-oxigenação. Deve-se lembrar que o problema central aqui é o valor de pH e a capacidade de compensar com redução da pCO_2. Um dispositivo como a máscara não reinalante (MNR) não irá ajudar com a ventilação. Considerando isso, o uso de VNI como pré-oxigenação poderá ser mais benéfico para melhorar a ventilação e os níveis de pH antes da tentativa de passagem do tubo orotraqueal.

Otimização pré-intubação

Acidose metabólica grave pode estar presente em diversos contextos de choque, por exemplo, séptico, cardiogênico e hemorrágico. Apesar da falta de evidências robustas, no contexto da acidose metabólica grave, caso seja necessário agir em relação à manutenção de uma via aérea definitiva, a administração de HCO_3 (1-2 mEq/kg) intravenoso (IV) deve ser considerada na fase de otimização pré-intubação, principalmente no contexto de "forçado a agir".

Posicionamento

Não existe diferença no posicionamento do paciente acidótico com relação ao posicionamento em outros contextos de intubação. O objetivo nesse cenário é alinhar os eixos da via aérea para a otimização da laringoscopia.

Paralisia com indução

É preciso lembrar de que se deve reduzir ao máximo o tempo de apneia nos pacientes com acidose metabólica grave, e algumas técnicas de intubação como a KOBI não vão fazer uso de paralisia durante a laringoscopia. As técnicas descritas ao longo do capítulo (intubação com paciente acordado e KOBI) apresentam laringoscopia e visualização da via aérea mais difíceis do que técnicas com uso de BNM. Antes de aplicá-las em um paciente crítico, o profissional deve conhecer sua teoria e seus potenciais obstáculos.

Passagem de tubo

Não são esperados obstáculos anatômicos para a passagem de tubo orotraqueal no cenário discutido neste capítulo, não havendo particularidades para a passagem de tubo em relação à intubação de outros perfis de paciente. Como já comentado em outros momentos, a passagem de tubo deve ser feita o mais breve possível e com menor tempo de apneia.

Pós-intubação

É preciso cuidado no ajuste do ventilador mecânico. Antes da realização da intubação, pacientes com acidose metabólica grave costumam apresentar um volume minuto elevado como tentativa compensatória. É possível ter uma estimativa desse volume minuto realizado pelo paciente com alguns aparelhos de VNI que conseguem quantificar o volume corrente e o volume minuto efetuado pelo paciente. Ajustar o ventilador mecânico para baixos parâmetros de volume minuto pode piorar a acidose. Esforços também devem ser feitos para reverter a causa da acidose metabólica.

CONCLUSÃO

O paciente com acidose metabólica grave é de difícil manejo clínico e com pior prognóstico pela condição de base; essa condição pode representar um risco a mais de descompensação durante a realização de IOT. As principais recomendações direcionam-se a evitar ao máximo a IOT desses pacientes por meio de diagnóstico da causa da acidose e de intervenção precoce direcionada. Caso o procedimento seja inevitável, deve-se buscar técnicas com redução do tempo de apneia do paciente e atentar para aspectos da ventilação mecânica, mantendo o volume minuto alto a fim de compensar o quadro. Disfunção hemodinâmica costuma coexistir nesses casos, devendo ser também corrigida de maneira adequada, com fluidos ou droga vasoativa precoce.

DICAS PRÁTICAS

- Considerar a otimização, tanto metabólica quanto hemodinâmica, antes de iniciar a intubação.
- No paciente taquipneico, verificar a presença de distúrbios ácidos-básicos sempre que possível antes de iniciar a intubação.
- Considerar a correção imediata de uma possível acidose metabólica grave com alíquotas de HCO_3 na dose de 1-2 mEq/kg.
- Dominar técnicas alternativas sem BNM, mas estar preparado para uma visualização da via aérea mais difícil. Por isso, usar os melhores dispositivos disponíveis.

LITERATURA RECOMENDADA

1. Brown CA, Sakles JC, Mick NW. The Walls manual of emergency airway management. Baltimore, MD: Wolters Kluwer Health; 2017.
2. Burger MK, Schaller DJ. Metabolic Acidosis. [updated 2022 Jul 19]. In: StatPearls. Treasure Island (FL): StatPearls Publishing; 2022. [citado em 28 fev. 2023]. Disponível em: https://www.ncbi.nlm.nih.gov/books/NBK482146.

3. Capone J, Gluncic V, Lukic A, Candido KD. Physiologically difficult airway in the patient with severe hypotension and metabolic acidosis. Case Rep Anesthesiol 2020; 2020:8821827.
4. Ghauri SK, Javaeed A, Mustafa KJ, Podlasek A, Khan AS. Bicarbonate therapy for critically ill patients with metabolic acidosis: A systematic review. Cureus 2019; 11(3):e4297.
5. Jaber S, Paugam C, Futier E, Lefrant J-Y, Lasocki S, Lescot T, et al. Sodium bicarbonate therapy for patients with severe metabolic acidaemia in the intensive care unit (BICAR-ICU): A multicentre, open-label, randomised controlled, phase 3 trial. Lancet 2018; 392(10141):31-40.
6. Kaisler MC, Hyde RJ, Sandefur BJ, Kaji AH, Campbell RL, Driver BE, et al. Awake intubations in the emergency department: A report from the National Emergency Airway Registry. Am J Emerg Med 2021; 49:48-51.
7. Merelman AH, Perlmutter MC, Strayer RJ. Alternatives to rapid sequence intubation: Contemporary airway management with ketamine. West J Emerg Med 2019; 20(3):466-71.
8. Mosier JM, Joshi R, Hypes C, Pacheco G, Valenzuela T, Sakles JC. The physiologically difficult airway. West J Emerg Med 2015; 16(7):1109-17.
9. Rosenstock CV, Thøgersen B, Afshari A, Christensen A-L, Eriksen C, Gätke MR. Awake fiberoptic or awake video laryngoscopic tracheal intubation in patients with anticipated difficult airway management: A randomized clinical trial. Anesthesiology 2012; 116(6):1210-16.

CAPÍTULO 44

Via aérea avançada no idoso frágil

Sabrina Corrêa da Costa Ribeiro
Pedro Fortes Osório Bustamante

PONTOS IMPORTANTES

- A fragilidade pode ser definida como uma síndrome multidimensional com susceptibilidade a desfechos desfavoráveis – particularmente, à diminuição de sobrevida.
- Sempre será investido tudo e será prestado todo o cuidado ao paciente. A diferença é se o objetivo desse investimento e desse cuidado será prolongar a vida ou melhorar a qualidade de vida.
- Visto que cerca de 15% das intubações nos pacientes idosos são motivadas por rebaixamento do nível de consciência (RNC) ou convulsões, uma reflexão sobre a real necessidade desse procedimento é mandatória.
- A intubação orotraqueal (IOT) com ventilação mecânica, assim como os vasopressores e a hemodiálise, não são tratamentos para a respectiva doença, mas sim medidas de suporte.

CASO CLÍNICO

Paciente do sexo feminino, 83 anos, encontrada desacordada pelos filhos em casa. Apresenta sinais vitais estáveis, saturando 92% em ar ambiente. Está em Escala de Coma de Glasgow (GCS) 7, torporosa, sem resposta verbal, localizando estímulos dolorosos.

INTRODUÇÃO

Para uma tomada de decisão adequada, é essencial que haja uma visão de prognóstico realista, assim como conhecimento das prioridades e valores dos pacientes. Um grande estudo, publicado em 2018, avaliou os desfechos de mais de 35.036 pacientes acima de 65 anos intubados por variadas causas no Departamento de Emergência. Nesse estudo, os pacientes entre 80 e 84 anos, com faixa etária de nossa paciente, apresentaram mortalidade hospitalar de 40%, com 41% adicionais sendo transferidos para instituições de longa permanência; apenas 19% tiveram alta para casa.

A idade não deve ser adotada como critério isolado para a tomada de decisão; porém, esse estudo sugere que, se para um paciente muito idoso o único desfecho aceitável seria a alta com independência funcional, a intubação em situação de emergência talvez tenha baixa probabilidade de trazer a esse paciente tal benefício esperado.

Por outro lado, se para esse mesmo paciente (entre 80 e 84 anos) for mais importante preservar o convívio familiar, e uma situação de dependência (seja ela provisória ou permanente) não seja inaceitável, é razoável fazer um *trial* de intubação, pois existe uma boa chance (de 60%) de que esse paciente tenha alta hospitalar.

É fundamental lembrar que sempre será investido tudo e será prestado todo o cuidado ao paciente. A diferença é se o objetivo desse investimento e desse cuidado será prolongar a vida ou melhorar a qualidade de vida.

O objetivo deste capítulo é:

- Trazer de maneira breve o prognóstico estimado do paciente idoso intubado e submetido à ventilação mecânica.
- Auxiliar na identificação do paciente frágil e discutir o impacto da fragilidade sobre o prognóstico.
- Identificar situações em que a intubação não é uma emergência e há tempo para obter mais informações relativas a funcionalidade, fragilidade, valores e preferências do paciente.
- Incorporar esses valores e preferências na tomada de decisão.
- Quando a intubação é realmente uma emergência, identificar as situações em que não há indicação técnica.
- Discutir pontos em que a técnica para manejo da via aérea no paciente idoso difere daquela da população geral.

O QUE É FRAGILIDADE E QUAL É SEU IMPACTO SOBRE O PROGNÓSTICO?

A fragilidade pode ser definida como uma síndrome multidimensional, caracterizada por vulnerabilidade a estressores físicos, psicológicos, sociais, desregulação neuroendócrina e susceptibilidade a desfechos desfavoráveis – particularmente, a diminuição de sobrevida.

Pacientes frágeis podem ser identificados por meio de vários critérios. Por simplicidade, é proposto aqui que, na emergência, seja utilizada a escala FRAIL (Tabela 1). A presença de um ou dois critérios define pré-fragilidade, enquanto três ou mais caracterizam fragilidade.

TABELA 1 A escala FRAIL é um instrumento para avaliar a fragilidade.

Critério	Como avaliar
Fatigue (Fadiga)	Autorreferida ("Sente-se com energia?" Resposta: "Não".)
Resistance (Resistência)	Capacidade de subir um lance de escadas
Ambulation (Deambulação)	Capacidade de andar um quarteirão
Illnesses (Doenças)	Mais de cinco doenças
Loss of weight (Perda de peso)	Perda de mais de 5% do peso habitual

No cenário do paciente crítico, a fragilidade está associada, além de a uma maior mortalidade, também a uma maior utilização de recursos. Pacientes frágeis estão mais sujeitos a falhas de extubação e a serem submetidos a traqueostomia, por exemplo, além de permanecerem um tempo maior em unidades de terapia intensiva (UTI) e no hospital. Os pacientes frágeis que sobrevivem à doença crítica também estão mais sujeitos a perda de funcionalidade pós-internação e a alta para instituições de longa permanência.

Tendo isso em mente, sempre que a situação permitir, é dever do médico utilizar essas informações para melhor discutir o prognóstico e as expectativas com o paciente e a família antes da introdução do suporte invasivo no paciente frágil; caso o objetivo de prolongar a vida esteja de acordo com os valores do paciente e uma eventual situação de maior dependência não seja fonte de grande sofrimento, a instituição da ventilação mecânica pode fazer parte do plano de cuidado.

INTUBAÇÃO POR REBAIXAMENTO DE NÍVEL DE CONSCIÊNCIA

A Escala de Coma de Glasgow (GCS) é uma ferramenta útil na avaliação do paciente com RNC, permitindo um exame com alta correlação entre examinadores, além de possibilitar uma avaliação seriada de melhora ou piora ao longo do curso da doença.

No cenário de traumatismo cranioencefálico (TCE), o ATLS 10 ainda recomenda intubação precoce no paciente comatoso, com o objetivo potencial de manter a via aérea pérvia e reduzir a probabilidade de danos secundários (como hipoxemia e hipercapnia). O benefício dessa conduta generalizada com todo paciente vítima de TCE com GCS $\leq$ 8, no entanto, tem sido colocado em dúvida na literatura. Um estudo observacional recente demonstrou que, entre 6.766 pacientes vítimas de trauma com GCS 6-8, os que foram intubados tiveram maior tempo de permanência em UTI e maior mortalidade em relação aos que não foram intubados.

Em pacientes com RNC por outros motivos (intoxicação ou distúrbios metabólicos, por exemplo), essa indicação não tem base em evidências. A GCS não tem boa correlação com a capacidade de proteção da via aérea. Um estudo clássico mostrou uma baixa correlação entre a GCS e a alteração do reflexo de tosse, sugerindo que mesmo pacientes com baixos níveis na GCS podem manter a capacidade de proteger a via aérea. Estudos observacionais também não encontraram associação entre a não intubação em pacientes com GCS menor que 8 e piores desfechos hospitalares ou aspiração, mesmo com menor admissão à UTI de pacientes que não foram submetidos à intubação. Uma revisão sistemática recente também não encontrou associação entre intubação em pacientes com RNC e aspiração ou mortalidade.

Visto que cerca de 15% das intubações nos pacientes idosos são motivadas por RNC ou convulsões, uma reflexão sobre a real necessidade desse procedimento é mandatória. Como não há evidência de que a intubação protege os pacientes de aspiração e leva a melhores desfechos, em pacientes com RNC estáveis do ponto de vista respiratório, esse procedimento não deve ser encarado como uma emergência; deve-se tomar o tempo necessário para uma discussão sobre funcionalidade, valores e objetivo de cuidado. Apenas após essa deliberação, e se estiver de acordo com o plano de cuidado definido, o procedimento de intubação deve ser feito.

INTUBAÇÃO POR INSUFICIÊNCIA RESPIRATÓRIA: EXISTE PACIENTE QUE NÃO SE BENEFICIA TECNICAMENTE COM A INTUBAÇÃO?

A IOT com ventilação mecânica, assim como os vasopressores e a hemodiálise, não são tratamentos para a respectiva doença, mas sim medidas de suporte até que a doença que acomete o paciente (como pneumonia, sepse ou embolia pulmonar) se resolva e, eventualmente, o paciente não precise mais desse suporte.

Se a situação aguda que leva o paciente ao setor de emergência decorre de uma doença grave e incurável e é considerada irreversível, a instituição de medidas de suporte vital pode resultar em prolongamento do processo de morte com sofrimento desnecessário (distanásia); por exemplo, pacientes com fibrose pulmonar não candidatos a transplante em progressão de doença ou pacientes com linfangite carcinomatosa sem *performance status* para tratamento modificador.

Se esse for o caso, a intubação não deve ser oferecida ou realizada e devem ser instituídos cuidados de fim de vida. A comunicação deve ser focada inicialmente na escuta; depois, em alinhar o entendimento sobre a situação do paciente, em compreender o que é valor e o que é sofrimento para ele e em realizar recomendações de acordo com esses valores.

É importante lembrar que, em pacientes com doenças avançadas que pioraram por uma condição reversível (como pneumonia bacteriana e embolia pulmonar) e que expressam como prioridade estender o tempo de vida, a IOT pode ser compatível com o objetivo de cuidado e potencialmente benéfica. Se não houver melhora clínica, o benefício pode ser reavaliado e a conduta, posteriormente modificada.

EXISTEM PARTICULARIDADES NA INTUBAÇÃO DO PACIENTE IDOSO?

Após decidir submeter o paciente idoso ao procedimento de IOT, alguns cuidados devem ser tomados, tendo em vista que essa parcela da população apresenta particularidades fisiológicas e anatômicas que a colocam em maior risco de eventos adversos do que a população geral no período peri-intubação. A idade avançada é fator de risco para a hipotensão nesse período, chegando a ser três vezes maior do que o risco na população não idosa.

Com relação às dificuldades anatômicas:

- Os lábios tendem a ser mais frágeis e ressecados; portanto, propensos a lesões. Mais atenção deve ser dada à lubrificação da lâmina do laringoscópio e durante a inserção deste na cavidade oral.
- Há atrofia do epitélio e do tecido conjuntivo da cavidade oral com a idade, aumentando risco de lacerações e sangramentos durante a laringoscopia. Dispositivos avançados, como o videolaringoscópio, por permitirem intubação com adoção de menor força, podem reduzir esse risco.
- Com a idade, há atrofia do músculo orbicular oral, com alteração da inclinação da boca e dificuldade para vedação da máscara no rosto do paciente, o que pode dificultar a ventilação com a bolsa-válvula-máscara (BVM).
- Alterações na dentição do idoso podem dificultar a ventilação com a BVM; dentes frágeis também representam risco maior de lesão (com possibilidade de deslocamento de dentes ou fragmentos para a via aérea), além de apresentarem risco de perfuração do *cuff* do tubo orotraqueal durante sua passagem pela cavidade oral.
- Há maior tendência à perda da patência da via aérea, por conta da redução do reflexo de pressão negativa. Manter a cabeceira elevada pode ajudar a reduzir esse risco.
- Pode haver menor mobilidade da epiglote por conta da perda de colágeno, própria da idade. Com isso, seu deslocamento com a lâmina curva do laringoscópio pode ser difícil. A lâmina reta (Miller) pode ter uso nessa situação.
- Diversas são as patologias encontradas na população idosa que limitam a mobilidade cervical. O videolaringoscópio ou o fibroscópio são sugeridos como forma de aumentar o sucesso na intubação de pacientes com baixa ou nenhuma mobilidade cervical.

Algumas alterações fisiológicas também merecem atenção:

- Há redução da complacência do coração e aumento da rigidez das artérias, além de redução do tônus vagal e aumento da atividade simpática. Com isso, o paciente idoso fica mais propenso à labilidade pressórica durante a sedação e a laringoscopia. Tanto reações de aumento quanto de queda da pressão arterial (PA) e da frequência cardíaca (FC) podem ocorrer de maneira mais exacerbada, predispondo o idoso a diversos eventos adversos, como hipotensão, isquemia cardíaca, edema pulmonar e parada cardiorrespiratória (PCR).
- Há aumento da heterogeneidade ventilação/perfusão e redução da capacidade de difusão, com maior possibilidade de hipoxemia.
- Disfunção de receptores centrais pode levar à alteração do *drive* respiratório e aumentar a possibilidade de hipercapnia e apneia induzida por opioides.
- Redução da motilidade esofagiana e aumento da pressão gástrica podem levar a aumento do risco de aspiração.
- Pela baixa reserva orgânica, pode haver menor tolerância a episódios transitórios de hipotensão, baixo débito ou hipoxemia.

Há ainda chance de acentuação da capacidade hipotensora dos sedativos; nesse caso, pode-se administrar uma dose fracionada. Alguns autores recomendam, por exemplo, redução da dose do etomidato pela metade em pacientes idosos. Fazer alíquotas menores da medicação de maneira repetida até atingir a sedação desejada é uma opção.

Algumas sugestões para aumentar a taxa de sucesso na intubação de pacientes idosos e reduzir a possibilidade de lesões estão colocadas na Tabela 2.

TABELA 2 Sugestões para redução de lesões e de riscos na intubação de pacientes idosos.

Preparação	Avaliar mobilidade cervical. Preferir dispositivos de via aérea avançada (videolaringoscópio, fibroscópio) em casos de mobilidade reduzida ou nula. Avaliar dentição e presença de próteses dentárias.
Pré-oxigenação	Manter próteses dentárias durante a pré-oxigenação com dispositivo BVM; retirá-las apenas no momento da laringoscopia. Ter disponível dispositivo supraglótico (ML), para o caso de necessidade de resgate em pacientes edêntulos.
Posicionamento	Considerar intubação com cabeceira a 30° para reduzir colapso de via aérea.
Paralisia com indução	Em pacientes com tendência a hipotensão ou disfunção cardíaca, preferir medicações mais cardioestáveis, como cetamina e etomidato. A dose dessas medicações pode ser reduzida pela metade e repetida em pequenas alíquotas seriadas até atingir a sedação desejada. Em pacientes hipertensos, considerar uso de propofol em doses pequenas seriadas (0,4 mg/kg em doses repetidas, até atingir a sedação desejada).
Passagem do tubo	Lubrificar a lâmina do laringoscópio e introduzi-lo lentamente, para a redução de lesões labiais/orais. Cuidado com maior risco de lesões dentárias. Evitar perfuração do *cuff* por dentes durante a introdução do tubo orotraqueal (TOT). Em caso de dificuldade de mobilização da epiglote, considerar uso de lâmina reta ou dispositivos avançados.
Pós-intubação	A pele idosa pode apresentar dificuldades para a fixação do tubo com dispositivos adesivos; atentar para evitar deslocamento do tubo.

CONCLUSÃO

A intubação no paciente idoso é foco de grandes incertezas. É dever da equipe de saúde juntar informações acerca de: funcionalidade prévia; diagnóstico e reversibilidade da doença aguda; e prognóstico do paciente após instauração da ventilação mecânica invasiva com conhecimento (que pode ser trazido pela família) daquilo que é valor e prioridade e daquilo que caracteriza sofrimento para o paciente.

No caso da introdução deste capítulo, percebe-se que, apesar do RNC da paciente mencionada (GCS 7), ela está estável do ponto de vista respiratório. Com isso, a intubação não é uma emergência. Deve-se tomar o tempo necessário para fazer o diagnóstico da causa que levou ao RNC e a seu prognóstico; com essas informações em mãos, deve-se discutir com os familiares se a instauração de medidas para prolongar a vida, como a ventilação mecânica, está de acordo com os valores e medos da paciente e se enquadra no plano de cuidado. A Figura 1 traz uma sugestão de fluxograma para a tomada de decisão quanto à intubação do paciente idoso no Departamento de Emergência.

Caso opte-se pela instituição da ventilação mecânica, deve-se avaliar periodicamente (48 h-72 h) se o paciente está respondendo ao tratamento – isto é, se o tempo ganho com as medidas de suporte está levando à melhora do quadro clínico, ou apenas ao acúmulo de disfunções – e, com isso, definir se as medidas invasivas para o prolongamento da vida

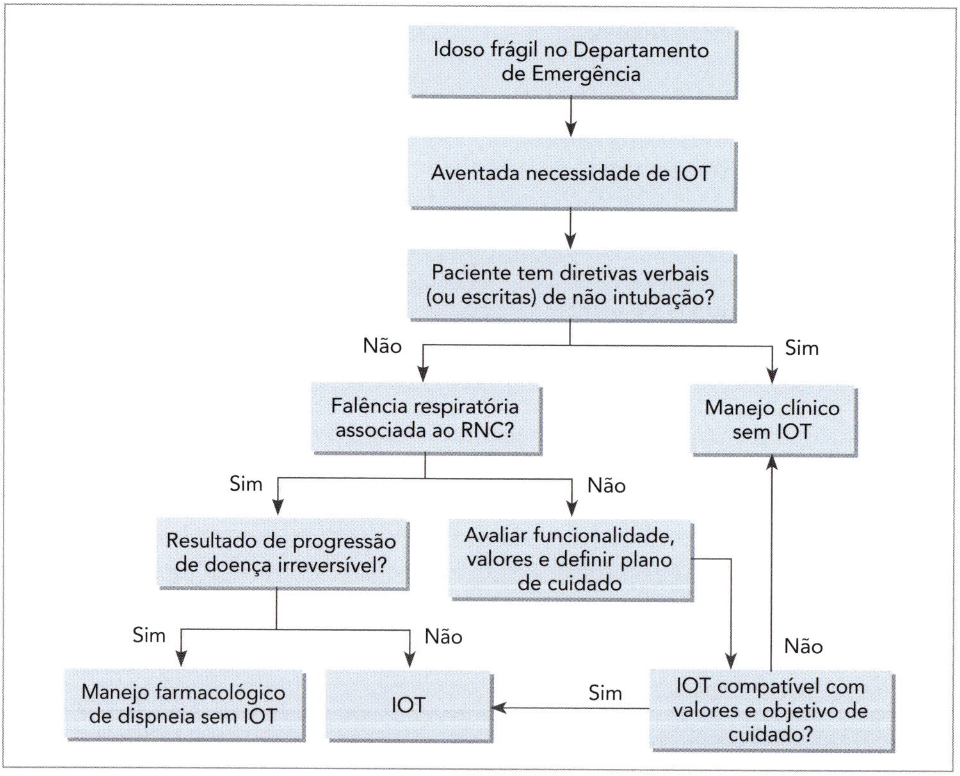

FIGURA 1 Fluxograma do atendimento do paciente idoso frágil com possível necessidade de IOT.

devem continuar sendo tomadas, ou se o paciente está evoluindo em refratariedade e o objetivo de cuidado precisa ser alterado, a fim de garantir o conforto e evitar o prolongamento excessivo do processo de morte.

DICAS PRÁTICAS

- Grande parte dos pacientes idosos submetidos à ventilação mecânica morrem apesar das medidas instituídas. A idade não deve ser critério isolado na tomada de decisão; porém, deve fazer parte da avaliação prognóstica e da definição do objetivo de cuidado.
- O cuidado do paciente deve ser pleno, independentemente de a instituição de medidas invasivas para prolongar a vida – como a ventilação mecânica – fazerem parte do plano de cuidado.
- Pacientes frágeis estão mais sujeitos a desfechos desfavoráveis na UTI.
- O RNC não deve ser considerado parâmetro único para definir a necessidade imediata da IOT. Se o paciente permanecer estável, pode-se postergar a definição para discutir com familiares o objetivo de cuidado.
- A ventilação mecânica invasiva pode ser considerada uma medida de suporte como ponte para melhora em pacientes com condições potencialmente reversíveis. Em pacientes em clara progressão de doença irreversível, essa medida resulta em distanásia e, em geral, não deve ser oferecida.
- A intubação do paciente idoso difere em alguns pontos. Maior cuidado deve ser tomado para evitar lesões de via aérea; há maior risco de incapacidade de ventilação nos pacientes idosos, além de maior prevalência de laringoscopia difícil. A escolha de sedativos deve ser criteriosa, já que os pacientes idosos tendem a ter hemodinâmica lábil.

LITERATURA RECOMENDADA

1. George N, Jambaulikar GD, Sanders J, Ouchi K. A time-to-death analysis of older adults after emergency department intubation. J Palliat Med 2020; 23(3):401-5.
2. Hasegawa K, Hagiwara Y, Imamura T, Chiba T, Watase H, Brown CA III, et al. Increased incidence of hypotension in elderly patients who underwent emergency airway management: An analysis of a multi-centre prospective observational study. Int J Emerg Med 2013; 6(1):12.
3. Hatchimonji JS, Dumas RP, Kaufman EJ, Scantling D, Stoecker JB, Holena DN. Questioning dogma: Does a GCS of 8 require intubation? Eur J Trauma Emerg Surg 2021; 47(6):2073-9. doi: 10.1007/s00068-020-01383-4. PMID: 32382780. PMCID: PMC7223660.
4. Johnson KN, Botros DB, Groban L, Bryan YF. Anatomic and physiopathologic changes affecting the airway of the elderly patient: Implications for geriatric-focused airway management. Clin Interv Aging 2015; 10:1925-34.
5. Morley JE, Malmstrom TK, Miller DK. A simple frailty questionnaire (FRAIL) predicts outcomes in middle aged African Americans. J Nutr Health Aging 2012; 16(7):601-8.
6. Moulton C, Pennycook AG. Relation between Glasgow coma score and cough reflex. Lancet 1994; 343(8908):1261-2.
7. Okahara S, Subramaniam A, Darvall JN, Ueno R, Bailey M, Pilcher DV. The relationship between frailty and mechanical ventilation: A population-based cohort study. Ann Am Thorac Soc 2022; 19(2):264-71.
8. Orso D, Vetrugno L, Federici N, D'Andrea N, Bove T. Endotracheal intubation to reduce aspiration events in acutely comatose patients: A systematic review. Scand J Trauma Resusc Emerg Med 2020; 28(1):116.
9. Ouchi K, Hohmann S, Goto T, Ueda P, Aaronson E, Pallin DJ, et al. Index to predict in-hospital mortality in older adults after non-traumatic emergency department intubations. West J Emerg Med 2017; 18(4):690-7.
10. Ribeiro SC. Decreased Glasgow Coma Scale score in medical patients as an indicator for intubation in the Emergency Department: Why are we doing it?. Clinics 2021; 76:e2282.

CAPÍTULO 45

Via aérea no grande queimado

Emanoel Baticini Montanari
Daniel Fontana Pedrollo
Ian Ward Abdalla Maia

PONTOS IMPORTANTES

- A avaliação da via aérea é prioridade no paciente queimado, e o atraso em sua definição pode ser catastrófico pelo risco de tornar a intubação difícil ou até mesmo impossível.
- Na suspeita de inalação de fumaça (incêndio em ambiente fechado) ou queimadura de face, ofertar oxigênio em *flush rate* por máscara não reinalante (MNR) até descartar intoxicação por monóxido de carbono (CO).
- Sinais como queimaduras de vibrissas, escarro carbonáceo, queimaduras menos profundas em face sem edema são indicativos de lesão por inalação, mas não necessariamente demandam intubação imediata.
- Radiografia de tórax não deve ser solicitada para avaliar presença de lesão por inalação, pois revela baixa sensibilidade.
- Na intubação, tenha sempre um plano de via aérea bem definido e um baixo limiar para indicar cricotireoidostomia, uma vez que o resgate da oxigenação pode ser ineficaz.

CASO CLÍNICO

Em um hospital de baixa complexidade, chega um paciente masculino de 30 anos, vítima de um incêndio em domicílio, com relato de ter ficado preso em um cômodo e demorado para conseguir sair. Apresenta queimaduras de segundo e terceiro graus na face, na cervical circunferencial, no tórax, no dorso e nos membros superiores. Tem edema facial e de língua, e os seguintes sinais vitais: frequência cardíaca (FC) de 140 bpm, pressão arterial (PA) de 100/65 mmHg, frequência respiratória (FR) de 40 irpm e saturação de oxigênio ($SatO_2$) de 88% em ar ambiente com sibilos bilaterais, além de estar pouco responsivo. É solicitado que a equipe prepare material para intubação. Logo depois, um familiar que o resgatou é triado para atendimento. Ele apresenta queimadura de segundo grau nos braços e queimadura de vibrissas nasais, mas sem estigmas de queimadura dentro da cavidade oral. Relata cefaleia e tontura, saturando 100% em ar ambiente e FR 26.

INTRODUÇÃO

A avaliação da via aérea é a prioridade na ressuscitação do paciente grande queimado. Seu manejo é especialmente desafiador, uma vez que o atraso no estabelecimento de uma via aérea definitiva pode dificultar, ou até mesmo tornar impossível, a intubação por via aérea superior. A maior preocupação nesse contexto é a consequência da lesão inalatória e das queimaduras envolvendo face e pescoço. As queimaduras de face e via aérea têm o potencial de causar edema progressivo, comprometendo a patência da via aérea. Além disso, a perda da elasticidade da pele pode restringir a abertura oral, a mobilidade da mandíbula e a extensão do pescoço, dificultando ainda mais o manejo.

A obstrução de via aérea ocorre em 20-33% dos pacientes com lesão por inalação. Além disso, cerca de 30% dos pacientes com lesão por inalação morrem. O tamanho da área de superfície queimada, a idade do paciente e a presença de lesão por inalação são os três maiores preditores de mortalidade no grande queimado.

Além da preocupação com a patência da via aérea em si, o grande queimado apresenta outras complicações que também demandam o estabelecimento de uma via aérea definitiva, como: insuficiência respiratória por conta de lesão inalatória, necessidade de sedação profunda para controle de dor/realização de procedimentos cirúrgicos, intoxicação por CO ou cianeto de hidrogênio (HCN).

DEFINIÇÃO

O termo "lesão por inalação" é utilizado para definir as consequências do dano causado ao trato respiratório após a inalação de fumaça ou irritantes químicos. A apresentação clínica pode se dar por três componentes distintos:

- **Lesão supraglótica:** causada pelo insulto térmico direto aos tecidos, gerando edema rapidamente progressivo e comprometimento da patência da via aérea.
- **Lesão subglótica:** acometimento da via aérea inferior, geralmente secundária à inalação de gases tóxicos e fuligem, implicando o desenvolvimento de insuficiência respiratória e mais tardiamente da síndrome da angústia respiratória aguda (SARA).
- **Intoxicação sistêmica por inalação de gases produtos da combustão (CO e HCN):** o CO se liga à hemoglobina, deslocando o oxigênio e desviando a curva de dissociação da hemoglobina-oxigênio (HbO_2) para a esquerda, dificultando a liberação do oxigênio para as células. O HCN é liberado na combustão de compostos contendo nitrogênio presente em plásticos, fábricas e papel. O cianeto causa inibição das citocromo oxidases mitocondriais, interrompendo o metabolismo aeróbico. A via final de ambos os casos é a hipóxia celular.

AVALIAÇÃO

História e exame físico

É importante determinar o tempo transcorrido desde o insulto, o mecanismo de queimadura (p.ex., fogo, explosão, substância química ou eletricidade), se houve trauma direto associado (p.ex., queda, explosão ou ferimentos) e, principalmente, o cenário em que a queimadura ocorreu. Uma história positiva para queimadura em ambiente fechado, especialmente por tempo prolongado, indica alto risco de lesão por inalação e intoxicação por CO e HCN. Diante de uma história suspeita devemos ofertar imediatamente oxigênio (O_2) em altas concentrações até descartar laboratorialmente a presença de intoxicação.

No exame clínico, devemos procurar por sinais sugestivos de queimadura de via aérea superior, como:

- estridor laríngeo;
- queimadura de vibrissas nasais, couro cabeludo, sobrancelhas e cavidade oral;

- escarro ou aspecto carbonáceo das mucosas;
- queimadura de face.

Esses sinais são preditores com baixa sensibilidade para acometimento da via aérea inferior, de maneira que a ausência deles não exclui o acometimento de estruturas infraglóticas. Da mesma maneira, a presença de alguns deles (p.ex., queimadura superficial da face e de vibrissas) não necessariamente implica um mau prognóstico e exigência de intubação imediata, mas certamente denota atenção e demanda de vigilância constante do paciente. A presença de estridor é um sinal tardio e caracteriza iminência da obstrução da via aérea.

O edema da mucosa oral e traqueal pode rapidamente se desenvolver após 30 min do *ictus* da lesão, podendo evoluir para necrose de mucosa em 12-24 h. Em crianças, a obstrução de via aérea é ainda mais rápida e comum. Isso ocorre por conta da presença de um menor calibre traqueal e da epiglote de tamanho relativamente maior. É importante salientar que os sinais e sintomas da lesão por inalação podem demorar até 24 h para se tornarem evidentes quando não presentes na admissão.

Achados clínicos sugestivos de intoxicação por CO e por inalação são semelhantes, e eles incluem: cefaleia, náusea, tontura, dor torácica, alteração visual, alteração do estado mental, convulsões e coma. No exame físico, a presença da pele em "cor de framboesa" aumenta a suspeita clínica de intoxicação por CO. A oximetria de pulso está falsamente elevada, não refletindo o grau de hipóxia, uma vez que a oximetria de pulso não consegue diferenciar a HbO_2 da carboxiemoglobina (HbCO). A intoxicação por HCN se apresenta de maneira similar.

Exames de imagem

A radiografia de tórax tem baixíssima sensibilidade para determinar presença de lesão por inalação, especialmente nas primeiras horas do *ictus*, sendo dispensável para tal fim. Por outro lado, a tomografia de tórax tem demonstrado uma boa sensibilidade para lesões agudas decorrentes da lesão por inalação. Os achados de espessamento brônquico e acometimento luminal da via aérea inferior têm correlação direta com o número de dias em ventilação mecânica, além de ser preditor independente para insuficiência respiratória e mortalidade.

Broncoscopia

O padrão-ouro para determinar presença de lesão inalatória é a broncoscopia. Além do papel diagnóstico, também apresenta correlação com o grau de severidade das lesões e mortalidade.

Gasometria arterial e lactato

A coleta de gasometria arterial e lactato está indicada na suspeita de lesão por inalação, desconforto respiratório agudo e suspeita de intoxicação por CO e HCN. A presença de acidose metabólica e hiperlactatemia correlacionam-se com intoxicação por HCN e indicam tratamento empírico de início imediato com hidroxicobalamina 5 g intravenosa (IV), podendo ser repetida até dose máxima de 10 g. A dosagem da HbCO deve ser solicitada para diagnóstico de intoxicação por CO. Níveis de HbCO $> 15\%$ indicam intoxicação. Hipercapnia e hipoxemia apontam para insuficiência respiratória e lesão por inalação. Apesar de ser um adjunto importante, a indicação de intubação nunca deve ser baseada no resultado da gasometria arterial e muito menos ser postergada para aguardar seu resultado.

A decisão de intubar o paciente

As indicações mais comuns de intubação no grande queimado são: edema de via aérea, predição de curso clínico desfavorável e necessidade de oxigenação/ventilação. Atualmente, a intubação traqueal em todos os pacientes com sinais de queimadura de via aérea ou suspeita de lesão por inalação é uma conduta rotineira nas emergências. Essa conduta segue o pressuposto do potencial de obstrução progressiva de via aérea pelo edema da mucosa queimada. Entretanto, estudos retrospectivos recentes têm demonstrado que cerca de 40% dos pacientes intubados foram extubados em menos de 2 dias, apontando que possivelmente um terço das intubações foram desnecessárias. O primeiro *guideline* da International Society for Burn Injury (ISBI) de 2001 já apontava que a obstrução da via aérea ocorre em apenas 20-30% dos pacientes com lesão térmica/inalatória. Na atualização de 2016 recomenda-se intubação imediata apenas se a patência da via aérea estiver em risco iminente, e que os demais casos podem ser submetidos a monitorização e reavaliações seriadas. A presença de queimaduras de vibrissas, escarro carbonáceo, rouquidão e queimadura de cabelo é pouco específica para predizer curso clínico desfavorável. Nesse caso, a visualização direta da glote e da laringe pode direcionar a abordagem, uma vez que a presença de edema de glote é preditora independente para a necessidade de intubação.

A intubação imediata é indicada na presença de: paciente inconsciente ou com rebaixamento de sensório (classicamente Escala de Coma de Glasgow [GCS] ≤ 8); parada cardiorrespiratória; sinais de obstrução de via aérea iminente (estridor, fadiga respiratória, inabilidade de manejo de secreções, evidência de queimadura na cavidade oral/laringe); hipoxemia ou insuficiência respiratória persistentes, apesar da suplementação de oxigênio. Apesar do racional, não existem evidências robustas correlacionando sinais de queimadura de via aérea superior e a necessidade de intubação, então, a decisão de estabelecimento da via aérea definitiva fica baseada no julgamento clínico e na experiência do médico. Na dúvida se o paciente deve realmente ser intubado, na incapacidade de monitorização adequada ou na necessidade de transferência de longas distâncias, é preferível a intubação. A Figura 1 demonstra uma abordagem racional no processo de decisão da intubação do paciente queimado.

Os 7 Ps

Preparação

A via aérea no grande queimado é considerada difícil por definição, e a preparação é o passo mais importante para garantir o sucesso do procedimento. É fundamental uma avaliação dos preditores de intubação e ventilação difíceis, bem como o estabelecimento de um plano claro e objetivo para a abordagem da via aérea.

A avaliação do mnemônico LEMON para preditores de intubação difícil é recomendada, e a redução da abertura da cavidade oral, a obstrução de via aérea (pelo edema) e a restrição na mobilidade cervical (seja por necessidade de imobilização por trauma sobreposto ou por queimadura circunferencial) são as dificuldades mais frequentemente encontradas. A presença de queimaduras e edema na face e na via aérea indicam dificuldade de acoplamento da bolsa-válvula-máscara (BVM) e também problemas na capacidade de administrar ventilações efetivas por conta do estreitamento da via aérea superior. Pelo mesmo motivo, o uso

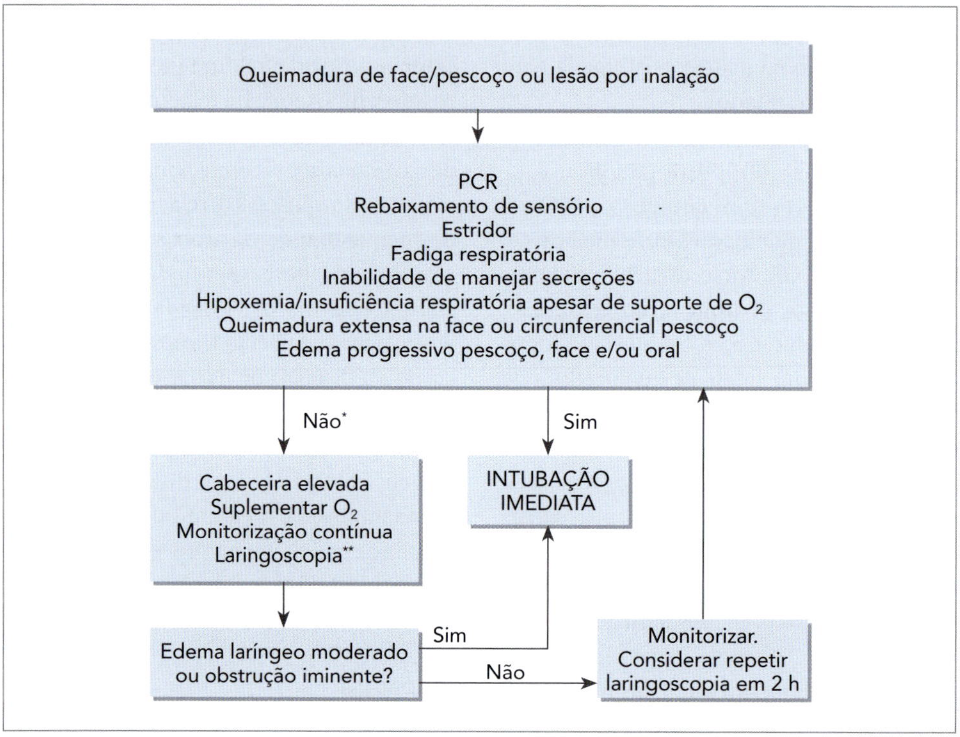

FIGURA 1 Algoritmo para avaliação e decisão de intubação no paciente grande queimado.

* Na dúvida, se houver incapacidade de vigilância constante, ou necessidade de transporte de longa distância, opte por intubar!

** Laringoscopia direta, indireta, videolaringoscopia ou fibrobroncoscopia.

de dispositivo supraglótico fica complicado ou até mesmo impossível.

A abordagem do plano de via aérea deve ser individualizada para cada paciente. Podemos optar por três abordagens distintas:

1. **Inspeção e intubação acordado:** após administração de anestésico tópico local e sedação leve, mantendo o *drive* ventilatório do paciente e utilizando laringoscopia direta ou videolaringoscópio. Se a avaliação sugerir uma boa visualização das cordas vocais, pode-se proceder à administração de drogas de sequência rápida e à intubação, e essa técnica é conhecida como *awake look* (inspeção acordado). Caso o intubador consiga realizar uma topicalização da via aérea do paciente adequada, é possível fazer a intubação com o paciente acordado (Capítulo – Intubação acordado).
2. **Inspeção com broncoscópio flexível:** técnica similar à anterior, também com administração de anestésico tópico local acrescida ou não de sedação leve. Permite melhor visualização e intubação através do broncoscópio. Ambas as técnicas anteriores demandam que o paciente esteja colaborativo, o que torna a abordagem difícil de ser aplicada, pois frequentemente os pacientes ficam agitados por conta de dor intensa ou por consequência da hipoxemia, seja por intoxicação ou por insuficiência respiratória.

3. **Sequência rápida de intubação (SRI):** antes de realizar a SRI, é de extrema importância considerar:
   A. Dificuldade anatômica durante laringoscopia e dificuldade de aplicar ventilações de resgate caso necessário.
   B. Iminência de obstrução de via aérea. Nesse caso, a SRI é fundamental, pois garante as melhores condições possíveis para a visualização direta e o sucesso na primeira passagem.

Independentemente da estratégia, é imprescindível estar com material de resgate e de via aérea cirúrgica (cricotireoidostomia) prontos à beira do leito. O resgate com BVM e/ou dispositivos supraglóticos tem alta chance de falha na presença de uma via aérea edemaciada e na iminência de obstrução. Dessa maneira, deve-se ter um baixo limiar para indicar a via aérea cirúrgica ao menor sinal de dessaturação e incapacidade de intubação. É preciso lembrar sempre de demarcar sítio da cricotireoidostomia antes de iniciar a indução para facilitar a incisão caso o procedimento se faça necessário.

É importante ressaltar que é recomendado que o intubador mais experiente seja responsável pelo manejo da via aérea no paciente vítima de queimadura.

Pré-oxigenação

Todo paciente com suspeita de lesão inalatória ou suspeita de intoxicação por CO/HCN deve receber suplementação de O_2 por MNR em *flush rate* logo na admissão. A administração de O_2 em altas concentrações (idealmente a 100%), ao mesmo tempo que trata uma possível intoxicação de CO, atua como pré-oxigenação para o momento da intubação.

O tempo de pré-oxigenação ideal é de 3-5 min com fonte de O_2 a 100%. Caso o uso de MNR não seja suficiente, é possível lançar mão do uso do cateter nasal de alto fluxo ou da ventilação não invasiva (VNI). Se o paciente não tolerar o uso de VNI por agitação, pode-se realizar sedação leve com cetamina em dose dissociativa (0,5 a 1 mg/kg) para permitir o uso do dispositivo e uma pré-oxigenação adequada, fazendo a chamada sequência prolongada de intubação (Capítulo – Sequência Prolongada de Intubação). Se houver sinais de broncoespasmo associado, eles devem ser manejados com administração de beta-2 agonista inalatório.

Otimização pré-intubação

Como em qualquer paciente, deve-se otimizar ao máximo os três principais parâmetros fisiológicos que podem levar a eventos adversos e parada cardiorrespiratória peri-intubação:

1. **Hipoxemia:** deve ser corrigida com estratégias de pré-oxigenação citadas no passo anterior.
2. **Hipotensão:** corrigida pela administração de cristaloide e droga vasoativa, se necessário. É importante lembrar que o paciente sempre estará sob risco de hipotensão no pós-intubação, mesmo com a utilização de drogas indutoras com perfil hemodinâmico mais estável (como cetamina e etomidato). Logo, principalmente no paciente com hemodinâmica limítrofe, deve-se antecipar a hipotensão e idealmente iniciar droga vasoativa (em geral noradrenalina) em bomba de infusão antes da indução anestésica ou, então, ter a solução diluída já pronta para início imediato, se necessário.

   No momento de pré-intubação, é preciso se ater à administração de fluidos para a correção da hipotensão. Deve-se lembrar também que a sobrecarga hídrica no paciente queimado aumenta o risco de edema pulmonar, o tempo de ventilação mecânica, a piora do edema das áreas queimadas e a necessidade de realização de escarotomia.

3. **Acidose:** se a acidose for de etiologia respiratória, a correção se fará com o manejo pós-intubação. A utilização de VNI e broncodilatadores pode auxiliar na otimização pré-intubação desde que não retarde o processo de intubação quando esse é urgente. Se houver acidose metabólica associada, deve-se suspeitar de intoxicação por CO e HCN e instituir imediatamente os tratamentos, com O_2 a 100% e hidroxicobalamina, respectivamente. A administração de bicarbonato 1 mEq/kg IV pode ser realizada antes do momento da intubação quando o pH estiver baixo, a ponto de que a queda do pH durante o tempo de hipoventilação/apneia na laringoscopia ponha o paciente em risco de parada cardiorrespiratória (PCR). Novamente, nunca se deve retardar a intubação para aguardar resultado da gasometria arterial.

A realização de escarotomia pode ser indicada diante de queimaduras circunferenciais de terceiro e quarto graus cervicais e do tórax, facilitando o posicionamento e a extensão do pescoço, e melhorando a expansibilidade torácica, impactando a melhora da pré-oxigenação e a redução da resistência para a ventilação com BVM e mecânica.

Não há estudos que comprovem benefício do uso de corticoide ou da nebulização com adrenalina para a redução do edema de glote secundário à lesão por inalação. Logo, essas estratégias não são recomendadas.

Posicionamento

Idealmente, deve-se colocar o paciente na posição olfativa através da flexão da coluna cervical inferior e da extensão atlanto-occipital, de maneira que o tragus da orelha esteja alinhado na altura da fúrcula esternal. Para tal, lançamos mão de coxins ou rampas de posicionamento. A restrição cervical tanto por queimaduras circunferenciais ou por necessidade de imobilização por trauma associado é fator frequentemente presente e que contraindica esse posicionamento citado, dificultando a laringoscopia.

Paralisia com indução

Para indução anestésica, sugere-se dar preferência para cetamina (1,5 mg/kg) ou propofol (1,5 mg/kg) por conta de suas propriedades broncodilatadoras, que podem auxiliar nos casos de reatividade da via aérea. A cetamina tem vantagem adicional por proporcionar também analgesia, podendo, inclusive, ser utilizada antes da indução como adjuvante no controle da dor em dose analgésica (0,3-0,5 mg/kg) ou até mesmo como sedação leve para sequência atrasada de intubação ou técnica de intubação acordado/broncoscopia em dose subdissociativa (0,5-1 mg/kg).

Quanto à escolha do bloqueador neuromuscular, deve-se atentar que, após 3 a 5 dias, ocorre sensibilização dos receptores extrajuncionais da placa motora nas áreas queimadas, gerando um risco de hipercalemia grave com o uso de bloqueador neuromuscular (BNM) despolarizante. Contudo, a adoção de succinilcolina (1,5 mg/kg) é segura se ocorrer dentro dessa margem de 3-5 dias após a queimadura. Caso for necessária intubação após esse período, dá-se preferência pelo uso de rocurônio. Lesões por queimadura têm se mostrado resistentes ao efeito dos BNM não despolarizantes ao longo do tempo, então uma dose maior de rocurônio (1,5-2 mg/kg) tem sido preconizada e se mostrado mais efetiva.

Passagem do tubo

Na lesão por inalação, a mucosa da via aérea geralmente fica edemaciada e friável, de modo que qualquer trauma mínimo pode causar lesões, piorando o edema e a visualização das cordas vocais. Dessa maneira, cuidados redobrados durante a laringoscopia e a passagem do tubo devem ser tomados. Apesar de não haver evidências fortes, o uso de videolaringoscopia é recomendado se houver disponibilidade e o operador tiver expertise em intubação com essa ferramenta. A recomendação da utilização de fio guia e *bougie* já está bem estabelecida na literatura e não muda no cenário do paciente queimado.

Atenção especial deve-se ter em relação ao tamanho do tubo a ser escolhido. Uma vez que a via aérea pode estar estreita por conta do edema, é recomendado sempre ter à beira do leito prontos para uso tubos orotraqueais diversos. De maneira ideal, utiliza-se o maior tamanho de tubo orotraqueal que seja fisicamente possível de ser introduzido pelas cordas vocais a fim de facilitar a ventilação e a broncoscopia *a posteriori*.

Pós-intubação

Após a intubação, a confirmação do posicionamento adequado do tubo deve ser feita idealmente através da capnografia de onda (padrão-ouro) e pela ausculta pulmonar para checar simetria e seletividade do tubo. É fundamental assegurar a fixação adequada do tubo e o registro da comissura labial tendo extremo cuidado para evitar deslocamentos durante a mobilização do paciente, pois uma extubação acidental pode ser catastrófica no contexto de edema progressivo da via aérea.

O paciente que apresenta lesão por inalação está sob alto risco de desenvolver SARA. Dessa maneira, extrapolando-se dados de estudos em SARA em geral, estratégia de ventilação com baixo volume corrente (< 6 mL/kg de peso predito) e baixas pressões com titulação de pressão positiva expiratória final (PEEP) devem ser empregadas, pois impactam em redução de tempo de ventilação e de mortalidade. Na presença de broncoespasmo severo, atentar para a necessidade de aumentar o tempo expiratório e/ou reduzir a frequência respiratória a fim de evitar geração de auto-PEEP.

Na lesão inalatória de via aérea inferior é indicada a realização de broncoscopia para estimar a extensão das lesões, bem como a lavagem da árvore respiratória, facilitando a ventilação e prevenindo complicações como atelectasia e pneumonia.

A nebulização com beta-2 agonista pode ajudar a reduzir o broncoespasmo e facilitar a ventilação, apesar de não haver evidência na redução de mortalidade. Alguns estudos sugerem que a nebulização com heparina (10.000 UI) alternada com N-acetilcisteína de 2/2 h pode reduzir a severidade das lesões e o tempo de ventilação mecânica, contudo, sem impacto na sobrevida do paciente.

Em pacientes com intoxicação por CO deve-se manter a FiO_2 a 100% até que os níveis de HbCO estejam menores que 15%. A administração de corticoide não é recomendada, uma vez que não foi demonstrado benefício clínico em estudos, havendo inclusive potencial para aumento do risco de infecções.

DICAS PRÁTICAS

- Analgesiar adequadamente o paciente durante o atendimento e enquanto estiver preparando o material de via aérea. Utilizar analgesia multimodal com analgésicos simples, anti-inflamatórios não esteroides (AINEs), opioides fortes (fentanil) e cetamina em dose analgésica.

- Ter sempre diversos tamanhos de tubo (especialmente menores que os normalmente utilizados) prontamente disponíveis à beira do leito.
- Pedir ajuda e sempre dar prioridade para o intubador mais experiente.
- Ter sempre pronto à beira do leito todo o material necessário para a via aérea cirúrgica e lembrar-se de marcar o sítio de incisão da cricotireoidostomia para facilitar caso seja preciso indicá-la.
- Nunca retardar a indicação de intubação para aguardar o resultado da gasometria arterial, pois a indicação de intubação é clínica e ela raramente altera seu manejo/plano de via aérea.

LITERATURA RECOMENDADA

1. Brown AB Ill, Sakles JC, Mick NW, Moiser JM, Braude DA. The Walls manual of emergency airway medicine. 6th ed. Wolters Kluwer, 2023.
2. Deutsch AJ, Tan A, Smailes S, Dziewulski P. The diagnosis and management of inhalation injury: An evidence based approach. Burns 2018; 44:1040-1051.
3. International Society for Burn Injuries. ISBI Practice Guideline for Burn Care. Burns. 2016; 953-1021.
4. Mlack RP. Inhalation injury from heat, smoke, or chemical irritants. UpToDate 2023. [citado em: 20 fev 2023]. Disponível em: https://www.uptodate.com/contents/inhalation-injury-from-heat-smoke-or-chemical-irritants?search=inhalation%20injury&source=search_result&selectedTitle=1~106&usage_type=default&display_rank=1.
5. Orozco-Peláez YA. Airway burn or inhalation injury: Should all patient be intubated? Revista Colombiana de Anestesiología. 2018; 46:26-31.
6. Sabri A, Dabbous H. Dowli A, Barazi R. The airway in inhalation injury: Diagnosis and management. Annal of Burns and Fire Disasters 2017; (1).
7. Tolles J, Burns B, Palmer C. Emergency department management of patients with thermal burns. Emergency Medicine Practice (EB Medicine). 2018; 20(2).
8. Vissers RJ. Airway management in the patient with burns to the head, neck, upper torso and the airway. In: Hung OR, Murphy MF (eds.). Management of the difficult and failed airway. 2nd ed. McGraw Hill, 2012. Chapter 2.
9. Yasti AÇ, Senel E, Saydam M, Özok G, Courh A, Yorganci K. Guideline and treatment algorithm for burn injuries. Ulus Travma Cerrahi Dreg 2015; 21(2).

CAPÍTULO 46

Anafilaxia e angioedema da via aérea

Mauricio Ursoline do Nascimento
Rodrigo Antônio Brandão Neto
Ian Ward Abdalla Maia

PONTOS IMPORTANTES

- A via aérea do paciente com anafilaxia e angioedema deve ser sempre considerada difícil.
- Atenção especial deve ser dada aos sinais de alarme durante a avaliação primária com o objetivo de antecipar piores condições de intubação.
- Anafilaxia é frequentemente subdiagnosticada, e angioedema, além de muitas vezes subdiagnosticado, é desconhecido, tanto por médicos quanto profissionais não médicos que realizam triagem em departamentos de emergência.

CASO CLÍNICO

Paciente negro de 42 anos, com antecedente de angioedema hereditário em familiar de primeiro grau e sintomas gripais de início há 3 dias, dá entrada no Departamento de Emergência com queixa de piora de dor de garganta após picada de abelha ocorrida há 1 hora. Também refere dor abdominal no mesmo período. Na triagem, são constatados sinais vitais sem alterações, sendo ele encaminhado à sala de espera. Após 30 minutos, retorna à triagem queixando-se de piora da dor e início de falta de ar. Apresenta voz de "batata quente", não notada anteriormente.

INTRODUÇÃO

O angioedema não é considerado uma doença, mas uma manifestação de uma variedade de processos patológicos. Esses processos têm como resultado a degranulação dos mastócitos ou a formação de cininas. Os pacientes com angioedema apresentam edema autolimitado do tecido subcutâneo ou submucoso causado por um aumento localizado da permeabilidade microvascular, cujos principais mediadores podem ser histamina (mais comum) ou bradicinina (mais raro). Compreendem-se três tipos distintos: angioedema hereditário, angioedema adquirido e angioedema induzido por inibidor da enzima conversora de angiotensina (iECA). Angioedemas histaminérgicos podem evoluir rapidamente (minutos), já os não histaminérgicos podem ter uma evolução lenta (horas). A diferenciação deles pode ser desafiadora, mas é de suma importância para o planejamento terapêutico adequado.

Angioedemas mediados por bradicinina tendem a ser mais graves, com maior duração e com maior probabilidade de desenvolver sintomatologia abdominal do que os mediados por histamina, além de frequentemente envolverem a via aérea superior, com risco de óbito por asfixia. O angioedema no Departamento de Emergência tem diagnóstico essencialmente clínico.

A anafilaxia é uma reação potencialmente fatal de hipersensibilidade sistêmica grave que pode cursar com hipotensão grave ou comprometimento da via aérea. É uma reação em cascata desencadeada pela liberação de mediadores de mastócitos e basófilos de uma forma dependente de imunoglobulina E (IgE). Suas causas mais comuns são certos tipos de alimentos (como leite, nozes, ovos, frutos do mar etc.), picadas de insetos (como abelhas, vespas etc.) e medicamentos (como antibióticos betalactâmicos e anti-inflamatórios não esteroides), podendo ser agravadas por cofatores como temperatura ambiente, exercício, estresse, infecção, uso de álcool etc., e sua prevalência pode variar conforme a idade e a região geográfica. Em crianças, os alimentos são as maiores causas de procura de serviços de emergência por reações alérgicas ou anafiláticas.

As manifestações clínicas da anafilaxia apresentam um tempo de início variável. O tempo entre o contato com o alérgeno e parada cardiorrespiratória pode variar conforme o mecanismo de exposição por exemplo: 5 minutos após a injeção de droga; cerca de 10-15 minutos após a picada de um inseto e 35 minutos em anafilaxia secundária a alimentos. A maioria dos pacientes que desenvolvem manifestações graves as exibem em até 60 minutos da exposição e com mais da metade das mortes por anafilaxia ocorrendo nesse período. A rapidez com que os sintomas ocorrem se associa com a gravidade deles, e em alguns casos as manifestações podem surgir com apenas um intervalo de horas após a exposição. O quadro clínico pode seguir um curso monofásico ou bifásico; neste segundo caso, os sintomas desaparecem ou apresentam melhora parcial, para retornarem cerca de 1 a 8 horas após esse período, podendo se estender até 24 horas. Em cerca de 75% a 80% dos casos, o quadro segue um padrão monofásico.

As manifestações podem envolver sistema respiratório, cardiovascular, gastrointestinal, neurológico, sendo o mais comum o envolvimento cutâneo, que ocorre de 85% a 90% dos casos. Os sintomas cutâneos e de mucosa incluem prurido, rubor, edema dos lábios e da língua, eritema com urticas ou urticariforme. Cerca de 45% a 60% dos óbitos por reações alérgicas são secundários às complicações respiratórias. A Tabela 1 sumariza os critérios diagnósticos de anafilaxia.

TABELA 1 Critérios diagnósticos de anafilaxia.

Critério 1
Início agudo de doença (minutos a horas) com envolvimento da pele, da mucosa E pelo menos um dos seguintes aspectos: ▪ Comprometimento respiratório: dispneia, broncoespasmo, estridor ou hipoxemia. ▪ Hipotensão ou sintomas de disfunção de órgão-alvo (hipotonia, síncope).
Critério 2
Dois ou mais dos seguintes aspectos ocorrem agudamente (minutos a horas) após exposição ao alérgeno: ▪ Envolvimento da mucosa ou da pele (urticária, angioedema, prurido). ▪ Comprometimento respiratório. ▪ Hipotensão ou sintomas de disfunção de órgão-alvo. ▪ Sintomas gastrointestinais persistentes: dor abdominal e vômitos.
Critério 3
Hipotensão arterial após exposição a alérgeno conhecido (minutos a horas). Crianças: pressão baixa de acordo com a idade ou queda de 30% da pressão sistólica. Adultos: pressão sistólica abaixo de 90 mmHg ou queda de 30% do basal do paciente.

Anafilaxia e angioedema com envolvimento da via aérea, que são o foco deste capítulo, podem ser casos bastante desafiadores no Departamento de Emergência. A maioria dos casos é benigna e evolui sem complicações; quando presentes, as complicações são fatais se não manejadas de maneira adequada e precoce.

OS 7Ps

Preparação

Há quatro indicadores principais de obstrução aguda da via aérea superior:

1. Voz de "batata quente": refere-se a uma voz abafada
2. Dificuldade para engolir secreções
3. Estridor: É um som áspero e agudo produzido durante a respiração, indicando um estreitamento da via aérea. Significa um nível mais grave de comprometimento.
4. Dispneia: Dificuldade para respirar, o que sugere uma redução significativa no calibre da via aérea.

A intervenção imediata é necessária para pacientes que apresentam estridor ou dispneia, pois eles já sofreram uma perda de pelo menos 50% do diâmetro da via aérea.

Devem ser avaliados a cavidade oral, os lábios, a língua e a úvula em busca de sinais de alarme, e ao paciente devem ser feitas perguntas simples para que seja verificada a capacidade de fonação e sinais de edema periglótico.

Estando presente qualquer sinal de alarme nessa primeira avaliação, a realização da epinefrina intramuscular deve ser imediata, independente da etiologia da obstrução. A intubação endotraqueal deve ser considerada principalmente se tais sinais evoluíram em um curto período de tempo após a exposição do desencadeante ou há sinais de evolução da obstrução mesmo após a realização da epinefrina.

A impressão do avaliador quanto à velocidade de obstrução da via aérea vai ditar a abordagem de escolha para a intubação.

Pacientes com anafilaxia costumam responder bem ao tratamento com epinefrina intramuscular; dessa forma, caso o paciente não tenha sinais de obstrução iminente da via aérea, pode-se observar a resposta à terapia empregada.

Após ter decidido pela intubação, os grandes dilemas diante do paciente com obstrução da via aérea são: "vou conseguir oxigenar o paciente?" e "ou conseguir passar pelo tubo endotraqueal pelas cordas vocais?". Provavelmente, no cenário de obstrução, existirão dúvidas em relação a ambas as perguntas supracitadas. Logo, a preparação deve ir além dos métodos como a sequência rápida. São consideradas alternativas de métodos de intubação nesse cenário:

1. Sequência rápida com preparação dupla;
2. *Awake look*.

A sequência rápida com preparação dupla deve ser sempre considerada quando há dúvida em relação à passagem do tubo endotraqueal pela via aérea superior. Ela consiste na utilização da sequência rápida com preparação para a via aérea cirúrgica sendo realizada paralelamente. Importante ressaltar que a logística para a realização da via aérea cirúrgica deve estar pronta antes da infusão das medicações para a sequência rápida. Na prática, esse método é utilizado quando há pelo menos 2 médicos no local e existe uma urgência alta na intubação traqueal. O acesso cirúrgico só ocorre quando o médico que está realizando a laringoscopia visualiza a obstrução e a impossibilidade de intubação por via aérea superior.

O *Awake look* é uma técnica interessante a ser considerada nesse perfil de pacientes. Ela tem o objetivo de verificar como está o acesso à traqueia pela via aérea superior durante a ventilação espontânea do paciente. Caso a visualização seja de uma via aérea na qual não seja possível passar o tubo traqueal, a alternativa será a via aérea cirúrgica, com o benefício de o paciente estar em ventilação espontânea.

O *Awake look* consiste na administração de sedativos em dose para procedimento, para que o paciente tolere a laringoscopia. Uma droga interessante para ser utilizada é a cetamina, na dose de 0,5 mg/kg em infusão lenta. Essa técnica é melhor realizada com o uso do videolaringoscópio.

A endoscopia flexível pode servir como ferramenta diagnóstica a fim de visualizar as estruturas da via aérea inferior em caso de dúvida e terapêutica para indicação de intubação nesses pacientes.

Pré-oxigenação

Deve-se considerar a utilização de VNI com BiPAP e FiO_2 de 100% para atingir $SatO_2$ > 95% por pelo menos 3 minutos.

Otimização pré-intubação

Durante a otimização, é de extrema importância ter realizado a administração de epinefrina intramuscular e, caso o paciente esteja no espectro mais hipotenso, solicitar a preparação para a infusão intravenosa.

Posicionamento

Não há particularidades.

Paralisia com indução

Não existem evidências robustas que corroborem a melhor escolha de indutor para esse perfil de pacientes. Existem recomendações baseadas em farmacologia que sugerem que a cetamina talvez seja uma melhor opção nesse cenário devido à liberação catecolaminérgica. Não há particularidades sobre o uso de bloqueador neuromuscular nesse perfil de pacientes.

Passagem do tubo

Essa etapa talvez seja a mais delicada nesse cenário. É de extrema importância ter à disposição tubos de números menores. Além disso, quanto mais tentativas, maior é a chance de piorar o edema local e dificultar ainda mais a intubação.

Pós-intubação

Consulte a seção de tratamento específico a seguir.

TRATAMENTO ESPECÍFICO

O tratamento de primeira linha para anafilaxia, após a remoção do desencadeante, se possível, é epinefrina em dose de 0,3-0,5 mg/kg em adultos (0,01 mg/kg em crianças com peso inferior a 30 kg), que deve ser administrada intramuscular no músculo vasto-lateral da coxa, o mais cedo possível após o diagnóstico. Caso o paciente não apresente resposta após 3 doses, deve ser iniciada infusão diluída intravenosa (IV) com dose inicial em adultos de 1-10 μg/min, titulando a dose conforme a resposta clínica. Esses pacientes devem contar sempre com monitorização hemodinâmica e idealmente com mensuração, assim que possível, de pressão arterial invasiva. Hipotensão também pode ser manejada com infusão de solução cristaloide. Estudos mostram que, além de anafilaxia ser muitas vezes subdiagnosticada, epinefrina é, frequentemente, não administrada (até 80% das vezes). É importante reforçar que não há contraindicação absoluta à administração de epinefrina no contexto de anafilaxia.

Para angioedema indiferenciado ou mediado por histamina, além de epinefrina, também devem ser administrados antagonistas H1, H2 e corticoides. Para angioedema hereditário, no Brasil, está disponível o pdC-INH (Berinert®), na dose de 20 U/kg endovenosa (EV) e Icatibanto (Firazyr®) na dose de 30 mg subcutânea (SC) (somente para pacientes maiores de 18 anos). Pode ser utilizado plasma fresco concentrado na indisponibilidade desses medicamentos.

DICAS PRÁTICAS

- Avaliar a velocidade da evolução da obstrução da via aérea é fundamental para a definição do plano de abordagem.
- Durante o tratamento específico para anafilaxia e/ou angioedema da via aérea em pacientes que não apresentam iminente obstrução, todo o material de intubação deve ser preparado e disposto ao lado do leito do paciente em caso de necessidade de abordagem imediata da via aérea.
- A endoscopia flexível ou laringoscopia com o paciente acordado deve ser empregada quando há maior tempo disponível para a definição da necessidade e da preparação à abordagem da via aérea.

LITERATURA RECOMENDADA

1. Brown CA, Sakles JC, Mick NW. The Walls Manual of Emergency Airway Management. Philadelphia: Wolters Kluwer; 2018.
2. Campbell RL, Li JT, Nicklas RA, Sadosty AT. Members of the Joint Task Force. Practice Parameter Workgroup. Emergency Department diagnosis and treatment of anaphylaxis: A practice parameter. Ann Allergy Asthma Immunol. 2014 Dec; 113(6):599-608.
3. Depetri F, Tedeschi A, Cugno M. Angioedema and emergency medicine: From pathophysiology to diagnosis and treatment. Eur J Intern Med. 2019 Jan; 59:8-13.
4. Giavina-Bianchi P, Arruda LK, Aun MV, Campos RA, Chong-Neto HJ, Constantino-Silva RN, et al. Diretrizes brasileiras para o diagnóstico e tratamento do angioedema hereditário – 2017. Arq Asma Alerg Imunol. 2017; 1(1):23-48.
5. Long B, Gottlieb M. Emergency medicine updates: Anaphylaxis. Am J Emerg Med. 2021 Nov; 49:35-39.
6. Moellman JJ, Bernstein JA, Lindsell C, Banerji A, Busse PJ, Camargo CA Jr, et al.; American College of Allergy, Asthma & Immunology (ACAAI). Society for Academic Emergency Medicine (SAEM). A consensus parameter for the evaluation and management of angioedema in the emergency department. Acad Emerg Med. 2014 Apr; 21(4):469-84.
7. Muraro A, Worm M, Alviani C, Cardona V, DunnGalvin A, Garvey LH, et al. European Academy of Allergy and Clinical Immunology, Food Allergy, Anaphylaxis Guidelines Group. EAACI guidelines: Anaphylaxis (2021 update). Allergy. 2022 Feb; 77(2):357-377.
8. Rosen's Emergency Medicine: Concepts and clinical practice. S.L.: Elsevier – Health Science; 2022.
9. Sandefur BJ, Liu XW, Kaji AH, Campbell RL, Driver BE, Walls RM, et al. Emergency Airway Registry Investigators. Emergency Department intubations in patients with angioedema: A report from the National Emergency Airway Registry. J Emerg Med. 2021 Nov; 61(5):481-488.
10. Tintinalli J.E. (editor-in-Chief) Tintinalli's Emergency Medicine: A comprehensive study guide. 9th ed. S.L.: Mcgraw-Hill Education; 2019.

CAPÍTULO 47

Doenças neuromusculares

Débora Lopes Emerenciano
Pedro Henrique Almeida Fraiman
Júlio César Garcia de Alencar

PONTOS IMPORTANTES

- A ventilação depende da capacidade de manter o volume corrente, no entanto, doenças neuromusculares podem complicar com fraqueza da essencial musculatura respiratória.
- A necessidade de intubação é baseada em critérios clínicos, e testes de função pulmonar podem auxiliar nessa decisão.
- Pacientes com capacidade vital forçada (CVF) < 20 ml/kg, pressão inspiratória máxima ($PI_{máx}$) < – 30 cmH_2O e pressão expiratória máxima ($PE_{máx}$) < 40 cmH_2O estão em risco, e a redução desses valores em 30% em curto intervalo de tempo parece estar associada ao maior risco de insuficiência respiratória.
- A oximetria de pulso e a gasometria arterial não são parâmetros sensíveis para essa avaliação e tendem a se alterar tardiamente.

CASO CLÍNICO

Paciente do sexo feminino, 25 anos, com diagnóstico prévio de miastenia gravis há 6 meses, queixa-se de "visão borrada" há 3 semanas, com piora à noite e melhora ao acordar. Evoluiu, há 2 semanas, com fraqueza para mastigar ao final das refeições e dificuldade para deglutição de alimentos sólidos. Passou em consulta com neurologista, que ajustou suas medicações de uso crônico, com aumento da dose de corticosteroides. Há uma semana evolui com fraqueza proximal nos membros superiores (MMSS), com dificuldade para pentear o cabelo, e há 2 dias há progressão para os membros inferiores (MMII), dificultando a deambulação. Hoje apresentou dispneia e dificuldade maior para levantar a cabeça, o que a motivou a procurar o pronto-socorro. No exame físico sumário, apresentava pressão arterial (PA) de 130×70, frequência cardíaca (FC) de 85 bpm, frequência respiratória (FR) de 30 irpm, saturação de oxigênio ($SatO_2$) de 94% em ar ambiente, temperatura de 36,0 °C. Já no exame neurológico. a Escala de Coma de Glasgow (GCS) indicava 15, com pupilas iguais e fotorreagentes, semiptose palpebral bilateral, força motora de graus 3/5 em MMSS e MMII proximal. Contagem de até 12 na respiração. No aparelho respiratório, murmúrio vesicular presente bilateralmente, sem ruídos adventícios, com uso discreto de musculatura acessória.

Admitida na sala de emergência, foi iniciada ventilação não invasiva (VNI) com redução inicial do esforço ventilatório. Porém, após 40 minutos, a paciente evoluiu com piora da taquipneia e hipoxemia. Foi decidido proceder à intubação orotraqueal (IOT).

INTRODUÇÃO

A fraqueza da musculatura respiratória é elemento central na história natural das patologias neuromusculares, e a insuficiência respiratória é uma intercorrência grave e esperada: estima-se que 20% a 30% dos pacientes com síndrome de Guillain-Barré e 15% a 28% dos pacientes com miastenia gravis necessitarão de ventilação mecânica invasiva em algum momento da doença; a insuficiência respiratória crônica progressiva é elemento comum na esclerose lateral amiotrófica (ELA).

O conhecimento adequado dos músculos envolvidos na respiração é fundamental, pois a apresentação clínica é influenciada pelos grupos musculares afetados. Músculos inspiratórios incluem o diafragma, os intercostais externos, os escalenos, o esternocleidomastoideo e o trapézio. Músculos expiratórios incluem os oblíquos interno e externo, o reto abdominal, o transverso abdominal e os intercostais internos. Músculos da via aérea superior, importantes para a função bulbar, incluem os grupos musculares que compõem os lábios, a língua, o palato, a faringe, a glote e a laringe.

As características clínicas da fraqueza muscular respiratória são aquelas associadas à ventilação inadequada, à tosse ineficaz e à disfunção bulbar (p.ex., fala nasal, disartria, disfagia, acúmulo de secreções). A contribuição do envolvimento inspiratório, expiratório e da via aérea superior varia com a causa da doença neuromuscular e determina quais sintomas predominam.

DEFINIÇÃO

O início dos sintomas, o padrão da fraqueza muscular e a progressão do quadro são cruciais para prever a necessidade da ventilação mecânica. Na inspeção, o paciente pode parecer dispneico, com uma sensação de não conseguir inspirar ar suficiente, e pode ter dificuldade para respirar. A falha da mecânica ventilatória pode levar a quadros de agitação, taquicardia, taquipneia, dificuldade de fala, disfagia, disfonia e uso de musculatura acessória ou pode piorá-los. Um sinal importante de insuficiência respiratória neuromuscular é a presença de uma respiração paradoxal causado por dissincronia toracoabdominal. Por causa da fraqueza na musculatura diafragmática, perde-se a coordenação dos movimentos, e tórax e abdômen se elevam na inspiração. O grau de dissincronia depende da gravidade da fraqueza muscular respiratória e sugere a necessidade de ventilação mecânica. O quadro pode ser mais bem avaliado ao ser pedido para o paciente colocar uma mão em cima do tórax e a outra em cima do abdômen e solicitado a ele que faça uma respiração profunda. Além disso, a força de flexão do pescoço deve ser testada porque sua fraqueza sugere fraqueza diafragmática. Alguns sinais e sintomas, como tosse fraca ou ausente, respiração superficial, sudorese e dificuldade em mobilizar secreções, também sugerem deterioração respiratória.

O padrão primário de insuficiência respiratória em pacientes com doença neuromuscular é restritivo. Com a progressão do quadro, podem-se desenvolver atelectasias em bases pulmonares, provocando *shunt* pulmonar e promovendo hipoxemia leve. À medida que os pacientes se tornam mais fadigados, desenvolvem hipoventilação alveolar – na gasometria arterial é evidenciado $PaCO_2$ normal e níveis ligeiramente diminuídos de PO_2. Em estágios mais avançados, o colapso alveolar e a redução progressiva do volume corrente acabam levando à hipercapnia, provocando uma insuficiência respiratória mista hipoxêmica-hipercápnica.

Na avaliação à beira leito, os testes de função pulmonar podem auxiliar na monitorização da piora respiratória e contribuir com a necessidade de ventilação mecânica. Isoladamente, os parâmetros da função pulmonar não devem guiar a indicação de ventilação mecânica para o paciente com doença neuromuscular em insuficiência respiratória, sendo sua evolução temporal e a combinação com parâmetros clínicos fundamentais.

A avaliação da $PI_{máx}$ e da $PE_{máx}$ são as medidas mais amplamente utilizadas e disponíveis no contexto do paciente crítico, inclusive, no acompanhamento da evolução da doença. Elas dependem da colaboração do paciente e de equipamentos e técnica adequados: o uso apropriado do manovacuômetro, evitando escape aéreo, e a obtenção de pelo menos três medições são estratégias para reduzir resultados inapropriados. Além disso, à beira leito, a capacidade vital forçada (CVF) pode ser estimada grosseiramente com a manobra de contagem de números em respiração única, sendo uma estimativa de 100 mL de CVF a cada número obtido pelo paciente (por exemplo, a contagem até 12, estimando 1.200 mL). Para realizar essa técnica, o paciente dever fazer uma inspiração profunda até sua máxima capacidade. Em seguida, o paciente verbaliza a contagem numérica iniciando no número 1. Idealmente, deve ser realizado duas tentativas e deve ser considerado o maior número atingido.

Classicamente, a regra prática "20/30/40" resume os valores comumente associados à iminente necessidade de suporte ventilatório: CVF inferior a 20 mL/kg, $PI_{máx}$ inferior a – 30 cmH_2O e $PE_{máx}$ inferior a 40 cmH_2O. Além disso, parâmetros dinâmicos, como a redução da CVF superior a 20% entre a posição vertical e supina e a diminuição rápida superior a 30% dos valores medidos no atendimento inicial podem ser sugestivos de fraqueza diafragmática e, consequentemente, comprometimento ventilatório.

A indicação de terapia intensiva é premente aos pacientes com desconforto respiratório agudo em doenças neuromusculares. A administração de oxigênio deve ser feita com cautela para atingir níveis de saturação entre 88-92% em pacientes com os quais não se planeja a obtenção de uma via aérea definitiva, e a administração isolada de oxigênio, sem estratégias para manter pressão positiva na via aérea, deve ser desencorajada, por conta do risco de carbonarcose.

A VNI com *bilevel positive airway pressure* (BiPAP) é uma opção adequada para pacientes com insuficiência respiratória por descompensações agudas de ELA e miastenia gravis, porque fornece pressão positiva na via aérea durante a inspiração e a expiração com fluxo de oxigênio e, portanto, melhora a oxigenação e a ventilação. A presença de contraindicações à ventilação mecânica não invasiva, como rebaixamento de nível de consciência ou dificuldade de mobilizar secreções, deve ser constantemente verificada. O uso de BiPAP é desencorajado em pacientes com síndrome de Guillain-Barré, em que a fraqueza diafragmática é geralmente muito grave para ser tratada apenas com pressão de suporte, e não deve ser continuado se esses pacientes permanecerem fazendo uso de musculatura acessória, apesar do BiPAP. O cateter nasal de alto fluxo tem sido considerado uma alternativa ao BiPAP em caso de fraqueza respiratória leve, mas deve ser adotado criteriosamente para evitar hipercapnia.

OS 7 Ps

Preparação

O paciente deve ser comunicado sobre a decisão da equipe e sobre o procedimento a que irá ser submetido. A avaliação de preditores de via aérea difícil deve ser realizada. Embora a sequência rápida de intubação (SRI) seja o método de escolha e descrita neste capítulo, outras modalidades de intubação, como intubação acordado ou sequência prolongada de intubação, podem ser necessárias, a depender do contexto clínico, como em pacientes colaborativos e com preditores de via aérea anatomicamente difícil, ou em pacientes agitados e com dificuldade de pré-oxigenação, respectivamente.

Na SRI, a escolha do bloqueio neuromuscular exige compreensão da fisiopatologia da doença envolvida. No caso em questão, em se tratando de miastenia gravis, há redução dos receptores de acetilcolina na junção neuromuscular, o que pode provocar resistência à succinilcolina, exigindo doses maiores do fármaco para atingir o efeito necessário. Paradoxalmente, por conta do uso de inibidores da acetilcolinesterase no tratamento da doença, pode haver aumento do tempo de efeito do bloqueador neuromuscular. O emprego do rocurônio é uma opção terapêutica.

Em outras patologias neuromusculares que envolvem desnervação, há um *upregulation* de receptores de acetilcolina na junção neuromuscular, sendo um processo estabelecido após pelo menos 48-72 h, provocando um risco maior de hipercalemia grave e, consequentemente, parada cardiorrespiratória com o uso de bloqueadores neuromusculares despolarizantes. Portanto, o uso de succinilcolina em doentes com lesões neurológicas com desnervação aguda há mais de 48-72 h, como acidente vascular cerebral (AVC) e trauma raquimedular, e em quadros de miopatias hereditárias, ELA, esclerose múltipla e síndrome de Guillain-Barré e botulismo, após 72 h de sintomas é contraindicado.

Pré-oxigenação

Deve-se considerar a utilização de VNI com BiPAP com FiO_2 de 100% para atingir $SatO_2 > 95\%$ por ao menos 3 min.

Otimização pré-intubação

Deve ser realizada considerando o contexto clínico do paciente. Atentar para sinais de desidratação e necessidade de reposição volêmica endovenosa.

Posicionamento

Não há particularidades.

Paralisia com indução

No paciente com crise miastênica, a succinilcolina pode ser ineficaz devido à diminuição da densidade do receptor de acetilcolina nas fibras musculares, logo, recomenda-se utilizar um bloqueador neuromuscular não despolarizante, como o rocurônio, reduzindo sua dosagem em aproximadamente 50% em comparação com a dose padrão; em caso de apenas disponibilidade da succinilcolina seu uso deve ser realizado com a dose dobrada para o efeito desejável.

Nas demais condições neuromusculares, é importante evitar o uso de succinilcolina devido à possibilidade de liberação excessiva de potássio em músculos desnervados.

Na escolha do indutor não há nenhuma recomendação fora do habitual para as doenças neuromusculares..

Passagem do tubo

Não há particularidades.

Pós-intubação

A sedação contínua deve ser rapidamente instalada, sobretudo em pacientes que utilizaram bloqueador neuromuscular.

Pacientes com síndrome de Guillain-Barré podem desenvolver disautonomia e evoluir com bradicardia e/ou hipotensão após a intubação, e é importante considerar a administração de vasopressores imediatamente.

DICAS PRÁTICAS

- Em pacientes com dispneia, mas sem critérios para intubação imediata, é possível usar estratégias de VNI ou cateter nasal de alto fluxo. Há necessidade de reavaliação constante.
- Por conta do risco de disautonomia e, por consequente, grandes variações de pressão arterial na síndrome de Guillain-Barré, o tratamento intempestivo e isolado de elevações transitórias da pressão arterial deve ser evitado, pois pode agravar episódios de hipotensão também associados ao quadro.
- Não se deve assumir que o mecanismo causador da descompensação respiratória em pacientes com doenças neuromusculares é necessariamente a progressão ou a atividade da doença; a presença de infecções respiratórias e insuficiência cardíaca aguda deve ser avaliada em pacientes com doenças neuromusculares em descompensação.
- Não se deve intubar pacientes com base apenas em valores isolados dos testes de função pulmonar.

LITERATURA RECOMENDADA

1. Ambrosino N, Carpenè N, Gherardi M. Chronic respiratory care for neuromuscular diseases in adults. Eur Respir J. 2009; 34(2):444.
2. Brown CA, Sakles JC, Mick NW (eds.). The Walls manual of emergency airway management. Philadelphia: Wolters Kluwer; 2017.
3. BTS Emergency Oxygen Guideline Development Group. BTS guideline for oxygen use in adults in healthcare and emergency settings. Thorax 2017; 72(1).
4. Durand MC, Porcher R, Orlikowski D, Aboab J, Devaux C, Clair B, et al. Clinical and electrophysiological predictors of respiratory failure in Guillain-Barré syndrome: A prospective study. Lancet Neurol. 2006; 5(12):1.021.
5. Godoy DA, Mello LJ, Masotti L, Napoli M. The myasthenic patient in crisis: An update of the management in Neurointensive Care Unit. Arq Neuropsiquiatr 2013; 71 (9-A):627-639.
6. Lawn ND, Fletcher DD, Henderson RD, et al. Anticipating mechanical ventilation in Guillain-Barré syndrome. Arch Neurol 2001; 58(6):893-8.
7. Martyn JAJ, Richtsfeld M. Succinylcholine-induced hyperkalemia in acquired pathologic states. Anesthesiology 2006; 104:158-69.
8. Racca F, Vianello A, Mongini T, Ruggeri P, Versaci A, Vita GL, et al. Practical approach to respiratory emergencies in neurological diseases. Neurol Sci. 2020; 41:497-508.
9. Sdrales ML, Miller RD. Miller's anesthesia review. 2th ed. Philadelphia: Saunders Elsevier, 2013.
10. Sharshar T, Chevret S, Bourdain F, Raphaël JC. French Cooperative Group on Plasma Exchange in Guillain-Barré Syndrome. Early predictors of mechanical ventilation in Guillain-Barré syndrome. Crit Care Med. 2003; 31(1):278.
11. Singh TD, Wijdicks EFM. Neuromuscular respiratory failure. Neurol Clin. 2021 May; 39(2):333-353.

SEÇÃO 8

Via aérea pediátrica

CAPÍTULO 48

Particularidades da via aérea pediátrica

Bruna Bandeira de Mello Oliveira
Bruna Souza Marques
Nathalia Campos Rodrigues
Júlio César Garcia de Alencar

PONTOS IMPORTANTES

- Diferenças anatômicas e fisiológicas entre adultos e crianças são especialmente relevantes nos primeiros dois anos de idade: quanto menor a idade, maior o número de respirações por minuto, e períodos de apneia podem ser normais em crianças pequenas.
- Sinais de aumento de esforço respiratório na criança são: taquipneia, taquicardia, gemência, estridor, balançar a cabeça para a frente e para trás, agitação, cianose, retração intercostal, batimento de asas nasais.
- Doses de medicações e dimensão dos dispositivos variam de acordo com o peso e a idade do paciente. Para facilitar cálculos e diminuir erros cognitivos, aconselha-se a utilização da fita de Broselow-Luten.
- Crianças possuem maior tônus vagal; logo, diferente de adultos, a bradicardia costuma ser a primeira resposta à hipóxia. Nesse contexto, pode haver indicação para uso de atropina na preparação de sequência rápida de intubação (SRI) em menores de um ano de idade.
- Deve-se evitar separar o paciente do familiar, pois crianças costumam ser pouco colaborativas, o que pode prejudicar a pré-oxigenação e, por conseguinte, o procedimento.

INTRODUÇÃO

O manejo da via aérea pediátrica pode cursar com diferentes desafios justificados pelas: particularidades anatômicas; diferenças fisiológicas; farmacocinética das medicações; escolha dos dispositivos; reconhecimento das patologias que levem ao comprometimento respiratório. As diferenças entre pacientes adultos e pediátricos são especialmente relevantes até os 2 anos de idade.

ANATOMIA

A via aérea do paciente pediátrico difere de maneira significativa da dos adultos. Essas diferenças são mais pronunciadas nos primeiros dois anos de idade, com maior semelhança em relação à anatomia adulta a partir dos oito anos. Para o adequado manejo da via aérea pediátrica, é fundamental conhecer as características anatômicas dessa população:

1. **Abertura glótica** – nas crianças pequenas, a abertura glótica tende a ser mais anterior e mais alta, no nível da primeira vértebra cervical, C1, com transição para C3-C4 por volta dos 7 anos e no nível de C5-C6 no adulto.
2. **Tamanho da língua e da epiglote** – são consideravelmente maiores em relação à cavidade oral quanto menor for o pa-

ciente, o que pode prejudicar a laringoscopia. Essa especificidade é o que justifica, em crianças menores de 3 anos, a preferência pelo uso de lâminas retas (lâmina de Miller) durante a laringoscopia direta, a fim de elevar diretamente a epiglote em vez da inserção na prega glossoepiglótica da valécula feita com as lâminas curvas (Figura 1).

3. **O occipício** – é proporcionalmente maior na criança, o que facilita flexão da via aérea e queda da língua na parede posterior da orofaringe. Durante o posicionamento do paciente, pode ser necessária a colocação de coxins sob os ombros a fim de elevar o tronco e facilitar a obtenção da "posição do cheirador" (*sniffing position*) para otimizar a laringoscopia. Em crianças maiores, acima de 2 anos, pode-se utilizar coxim suboccipital, tal qual nos adultos (Figura 2).
4. **Tonsilas e adenoides** – são proporcionalmente maiores e, por serem tecidos altamente vascularizados e friáveis, há chance considerável de sangramento durante a intubação nasotraqueal. Além disso, o ângulo mais agudo entre a epiglote e a abertura da laringe também dificulta esse procedimento. Por esses motivos, é relativamente contraindicada a intubação nasotraqueal às cegas em pacientes com idade inferior a 10 anos.
5. **Membrana cricotireoidea** – é diminuta em crianças, e quase inexistente até os 4 anos de idade, o que dificulta de maneira considerável a cricotireoidostomia por punção nessa faixa etária e impossibilita a cricotireoidostomia cirúrgica em pacientes até os 10 anos de idade. Além

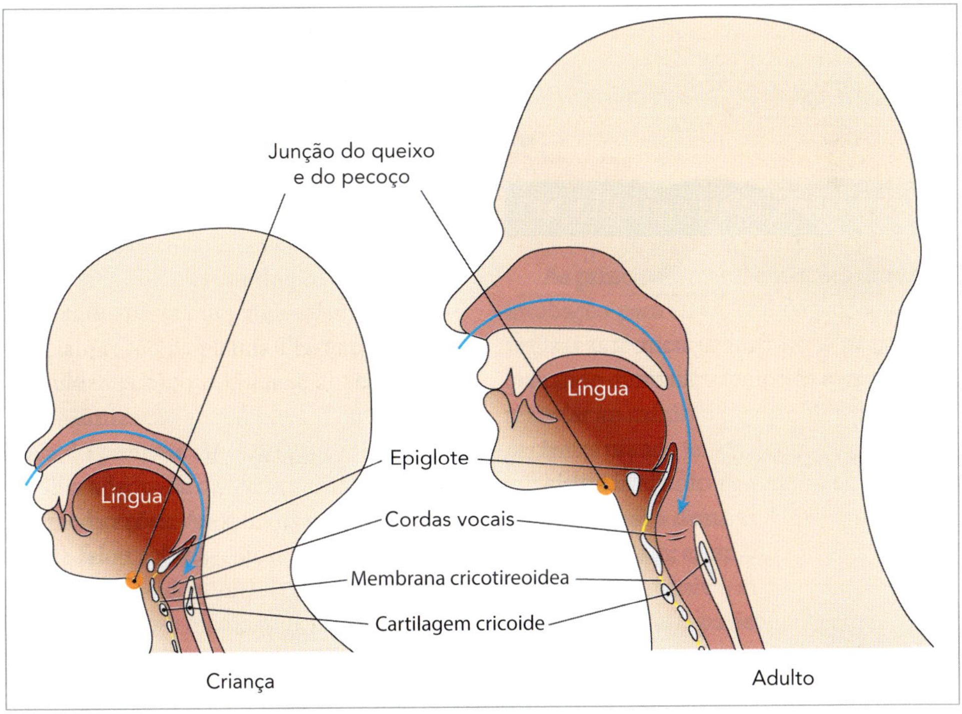

FIGURA 1 Relações anatômicas da via aérea superior da criança e do adulto.

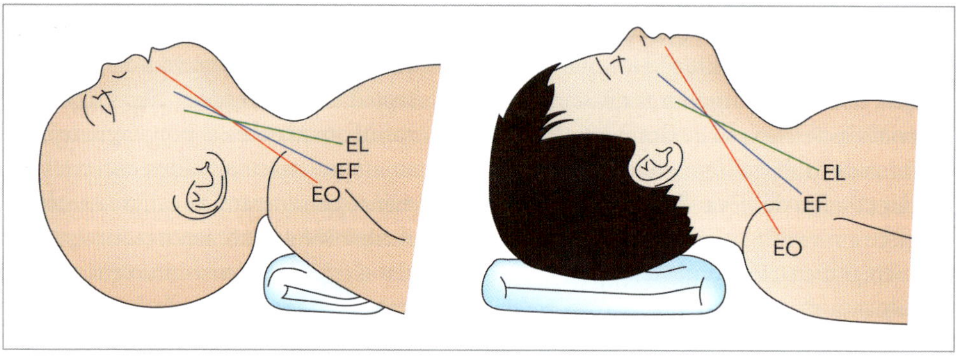

FIGURA 2 Uso de coxim e alinhamento de eixos em crianças menores e maiores de 2 anos.
EO – eixo oral; EL – eixo laringeo; EF – eixo faringeo.

disso, o nível da cartilagem cricoide é a porção mais estreita da traqueia pediátrica, de modo que cânulas orotraqueais sem balonete (*cuff*) são capazes de fornecer vedação adequada da via aérea em crianças pequenas, desde que escolhido o tamanho de tubo adequado para a idade do paciente (Figura 3).

6. **Traqueia** – é mais curta nas crianças, o que aumenta a possibilidade de intubação seletiva no brônquio direito. Além disso, o diâmetro da via aérea é menor,

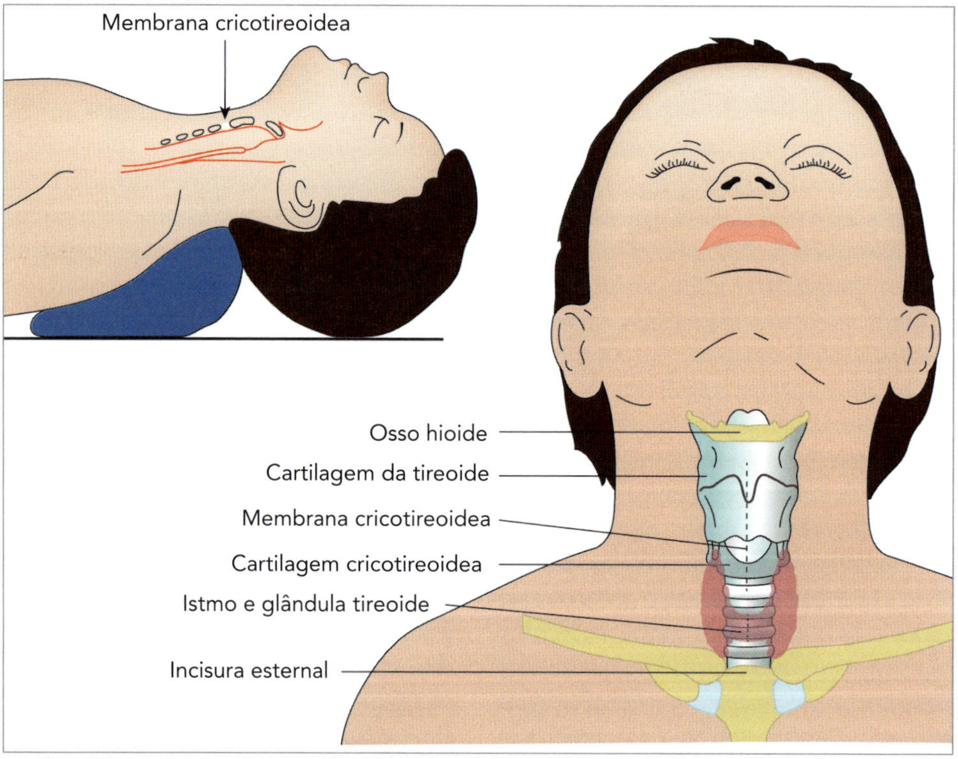

FIGURA 3 Membrana cricotireoidea na criança.

tornando-a mais suscetível a obstruções ocasionadas por secreções, edema ou compressão externa.

4. FISIOLOGIA

Diferente dos adultos, as crianças mudam rapidamente de acordo com a idade, tanto em anatomia quanto em fisiologia. A respiração normal para um recém-nascido seria considerada anormal para um escolar, e assim por diante. Neste tópico, serão abordadas as principais diferenças entre as faixas etárias.

Quantidade de respirações por minuto, de acordo com cada idade

Quanto menor a idade, maior a quantidade de respirações por minuto. O padrão também pode ser diferente: podem existir períodos de apneia por até dez segundos, e essa respiração pode variar entre superficial e profunda (Tabela 1).

TABELA 1 Frequência respiratória normal para idade.

Frequência respiratória normal por idade	
Idade	Respirações por minuto
Lactentes (< 1 ano)	30 a 60
Crianças pequenas (1 a 3 anos)	24 a 40
Pré-escolares (4 a 5 anos)	22 a 34
Idade escolar (6 a 12 anos)	18 a 30
Adolescentes (13 a 18 anos)	12 a 16

Menor capacidade pulmonar

Recém-nascidos a termo possuem de 20 a 50 milhões de alvéolos, cerca de 10% dos 200 milhões encontrados nos adultos. Para se ter uma ideia, a área de troca pulmonar no bebê é de cerca de 2,8 m^2 (do tamanho de uma coberta para recém-nascidos) e de 75 m^2 no adulto (cerca de metade de uma quadra de tênis). Consequentemente, há mais risco de lesões relacionadas à ventilação mecânica, como barotrauma e volutrauma.

Nesse sentido, é importante destacar que, pela capacidade pulmonar dos pacientes pediátricos ser menor, a hipóxia é um risco mais comum e mais rápido.

Independentemente da idade, o volume corrente a cada respiração é de 6 a 8 mL/kg de peso. Para fazer compensação respiratória por conta da baixa capacidade pulmonar, esses pacientes aprofundam e aumentam a velocidade da respiração, resultando em taquipneia.

Respiração nasal

Nariz e faringe são responsáveis pela metade da resistência da via aérea. Porém, nas crianças o nariz é menor e mais achatado, o que significa que qualquer secreção bloqueando esse canal pode levar a estresse respiratório.

Menor capacidade residual

Capacidade residual funcional é a quantidade de ar deixada no pulmão após uma longa expiração. Quanto maior esse número, maior a reserva respiratória. No adulto, ela é cerca de 70 mL/kg; na criança é de 18 mL/kg.

O espaço morto na criança também é menor: cerca de 3 mL/kg, sendo de 2 mL/kg no adulto.

Maior taxa de metabolismo do oxigênio

Bebês e crianças menores consomem oxigênio em uma taxa maior do que adultos (6 mL/kg/min × 3 mL/kg/min). Tal fato, associado a menor capacidade residual, resulta em um menor tempo de apneia segura. Um estudo de 1994 com anestesistas de cirurgias eletivas mostrou que, ao pré-oxigenar crianças saudáveis, a dessaturação demorava um minuto e meio para acontecer nos menores de 6 meses, e seis minutos nos maiores de 11 anos. Isso se torna ainda mais relevante ao lidar com crianças críticas no Departamento de Emergência.

Maior tônus vagal

Em um adulto, a hipóxia tende a estimular o sistema nervoso simpático (SNS), produzindo taquicardia e aumentando o aporte de oxigênio. A bradicardia costuma ser uma resposta tardia e um sinal de colapso cardiovascular.

Já na criança, a bradicardia é a primeira resposta à hipóxia. O sistema nervoso ainda é imaturo, e a porção parassimpática é mais desenvolvida (afinal, bebês devem passar mais tempo comendo e dormindo do que expostos a atividades de luta-fuga). Bradicardia significa menor aporte de oxigênio e maior aporte de gás carbônico, levando à acidose, à depressão miocárdica, e, por último, à parada cardiorrespiratória (PCR).

É nesse contexto que surgiu a ideia de utilizar atropina antes de uma intubação orotraqueal (IOT), com o objetivo de reverter essa bradicardia e retomar a entrega de oxigênio aos tecidos. Porém, ela não é recomendada de maneira rotineira. Hoje, sua indicação ganha força na SRI, no "P" da preparação, principalmente em pacientes menores de um ano de idade. A dose é de 0,02 mg/kg, com dose máxima de 1 mg.

Crianças sedam muito facilmente

Com a combinação de um sistema nervoso central (SNC) imaturo e falta de exposição a drogas sedativas, torna-se mais fácil causar depressão respiratória e apneia, em qualquer idade.

Crianças nem sempre são colaborativas

Crianças podem ser pouco colaborativas, mesmo em um procedimento como a pré-oxigenação, o que aumenta o risco de hipóxia, uma vez que o estresse eleva o consumo de oxigênio. Além disso, o choro pode aumentar a produção de secreção na via aérea, ampliando o trabalho respiratório. Por isso, pode ser interessante não separar o paciente de familiares, pelo menos no primeiro momento da intubação, como na pré-oxigenação.

O laringoespasmo

Na vigência de laringoespasmo, as cordas vocais se fecham, impedindo a ventilação ou a passagem de tubo orotraqueal (TOT), precipitando hipóxia, que, se não resolvida, pode ameaçar a vida do paciente. Podem ainda ocorrer edema pulmonar e PCR.

As causas mais comuns de laringoespasmo são: intubação difícil, intubação esofágica e aspiração. Ele costuma ocorrer em quatro etapas (Figura 4):

- Fechamento das cordas vocais.
- Fechamento das cordas vocais falsas.
- União dos tecidos paralelos da glote associada a elevação da laringe.
- Queda da epiglote sobre a abertura da glote.

O laringoespasmo deve ser evitado com a aspiração de secreções e com o uso de bloqueador neuromuscular (BNM).

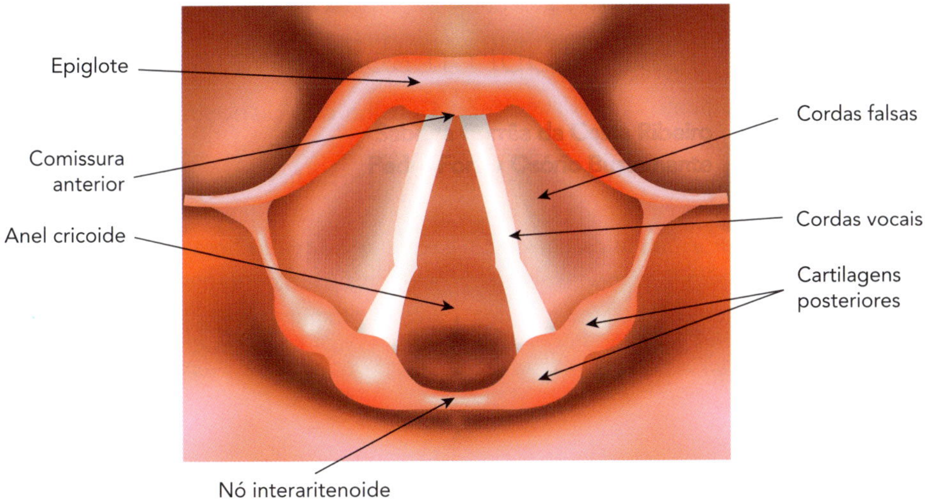

FIGURA 4 Anatomia da via aérea.

Em situação de laringoespasmo instituído, o primeiro passo é chamar ajuda. Deve-se realizar a manobra *jaw thrust*, que não só abrirá a via aérea superior, como ajudará a reduzir o reflexo do laringoespasmo, fornecerá oxigênio com fração inspirada (FiO_2) de 100% e iniciará precocemente ventilação com pressão positiva (Figura 5).

O reflexo geralmente ocorre no paciente quase inconsciente, e a solução pode ser acordá-lo ou aprofundar a sedação. É ideal que se cessem os estímulos às cordas vocais.

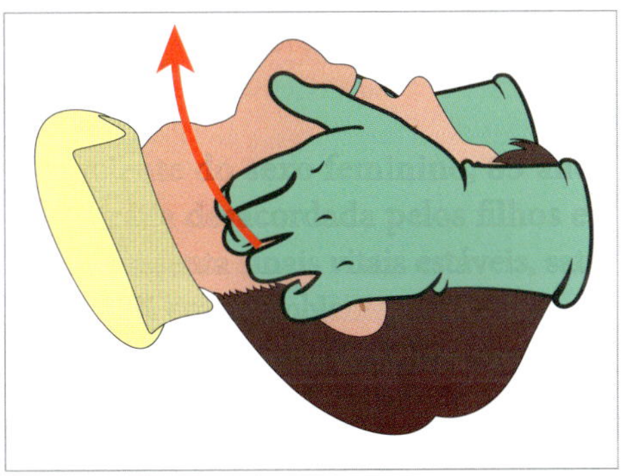

FIGURA 5 Manobra de *jaw thrust* na criança.

Se o reflexo não passar, pode-se optar por mais uma dose de sedativo, como o propofol (2-3 mg/kg), associado a um BNM, como a succinilcolina (0,25-0,5 mg/kg intravenoso [IV] ou 3-4 mg/kg intramuscular [IM]), e proceder à intubação ou ventilar o paciente até o efeito da medicação passar.

Farmacocinética de medicações

As crianças têm maior volume de água extracelular em relação aos adultos, o que explica a necessidade de doses maiores de succinilcolina quanto menor a idade do paciente, uma vez que esse fármaco é metabolizado e distribuído para o líquido extracelular. A dose recomendada é 2 mg/kg de peso corporal.

DISPOSITIVOS E MEDICAÇÕES

Dose das medicações

Em pacientes pediátricos, a dose das medicações e as dimensões dos dispositivos variam de acordo com o peso e a idade do paciente. Durante uma intubação, com o objetivo de diminuir a carga e o estresse associados ao momento crítico, sugere-se a utilização da fita de ressuscitação de Broselow-Luten. Essa consiste em uma tabela em forma de fita métrica codificada por cores e baseada no comprimento do paciente em posição supina, simplificando o acesso à dose dos medicamentos e ao tamanho do dispositivo, o que torna o procedimento mais seguro (Figura 6 e Tabelas 2 e 3).

Escolha dos dispositivos

Além da fita de Broselow-Luten, para a escolha do tamanho da cânula endotraqueal sem balonete em crianças maiores de um ano, a fórmula "(idade em anos dividido por 4) + 4" é relativamente precisa. Em cânulas com *cuff*,

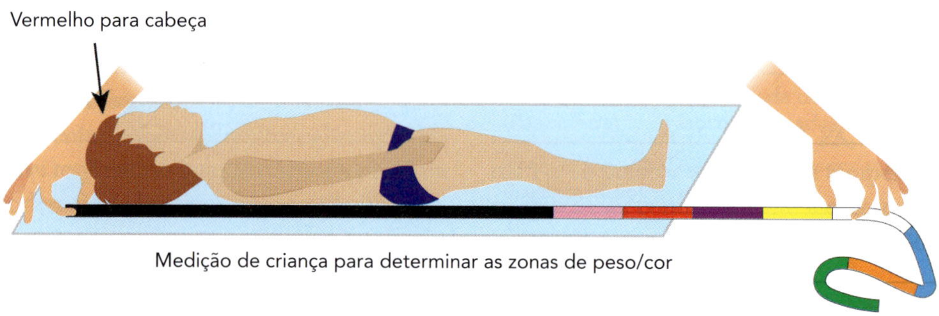

Rosa	6-7 kg
Vermelho	8-9 kg
Lilás	10-11 kg
Amarelo	12-14 kg

Branco	15-18 kg
Azul	19-23 kg
Laranja	24-29 kg
Verde	30-36 kg

FIGURA 6 Fita de Broselow-Luten.

TABELA 2 Drogas e doses para SRI em crianças.

Droga	Dose	Comentários
Atropina	0,02 mg/kg endovenoso (EV)	Opcional em < 1 ano de idade
Midazolan	0,3 mg/kg EV	Diminuir dose em caso de hipotensão
Etomidato	0,3 mg/kg EV	Meia vida rápida; boa escolha para pacientes instáveis
Cetamina	2 mg/kg EV ou 4 mg/kg IM	Meia vida longa; boa escolha para pacientes instáveis
Propofol	2-3 mg/kg EV	Meia vida rápida; não deve ser usado em pacientes hipotensos
Succinilcolina	2 mg/kg EV	Meia vida rápida; não deve ser usado em pacientes com hipercalemia
Rocurônio	1 mg/kg EV	Meia vida longa; deixar pronta sedação continua após intubação devido o risco de consciência durante seu efeito

TABELA 3 Seleção de equipamentos.

Comprimento (cm)/cor	Rosa	Vermelho	Roxo	Amarelo	Branco	Azul	Laranja	Verde
Peso (kg)	6-7	8-9	10-11	12-14	15-18	19-23	23-31	31-41
Comprimento (cm)	60,75-67,75	67,75-75,25	75,25-85	85-98,25	98,25-110,75	110,75-122,5	122,5-137,5	137,5-155
Cânula traqueal (mm)	3,5 (com *cuff*) 3,0 (sem *cuff*)	3,5 (com *cuff*) 3,0 (sem *cuff*)	4,0 (com *cuff*) 3,5 (sem *cuff*)	4,5 (com *cuff*) 4,0 (sem *cuff*)	5,0 (com *cuff*) 4,5 (sem *cuff*)	5,5 (com *cuff*) 5,0 (sem *cuff*)	6,0 com *cuff*	6,5 com *cuff*
Comissura labial (mm)	10-10,5	10,5-11	11-12	12,5-13,5	14-15	15,5-16,5	17-18	18,5-19,5
Tamanho do laringoscópio + lâmina	1 reta	1 reta	1 reta	2 retas	2 retas	2 retas ou curvas	2 retas ou curvas	3 retas ou curvas
Sonda de aspiração	8F	8F	8F	8F-10F	10F	10F	14F	14F
Fio-guia	6F	6F	10F	10F	10F	10F	14F	14F
Guedel (mm)	50	50	60	60	60	70	80	80
Cânula nasofaríngea	14F	14F	18F	20F	22F	24F	26F	30F
Bolsa-válvula-máscara (BVM)	neonatal	neonatal	infantil	infantil	infantil	infantil	infantil/ adulto	adulto
Máscara de O2	neonatal	neonatal	infantil	infantil	infantil	infantil	adulto	adulto
Cateter EV /Scalp	22-24/23-25	22-24/23-25	20-22/23-25	18-22/21-23	18-22/21-23	18-22/21-23	18-22/21-22	16-20/18-21
Sonda nasogástrica	5-8F	5-8F	8-10F	10F	10-12F	12-14F	14-18F	18F
Cateter vesical	5-8F	5-8F	8-10F	10F	10-12F	10-12F	12F	12F
Tubo torácico	10-12F	10-12F	16-20F	20-24F	20-24F	24-32F	24-32F	32-40F
Manguito de PA	neonatal/ lactente	neonatal/ lactente	lactente/ infantil	infantil	infantil	infantil	infantil/ adulto	adulto
Máscara laríngea (ML)	1,5	1,5	2	2	2	2-2,5	2,5	3

deve-se utilizar um tubo de 0,5 mm menor, por conta do maior diâmetro interno desses dispositivos. Para isso, emprega-se a fórmula "(idade em anos dividido por 4) + 3,5" (Tabela 4).

TABELA 4 Escolha do tubo endotraqueal para crianças.

Com *cuff*	Tamanho cânula endotraqueal = [idade (anos)/4] + 4
Sem *cuff*	Tamanho cânula endotraqueal = [idade (anos)/4] + 3,5

Pode-se utilizar cânulas com ou sem balonete, e as recomendações anteriores do uso de cânulas exclusivamente sem *cuff* em lactentes se justificava pela alta taxa de estenose subglótica nessa população por inadequada monitorização da pressão no balonete. Assim, quando utilizado tubo com balonete, é fundamental monitorar a pressão de insuflação do *cuff* para evitar pressões excessivas e, na impossibilidade dessa monitorização, deve-se priorizar a adoção de cânulas sem balonete.

Em crianças menores, há uma tendência de introdução do tubo além do necessário, seletivando o brônquio direito. Como regra geral, a fixação do tubo em centímetros na altura da comissura labial tende a ser "o tamanho do tubo vezes 3", na qual uma cânula orotraqueal de 3,5 cm deve ser fixada em 10,5 cm, por exemplo.

Comissura labial (cm) = Tamanho do tubo × 3

Outros dispositivos

A máscara reinalante fornece de 35% a 60% de FiO_2 a vazões de 6 a 10 L/min, e 70% de oxigênio a 10 a 15 L/min. Na pré-oxigenação, a máscara não reinalante (MNR) é preferível, e deve ser usada em vazão máxima da fonte de oxigênio (*flush rate*), ou seja, 40 a 70 L/min, gerando FiO_2 próxima a 100%. Durante a pré-oxigenação, deve-se considerar a oxigenação apneica, com cateter nasal de oxigênio a 1 L por ano de idade do paciente por minuto, a fim de prolongar o tempo seguro de apneia.

O dispositivo BVM também é capaz de fornecer FiO_2 superiores a 90%. Bolsas neonatais têm 250 mL de volume. Em crianças, deve-se utilizar a bolsa de 450-500 mL.

ML podem ser utilizadas de maneira temporária quando há dificuldade na laringoscopia ou na inserção do TOT. Estão disponíveis em diferentes tamanhos, inclusive para neonatos. A escolha do tamanho é dada pelo peso do paciente, e ele está indicado na própria máscara (Tabela 5).

TABELA 5 Tamanho da ML.

Tamanho da máscara	Peso do paciente (kg)
1	< 5
1,5	5-10
2	10-20
2,5	20-30
3	> 30

Cânula orofaríngea (Guedel) pode ser considerada no auxílio à ventilação em crianças inconscientes, por reduzir a possibilidade de queda da língua em direção à parede posterior da orofaringe. A escolha do tamanho é baseada na distância do ângulo da boca ao tragus da orelha. Seu uso deve ser evitado em pacientes conscientes, por aumentar o risco de vômitos (Figura 7).

Cânulas nasofaríngeas podem ser utilizadas para o auxílio de ventilação em pacientes não responsivos. O tamanho adequado é o de maior calibre que serve confortavelmente na narina do paciente. O comprimento é determinado pela distância da ponta do nariz ao tragus.

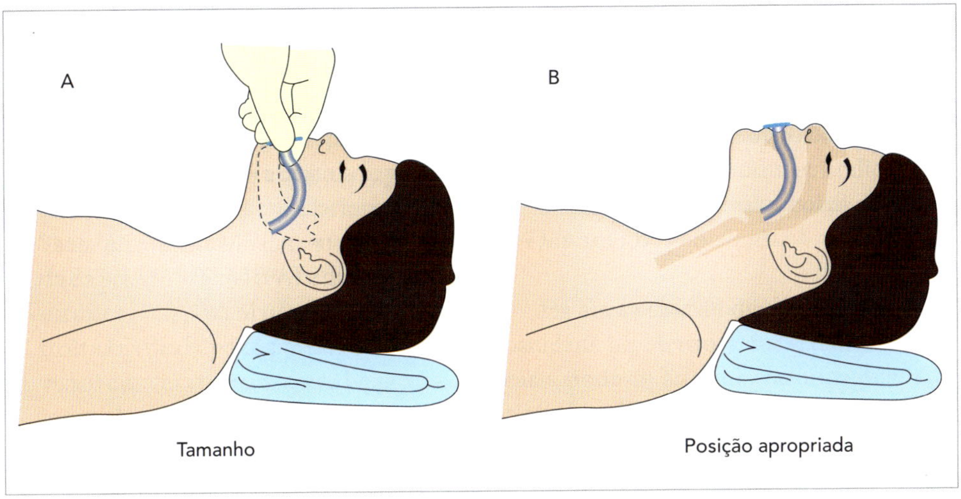

FIGURA 7 Cânula orofaríngea: escolha do tamanho e da posição final.

A sonda nasogástrica deve ser considerada para todo paciente que foi submetido à intubação endotraqueal e ficará em ventilação mecânica contínua, com a finalidade de reduzir a insuflação do estômago e facilitar a excursão diafragmática.

INDICAÇÕES DE VIA AÉREA AVANÇADA

Nas crianças, são sinais de aumento do trabalho respiratório:

- Taquipneia
- Taquicardia
- Gemência
- Estridor
- Balançar da cabeça para a frente e para trás
- Dificuldade de manter posição deitada
- Batimento de asas nasais
- Agitação/choro copioso
- Retrações na musculatura respiratória
- Sibilos
- Sudorese
- Tempo de expiração prolongada
- Períodos de apneia
- Pulso paradoxal
- Cianose

No reconhecimento desses sinais, torna-se imprescindível fornecer alguma fonte de oxigênio para o paciente, enquanto é procurada, em paralelo, a causa que iniciou essa cascata. Infelizmente, nem sempre o paciente irá responder às medidas clínicas e farmacológicas, e pode-se estar diante da necessidade de uma via aérea avançada e/ou definitiva. As indicações de intubação na pediatria com frequência se distanciam de protocolos rigidamente preestabelecidos, e alinham-se a paradigmas que visam à obtenção ou à proteção de uma via aérea patente e à correção de anormalidades na troca de gases, valendo-se da capacidade de prognosticar possíveis deteriorações de quadro clínico e considerando, ainda, o risco/benefício de procedimentos invasivos em cenários e pacientes específicos. São dados importantes que auxiliam na tomada de decisão:

- pressão parcial de O_2 (PaO_2) < 60 mmHg com uma FiO_2 > 60%

- pressão parcial de CO_2 ($PaCO_2$) > 50 mmHg (e que não respondeu às medidas iniciais)
- Obstrução de via aérea superior
- Fraqueza neuromuscular (com relação PIns e PEx prejudicada)
- Ausência de sinais de proteção de via aérea
- Instabilidade hemodinâmica

Em alguns casos, a indicação de via aérea avançada não se dará por prejuízo nas trocas pulmonares, mas sim por causas neurológicas, como no traumatismo craniano grave ou na ingestão de medicamentos que causam depressão respiratória.

É importante destacar que a indicação da IOT poderá se dar no sentido de antecipar a evolução clínica de uma doença, como no caso das doenças neuromusculares. Nesse contexto, a ideia consiste em indicar intubação antes que o paciente comece a reter CO_2 e entre em falência respiratória. Tal ideia também é válida para os pacientes hemodinamicamente instáveis. Se há colapso circulatório, irresponsivo às medidas clínicas iniciais, o próximo passo é o colapso respiratório. É papel do médico antecipar a intubação, para que o procedimento seja feito na menor urgência possível.

Em algumas situações, haverá necessidade de uma via aérea imediata. São eles:

- Paciente em PCR ou em *gasping*
- Paciente com rebaixamento do nível de consciência
- Apneia
- Cianose apesar do uso de oxigênio suplementar

Nesses momentos, de modo inicial, o mais importante será ventilar o paciente para garantir oferta adequada de oxigênio, seja através de um dispositivo BVM, seja com o uso de um dispositivo extraglótico (DEG) ou de um TOT.

LITERATURA RECOMENDADA

1. Brown A, Sakles C, Mick W, Mosier M, Braude A. The Walls manual of emergency airway management. 6th ed. Wolters Kluwers; 2023.
2. Fiadjoe JE, Nishisaki A, Jagannathan N, et al. Airway management complications in children with difficult tracheal intubation from the Pediatric Difficult Intubation (PeDI) registry: A prospective cohort analysis. Lancet Respir Med 2016; 4:37-48.
3. Fleisher G, Ludwig S, editors. Textbook of Pediatric Emergency Medicine. 4th ed. Philadelphia: Lippincott; 2000.
4. Fuhrman and Zimmerman, Pediatric Critical Care, 2016.
5. Furman – Text book of Pediatric Critical Care Ch. 14 Berry, Peds Clinics of NA, 1994.
6. Harless J, Ramaiah R, Bhananker M. Pediatric airway management. Int J Crit Illn Inj Sci. 2014.
7. Lerner EB, Dayan PS, Brown K, et al. Characteristics of the pediatric patients treated by the Pediatric Emergency Care Applied Research Network's affiliated EMS agencies. Prehosp Emerg Care. 2014; 18(1):52-59.
8. Marx JA, Hockberger RS, Walls RM, et al., editors. Rosen's emergency medicine: concepts and clinical practice. Philadelphia: Mosby; 2010.
9. Nagler, J. Emergency airway management in children: Unique pediatric considerations. UpToDate. 2022.
10. Ralston M. Basic airway management in children. UpToDate. 2022.
11. Schindler M, et al. Outcome of out-of-hospital cardiac or respiratory arrest in children. N Engl J Med. 1996; 335:1473-1479.
12. Sighn A, Frenkel O. Evidence-based emergency management of the pediatric airway. Pediatric Emergency Medicine Practice. 2013.
13. Sunder RA, Haile DT, Farrell PT, Sharma A. Pediatric airway management: Current practices and future directions. Paediatr Anaesth. 2012; 22:1008-15.
14. Walls R, Hockberger R, Gausche-Hill M. Rosen medicina de emergência: Conceitos e prática médica. São Paulo: Guanabara Koogan; 2019.

CAPÍTULO 49

Técnicas para o manejo de via aérea em pediatria

João Carlos Batista Santana
Gabriela Fontanella Biondo
Marcela Gravelle Vieira
Ian Ward Abdalla Maia

> **PONTOS IMPORTANTES**
>
> - Recentemente um estudo observacional conduzido por Miller et al. evidenciou um taxa de sucesso em primeira tentativa de 70% nas 1.412 intubações realizadas na emergência.
> - Existem três possibilidades técnicas para a obtenção da via aérea, divididas em: intubação sem medicação; sedação sem bloqueio neuromuscular; e sequência rápida de intubação (SRI).
> - Crianças têm elevado metabolismo de oxigênio, de tal maneira que pequenas disfunções respiratórias podem acarretar hipoxemia e hipóxia tecidual.
> - A definição da utilização do tubo orotraqueal (TOT) com ou sem balonete ainda é bastante discutível, e a literatura sobre o assunto é limitada.

INTRODUÇÃO

As patologias respiratórias são as principais causas de idas à Emergência e responsáveis pela maior parte das internações pediátricas. Ainda que existam similaridades entre a via aérea das crianças e a dos adultos, determinadas particularidades anatômicas e fisiológicas tornam esse manejo desafiador nos pacientes pediátricos.

Entre as particularidades anatômicas das vias aéreas pediátricas, destacam-se: cabeça desproporcional em relação ao tamanho do corpo; região occipital proeminente; pescoço curto; traqueia estreita e curta; posicionamento mais anteriorizado da laringe; língua proporcionalmente grande e ocupando parte considerável da cavidade oral; caixa torácica complacente; e tonsilas e adenoides maiores do que as dos adultos. Essas particularidades fazem que a criança tenha maior espaço morto anatômico em relação aos adultos.

A fisiologia da via aérea também apresenta características distintas: a respiração nasal é preferencial em crianças pequenas, pois a ausência dos seios paranasais diminui a resistência à passagem do ar por essa via, característica que muda à medida que elas crescem. Assim, a presença de secreções em cavidades nasais pode ser extremamente prejudicial na mecânica ventilatória desses pacientes. Os volumes correntes são menores (6-8 mL/kg) que os dos adultos, assim como a capacidade residual funcional. Crianças têm elevado metabolismo de oxigênio, de tal maneira que pequenas disfunções respiratórias podem acarretar hipoxemia e hipóxia tecidual.

Ainda que o acesso à via aérea da criança possa ser difícil, as indicações para esse procedimento são similares às dos adultos, ou seja: incapacidade de manter pérvia a via aérea; insucesso de ventilação ou oxigenação; e evolução clínica com potencial risco para desfechos desfavoráveis. Os cuidados gerais com o procedimento são fundamentais, considerando-se que, para o sucesso do acesso a uma via aérea, não podem ocorrer hipotensão arterial ou dessaturação no paciente e complicações resultantes da instabilidade hemodinâmica.

Recentemente, um estudo observacional conduzido por Miller et al. evidenciou uma taxa de sucesso na primeira tentativa de 70% nas 1.412 intubações realizadas na Emergência. Além disso, a cetamina e o rocurônio foram as drogas mais utilizadas, com 29,7% e 73,4%, respectivamente. Foi reportada uma taxa de evento adverso grave (aspiração, parada cardiorrespiratória, hipotensão, hipoxia grave e intubação esofágica não reconhecida) durante o manejo da via aérea de 17,3%.

A videolaringoscopia foi usada na primeira tentativa em 76% das intubações e foi evidenciado um aumento das chances de sucesso em primeira tentativa com emprego desse procedimento (*odds ratio* [OR] 2,01; 95% [CI], 1,48 a 2,73) e menores chances de evento adverso grave.

Seguindo o uso crescente em adultos, o *bougie* é uma das ferramentas mais presentes nas intubações pediátricas. Prekker et al. publicaram em junho de 2023 uma análise retrospectiva com 195 intubações pediátricas das quais o *bougie* foi usado em 65% dos casos.

TÉCNICA

Em uma primeira abordagem, pode-se observar que existem três possibilidades técnicas para a obtenção da via aérea, divididas em: intubação sem medicação; sedação sem bloqueio neuromuscular; e a sequência rápida de intubação (SRI).

A intubação sem medicação é um método indicado apenas para o paciente inconsciente ou em *extremis*, como nas situações de parada cardiorrespiratória (PCR). Em todos os demais eventos, o procedimento deve ser acompanhado pelo uso de drogas que desencadeiem amnésia, resultando em mais conforto para o paciente e condições ideais para a laringoscopia. A intubação com sedação sem bloqueio neuromuscular (BNM) pode ser adotada em determinadas situações críticas, como na presença de via aérea difícil (VAD) com sinais de que a ventilação de resgate será difícil ou impossível, como ocorre em pacientes com abscessos em via aérea; processos obstrutivos locais; micrognatia; queimadura de face.

Os riscos e os benefícios da intubação com o uso de sedativos sem paralisia devem ser considerados. De um lado, mantém-se a respiração espontânea do paciente; de outro, pode-se ter maior dificuldade na laringoscopia. Doses maiores de sedativos podem provocar para efeitos hemodinâmicos, além de apresentarem um imprevisível tempo de ação farmacológica. Atualmente, a literatura médica é prodigiosa em demonstrar que a intubação por SRI é mais fácil, segura e oferece menores índices de complicações do que as técnicas com sedação e sem bloqueadores musculares.

Para facilitar a memorização, os procedimentos básicos da SRI podem ser lembrados pelos 7 Ps: preparação, pré-oxigenação, pré-medicação, paralisia com indução, posicionamento do paciente, passagem do tubo endotraqueal e pós-intubação. As nuances da população pediátrica são comentados a seguir.

PREPARAÇÃO

Nessa fase, ainda que seja caracterizada uma real urgência, deve-se proceder a uma rápida e dirigida anamnese: história médica; antecedentes de alergia; uso de medicações; refeições recentes; e presença de comorbidades, como doenças neuromusculares, cardíacas ou pulmonares. A realização de um exame físico direcionado e avaliação dos fatores que predizem o sucesso da abordagem da via aérea são fundamentais, como limitação da abertura da cavidade oral, tamanho da língua, capacidade de extensão e flexão do pescoço e distância da mandíbula ao osso hioide.

O alinhamento dos eixos faríngeo, oral e laríngeo parece contribuir com o sucesso do procedimento e, considerando a idade e as características físicas, justifica a aplicação de diferentes técnicas, mantendo a finalidade de facilitar a laringoscopia e a passagem do tubo endotraqueal. Devemos recordar que um dos grandes desafios no posicionamento dos pacientes pediátricos é a desproporcionalidade do tamanho da cabeça em relação ao restante do corpo, o que provoca uma flexão passiva da coluna cervical. Crianças menores de 2 anos têm um crânio proporcionalmente maior em relação ao corpo e, por isso, necessitam utilizar um coxim na região subescapular ou interescapular. Crianças maiores devem receber o coxim na região occipital para facilitar o alinhamento dos três referidos eixos e melhorar a visualização da via aérea na laringoscopia. A Figura 1 mostra as diferenças de posicionamento conforme as distintas faixas etárias.

As manobras de elevação do queixo e anteriorização da mandíbula (*chin lift e jaw thrust*) são recomendadas, salvo na existência de contraindicações. Elas propiciam a abertura e a desobstrução da via aérea e facilitam a ventilação do paciente.

Para a SRI, deve-se ter uma organização estruturada e treinada, a ponto de se contar com todo o material técnico e humano pronto e disponível. Evidentemente, o tamanho da criança e seu peso são os fatores determinantes para a escolha tanto do material necessário quanto das doses e das diluições dos medicamentos.

Também por isso é essencial a utilização rotineira de uma "folha de parada" padronizada de cada serviço. Isso faz parte do gerenciamento de riscos e da segurança da atenção a pacientes e equipes. Trata-se de uma prescrição padrão, previamente determinada, em que se insere somente o peso do paciente, e toda a sequência é definida automaticamente. Esse também é o princípio da fita de Broselow, ferramenta disponível e de

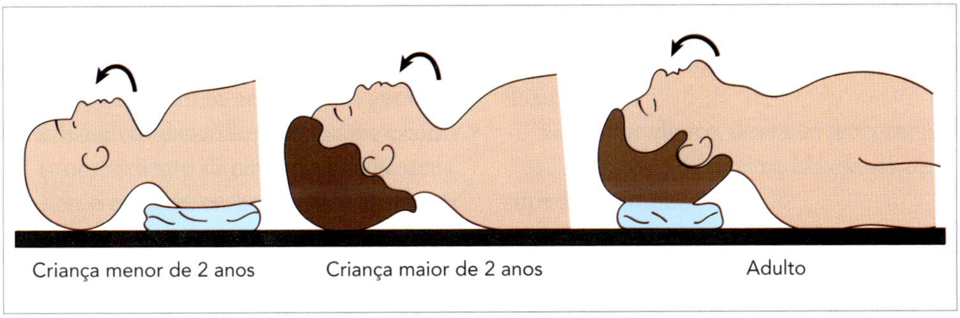

FIGURA 1 Diferentes posicionamentos e usos do coxim conforme a faixa etária.

fácil acesso. Atualmente, alguns aplicativos digitais também têm se mostrado úteis para essa função. Independentemente do recurso, deve-se ter todo o material previamente organizado e disponibilizado, facilitando a tomada de decisões, com poucas variáveis dependentes das seleções de momento.

O material disponível para a intubação precisa ser sempre conferido e organizado com antecedência. Os itens necessários são: oxigênio; aspiradores; laringoscópio; tubos endotraqueais; guias e o dispositivo de bolsa-válvula-máscara (BVM); medicações preparadas; monitores eletrônicos de sinais vitais; e equipamentos para acesso alternativo à via aérea, como dispositivos extraglóticos (DEG), videolaringoscópio e demais materiais para cricotireoidostomia. É essencial que sempre se mantenham disponíveis os tubos de tamanhos imediatos (maior e menor) ao estimado por cálculo, ainda que a escolha final desse tubo seja efetuada por ocasião da laringoscopia.

A definição da utilização do TOT com ou sem balonete ainda é bastante discutível e a literatura sobre o assunto é limitada. Atualmente, a opção é pelo uso de tubos com balonete; porém, em crianças pequenas, especialmente nos lactentes, é permitido sua adoção sem balonete, a fim de diminuir injúrias traqueais e subglóticas associadas com consequências agudas e até subagudas. O uso de tubo com balonete, em particular se estiver demasiadamente insuflado, parece estar relacionado com estenose subglótica ou necrose traqueal. A dica prática é estar atento à pressão de enchimento do dispositivo.

Quanto ao tamanho do tubo endotraqueal, faz-se uma escolha empírica. Nas crianças com menos de 1 ano de idade, indica-se o tubo 3,0; naquelas entre 1 e 2 anos, a opção é pelo tubo 3,5; e, nas crianças maiores de 2 anos, adota-se uma regra prática como estimativa do tamanho do tubo, que varia conforme a presença ou ausência do balonete: Tubo com balonete: (idade da criança em anos/4) + 4; Tubo sem balonete: (idade da criança em anos/4) + 3,5. Outra forma prática, rápida e simples de selecionar o tubo endotraqueal é pela comparação da falange média do quinto dedo da mão, que é associável com o diâmetro interno do tubo.

Estudos têm indicado que a ultrassonografia à beira do leito (POCUS, de *point of care ultrasound*) pode ser uma aliada, tanto para estimativa de seu tamanho quanto para confirmação do sucesso do procedimento e identificação de suas complicações.

Quanto à escolha da lâmina para o laringoscópio, em crianças com menos de 3 anos, a preferência é pela reta (Miller). Nas crianças pequenas, especialmente aquelas com menos de 3 anos, em função da posição mais anteriorizada da via aérea, o pinçamento mais amplo da epiglote facilita a visualização das estruturas na laringoscopia direta através da lâmina reta. Esse fato, porém, não exclui o uso de lâminas curvas (Macintosh), especialmente por parte de profissional com experiência na técnica. As lâminas curvas são utilizadas nas crianças maiores e em adultos porque têm uma base mais larga, o que facilita o afastamento da língua e a visualização das cordas vocais, localizadas posteriormente à epiglote.

Ainda que o paciente com insuficiência respiratória necessite de uma intervenção o mais rápido possível, a obtenção da via aérea pode ser um procedimento otimizado se forem garantidas melhores condições clínicas. Para se ter maior estabilidade hemodinâmica, antes mesmo da sedação e do BNM, podem-se utilizar expansões volêmicas, drogas vasoativas, inotrópicas e vasodilatadoras.

PRÉ-OXIGENAÇÃO

Após a estrutura ser montada e o material ser adequadamente selecionado, inicia-se a pré-oxigenação. Como as crianças têm uma capacidade residual funcional menor, episódios de dessaturação são previsíveis e ocorrem rapidamente. A pré-oxigenação visa aumentar a saturação de oxigênio ($SatO_2$) da hemoglobina e, consequentemente, as reservas de oxigênio durante a apneia. Para esse efeito, deve-se fazer um fornecimento de oxigênio a 100% através de máscara não reinalante, cânula nasal de alto fluxo, ventilação não invasiva ou com a BVM devidamente acoplada e com o paciente respirando espontaneamente, por pelo menos um período de três minutos. Se a respiração espontânea for inadequada ou se ocorrer apneia, os pacientes devem ser pré-oxigenados manualmente por meio da utilização de ventilação com pressão positiva por um a dois minutos.

A oxigenação apneica é recomendada quando possível e sempre deve ser feita em pacientes com VAD e nos quais a laringoscopia será prolongada.

PRÉ-MEDICAÇÃO E PARALISIA

A laringoscopia e a passagem do tubo endotraqueal podem desencadear distintas respostas fisiológicas. A tosse e o reflexo do vômito podem levar à taquicardia, à hipertensão arterial sistêmica, à hipóxia tecidual e ao aumento da pressão intracraniana (PIC) e intraocular.

Todos os fármacos usados em crianças para a obtenção de via aérea devem ter sua dose criteriosamente definida pelo peso do paciente. A despeito de parecer ter alguns benefícios, especialmente em crianças com menos de 1 ano de idade, atropina tem sido utilizada cada vez menos; apesar disso, a American Heart Association ainda tem recomendado a administração da atropina (por via intravenosa, em 0,02 mg/kg) em crianças que serão intubadas com succinilcolina. Tradicionalmente, a atropina tem sido usada para evitar a bradicardia associada a succinilcolina e a laringoscopia em crianças. Alguns estudos recentes não conseguiram mostrar diferença em desfechos clínicos com ou sem atropina em crianças, com números semelhantes em ambos grupos. A atropina também tem efeitos colaterais significativos, mas raros, incluindo bradicardia paradoxal se a dose for incorreta. Entretanto, a atropina pode ter um papel importante na manipulação da via aérea de bebês com menos de 1 ano de idade devido ao seu alto tônus vagal, juntamente com uma dependência relativamente maior da frequência cardíaca para o débito cardíaco. Contudo, a maioria dos episódios de bradicardia é causada por hipóxia ou por uma resposta reflexa transitória, que se resolve espontaneamente ou com oferta de oxigênio. Portanto, em circunstâncias especiais, como em bebês com menos de 1 ano, a atropina pode ser considerada opção.

A SRI pressupõe o uso de sedação suficiente para amnésia e diminuir o tônus simpático. Os sedativos devem ser administrados poucos segundos antes do agente paralisante e sua vida média deve ser conhecida. A seleção do sedativo deve ser realizada para cada paciente, levando-se em conta a presença de morbidade associada (como hipovolemia, hipotensão, broncoespasmo ou hipertensão intracraniana), a idade e as doenças subjacentes. A preferência é por sedativos que provoquem rápida hipnose e com mínimas repercussões hemodinâmicas. Para esse fim, os medicamentos atualmente mais recomendados são: etomidato (por IV, na dose de 0,2-0,4 mg/kg); cetamina (se por IV, 1-2 mg/kg; se por intramuscular (IM),

4 mg/kg); propofol (por IV, 1-2 mg/kg); e midazolam (por IV, 0,1-0,3 mg/kg). Mantendo-se a estratégia de SRI, segue-se com BNM, para o qual as opções são a succinilcolina (um agente despolarizante, a 2 mg/kg, IV) e o rocurônio (um agente não despolarizante de 1,0 a 1,5 mg/kg, IV).

Vale destacar que a experiência do profissional com a medicação também deve ser considerada.

INSERÇÃO DO TUBO

Intercorrências nesse momento são comuns e necessitam de intervenções imediatas. A aspiração de secreções, sangue ou vômito da orofaringe, da nasofaringe ou da traqueia geralmente é necessária para que se possa visualizar a via aérea; para isso, é possível utilizar um sistema de sucção a vácuo ou aparelhos de aspiração portáteis.

Um auxílio importante na intubação do paciente pediátrico é o uso de um fio guia maleável, inserido no tubo endotraqueal antes da intubação para dar ao tubo a configuração e a elasticidade desejadas.

Após confirmado o posicionamento do tubo, a distância adequada (profundidade) de inserção em centímetros para crianças maiores de 2 anos pode ser calculada somando-se doze à metade da idade do paciente: "idade (anos)/2 + 12". Outra possibilidade para estimar a distância de inserção (em centímetros) é multiplicar o diâmetro interno do tubo por três.

Na falha de obtenção de uma via aérea definitiva, pode-se utilizar como alternativas: máscara laríngea (ML – o tamanho varia de acordo com o peso da criança); ventilação com BVM (priorizar dispositivos com válvula de escape de pressão); combitube (em paciente com mais de 1,20 m de altura); cricotireoidostomia por agulha (em menores de 5 anos); cricotireoidostomia por Seldinger (em maiores de 5 anos); ou cricotireoidostomia cirúrgica (em maiores de 10 anos).

PÓS-INTUBAÇÃO E MONITORIZAÇÃO

Idealmente, toda criança com estado clínico instável deve estar sob monitorização cardíaca e ter conferidas sua oximetria de pulso e suas medidas de pressão arterial (PA) antes e durante a SRI; entretanto, deve-se considerar que, em situações de emergência, o procedimento não deve ser retardado na dependência da monitorização eletrônica.

CONSIDERAÇÕES FINAIS

O manejo da via aérea na população pediátrica apresenta semelhanças aos procedimentos com o paciente adulto. Algumas particularidades, contudo, são importantes e fazem grande diferença na abordagem. Embora não seja uma situação comum para a maioria dos emergencistas que lidam com o público geral, deve-se estar devidamente qualificado para prestar o melhor tratamento ao paciente pediátrico quando o manejo de sua via aérea for necessário.

LITERATURA RECOMENDADA

1. Amantéa SL, Piva JP, Zanella MI, Bruno F, Garcia PCR. Rapid airway access. J Pediatr 2003; 79 Suppl 2:S127-38.
2. Bennett BL, Scherzer D, Gold D, Buckingham D, McClain A, Hill E, et al. Optimizing rapid sequence intubation for medical and trauma patients in the pediatric emergency department. Pediatr Qual Saf 2020; 5(5):e353.
3. Congedi S, Savio F, Auciello M, Salvadori S, Nardo D, Bonadies L. Sonographic evaluation of the endotracheal tube position in the neonatal population: A comprehensive review and meta-analysis. Front Pediatr 2022; 10:886450.

4. Else SDN, Kovatsis PG. A narrative review of oxygenation during pediatric intubation and airway procedures. Anesth Analg 2020;130(4):831-40.
5. Gupta A, Sharma R, Gupta N. Evolution of videolaryngoscopy in pediatric population. J Anaesthesiol Clin Pharmacol 2021; 37(1):14-27.
6. Hunyady A, Polaner D. Pediatric airway management education and training. Paediatr Anaesth 2020; 30(3):362-70.
7. Kovacich NJ, Nelson AC, McCormick T, Kaucher KA. Incidence of bradycardia and the use of atropine in pediatric rapid sequence intubation in the emergency department. Pediatr Emerg Care 2022; 38(2):e540-3.
8. Miller KA, Dechnik A, Miller AF, D'Ambrosi G, Monuteaux MC, Thomas PM, et al. Video-assisted laryngoscopy for pediatric tracheal intubation in the Emergency Department: A multicenter study of clinical outcomes. Ann Emerg Med. 2023 Feb; 81(2):113-122.
9. Mudri M, Williams A, Priestap F, Davidson J, Merritt N. Comparison of drugs used for intubation of pediatric trauma patients. J Pediatr Surg 2020; 55(5):926-9.
10. Norris A, Armstrong J. Comparative videolaryngoscope performance in children: Data from the pediatric difficult intubation Registry. Br J Anaesth 2021; 126(1):20-2.
11. Stein ML, Park RS, Kovatsis PG. Emerging trends, techniques, and equipment for airway management in pediatric patients. Paediatr Anaesth 2020; 30(3):269-79.
12. Tobias JD. Pediatric airway anatomy may not be what we thought: Implications for clinical practice and the use of cuffed endotracheal tubes. Paediatr Anaesth 2015; 25(1):9-19.
13. Tsao M, Vargas AA, Hajduk J, Singh R, Jagannathan N. Pediatric airway management devices: An update on recent advances and future directions. Expert Rev Med Devices 2018; 15(12):911-27.
14. Prekker ME, Bjorklund AR, Myers C, Harvey L, Horton GB, Goldstein J, Usher SC, Reardon RF, Robinson A, Strobel AM, Driver BE. The Pediatric Bougie for the First Tracheal Intubation Attempt in Critically Ill Children. Ann Emerg Med. 2023 Jun;81(6):667-676.

CAPÍTULO 50

Via aérea difícil em pediatria

Danielle Saad Nemer Bou Ghosn

PONTOS IMPORTANTES

- A via aérea pediátrica apresenta algumas particularidades em relação à via aérea do adulto.
- A realização de *checklist* pré-intubação é importante para garantir o sucesso da abordagem.
- É essencial ter disponíveis métodos alternativos de abordagem de via aérea para casos em que não há sucesso do método convencional.

INTRODUÇÃO

Em pediatria, é menos frequente a necessidade de intubação orotraqueal (IOT). Os sinais preditores de via aérea difícil (VAD) também são mais comuns em adultos. Por esses motivos, a literatura específica de pediatria voltada a esse tema é escassa e muitas condutas são derivadas da experiência com adultos.

PARTICULARIDADES DA VIA AÉREA PEDIÁTRICA

As crianças apresentam algumas particularidades anatômicas e fisiológicas que podem dificultar a abordagem da via aérea, sendo elas mais comuns nos lactentes. Essas particularidades são:

- Occipício proeminente – afeta o posicionamento, ficando o coxim subescapular em lactentes.
- Língua proporcionalmente maior em relação à boca – dificulta a visualização da laringe na laringoscopia.
- Laringe mais cefálica e anteriorizada – dificulta a visualização.
- Epiglote grande e mais flácida – pode atrapalhar o uso de lâminas curvas.
- Traqueia mais curta – aumenta a chance de intubação seletiva e extubação acidental.
- Estreitamento subglótico – maior risco de dificuldade de introdução da cânula durante a intubação.
- Tônus vagal aumentado – risco de bradicardia associada a laringoscopia.

Além disso, crianças apresentam algumas particularidades fisiológicas que as tornam mais propensas a fadiga e insuficiência respiratória aguda, como: caixa torácica mais complacente, volumes correntes menores, menor capacidade funcional residual e maior consumo de oxigênio.

DEFINIÇÃO

VAD é definida como uma situação clínica na qual um médico treinado apresenta dificuldade durante a ventilação por máscara facial, a laringoscopia, a ventilação com dispositivo extraglótico, a intubação traqueal, a extubação ou a abordagem de via aérea cirúrgica.

A VAD representa uma interação entre aspectos do paciente, situação clínica e habilidade do profissional.

RECONHECIMENTO DA VIA AÉREA DIFÍCIL PEDIÁTRICA

Alguns sinais podem sugerir maior dificuldade na abordagem da via aérea em crianças:

- redução da mobilidade cervical;
- abertura da boca que seja maior que a medida de três dedos do paciente;
- distância tireomentoniana (DTM) que seja maior que a medida de três dedos do paciente;
- escore de Mallampati (Figura 1);
- dificuldade para ventilação com bolsa-válvula-máscara (BVM).

DICAS PRÁTICAS

Para a realização de uma abordagem sistematizada da via aérea pediátrica, é sugerido que os serviços sigam um *checklist*, com avaliação antes, durante e após o procedimento.

O grupo National Emergency Airway Registry for Pediatric Emergency Medicine (NEAR4PEM) tem estudado qual seria o melhor pacote para compor esse *checklist*.

Para minimizar os riscos envolvidos na abordagem da via aérea em pediatria, destacam-se alguns pontos importantes, mencionados a seguir.

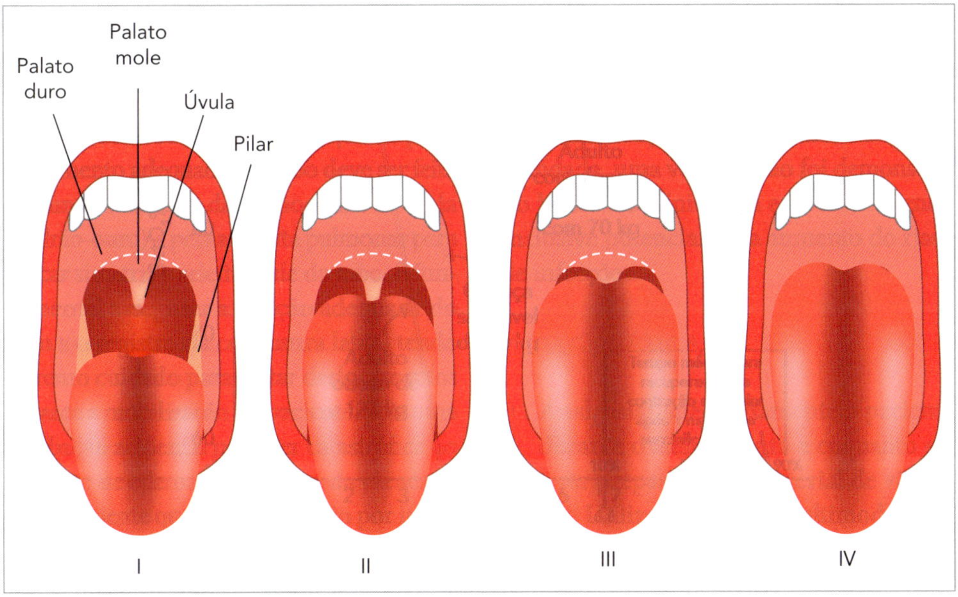

FIGURA 1 Escore de Mallampati.

Posicionamento

Por conta do occipício mais proeminente, lactentes devem ser posicionados com coxim subescapular (Figura 2), enquanto em crianças e adolescentes ele deve ser suboccipital. Para se alcançar o posicionamento mais adequado, deve-se objetivar o alinhamento do meato acústico externo com a fúrcula ou a face anterior do ombro. A posição neutra poderá ser obtida sem o uso de coxim em pacientes com idade em torno de 4-7 anos, momento em que há a transição entre as proporções do tronco e do occipício da criança.

Escolha da lâmina do laringoscópio

Tanto lâminas retas quanto curvas podem ser utilizadas para IOT em crianças. Considerando a epiglote mais longa e flácida em lactentes, o uso de lâmina reta pode favorecer a visualização da via aérea, o que não necessariamente implica maiores taxas de sucesso na intubação.

Uso de bloqueador neuromuscular

Em pacientes com sinais preditores de laringoscopia difícil, é preciso atentar para o risco de realizar bloqueio neuromuscular em pacientes em que se antecipa também a dificuldade na ventilação de resgate, caso seja necessária (p.ex., distorções anatômicas de face; processo expansivo cervical, como hematomas ou abscessos). Nesses casos, é interessante testar ventilação com BVM antes de realizar o bloqueador.

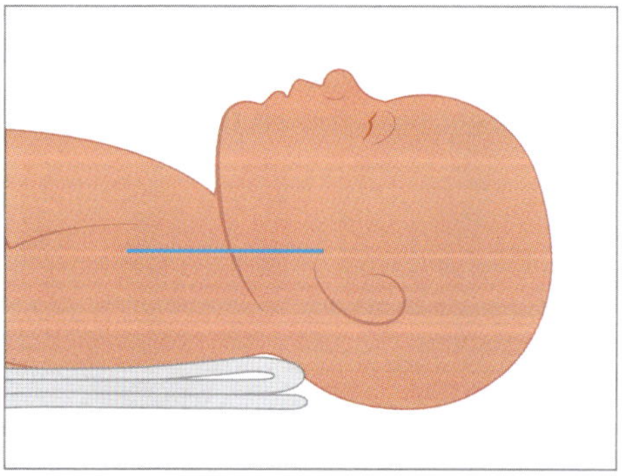

FIGURA 2 Posicionamento da via aérea de lactentes com coxim subescapular.

Utilização da capnografia

O rápido reconhecimento de intubação esofágica é de extrema importância, e o atraso em sua identificação pode gerar complicações graves aos pacientes. O NAP4, estudo observacional realizado no Reino Unido para avaliar VAD em diferentes segmentos da população, ressaltou que em pediatria o uso do capnógrafo desempenha papel essencial na redução do risco de eventos graves associados à intubação pediátrica.

Adjuntos na abordagem da via aérea

Além da laringoscopia direta, outros dispositivos podem ser utilizados para facilitar o processo de intubação:

1. Laringoscópio óptico Airtraq® (Figura 3): com baixo custo e maior disponibilidade, quando comparado ao videolaringoscópio.
2. Videolaringoscópio: pode facilitar a visualização da via aérea e é favorável a situações de ensino pela possibilidade de o instrutor também avaliar a visualização em tempo real. Existem modelos com lâminas de geometria padrão (similar à laringoscopia direta) e hiperangulados (com ou sem uma canaleta que possibilite o pré-posicionamento do tubo).
3. Introdutores como *bougie*: auxiliam em casos de visualização da epiglote sem

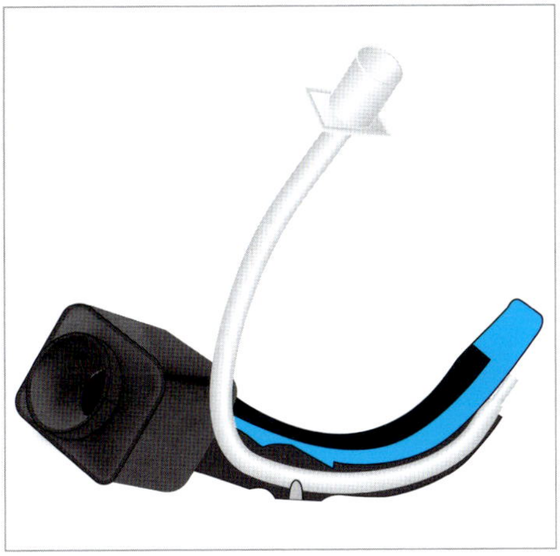

FIGURA 3 Laringoscópio óptico Airtraq®.

observação das cordas vocais para facilitar a introdução da cânula e a confirmação de seu posicionamento sem a necessidade de ventilação.

4. Dispositivos extraglóticos: indicados como método de escolha para resgate de via aérea em situações de via aérea falha. A disponibilidade de tamanhos pediátricos deve ser consultada de acordo com o modelo escolhido. Dentre os disponíveis para essa população, destacam-se: tubo laríngeo King LT®, máscara laríngea clássica, Air-Q®, tubo, iGel, entre outros.
5. Via aérea cirúrgica: para idade menor que 10 anos, há contraindicação relativa à realização de cricotireoidostomia cirúrgica, sendo a técnica por punção auxiliada por *seldinger* sua alternativa em pacientes acima de 5 anos e a técnica com punção simples em pacientes mais jovens.

LITERATURA RECOMENDADA

1. Apfelbaum JL, Hagberg CA, Caplan RA, Blitt CD, Connis RT, Nickinovich DG et al. American Society of Anesthesiologists Task Force on Management of the Difficult Airway. Practice guidelines for management of the difficult airway: An updated report by the American Society of Anesthesiologists Task Force on Management of the Difficult Airway. Anesthesiology. 2013 Feb; 118(2):251-70.
2. Apfelbaum JL, Hagberg CA, Connis RT, et al. 2022 American Society of Anesthesiologists Practice Guidelines for Management of the Difficult Airway. Anesthesiology 2022; 136:31.
3. Astin J, Cook TM. Adoption of the NAP4 recommendations for airway management in intensive care unit. Br J Anaesth. 2013 Apr; 110(4):663-4.
4. Cook TM, Woodall N, Frerk C. A national survey of the impact of NAP4 on airway management practice in United Kingdom hospitals: Closing the safety gap in anaesthesia, intensive care and the emergency department. Br J Anaesth. 2016 Aug; 117(2):182-90.
5. Couto TB, Reis AG, Farhat SCL, Carvalho VEL, Schvartsman C. Changing the view: Impact of simulation-based mastery learning in pediatric tracheal intubation with videolaryngoscopy. J Pediatr (Rio J). 2021 Jan-Feb; 97(1):30-36.
6. Graciano AL, Tamburro R, Thompson AE, et al. Incidence and associated factors of difficult tracheal intubations in pediatric ICUs: A report from National Emergency Airway Registry for Children: NEAR-4KIDS. Intensive Care Med 2014; 40:1659.
7. Long E, Cincotta D, Grindlay J, Pellicano A, Clifford M, Sabato S. Paediatric Research in Emergency Departments International Collaborative (PREDICT). Implementation of NAP4 emergency airway management recommendations in a quaternary-level pediatric hospital. Paediatr Anaesth. 2017 May; 27(5):451-460.
8. Pallin DJ, Dwyer RC, Walls RM, et al. Techniques and trends, success rates, and adverse events in emergency department pediatric intubations: A report from the National Emergency Airway Registry. Ann Emerg Med 2016; 67:610.
9. Treloar D, Nypaver M. Angulation of the pediatric cervical spine with and without cervical collar. Pediatric Emergency Care. 1997; 13(1):5-8.

CAPÍTULO 51

Obstrução de via aérea por corpo estranho em pediatria

Thomaz Bittencourt Couto

> **PONTOS IMPORTANTES**
>
> - A obstrução de via aérea por corpo estranho é uma emergência, que pode demandar intervenção imediata.
> - Se a criança consegue tossir, nenhuma intervenção é necessária. Basta que se incentive que ela tussa.
> - Caso a criança não apresente tosse ou esta seja ineficaz, se faz necessário o uso de manobras de desobstrução, que variam de acordo com a faixa etária da criança.

INTRODUÇÃO

Obstrução de via aérea por corpo estranho (OVACE) ocorre quando um corpo estranho, como alimentos, moedas ou brinquedos, obstrui parcial ou completamente a passagem de ar da via aérea superior para a traqueia. A obstrução de via aérea superior ocorre predominantemente em menores de 5 anos, sendo 65% dos casos abaixo de 1 ano. A OVACE é a quarta principal causa de morte entre crianças em idade pré-escolar. Os objetos mais comuns com os quais as crianças se engasgam são comida, moedas, balões e pequenos brinquedos.

Em uma revisão do Center for Disease Control de episódios não fatais em crianças que foram tratadas no pronto-socorro, 13% dos casos de obstrução foram associados a moedas e 19% foram causados por doces. Bexigas são o corpo estranho aspirado fatal mais provável, respondendo por 29% das mortes por aspiração de corpo estranho entre 1972 e 1992.

Muitas vezes, a obstrução ocorre diante de outras pessoas, o que facilita o diagnóstico. Quando não testemunhada, deve-se levantar a suspeita diante de quadros com sintomas respiratórios como tosse, engasgos, estridor ou desconforto respiratório súbitos, sem sinais de outras doenças. Uma história de comer ou brincar com objetos pequenos antes dos sintomas deve ser questionada, o que reforça a suspeita.

A entrada de um corpo estranho na via aérea desencadeia imediatamente o reflexo de tosse, na tentativa de expulsá-lo. Porém, deve-se pensar na obstrução completa da via aérea se a tosse é silenciosa e o paciente não consegue chorar ou falar. Nesse caso, são indicadas as manobras de desobstrução, na tentativa de deslocar o corpo estranho somente quando este for sólido. Essas manobras visam aumentar a pressão intratorácica para deslocar o corpo estranho. A técnica específica depende da idade e do nível de consciência do paciente.

DEFINIÇÃO

OVACE ocorre quando um corpo estranho, como alimentos, moedas ou brinquedos, obstrui parcial ou completamente a passagem de ar da via aérea superior para a traqueia.

TÉCNICA

Se a criança tiver tosse efetiva, com nível de consciência preservado, e se for capaz de tosse forte, de respirar antes de tossir, de chorar ou falar, nenhuma manobra é necessária. A criança precisa ser estimulada a tossir e sua condição clínica deve ser monitorada.

Se a tosse da criança não se revelar efetiva, sendo associada a alteração do nível de consciência, tosse silente, cianose, incapacidade de respirar ou falar, deve-se acionar um observador próximo, solicitando ajuda e determinando, então, o nível de consciência dela. Um segundo socorrista deve ligar para a emergência. Caso o socorrista esteja sozinho, deve primeiro proceder com as manobras de resgate, a menos que possa realizá-las enquanto lida com o viva-voz do celular.

Caso o paciente esteja consciente: em lactentes menores de 1 ano, deve-se iniciar as manobras com cinco golpes nas costas e cinco compressões torácicas, até que ocorram sinais de desobstrução como choro ou tosse efetiva, ou até que o paciente fique inconsciente; já em crianças maiores de 1 ano, deve-se realizar a manobra de Heimlich, isto é, compressões abdominais na região entre a cicatriz umbilical e o apêndice xifoide.

Em crianças obesas, quando o socorrista não puder abraçar totalmente o abdômen delas, é recomendável realizar compressões torácicas, de modo semelhante como é feito com gestantes. Deve-se prosseguir com as manobras de desobstrução até que o objeto seja desalojado da via aérea, ou até que o paciente torne-se inconsciente.

Na criança inconsciente, é preciso iniciar reanimação cardiopulmonar (RCP), sem a necessidade de palpar os pulsos. Basta posicioná-la sobre uma superfície rígida, chamar ajuda, iniciar a RCP pelas compressões e, ao abrir a via aérea, inspecioná-la. Caso haja um corpo estranho visível, é preciso pinçá-lo. A varredura digital às cegas nunca é recomendada, pelo risco de deslocar o corpo estranho e causar uma obstrução total da via aérea. Ao ventilar, deve-se verificar se ocorre expansão torácica. Se o tórax não expandir, reposicionar a via aérea e ventilar novamente. Continuar a RCP com a técnica habitual. Se houver equipamento avançado e expertise para tal, a visualização de via aérea com laringoscopia direta e a retirada do corpo estranho com pinça Magill é indicada.

Se o objeto for expelido com sucesso, avaliar o quadro clínico da criança. É possível que parte do objeto permaneça no trato respiratório e cause complicações. Se houver alguma dúvida ou se a vítima foi tratada com compressões abdominais ou torácicas, é necessário acompanhá-la para avaliação hospitalar. A Figura 1 apresenta um fluxograma para a abordagem da OVACE.

DICAS PRÁTICAS

- Antes que sejam iniciadas as manobras, verbalizar para a criança e os pais que se trata de uma situação de engasgo e, por

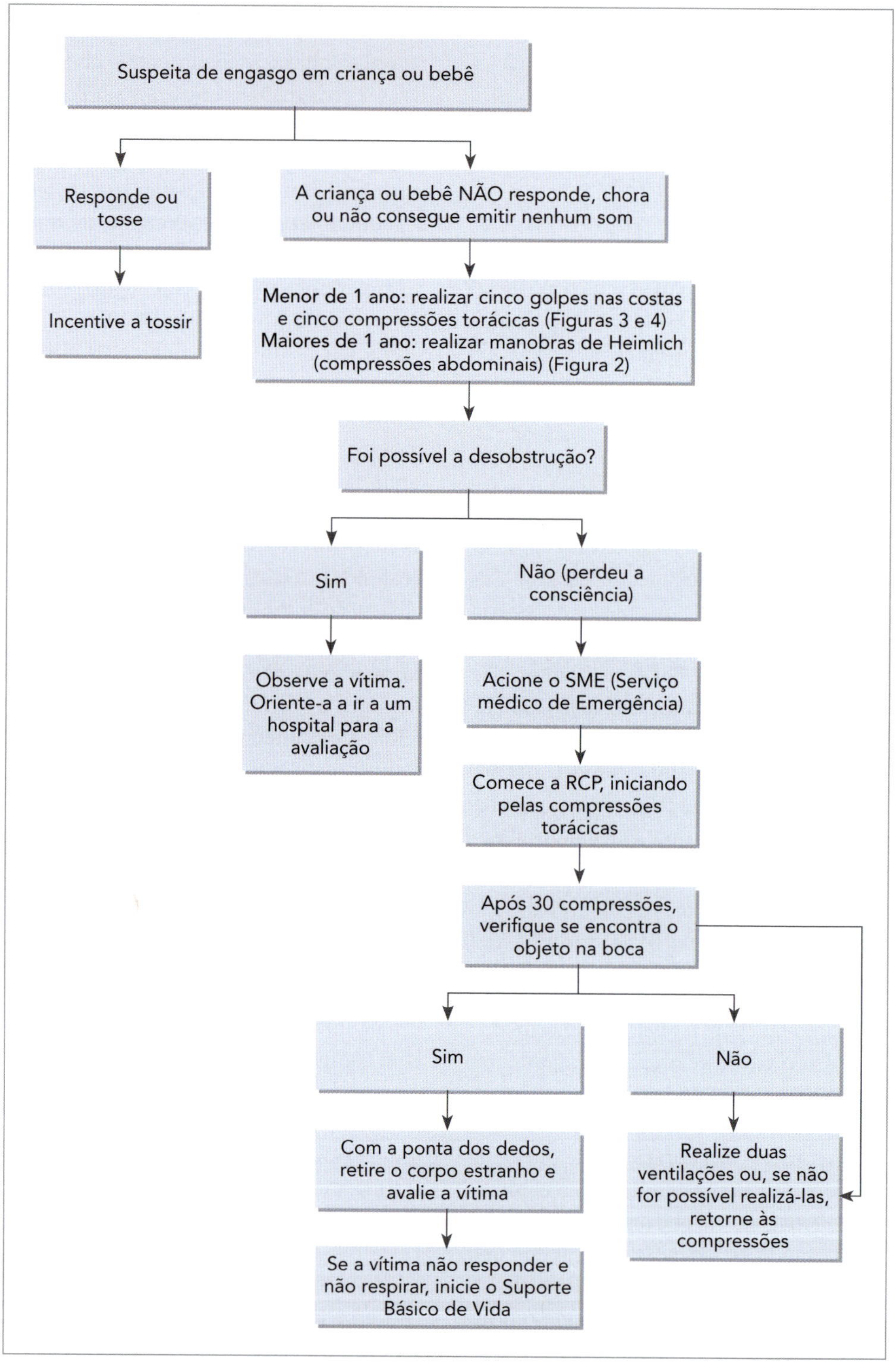

FIGURA 1 Algoritmo OVACE pediátrico – Diretriz Brasileira de Ressuscitação.

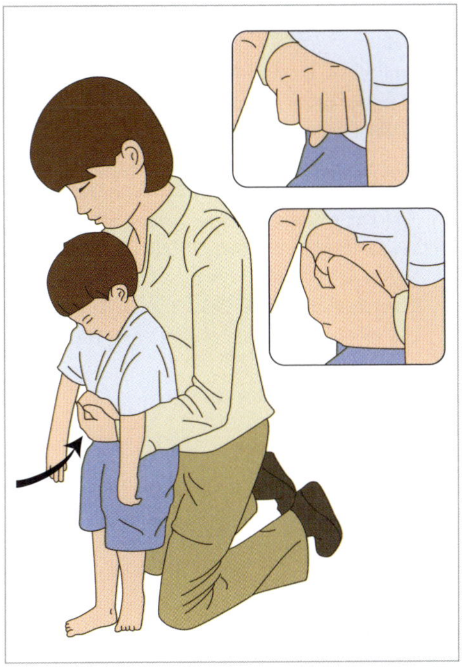

FIGURA 2 Manobra de Heimlich em criança.

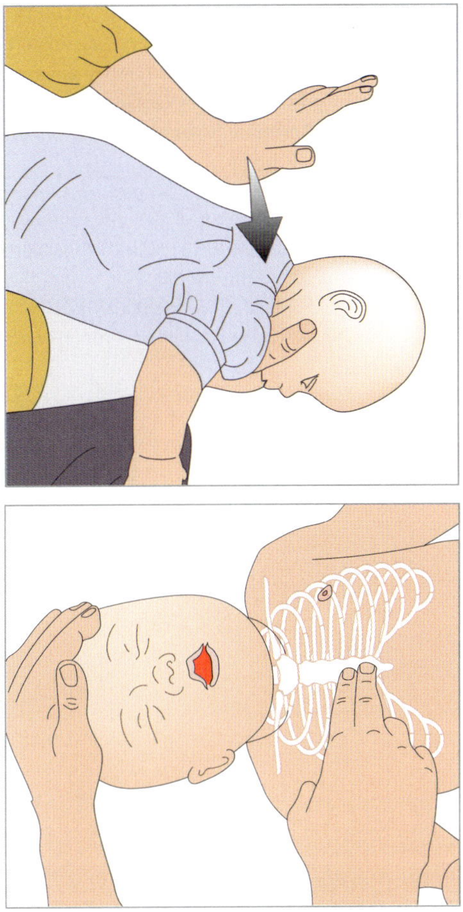

FIGURAS 3 E 4 Golpes escapulares e compressão torácica para desengasgo de lactentes.

esse motivo, serão iniciadas manobras para ajudá-la.

- Caso a criança seja muito baixa, deve-se ficar de joelhos ou apoiar-se em uma parede para fazer a compressão abdominal.
- Para fazer manobras de desobstrução no lactente, dar preferência à posição sentada e ao apoio do bebê sobre a perna.
- Ainda que a criança aparente estar bem após o desengasgo, é recomendável encaminhá-la a um serviço médico para avaliação e observação, se necessário.

LITERATURA RECOMENDADA

1. A systematic review of paediatric foreign body ingestion: Presentation, complications, and management – ScienceDirect [Internet]. [citado em: 2023 Fev 15]. Disponível em: https://www.sciencedirect.com/science/article/pii/S0165587612006519?via%3Dihub.
2. Bernoche C, Timerman S, Polastri TF, Giannetti NS, Siqueira AW da S, Piscopo A, et al. Atualização da Diretriz de Ressuscitação Cardiopulmonar e Cuidados Cardiovasculares de Emergência da Sociedade Brasileira de Cardiologia – 2019. Arq Bras Cardiol. 2019 Sep 26; 113(3):449-663.
3. Boufersaoui A, Smati L, Benhalla KN, Boukari R, Smail S, Anik K, et al. Foreign body aspiration in children: Experience from 2624 patients. Int J Pediatr Otorhinolaryngol. 2013 Oct; 77(10):1683-8.
4. Couper K, Abu Hassan A, Ohri V, Patterson E, Tang HT, Bingham R, et al. Removal of foreign body airway obstruction: A systematic review of interventions. Resuscitation. 2020 Nov 1; 156:174-81.

5. Maconochie IK, Aickin R, Hazinski MF, Atkins DL, Bingham R, Couto TB, et al. Pediatric Life Support: 2020 International Consensus on Cardiopulmonary Resuscitation and Emergency Cardiovascular Care Science With Treatment Recommendations. Resuscitation. 2020 Nov; 156:A120-55.
6. Olasveengen TM, Semeraro F, Ristagno G, Castren M, Handley A, Kuzovlev A, et al. European Resuscitation Council Guidelines 2021: Basic Life Support. Resuscitation. 2021 Apr; 161:98-114.
7. Salih AM, Alfaki M, Alam-Elhuda DM. Airway foreign bodies: A critical review for a common pediatric emergency. World J Emerg Med. 2016; 7(1): 5-12.
8. Topjian AA, Raymond TT, Atkins D, Chan M, Duff JP, Joyner BL, et al. Part 4: Pediatric Basic and Advanced Life Support: 2020 American Heart Association Guidelines for Cardiopulmonary Resuscitation and Emergency Cardiovascular Care. Circulation. 2020 Oct 20; 142(16_suppl_2):S469-523.
9. Van de Voorde P, Turner NM, Djakow J, de Lucas N, Martinez-Mejias A, Biarent D, et al. European Resuscitation Council Guidelines 2021: Paediatric Life Support. Resuscitation. 2021 Apr; 161:327-87.

SEÇÃO 9

Complementar

CAPÍTULO 52

Legislação sobre a autonomia das diversas profissões no manejo da via aérea na emergência

Maria Camila Lunardi
Carlos Magno dos Reis Michaelis Junior

PONTOS IMPORTANTES

- Uma lei é uma norma que estabelece regras a serem seguidas no âmbito do Direito; é uma norma obrigatória que emana do Poder Legislativo ou da autoridade legítima.
- Resolução constitui um documento produzido como norma regulamentadora alicerçada na própria Constituição Federal, uma vez que esta dispõe a regulamentação de determinadas atividades profissionais por meio de seus conselhos de classe, ou seja, erigindo-se em ato administrativo.
- Dentre os profissionais que atuam diretamente no manejo de via aérea em pacientes críticos, destacam-se médicos, fisioterapeutas e enfermeiros, mas há de se considerar um fato valioso: todos têm papéis relevantes e importantes diante dos cuidados e terapêuticas instituídas; porém, pouco ainda há de regulamentações bem definidas quanto a esses limites.

INTRODUÇÃO

Este capítulo traz um tema bastante contraditório e com amplas discussões nas diferentes esferas públicas, incluindo conselhos de classe que compõem a área da saúde. Ao falar sobre legislação e autonomia dentro do exercício de profissões ou durante a execução de qualquer procedimento na área de saúde, é possível se deparar com questões delicadas de interesse de diferentes esferas e profissões. Assim, cabe avaliar a situação por vários ângulos, inclusive o ético, não protegendo ou desvalorizando nenhum dos profissionais que realizam o manejo da via aérea em pacientes graves, mas sim buscando delimitar a jurisdição e a atuação de cada um deles e homenageando o cuidado maior que é o atendimento prestado ao paciente.

DISCUSSÃO

Cabe lembrar os diversos níveis de leis ou legislações que podem determinar a execução de determinado ato ou procedimento. Essa discussão é bastante divergente, pois há uma diferença importante a se destacar entre leis e resoluções.

Uma lei é uma norma que estabelece regras a serem seguidas no âmbito do Direito; é uma norma obrigatória que emana do Poder Legislativo ou da autoridade legítima. Constitucionalmente, são normas produzidas pelo Estado e que respeitam sua própria hierarquia.

Já uma resolução constitui um documento produzido como norma regulamentadora alicerçada na própria Constituição Federal, uma vez que esta dispõe a regulamentação de determinadas atividades profissionais por meio de seus conselhos de classe, ou seja, erigindo-se em ato administrativo.

Consoante decidido pelo Supremo Tribunal Federal (STF) na ADI n. 1.717/DF, todos os Conselhos de Fiscalização de Profissões Regulamentadas são autarquias federais. Submetem-se, portanto, ao princípio da estrita legalidade, somente podendo atuar quando expressamente autorizados por lei.

Ademais, a regulamentação das atividades profissionais deve ser feita por intermédio do Poder Legislativo, nos termos dos Arts. 5º, XIII, e 22, XVI, da Constituição Federal. Logo, não é admissível que resoluções, portarias, instruções normativas e pareceres aprovados apenas por determinado Conselho de Fiscalização Profissional inovem a ordem jurídica em vigor, ampliando a esfera de atuação profissional. Inclusive, esse foi um dos fundamentos centrais suscitados pela Justiça Federal para a anulação de resoluções expedidas pelos Conselhos de Fiscalização de Profissões Regulamentadas ligadas à área de saúde.

O preâmbulo anterior é deveras importante antes de prosseguir, tendo em vista que, dentro dos diversos conselhos de classes profissionais, são exaradas resoluções que regulamentam o funcionamento de cada uma dessas profissões. Porém, ressalta-se que uma resolução, hierarquicamente, não tem poder maior que uma lei.

Essa discussão é necessária, pois, quando se adentra nesse terreno de aparente disputa entre a autonomia de cada profissional da área de saúde no atendimento e no manejo da via aérea, depara-se com a necessidade de interpretação dos direitos e deveres, além de limites éticos e profissionais de cada um.

Dentre as principais leis que regulamentam o exercício e as atividades de diferentes profissionais, está a Lei n. 12.842/13, a chamada Lei do Ato Médico.

Essa lei foi decretada pelo Congresso Nacional e sancionada pela Presidente da República com o intuito de regulamentar o exercício da Medicina. Dentre os artigos que a compõem, o Art. 4º versa sobre as atividades privativas do médico, e os itens IV e V falam especificamente a respeito do manejo da via aérea: "Art. 4º São atividades privativas do médico [...] IV – intubação orotraqueal; V – coordenação da estratégia ventilatória inicial para a ventilação mecânica invasiva, bem como das mudanças necessárias diante das intercorrências clínicas, e do programa de interrupção da ventilação mecânica invasiva, incluindo a desintubação traqueal". Ainda nesse mesmo artigo, em seu §4º: "Procedimentos invasivos, para os efeitos desta Lei, são os caracterizados por quaisquer das seguintes situações: [...] III – invasão dos orifícios naturais do corpo, atingindo órgãos internos". E no §5º: "Excetuam-se do rol de atividades privativas do médico: [...] III – aspiração nasofaringeana ou orotraqueal".

Ou seja, à guisa da lei, qualquer que seja o procedimento que se compare aos mencionados, ele apenas pode ser executado por profissional médico, estando vetada sua realização pelos demais profissionais de saúde. A lei citada é lei federal, estando, portanto, acima de qualquer resolução ou norma emitida por conselhos ou órgãos de classe.

A introdução inicial é essencial para iniciar um diálogo sobre a autonomia no manejo de via aérea entre os diferentes profissionais de saúde. Deve-se deixar especificado qual é o limite de cada profissional e garantir a todos que suas atribuições sejam respeitadas.

Dentre os profissionais que atuam diretamente no manejo de via aérea em pacientes críticos, destacam-se médicos, fisioterapeutas e enfermeiros, mas há de se considerar um fato valioso: todos têm papéis relevantes e importantes diante dos cuidados e terapêuticas instituídas; porém, pouco ainda há de regulamentações bem definidas quanto a esses limites.

No Processo Consulta n. 13/2022 emitido pelo Conselho Federal de Medicina (CFM), há a corroboração da lei do ato médico em relação ao procedimento de intubação e extubação: "Esclarecemos ainda que qualquer lei brasileira supera o potencial fornecido pelas resoluções e pareceres dos conselhos profissionais, contudo, quando as normas emanadas ou opiniões proferidas pelos conselhos profissionais respeitam e se assentam na legislação vigente, tornam-se ainda mais robustas".

De igual modo, outros conselhos profissionais também se manifestam a respeito das atribuições de seus respectivos profissionais. O Conselho Federal de Fisioterapia e Terapia (COFFITO), em Acórdão n. 475, de maio de 2016, que dispõe sobre o papel do fisioterapeuta na realização do procedimento de decantação e/ou troca de cânula traqueal, manifesta-se: "[...] Informam, ainda, os consulentes que, na atuação em equipe multidisciplinar, muitas vezes ocorre conflito entre profissionais sobre a atribuição da realização do procedimento de decanulação e/ou troca de cânula traqueal. É o relatório. Passo a opinar. A recolocação, troca ou retirada da cânula traqueal (traqueóstomo) é um procedimento que envolve riscos inerentes, tais como falso pertuito, perda do orifício traqueal, estenose traqueal, etc., podendo acarretar a necessidade de intubação orotraqueal, terapia medicamentosa ou técnica cirúrgica, recursos esses não incluídos no rol de procedimentos fisioterapêuticos [...]".

Na Resolução n. 402/2011 do mesmo conselho: "Artigo 3º – Para o exercício da Especialidade Profissional de Fisioterapia em Terapia Intensiva é necessário o domínio das seguintes Grandes Áreas de Competência: [...] III – Realizar avaliação e monitorização da via aérea natural e artificial do paciente crítico ou potencialmente crítico [...]".

O Conselho Federal de Enfermagem, o Cofen, na Resolução n. 557/2017, relacionada ao procedimento de manejo da via aérea, posicionou-se: "[...] Art. 1º Aprovar, no âmbito da Equipe de Enfermagem, o procedimento de Aspiração de Vias Aéreas, conforme o descrito na presente norma. Art. 2º Os pacientes graves, submetidos a intubação orotraqueal ou traqueostomia, em unidades de emergência, de internação intensiva, semi-intensivas ou intermediárias, ou demais unidades da assistência, deverão ter suas vias aéreas privativamente aspiradas por profissional Enfermeiro, conforme dispõe a Lei do Exercício Profissional da Enfermagem. Art. 3º Os pacientes atendidos em Unidades de Emergência, Salas de Estabilização de Emergência, ou demais unidades da assistência, considerados graves, mesmo que não estando em respiração artificial, deverão ser aspirados pelo profissional Enfermeiro, exceto em situação de emergência, conforme dispõe a Lei do Exercício Profissional de Enfermagem e Código de Ética do Profissional de Enfermagem – CEPE. [...]"

Dessa forma, destaca-se que a perniciosa tentativa de expandir a atuação profissional por meio de atos infralegais é especialmente perigosa na área de saúde, diante dos riscos trazidos a alguns dos mais fundamentais bens jurídicos: a vida e a saúde. Esse ponto foi destacado pelo Ministério Público Federal (MPF), ao opinar pela nulidade da Resolução Cofen n. 529/2016: "No caso específico dos autos, a restrição ao livre exercício profissional assume papel ainda de maior importância, visto que o mau desempenho das atividades pode ser reflexos extremamente noviços – e quiçá irreversíveis –, colocando em risco o próprio direito à vida, à saúde, à integridade física, especialmente em um país em que cresce, a cada ano, exponencialmente, o interesse e a busca da sociedade por procedimentos estéticos. Por oportuno, importante salientar que a medicina, por ser um curso que exige amplo conhecimento da arte da medicina, com tempo maior de curso – e com carga horária mais ampla – e necessariamente residência médica, afora o tempo de especialização que no mínimo alcança dois anos, impõe uma imersão maior no conhecimento do corpo humano, fazendo com que a profissão médica seja a única autorizada para procedimentos mais invasivos, principalmente estéticos" (Proc. 0020776-45.2017.4.01.3400).

Portanto, diante de todos os fatos expostos, há de se compreender que o vácuo legislativo criado após a promulgação da Lei do Ato Médico não pode ser utilizado como fundamento para que os Conselhos de Fiscalização de Profissões Regulamentadas afeitas à área de saúde expandam as atribuições e competências dos ofícios submetidos a seu poder normativo, à margem da legislação em vigor. O que se espera entre os conselhos profissionais que exercem suas atividades na área de saúde é que, tendo todos a real noção das delimitações legais e administrativas de suas áreas, haja o efeito benéfico de diminuir a litigiosidade entre tais autarquias profissionais, contribuindo para evitar o ajuizamento de ações que se replicam e sobrecarregam o Poder Judiciário, principalmente colaborando para dois elementos vitais: (i) a harmonia entre as profissões na área de saúde; e (ii) uma homenagem à segurança e à qualidade de atendimentos dos pacientes. É o que mais se espera.

LITERATURA RECOMENDADA

1. Acórdão COFFITO n. 475, de 20/05/2016. [citado em 15 fev. 2023]. Disponível em: https://www.coffito.gov.br/nsite/?p=5077.
2. Brasil. Supremo Tribunal Federal. ADI n. 1.717 DF. [citado em 15 fev. 2023]. Disponível em: https://www.jusbrasil.com.br/jurisprudencia/stf/772345.
3. Brasil. Presidência da República. Casa Civil. Subchefia para Assuntos Jurídicos. Constituição da República Federativa do Brasil de 1988. Brasília; 1988. [citado em 15 fev. 2023]. Disponível em: https://www.planalto.gov.br/ccivil_03/constituicao/constituicao.htm.
4. Brasil. Presidência da República. Casa Civil. Subchefia para Assuntos Jurídicos. Lei Federal n. 12.842, de 10 de julho de 2013. Dispõe sobre o exercício da Medicina. Brasília; 2013. [citado em 15 fev. 2023]. Disponível em: https://www.planalto.gov.br/ccivil_03/_ato2011-2014/2013/lei/l12842.htm.
5. Processo Consulta CFM n. 13/2022, [citado em 15 fev. 2023]. Disponível em: https://portal.cfm.org.br.
6. Resolução COFFITO n. 402/2011. [citado em 15 fev. 2023]. Disponível em: https://www.coffito.gov.br/nsite/?p=3165.
7. Resolução Cofen n. 529/2016. [citado em 15 fev. 2023]. Disponível em: http://www.cofen.gov.br/resolucao-cofen-no-05292016_46283.html.
8. Resolução Cofen n. 557/2017. [citado em 15 fev. 2023]. Disponível em: http://www.cofen.gov.br/resolucao-cofen-no-05572017_54939.html.

CAPÍTULO 53

Desenvolvimento de um *bundle* de via aérea no departamento de emergência

Rafael Lima McGregor von Hellmann
Lucas Odacir Graciolli
Clecio Francisco Gonçalves
Ian Ward Abdalla Maia

PONTOS IMPORTANTES

- A construção do *bundle* de via aérea deve envolver a equipe interdisciplinar.
- Com o intuito de melhorar, o *debriefing* deve ser realizado após toda intubação logo depois da confirmação traqueal e da checagem de sinais vitais.
- O carrinho de via aérea deve ser logicamente organizado conforme a "escalada" das intervenções.
- O *checklist* e os planos de intubação servem como guias, não como "muletas".
- O uso de ajudas cognitivas diminui a sobrecarga cognitiva durante o manejo da via aérea.

INTRODUÇÃO

A abordagem da via aérea é considerada um procedimento fundamental para a formação do emergencista e para quem trabalha no Departamento de Emergência. Nesse local, não há tempo suficiente para a preparação dos pacientes, pois eles usualmente apresentam instabilidade hemodinâmica e ventilatória, não estão em jejum e podem estar menos colaborativos para uma avaliação anatômica da via aérea. Esses parâmetros inerentes aos pacientes associados à superlotação da Emergência, profissionais sem qualificação adequada, ou ausência destes, e outros fatores situacionais, podem incrementar a complexidade do procedimento.

Alguns fatores podem afetar negativamente o manejo da via aérea: a sobrecarga cognitiva, a diminuição da capacidade de decisão e os fatores logísticos/ambientais. O projeto de auditoria nacional do *Royal College of Anaesthetists and Difficult Airway Society* (NAP4) demonstrou detalhadamente as complicações relacionadas ao manejo da via aérea. Ele evidenciou que uma abordagem planejada e organizada pode alterar positivamente os desfechos clínicos. Além disso, o NAP4 avaliou que materiais básicos, como tubos endotraqueais, guia e máscara laríngea (ML), costumam demorar para serem trazidos à mão do intubador durante o manejo da via aérea.

COMO INICIAR O DESENVOLVIMENTO DE *BUNDLE* DE VIA AÉREA NO DEPARTAMENTO DE EMERGÊNCIA?

A construção de protocolos, carrinhos de via aérea e *checklists* devem ser uma atividade multiprofissional e contínua, envolvendo enfermeiros, técnicos de enfermagem, farmacêuticos, fisioterapeutas e médicos, com todos os membros da equipe sendo proficientes na organização, no fluxo e no conhecimento dos elementos do *bundle*.

É recomendado, como ponto de partida, reunir-se com as equipes e identificar eventos adversos, problemas, falhas e dificuldades que ocorreram em intubações prévias. A partir disso, o projeto pode ser iniciado, pois cada local apresenta peculiaridades e materiais diferentes que precisam ser adaptados aos *checklists* preexistentes da literatura.

Os testes devem ocorrer através de simulações realísticas, de preferência *in situ*, pois enfermaria, bloco cirúrgico e unidades de terapia intensiva (UTI) apresentam características diferentes do Departamento de Emergência. Dessa forma, é essencial que estejam disponíveis ferramentas cognitivas para auxiliar os profissionais que participam do procedimento. Além disso, a pronta disponibilidade de todos os materiais, medicamentos e dispositivos é a chave para o sucesso do procedimento. É necessário que toda a equipe do Departamento de Emergência esteja ciente e treinada para uso do carrinho de via aérea antes de sua implementação definitiva.

Checklist

Um modelo de *checklist* utilizado no Departamento de Emergência é apresentado na Figura 1. Recomenda-se testar e adaptar o modelo conforme os eventos analisados previamente e após a implementação inicial para melhorar a adesão da equipe à realização do *checklist* de maneira rotineira.

A fim de integrar esse elemento no *bundle*, pode-se imprimir o *checklist* junto a uma representação gráfica dos materiais, isto é, um pictograma. O *checklist* foi dividido em cinco elementos principais: preparação do paciente; equipamento, monitores e medicamentos; atribuição de funções pelo líder seguido por membros da equipe dizendo seus nomes e suas funções antes da intubação; médico responsável pela via aérea explicando qual é o plano, além de perguntas e sugestões; pós-intubação: verificação de sinais vitais, ajuste do cabeceira, ajustes do ventilador e *debriefing*.

O *debriefing* após o final de cada intubação deve ser sempre realizado. Em razão do risco elevado do procedimento e dos fatores humanos associados, a pausa para realizar o *debriefing* pode identificar melhor os riscos locais e problemas no manejo da via aérea. Para isso, é importante criar um ambiente seguro a fim de que as pessoas possam expressar suas opiniões.

Caixa de medicações

É recomendado que os medicamentos utilizados com pacientes que terão sua via área manipulada estejam à disposição da equipe de maneira imediata. Isso inclui sedativos e bloqueadores neuromusculares (BNM), drogas vasoativas, bicarbonato e medicações julgadas necessárias. O local em que os fármacos ficarão dependerá do fluxo decidido com os técnicos, enfermeiros e farmacêuticos.

Além disso, a rotulagem de cada seringa com os diferentes medicamentos é difícil por conta das restrições de tempo. Por esse motivo, etiquetas (Figura 2) com os nomes dos medicamentos e suas concentrações devem ser adotadas. Em uma situação de emergência os medicamentos devem ser rapidamente aspirados e, na maioria das vezes, não são claramente identificados, o que aumenta o risco para o paciente.

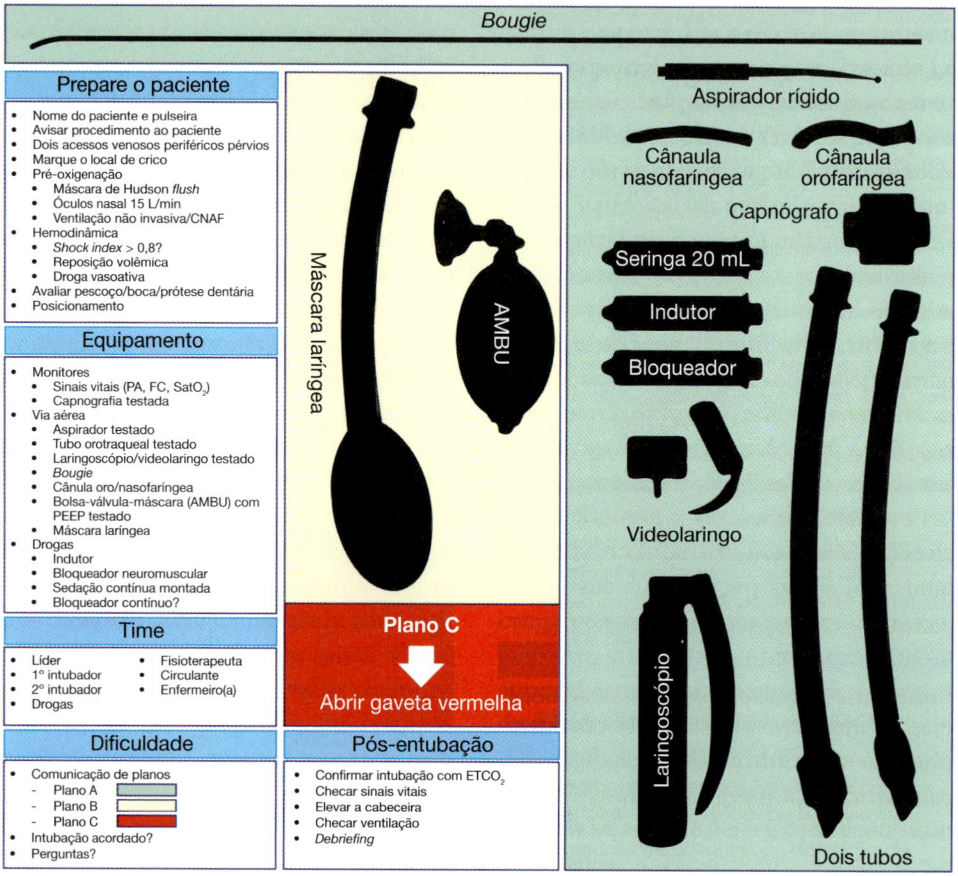

FIGURA 1 Modelo de *checklist* com pictograma.

Carrinho de via aérea

O carrinho de via aérea não é um armário de intubação ou uma caixa com rodas. Um exemplar dele logicamente organizado deve conter uma quantidade adequada de equipamentos estrategicamente selecionados e posicionados. O objetivo é ser simples sem ser simplista, para que, em momentos de sobrecarga cognitiva, não haja dúvidas ou indecisão sobre qual dispositivo usar. Assim, é reduzido o número de decisões que a equipe

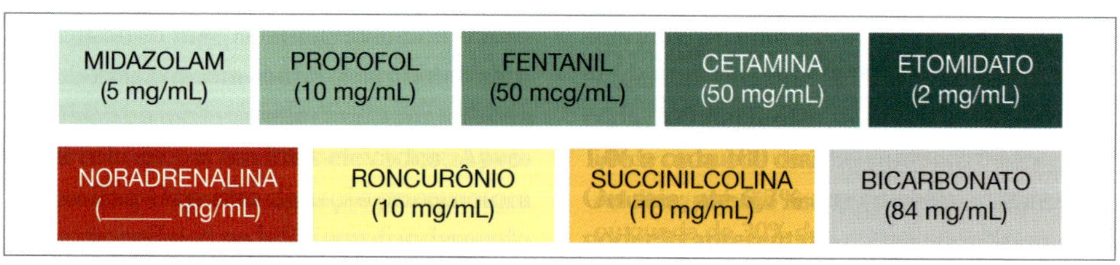

FIGURA 2 Etiquetas das medicações.

deve tomar. Além disso, a padronização de equipamentos significa que menos técnicas novas precisam ser aprendidas, e as disponíveis podem ser dominadas pela equipe.

A organização dos dispositivos segue um objetivo: simplicidade, organização e lógica. Eles são divididos em planos A, B e C. As gavetas são separadamente lacradas para diminuir o trabalho de checagem e organização pela enfermagem. São utilizados dois tipos de ajudas cognitivas: cores e imagens do procedimento de cada plano. As cores seguem a ordem do semáforo/sinal: o plano A é verde, B é amarelo e C é vermelho.

A localização do carrinho de via aérea deve ser amplamente divulgada. A presença de rodas e a fácil mobilização do carrinho de via aérea são de suma importância. Ele pode fornecer disponibilidade imediata de todos os equipamentos necessários, não dependendo, assim, da presença de materiais em certas áreas do Departamento de Emergência ou do deslocamento de um funcionário da beira do leito para obtê-los.

O carrinho de via aérea deve seguir os preceitos de integração clínica, ou seja, seu *layout* deve estar alinhado com o fluxo de trabalho, o espaço físico e os procedimentos operacionais padrões da instituição, para que as ajudas cognitivas se tornem uma extensão do manejo. Todas as gavetas devem ter ícones, letras e cores diferentes, facilitando a identificação. A codificação por cores consiste no uso da cromaticidade para diferenciar itens no mesmo painel, garantindo padronização, significado, bem como uma classificação sistemática de certos itens. Isso ajuda a prevenir erros e pode aumentar a segurança do paciente. A codificação por cores é útil desde que a expectativa da cor escolhida seja compatível com a realidade da equipe que a utilizará. Um dos estereótipos mais comuns é o do semáforo/sinaleira: verde, amarelo e vermelho, que indica operação dentro da tolerância, da atenção e da parada e do redirecionamento de conduta, respectivamente.

O objetivo é aumentar a consciência situacional de toda a equipe sobre os planos e suas respectivas cores. Essa execução e progressão do fluxo de trabalho é identificada como uma sugestão para o planejamento da intubação. Isso não impede que, por exemplo, a equipe opte por realizar a primeira tentativa diretamente executando o plano C, se essa for a melhor opção após sua análise.

PLANOS DE INTUBAÇÃO

A definição dos planos e a organização deles em forma sequencial (A, B e C) permite a reprodutibilidade e a sistematização dessas abordagens de uma forma simples e lógica. Seu uso tem sido associado a uma menor carga cognitiva por toda a equipe que está envolvida no manejo da via aérea.

A divisão em 3 planos (A, B e C) tem o intuito de identificar precocemente a via aérea difícil (VAD) e o rápido gatilho para avançar aos planos de resgate de oxigenação, além de reduzir o processo de tomada de decisão para realizar cricotireoidostomia

O plano A (Figura 3) está focado em elevar a taxa de primeira passagem. O objetivo é garantir a via aérea na primeira laringoscopia (direta ou em vídeo), sendo esta a com melhor posição e ressuscitação. A videolaringoscopia e o *bougie* são preferidos para a primeira tentativa. Se a visualização da glote não for ótima, o deslocamento da laringe nas direções para trás e para cima com pressão para a direita na cartilagem tireoidea (BURP) é tentada. Outra técnica que deve ser usada é a elevação da cabeça pela mão direita do médico que segura o laringoscópio.

Caso isso falhe, o médico encarregado da via aérea tem mais duas tentativas. Se dessaturar a qualquer momento durante as tentativas, aciona-se o plano seguinte.

O gatilho para avançar ao plano B deve ser idealmente realizado pelo intubador, porém outros membros da equipe (de preferência o líder) podem orientar a mudança de estratégia. O plano B (Figura 4) tem como objetivo resgatar a ventilação e garantir a oxigenação. Caso dessaturação aconteça durante o procedimento, o risco de parada cardíaca aumenta e, portanto, a equipe deve identificar uma via aérea mais difícil, de modo que a consciência situacional aumente. Se ocorrer hipoxemia, a primeira escolha deve ser uma bolsa-válvula-máscara (BVM) acoplada a uma válvula de pressão positiva expiratória final (PEEP) com a técnica de 4 mãos. No caso de a saturação de oxigênio ($SatO_2$) não ser alterada, a ML é a próxima opção. Se a $SatO_2$ subir, outro intubador ou uma técnica diferente pode ser utilizada (por exemplo, lâmina hiperangulada VL, ou intubação por fibrobroncoscópio). Na possibilidade de não melhorar a oxigenação, o líder da intubação deve declarar a situação "não intubo, não oxigeno" (NINO) e avançar para o plano C.

O plano C (Figura 5) é a cricotireoidostomia, e a técnica preferida é o bisturi-dedo-*bougie*. Durante a preparação para a cricotireoidostomia, pode-se tentar a oxigenação de resgate com BVM e duas pessoas (técnica de 4 mãos para selar a máscara) ou ML. Como esse procedimento raramente ocorre e está associado a uma situação altamente estressante, é fundamental que os membros da equipe a treinem através de simulações regulares.

MATERIAIS DO CARRINHO DE VIA AÉREA

O carrinho de via aérea deve conter lâminas de diferentes tamanhos e tipos, assim como TOTs. Deve haver mais de um cabo em

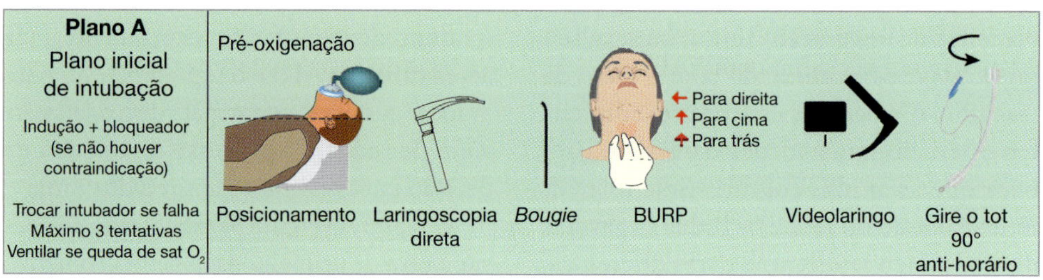

FIGURA 3 Plano A de intubação.

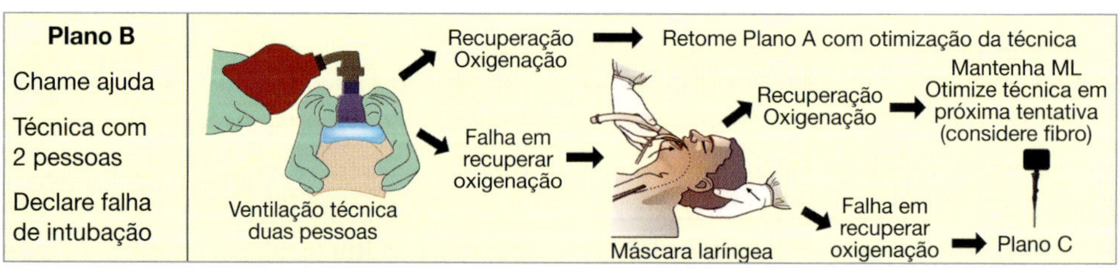

FIGURA 4 Plano B de intubação.

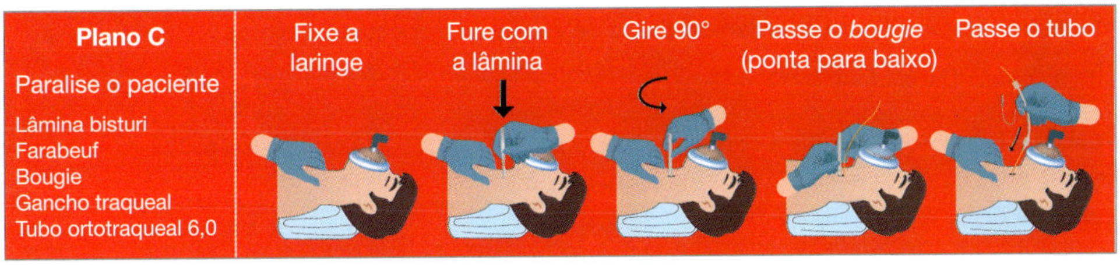

FIGURA 5 Plano C de intubação.

caso de mau funcionamento, com pilhas novas. O dispositivo de capnografia precisa ser padronizado na instituição e usado para toda a intubação, inclusive em pacientes transferidos já intubados. A utilização de caneta cirúrgica para delimitar a membrana cricoide é importante para facilitar a via aérea cirúrgica. A pinça de Magill pode ser empregada em situações de obstrução de via aérea por corpo estranho. O *spray* e o gel de lidocaína devem ser adotados na lubrificação do TOT e para a topicalização do paciente em que se obterá via aérea definitiva acordado.

O videolaringoscópio apresenta uma taxa de primeira passagem melhor que o laringoscópio direito. Além disso, lâminas hiperanguladas parecem contar com uma vantagem em pacientes com VADs.

No Departamento de Emergência os pacientes não estão de jejum, portanto, a possibilidade de regurgitação e aspiração é alta. Dessa forma, a aspiração é fundamental, principalmente o uso de aspiradores rígidos, pois as sondas flexíveis são incapazes de aspirar pedaços maiores de alimentos e não conseguem ser direcionadas adequadamente.

As ML de segunda geração devem ser usadas no *bundle,* isto é, são aquelas capazes de permitirem a passagem de uma sonda nasogástrica para a drenagem de secreção gástrica ou ar. Como elas são selecionadas pelo peso, recomenda-se ter unidades de tamanhos diferentes.

A BVM deve estar acoplada à válvula de PEEP, já que o recrutamento alveolar pode melhorar a oxigenação.

A cânula orofaríngea e a nasofaríngea são instrumentos fundamentais para a manutenção da patência das vias aéreas, principalmente em situação de resgate de oxigenação.

O material de cricotireotomia (Plano C) deve estar logicamente organizado em *kits* separados. Isso torna o procedimento mais fácil e diminui a sobrecarga cognitiva da situação. Apesar de a técnica preferida de cricotiroidostomia ser a "bisturi-dedo-*bougie*", é fundamental ter outros materiais. Ele contém: uma bandeja, dois ganchos traqueais, tesoura Metzenbaum e um porta-agulhas, devendo ser armazenado dentro da terceira gaveta. Em situações de NINO, não é aceitável obter os materiais de maneira desorganizada e no momento da situação. A Tabela 1 resume os materiais presentes nas gavetas conforme o estágio do plano da via aérea.

CONSIDERAÇÕES FINAIS

A implementação do carrinho de via aérea é essencial no manejo dos pacientes no Departamento de Emergência, pois reduz a carga cognitiva e simplifica o fluxo dos processos que envolvem toda a equipe interdisciplinar. É uma ferramenta que deve ser utilizada em toda situação que envolve manejo da via aérea a fim de reduzir complicações

TABELA 1 Materiais para abordagem da via aérea e suas respectivas gavetas.

Material – Plano A – 1ª gaveta	Material – Plano B – 2ª gaveta	Material – Plano C – 3ª gaveta
Cabo de laringoscopia de fibra óptica	Guedel n. 2	Lâmina bisturi n. 11
TET n. 7	Guedel n. 4	TET n. 6
TET n. 7,5	Guedel n. 5	Cânula de traqueostomia n. 7,5
TET n. 8	Lidocaína gel	Cânula de traqueostomia n. 8,5
TET n. 8,5	Seringa 20 mL	*Bougie*
Pilha	ML n. 3	Luva estéril n. 7,5
Lâmina de fibra óptica curva n. 4	ML n. 4	Luva estéril n 8
Lâmina de fibra óptica curva n. 5	ML n. 5	Kit de cricotiroidostomia
Lâmina de fibra óptica reta n. 4		
BVM (nova)		
Pinça Maguill		
Cadarço		
Fio-guia		
Bougie		
Capnógrafo		
Seringa 20 mL		
Caneta permanente		
Lidocaína gel		
Lidocaína *spray* 10%		

tet: tubo endotraqueal.

relacionadas ao procedimento. Também deve ser dinâmica e se adaptar à realidade de cada serviço, sendo aprimorada à medida que a equipe identifica pontos positivos e negativos elencados durante o *debriefing*.

LITERATURA RECOMENDADA

1. ANZCA. Professional Document PS 56: Guidelines on equipment to manage a difficult airway during anaesthesia. ANZCA, West End, Australia; 2012. [cited Feb 28 2023]. Available from: http://www.anzca.edu.au/documents/ps56-2012-guidelines-on--equipment-to-manage-a-diff.pdf.
2. Bjurström MF, Bodelsson M, Sturesson LW. The difficult airway trolley: A narrative review and practical guide. Anesthesiol Res Pract. 2019; 2019:6780254.
3. Cook TM, Woodall N, Frerk C. Fourth National Audit Project. Major complications of airway management in the UK: Results of the Fourth National Audit Project of the Royal College of Anaesthetists and the Difficult Airway Society. Part 1: anaesthesia. Br J Anaesth. 2011; 106(5):617-31.
4. Cook TM. Strategies for the prevention of airway complications: A narrative review. Anaesthesia. 2018; 73(1):93-111.
5. Driver BE, Prekker ME, Klein LR, Reardon RF, Miner JR, Fagerstrom ET, et al. Effect of use of a bougie vs endotracheal tube and stylet on first-attempt intubation success among patients with difficult airways undergoing emergency intubation: A randomized clinical trial. JAMA. 2018; 319(21):2179-89.
6. Dubash R, Govindasamy LS, Bertenshaw C, Ho JH. Debriefing in the emergency department. Emerg Med Australas. 2021; 33(5):922-4.
7. Flin R, Fioratou E, Frerk C, Trotter C, Cook TM. Human factors in the development of complications of airway management: Preliminary evaluation of an interview tool. Anaesthesia. 2013; 68(8):817-25.
8. Fuchs, A, Haller M, Riva T, Nabecker S, Greif R, Berger-Estilita J. Translation and application of

guidelines into clinical practice: A colour-coded difficult airway trolley. Trends in Anaesthesia and Critical Care. 2021; 40:46-54.

9. Heffner AC, Swords DS, Neale MN, Jones AE. Incidence and factors associated with cardiac arrest complicating emergency airway management. Resuscitation. 2013; 84(11):1500-4.

10. Sherren P, Tricklebank S, Glover G. Development of a standard operating procedure and checklist for rapid sequence induction in the critically ill. Scandinavian Journal of Trauma, Resuscitation and Emergency Medicine. 2014; 22:41.

11. Von Hellmann R, Odacir Graciolli L, Oliveira Junqueira e Silva L, & Fontana Pedrollo D. Desenvolvimento de um bundle de via aérea no departamento de emergência. JBMEDE - Jornal Brasileiro De Medicina De Emergência. 2023; 2(4). [citado: 28 fev. 2023]. Disponível em: https://jbmede.com.br/index.php/jbme/article/view/81.

CAPÍTULO 54

Segurança do paciente no manejo da via aérea

Bruno Adler Maccagnan Pinheiro Besen
Ian Ward Abdalla Maia

PONTOS IMPORTANTES

- O objetivo da segurança do paciente é prevenir e mitigar riscos, erros e danos que ocorrem durante a provisão dos cuidados de saúde.
- O manejo da via aérea sempre foi motivo de atenção por parte de protocolos desenhados por sociedades de anestesiologia.
- Os indicadores de estrutura naturalmente não são atingidos apenas com o desenvolvimento de um protocolo.
- É necessário envolvimento de gestores do hospital para que se disponibilize todo o material necessário, além de iniciativas que fomentem a presença e a disponibilidade de médicos adequadamente capacitados 24 h por dia.
- Os indicadores de processo e desfecho podem ser adaptados à realidade de cada serviço e devem ser iterativamente avaliados.
- A ideia de usar *checklists* na saúde veio da aviação. Não vamos aqui entrar nesse contexto histórico. *Checklists* têm utilidade quando um procedimento com etapas bastante repetitivas é realizado, em que pouco julgamento clínico seja necessário.

INTRODUÇÃO

Segurança do paciente, segundo a Organização Mundial da Saúde (OMS), é uma disciplina que surgiu diante da complexidade crescente dos sistemas de saúde com um aumento resultante no potencial de dano causado a pacientes em instituições de saúde. O objetivo dessa disciplina é prevenir e mitigar riscos, erros e danos que ocorrem durante a provisão dos cuidados de saúde. Contudo, a segurança do paciente é intimamente interligada ao conceito de qualidade em saúde. Qualidade é definida conceitualmente (segundo Donabedian há mais de 50 anos) como o grau com que os serviços de saúde para indivíduos e populações aumentam a probabilidade de desfechos desejáveis e são consistentes com o conhecimento profissional atual.

Isso traz dois elementos fundamentais: (1) otimização máxima dos desfechos clínicos; e (2) embasamento com práticas baseadas em evidências. Outro ponto fundamental é diferenciar a prática clínica individual, em que médicos objetivam atingir o melhor da própria capacidade, do funcionamento seguro e confiável de um serviço. Para atingir qualidade e segurança do paciente, é preciso pensar no nível do sistema, não no nível dos indivíduos e profissionais de saúde atuantes no sistema.

Neste capítulo, serão trazidos alguns conceitos de qualidade e segurança do paciente para aplicação ao manejo da via aérea em situações de urgência e emergência.

MAGNITUDE DO PROBLEMA E POTENCIAIS SOLUÇÕES

O manejo da via aérea sempre foi motivo de atenção por parte de protocolos desenhados por sociedades de anestesiologia. Porém, até hoje, a diretriz da Sociedade Americana de Anestesiologia (ASA) publicada em 2022 foca em fatores individuais e algoritmos de tomada de decisão, sem um enfoque maior em como organizar o sistema para reduzir riscos.

Em 2011, foi publicado o relatório do quarto National Audit Project (NAP4) do Reino Unido, cujo objetivo foi avaliar os eventos adversos graves ocorridos no manejo de via aérea naquela região. De um total de 184 eventos graves reportados em aproximadamente um ano, 36 ocorreram na unidade de terapia intensiva (UTI) e 15 no Departamento de Emergência, muitos levando à morte ou a lesão neurológica persistente. Nesse relatório, os autores sugeriram alguns itens que foram falhos nos casos em que ocorreram eventos que poderiam ter sido mais bem utilizados para evitar falhas:

- Uso de capnografia de rotina para intubação (equipamento).
- Disponibilidade de um carro de via aérea dedicado (equipamento).
- Educação e treinamento de membros menos experientes do *staff* médico (fatores humanos).
- Desenvolvimento de um *checklist* de intubação como um *time-out* antes da intubação (processo).
- Avaliação de rotina de dificuldade de intubação (processo).
- Disponibilidade de um médico experiente com habilidades avançadas em manejo de via aérea (processo).
- Avaliação regular de incidentes críticos e problemas ocorridos durante o manejo da via aérea.
- Comunicação efetiva e tomada de decisão (fatores humanos).

Esse é apenas um dos esforços que procuraram identificar as principais falhas no sistema que podem resultar em manejos catastróficos de via aérea com danos graves ao paciente, mas esses temas são recorrentes na literatura e ainda pouco implementados tanto no Brasil como no mundo.

SEGURANÇA E QUALIDADE SEGUNDO DONABEDIAN

Donabedian foi um médico libanês que migrou para os Estados Unidos, onde passou a estudar serviços de saúde e maneiras de levar aos melhores desfechos possíveis nesses serviços. Seu modelo de qualidade proposto na década de 1960 é até hoje essencial para a compreensão de qualidade e segurança em saúde. Donabedian descreveu uma tríade:

- **Estrutura** – para se ter qualidade, é necessária uma estrutura a fim de assegurar que processos assistenciais possam ser bem conduzidos. Estrutura não se refere apenas à estrutura física, mas também ao quantitativo de recursos humanos, bem como sua qualificação. A disponibilidade de equipamentos e materiais é igualmente essencial para uma estrutura adequada.
- **Processos** – referem-se aos componentes do cuidado que está sendo entregue. No caso do manejo da via aérea, por exem-

plo, é o desenvolvimento de um protocolo de via aérea, a existência ou não de um time de via aérea difícil (VAD), de *checklists* e outros processos essenciais para um manejo seguro da via aérea.

- **Desfechos** – uma estrutura adequada aliada a processos bem definidos deve levar a melhores desfechos. No caso da via aérea de emergência, intubação de primeira passagem, intubação sem hipotensão ou hipoxemia, ocorrência de parada cardiorrespiratória (PCR), dentre outros, são desfechos pertinentes para se medir a qualidade das intubações no serviço.

A equação "estrutura + processos = desfechos" é fundamental. Contudo, para se atingir qualidade, é necessário medir o que é realizado.

INDICADORES DE QUALIDADE

Com base na estrutura de Donabedian, indicadores de qualidade podem ser classificados em indicadores de estrutura, de processos e de desfechos. Porém, para um indicador ser útil, é preciso que ele tenha algumas características essenciais (Tabela 1).

TABELA 1 Características de um indicador de qualidade ideal.

Sensível e específico	O indicador precisa identificar os verdadeiros positivos e verdadeiros negativos de cada situação.
Mensurável	Um indicador precisa medir o que ele de fato pretende medir (validade) e deve ser facilmente reprodutível (confiabilidade). Instruções claras e parâmetros objetivos são essenciais.
Modificável	Um indicador precisa ser modificável com base em ações corretivas.
Relevante	O indicador precisa ter relevância, ou seja, ter embasamento científico para ser utilizado.
Oportuno	O indicador deve estar disponível em momento oportuno que permita sua interpretação e ações corretivas.

A partir do momento que se passa a medir indicadores de qualidade assistencial (nesse caso, relacionados ao manejo da via aérea de emergência), o responsável terá em suas mãos dados para poder tomar decisões e realizar ações corretivas. Contudo, para a adequada interpretação dos indicadores e dos dados assistenciais, alguns conceitos precisam ser consolidados, de modo a separar o ruído (outros fatores não relacionados à qualidade que podem levar a alterações nos indicadores) do sinal (fatores relacionados à qualidade, levando a piores resultados). Alguns fenômenos epidemiológicos nos ajudam a compreender melhor os indicadores:

- **Acaso** – eventos em segurança do paciente podem acontecer ao acaso, por um conjunto de fatores aleatórios que em um caso individual acabaram por levar a um desfecho inadequado (e levariam, independentemente da qualidade ofertada). Acaso é um erro aleatório. Para assegurar que não se trata de erro aleatório, é essencial que os indicadores medidos tenham volume suficiente e que as medidas sejam o mais precisas possível. Quanto maior o número de eventos, mais preciso o indicador, e menos sujeito a erros aleatórios ele será.
- **Viés** – enquanto o acaso se refere ao erro aleatório introduzido nos indicadores, viés diz respeito ao erro sistemático do que se deseja. Como se está falando sobre indicadores, isso se refere especificamente ao viés de mensuração do indicador. Em UTI, por exemplo, um indicador mui-

to sujeito a viés é a taxa de pneumonias associadas à ventilação, por características indesejáveis como indicador (pouco confiável e reprodutível). No manejo de via aérea na emergência, por exemplo, o indicador de taxa de sucesso em primeira passagem pode ser sujeito a viés, caso sua definição não seja explícita.

- **Variáveis confundidoras** – quando há referência à qualidade, geralmente variáveis confundidoras terão relação com indicadores de desfecho e serão variáveis associadas ao *case mix* da unidade. Um Departamento de Emergência que atenda apenas pacientes referenciados com choque séptico refratário terá uma incidência maior de hipotensão ou colapso circulatório peri-intubação do que um Departamento de Emergência geral, com mais intubações por intoxicações exógenas em pacientes jovens. Por isso, a comparação de indicadores de desfecho entre diferentes instituições sempre deve levar em conta o *case mix* de cada unidade.
- **Tendências seculares** – os desfechos ao longo do tempo têm uma tendência geral de melhoria, independentemente de qualquer intervenção específica, por motivos diversos. Isso sem dúvida é desejável. O problema pode surgir quando se procura atribuir uma melhora em indicadores a determinada intervenção sem levar em conta essas tendências seculares. Isso é muito comum em estudos antes-depois, que são altamente sujeitos a crítica, especialmente se não considerarem essas tendências.
- **Regressão à média** – esse é um fenômeno clássico descrito em epidemiologia, tendo como exemplo mais comum o rastreamento de indivíduos na comunidade para hipertensão arterial sistêmica. Como regra geral, quando se inicia a medida de determinado indicador, é possível que ele esteja acima do nível basal, pois isso motivou sua medição. Uma tendência natural é de os resultados regredirem à média (ou seja, demonstrarem melhoria em medidas subsequentes), independentemente de quaisquer intervenções que sejam realizadas. As comparações antes e depois se tornam bastante enviesadas também por esse fenômeno, pela tendência natural de melhoria uma vez que se observa o fenômeno mais de perto.

A solução para isolar o efeito das intervenções realizadas com foco em melhoria de qualidade é utilizar séries temporais dos indicadores. Assim, tendências seculares e fenômenos de regressão à média podem facilmente ser visualizados. Na linguagem da qualidade e da segurança, essas séries temporais são chamadas de gráficos de controle estatístico, que permitem identificar desvios nos indicadores além do esperado pelo acaso e ter um valor basal que representa o nível do indicador, dado o *case mix* da instituição. Se oportunidades de melhoria forem detectadas, então o efeito da intervenção proposta será isolado de tendências seculares e fenômenos de regressão à média.

INDICADORES DE PROCESSO OU DE DESFECHOS

No tópico anterior, foram descritas as características de um bom indicador e alguns fenômenos que podem atrapalhar sua interpretação. É possível tentar descrever esse fenômeno com base nas fontes de variabilidade das medidas de qualidade. Lilford e colaboradores, em 2004, sugeriram a seguinte combinação de fatores para explicar a variabilidade observada em desfechos:

- Variância devida a definições e qualidade do dado.
- Variância devida ao *case mix.*
- Variância devida ao acaso.
- Variância devida a tendências seculares.
- Variância devida à qualidade da estrutura e dos processos.

A partir desses itens, fica evidente que há várias fontes de variação que impactam os desfechos analisados. É importante ressaltar que não só estrutura e processos explicam a variação. Porém, se o foco estiver em explicar a variação observada em resultados de processos, as fontes de variação se tornam menores e menos dependentes do *case mix* da instituição:

- Variância devida a definições e qualidade do dado.
- Variância devida ao acaso.
- Variância devida a tendências seculares.

Isso levou a um movimento de focar em melhoria de processos assistenciais, com o entendimento de que, atingindo bons resultados em processos, seria natural ocorrerem melhores resultados em desfechos, além de se isolar o efeito do *case mix* institucional. Um grande exemplo da literatura são os indicadores dos protocolos de sepse, que focam em indicadores de processo, não de desfecho. Contudo, há pouco embasamento na literatura para se focar exclusivamente em indicadores de processo, inclusive com alguns estudos demonstrando que, mesmo com indicadores de processo em melhoria, não necessariamente os resultados melhoram ao longo do tempo. Daí, surge a necessidade de se combinar indicadores e ter uma visão muito crítica sobre o que se deseja atingir com o uso de cada indicador.

PARA O MANEJO DA VIA AÉREA, QUAIS INDICADORES SÃO ESSENCIAIS?

Há poucos dados na literatura sobre quais seriam os indicadores mais importantes para um protocolo gerenciado de manejo de via aérea. Aqui, são sugeridos alguns indicadores essenciais baseados em observações da literatura e sugestões de iniciativas de melhoria de qualidade assistencial.

Indicadores de estrutura

- Disponibilidade de equipamentos:
  - Capnografia para todas as intubações.
  - Videolaringoscópio.
  - Broncoscópio.
  - Máscara laríngea (ML) de intubação.
  - *Gum elastic bougie.*
  - ML.
  - Aspirador rígido.
- Disponibilidade de recurso humano qualificado:
  - Disponibilidade de um *expert* em manejo de via aérea 24 h por dia.
  - Disponibilidade de dois médicos treinados em manejo de via aérea 24 h por dia.

Indicadores de processo

- Protocolo institucional de manejo de via aérea especificando, no mínimo, os três elementos a seguir:
  - Regras para ativação precoce de médicos experientes em manejo de via aérea.
  - Especificação de caixa de via aérea, com responsáveis por sua manutenção.
  - *Checklist* pré-intubação.

- Taxa de presença de dois operadores durante a intubação.
- Taxa de avaliação de anatomia de via aérea pré-intubação.
- Taxa de avaliação de risco fisiológico pré-intubação.
- Taxa de checagem de intubação com capnografia.
- Tempo entre aplicação do sedativo e via aérea assegurada.

Indicadores de desfecho

- Taxa de intubação em primeira passagem.
- Taxa de intubação sem eventos adversos graves.
- Ocorrência de eventos adversos graves durante a intubação (PCR, broncoaspiração, intubação esofágica, arritmias, perda de dentes, hipotensão, hipoxemia).
- Óbito em menos de 24 h pós-intubação.

Os indicadores de estrutura naturalmente não são atingidos apenas com o desenvolvimento de um protocolo. É necessário envolvimento de gestores do hospital para que se disponibilize todo o material necessário, além de iniciativas que fomentem a presença e a disponibilidade de médicos adequadamente capacitados 24 h por dia. Os indicadores de processo e desfecho podem ser adaptados à realidade de cada serviço e devem ser iterativamente avaliados. Há poucos dados na literatura com um conjunto de indicadores essenciais; logo, os que aqui são apresentados implicam apenas sugestões gerais para serem consideradas.

Ressalta-se que é fundamental interpretar os indicadores à luz do serviço e do *case mix* institucional. Por exemplo, a taxa de intubação de primeira passagem, se for utilizada como um indicador com uma meta muito alta em um hospital escola, levará ao subtreinamento de médicos em treinamento no manejo de via aérea. Mais importante do que a taxa de primeira passagem, pode ser a taxa de intubações sem eventos adversos graves, que também deve ser otimizada e não impossibilita que a primeira intubação seja realizada por médicos menos experientes. Será um indicador muito mais robusto de todo o processo da intubação.

Ferramentas da qualidade para a segurança do paciente no manejo da via aérea

Há muitas ferramentas descritas para a melhoria de qualidade assistencial, algumas já descritas neste capítulo.

Protocolos institucionais

Uma das ferramentas é a descrição de protocolos institucionais que especifiquem de maneira bem estruturada os principais elementos para um adequado manejo da via aérea, não somente em casos difíceis, mas também em casos considerados "fáceis", de modo a prevenir ou antever situações de via aérea de emergência com maior risco de complicações. Os protocolos institucionais para manejo de via aérea devem contemplar alguns elementos, por exemplo:

1. Quem é o responsável pela manutenção da caixa de via aérea?
2. Quais materiais estarão disponíveis na caixa de via aérea?
3. Caso não haja *expert* no setor responsável, qual é o fluxo de ativação de outros *experts* no manejo de via aérea (p.ex., intensivista ou anestesiologista)?
4. Caso seja necessária uma intubação acordado com broncoscopia, qual é o fluxo

para se obter o broncoscópio? Quem é o responsável por esse tipo de intubação?
5. Qual é o fluxograma recomendado para quando a intubação não for possível em primeira passagem? Qual é o fluxograma recomendado para situações "não intubo, não oxigeno" (NINO)?
6. Qual é o fluxograma recomendado para otimização fisiológica pré-intubação?
7. Qual é o protocolo de realização de cricotireoidostomia?
8. Descrição de *checklist* pré-intubação com elementos essenciais.
9. Em hospitais escola, quando um médico residente de primeiro ano pode iniciar a intubação? Quando a intubação deve ser iniciada por médico residente *sênior*? Quando ela deve ser iniciada pelo intubador mais experiente?

Há diversos outros itens que podem necessitar de especificação, incluindo aqueles que podem ser específicos de determinada unidade (ver o exemplo do hospital escola mencionado).

Uma crítica frequente a protocolos institucionais é que eles podem tolher a capacidade do médico para a tomada de decisão. Contudo, essa crítica depende da forma como o protocolo foi desenhado e da forma como é aplicado na prática. É fundamental que o protocolo sirva para facilitar o cuidado no momento da situação crítica. Eventuais desvios de protocolo durante a intubação podem ocorrer e podem ser plenamente justificados, em especial por médicos experientes que identificaram alguma situação não prevista em protocolo que necessitou de ação específica. Por outro lado, alguns itens do protocolo devem ser seguidos à risca, por exemplo, a presença de dois intubadores treinados para iniciar o procedimento, sempre que possível.

Checklists

A ideia de usar *checklists* na saúde veio da aviação. Não vamos aqui entrar nesse contexto histórico. *Checklists* têm utilidade quando um procedimento com etapas bastante repetitivas é realizado, em que pouco julgamento clínico seja necessário. Por exemplo, não é possível aplicar um *checklist* durante a intubação ou em um procedimento cirúrgico para melhorar a segurança do procedimento. No contexto do manejo da via aérea, é possível recorrer a um *checklist* imediatamente antes da intubação, para assegurar que todos os elementos essenciais a uma intubação segura tenham sido realizados ou que estejam disponíveis. Um *checklist* pré-intubação nesse contexto seria semelhante ao *time-out* pré-cirúrgico. É fundamental que o *checklist* seja o mais enxuto possível, contendo apenas os elementos mais essenciais para aumentar a segurança do procedimento. A seguir, são sugeridos alguns itens para serem incluídos em um *checklist* pré-intubação:

1. A SpO_2 pré-intubação está > 98%?
2. A pressão arterial média (PAM) pré-intubação está > 70 mmHg?
3. Dois operadores estão presentes?
4. O posicionamento do paciente está otimizado para a intubação?
5. O dispositivo bolsa-válvula-máscara (BVM) está testado e ligado à fonte de oxigênio (O_2)?
6. O aspirador adequado está testado para o procedimento?
7. Os planos de *back-up* (plano B) e crise (plano C) foram comunicados a toda a equipe?
8. O material necessário está disponível?
9. O paciente tem dois acessos venosos testados?

10. As drogas sedativas para a intubação estão preparadas?
11. As drogas vasoativas necessárias estão preparadas?
12. Os sedativos pós-intubação estão preparados?
13. O capnógrafo está preparado?
14. O ventilador está testado para o pós-intubação?

Note-se que o *checklist* é apenas para identificar eventuais pontos a fim de otimizar a segurança do procedimento em si. Quando a resposta a determinado item for "não", ações corretivas devem ser realizadas antes do prosseguimento com o início da sedação para o procedimento. A inclusão no *checklist* de decisões que foram tomadas antes ou que podem ser feitas durante o procedimento não são tão úteis. Por exemplo, no protocolo de Montpellier, um *checklist* incluía os itens "expansão volêmica antes da intubação" (que pode ou não ser necessária, a depender do julgamento clínico e do fato de que, quando feita de rotina, não reduz o risco de intubação) e "uso de etomidato ou cetamina como droga para intubação" (o que é uma decisão médica, cujo fluxograma está descrito no protocolo, mas não é fundamental para inclusão no *checklist*). Mais importante é assegurar que o paciente tenha PAM adequada antes da intubação e que os sedativos escolhidos estejam todos prontos imediatamente antes da intubação.

Debriefing

Após todo procedimento de alto risco ou situação em que houve manejo de crise (*crisis resource management*), profissionais de saúde altamente treinados podem realizar um *debriefing* bastante curto (2-3 min) imediatamente após o procedimento, uma vez que todas as etapas tenham sido cumpridas e que os membros participantes do procedimento não tenham saído do recinto. Nesse *debriefing*, assim como na simulação realística, uma breve descrição do procedimento como um todo deve ser feita, seguida dos aspectos positivos que evitaram eventos adversos e de pontos de melhoria em que o procedimento poderia ter sido mais bem conduzido, concluindo com um ponto de melhoria para todos os envolvidos. Se houver tempo, esses itens podem ser elicitados a partir do líder da equipe a fim de que todos reflitam sobre o procedimento realizado.

O *debriefing*, em instituições com equipes bastante capacitadas, representa a melhor forma de treinamento para o aprendizado e a melhoria contínua, pois tem como base situações reais vivenciadas pela equipe.

Treinamento simulado

É evidente que não adianta haver protocolos bem estabelecidos, *checklists* ou quaisquer outras ferramentas se a equipe não for devidamente treinada e capacitada para a condução do manejo da via aérea. O treinamento necessário depende de uma avaliação da equipe presente na instituição. O ideal é que todos os médicos da equipe sejam capacitados na utilização dos dispositivos disponíveis para manejo da via aérea, através de modelos de treinamento de habilidade (*task trainers*). Além de assegurar o treinamento no uso de cada dispositivo, uma ferramenta essencial da qualidade é a simulação realística.

Para o treinamento, é essencial que a simulação realística enfoque em reforçar não só os elementos essenciais do protocolo institucional, mas também a dinâmica da equipe durante a intubação, à semelhança do treinamento de suporte avançado de vida, incluindo a definição de funções claras, o reconhecimento de limitações, as intervenções construtivas, a comunicação em alça fechada, o uso de mensagens claras, o respeito mútuo e, por fim, a tomada de decisão em diferentes cenários.

Sistema de notificação e análise de incidentes

Sistemas de notificação de incidentes hoje são necessários, por regulamentação da Agência Nacional de Vigilância Sanitária (Anvisa), nas instituições de saúde. Qualquer agravo ocorrido durante uma intubação é passível de notificação, havendo ou não protocolos institucionais estabelecidos. Diante de incidentes críticos, é possível realizar análise crítica do evento através de diversas ferramentas disponíveis. A análise dos incidentes pode revelar fragilidades e pontos de melhoria no sistema. Contudo, em instituições onde há protocolos bem estabelecidos, é fundamental reconhecer que incidentes podem ocorrer mesmo que todas as etapas adequadas para a condução do processo tenham sido realizadas. Assim, é essencial que profissionais com conhecimento sobre manejo de via aérea estejam envolvidos na análise de incidentes. Eventuais planos de ação decorrentes de incidentes não devem focar em melhorias sem embasamento científico ou pontuais, que podem levar a consequências não intencionais. É por esse motivo que o processo da melhoria contínua baseado em indicadores coletados rotineiramente, embasado por evidências científicas, talvez seja a melhor forma de elevar a qualidade assistencial ofertada aos pacientes.

CONSIDERAÇÕES FINAIS

Este capítulo é apenas uma introdução e uma chamada aos profissionais de saúde que atuam em situações de emergência para que foquem em aumentar a segurança do manejo da via aérea, além do desenvolvimento individual de suas habilidades. Um excelente médico emergencista ou intensivista, colocado em um cenário com uma equipe pouco treinada, sem processos estruturados ou sem material e equipamento minimamente disponível, é uma condição que não necessariamente resultará nos melhores desfechos. É preciso desenvolver uma visão de sistemas em relação ao manejo de via aérea. Para os melhores desfechos, os seguintes pontos, abordados neste capítulo, são essenciais:

1. Estrutura adequada, definida tanto por recurso humano qualificado e treinado quanto pela disponibilidade de material e equipamento essencial para o manejo da via aérea.
2. Processos bem definidos, incluindo um protocolo institucional que contemple não só fluxogramas, mas também acionamento de médicos experientes e composição de caixa de via aérea, dentre outros elementos.
3. Coleta de dados de indicadores de processo e de desfecho essenciais, para que se tenha uma série temporal a fim de avaliar fragilidades e pontos de melhoria no manejo da via aérea do ponto de vista institucional.
4. Treinamento contínuo para todos os profissionais envolvidos no manejo da via aérea, incluindo médicos, enfermeiros e fisioterapeutas.

LITERATURA RECOMENDADA

1. Apfelbaum JL, Hagberg CA, Connis RT, Abdelmalak BB, Agarkar M, Dutton RP, et al. 2022 American Society of Anesthesiologists practice guidelines for management of the difficult airway. Anesthesiology. 2022; 136(1):31-81.
2. Ayanian JZ, Markel H. Donabedian's lasting framework for health care quality. The New England Journal of Medicine. 2016; 375(3):205-7.
3. Berwick D, Fox DM. "Evaluating the quality of medical care": Donabedian's classic article 50 years later. Milbank Q. 2016; 94(2):237-41.
4. Bosk CL, Dixon-Woods M, Goeschel CA, Pronovost PJ. Reality check for checklists. Lancet. 2009; 374(9688):444-5.
5. Clay AS, Que L, Petrusa ER, Sebastian M, Govert J. Debriefing in the intensive care unit: A feedback tool to facilitate bedside teaching. Critical Care Medicine. 2007; 35(3):738-54.
6. Cook TM, Woodall N, Harper J, Benger J, Fourth National Audit P. Major complications of airway management in the UK: Results of the Fourth National Audit Project of the Royal College of Anaesthetists and the Difficult Airway Society. Part 2: Intensive care and emergency departments. British Journal of Anaesthesia. 2011; 106(5):632-42.
7. Cook TM, Woodall N, Frerk C. A national survey of the impact of NAP4 on airway management practice in United Kingdom hospitals: Closing the safety gap in anaesthesia, intensive care and the emergency department. British Journal of Anaesthesia. 2016; 117(2):182-90.
8. Girbes AR, Robert R, Marik PE. Protocols: Help for improvement but beware of regression to the mean and mediocrity. Intensive Care Medicine. 2015; 41(12):2218-20.
9. Klompas M, Rhee C, Singer M. The Importance of shifting sepsis quality measures from processes to outcomes. JAMA: the Journal of the American Medical Association. 2023.
10. Lilford R, Mohammed MA, Spiegelhalter D, Thomson R. Use and misuse of process and outcome data in managing performance of acute medical care: Avoiding institutional stigma. Lancet. 2004; 363(9415):1147-54.
11. Long E, Cincotta DR, Grindlay J, Sabato S, Fauteux-Lamarre E, Beckerman D, et al. A quality improvement initiative to increase the safety of pediatric emergency airway management. Paediatr Anaesth. 2017; 27(12):1271-7.
12. Martin LD, Mhyre JM, Shanks AM, Tremper KK, Kheterpal S. 3,423 emergency tracheal intubations at a university hospital: Airway outcomes and complications. Anesthesiology. 2011; 114(1):42-8.
13. Mayo PH, Hegde A, Eisen LA, Kory P, Doelken P. A program to improve the quality of emergency endotracheal intubation. Journal of Intensive Care Medicine. 2011; 26(1):50-6.
14. Turner JS, Bucca AW, Propst SL, Ellender TJ, Sarmiento EJ, Menard LM, et al. Association of checklist use in endotracheal intubation with clinically important outcomes: A systematic review and meta-analysis. JAMA Netw Open. 2020; 3(7):e209278.
15. Winters BD, Gurses AP, Lehmann H, Sexton JB, Rampersad CJ, Pronovost PJ. Clinical review: Checklists – translating evidence into practice. Critical Care. 2009; 13(6):210.

CAPÍTULO 55

Ensino e cenários de simulação em via aérea

Felipe Antonio Rischini
Júlio César Garcia de Alencar

PONTOS IMPORTANTES

- O manejo da via aérea exige treino!
- Diferentes habilidades devem ser desenvolvidas, o que demanda diferentes cenários de treinamento, desde manequins até a prática deliberada.
- O treinamento em via aérea começa na simulação e continua em pacientes reais. O médico em capacitação deve ter o acompanhamento de profissionais mais experientes no manejo de seus primeiros pacientes.
- Além do preparo individual, as instituições também devem buscar a educação continuada de seus profissionais. Isso traz segurança à equipe e ao paciente.

INTRODUÇÃO

O manejo da via aérea em situações de emergência exige elevada acuidade, diversas habilidades técnicas, conhecimento da fisiopatologia de doentes críticos e de seu manejo, além de habilidades emocionais.

O objetivo deste capítulo é dar subsídio a instrutores e alunos, evidenciando competências e tópicos indispensáveis para o ensino do manejo da via aérea de modo gradual, conforme as habilidades vão se aprimorando.

APRENDENDO O MANEJO DA VIA AÉREA

A habilidade de manejar a via aérea deve ser ensinada na graduação. Situações que envolvem problemas graves em via aérea superior podem levar ao óbito de maneira rápida, sem tempo para o transporte do paciente. Há medidas simples que devem fazer parte do início do aprendizado em Medicina, como manobras de abertura e desobstrução da via aérea (*jaw thrust* e *chin lift*) e fornecimento de oxigênio. Contudo, manobras mais complexas requerem uma curva de aprendizado. Recomenda-se que todo o treinamento em via aérea seja iniciado em ambiente de simulação para diminuir riscos aos pacientes.

Outro ponto que favorece o ambiente de simulação é a oportunidade (Figura 1). A intubação orotraqueal (IOT) ou a cricotiroidotomia no ambiente de emergência, por exemplo, são eventos pouco previsíveis e de difícil planejamento prático para o formato de aprendizado.

O centro cirúrgico pode ser adequado para o treinamento de algumas habilidades,

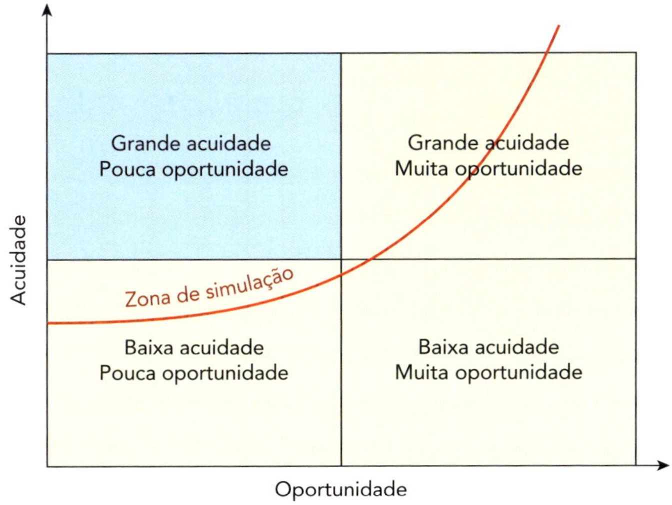

FIGURA 1 O gráfico relaciona a oportunidade de realizar um procedimento e a acuidade necessária para ter um bom desempenho. A zona em azul mostra a região em que a simulação é mais importante e corresponde a situações de manejo da via aérea.

mas não reflete a realidade dos pacientes que necessitam de intubação de emergência. Assim, ambientes de simulação são imprescindíveis para explorar o desenvolvimento técnico, ambientar o aluno aos equipamentos, à estrutura da emergência e à gravidade dos pacientes.

PREPARO INDIVIDUAL

Existem três etapas no aprendizado do manejo da via aérea, e cada uma delas exige estudo e treinamento.

Habilidades manuais

O primeiro passo é desenvolver habilidades manuais (Tabela 1).

TABELA 1 Principais habilidades manuais necessárias para o manejo da via aérea.

Habilidades manuais		
Manobras de abertura da via aérea (*jaw thrust, chin lift, head tilt*)	Manuseio do laringoscópio comum e do videolaringoscópio	Passagem de dispositivo extraglótico (DEG)
Passagem de cânula orofaríngea	Passagem de tubo com fio-guia	Técnicas de via aérea cirúrgica
Ventilação com dispositivo bolsa-válvula-máscara (BVM)	Passagem de *bougie*	

Deve-se determinar claramente o passo a passo de como realizar cada procedimento em manequins de simulação, repetidas vezes (Figura 2). O instrutor, além de dominar a habilidade e demonstrá-la, pode utilizar um *checklist* para facilitar o ensino. O aluno deve se familiarizar com equipamentos e dispositivos, aprender a prepará-los e usá-los, e pode cometer erros técnicos que devem ser corrigidos de maneira cordial. O objetivo final do treinamento é transformar conhecimento (saber realizar com precisão um procedimento) em desempenho (efetivamente realizá-lo na prática diária).

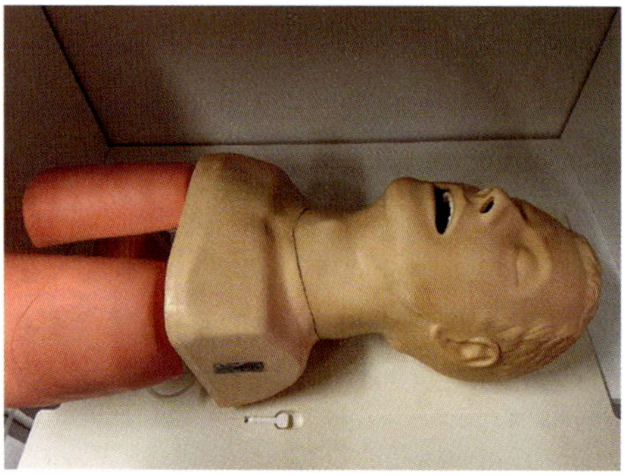

FIGURA 2 Manequim de simulação para o treinamento de intubação.

Para alcançar um desempenho adequado em laringoscopia direta (chance de intubação em primeira tentativa acima de 90%) são necessários aproximadamente 70 procedimentos, e para dominar a técnica de ventilação com dispositivo BVM, 25 procedimentos.

O treinamento de habilidade deve começar no manequim, mas obrigatoriamente continuar no paciente real.

Habilidades de manejo do paciente

O objetivo é o treinamento de procedimentos em um paciente em situação emergencial (Tabela 2). A estratégia de simulação deve envolver casos clínicos reais e prática deliberada.

A simulação de casos completos e sem intervenção do instrutor dá ao aluno a liberdade de raciocinar e decidir quais são as melhores opções de tratamento. Situações de estresse, com desfecho potencialmente fatal (ainda que simulado), devem ser treinadas e melhoradas. A boa tomada de decisão exige conhecimentos, habilidades e atitudes.

TABELA 2 Habilidades relacionadas ao paciente em situação de emergência e comentários acerca do conhecimento a ser desenvolvido.

Habilidades	Comentário
Avaliar o cenário e o contexto clínico do paciente	Diferenciar ambientes e materiais do pré-hospitalar, sala de emergência, enfermaria e UTI
Preparar o paciente para o procedimento	Realizar de maneira adequada pré-oxigenação e manejo hemodinâmico
Conhecer estratégias de analgesia, sedação e bloqueio neuromuscular (BNM)	Eficientes, no melhor tempo e com o mínimo de efeitos adversos possível, relacionando os fármacos com a situação clínica do paciente
Conhecer as técnicas de pré-oxigenação	Equipamentos utilizados, técnicas e posição do paciente
Conhecer técnicas de posicionamento	Avaliar se o paciente está no posicionamento correto e como chegar a esse posicionamento
Saber tratar de maneira efetiva as principais complicações do procedimento	Saber realizar oxigenação de resgate, manejo de choque hemodinâmico, tratamento da parada cardiorrespiratória

TABELA 3 Habilidades emocionais e de gestão, que complementam as habilidades anteriores.

Habilidades emocionais e de gestão		
Liderança	Comunicação	*Debriefing*
Uso de *checklists*	Saber lidar com imprevistos, falhas e crises	Propor pontos de melhoria

Habilidades emocionais e de gestão da equipe

As habilidades emocionais e de gestão de equipe estão elencadas na Tabela 3. Nessa modalidade de simulação, é apresentado um caso verossímil, e uma equipe constituída de alunos, revezando funções, faz um planejamento do atendimento e, depois, é iniciada a simulação com manequins. O instrutor pode utilizar um *checklist* para avaliar o cumprimento de habilidades mínimas, o que ajudará a retomar os pontos de melhoria.

Após o término do atendimento, é realizado um *debriefing*, no qual o instrutor estimula os alunos a resumir o caso e a levantar os pontos corretos e os que necessitam de melhoria. Por fim, o instrutor pode trazer alguns pontos importantes relacionados a sua própria experiência prática para o ensino.

DESENVOLVIMENTO DE HABILIDADES

A prática somente com repetição de habilidades não coloca o aluno em contexto realista e pode induzir à repetição dos mesmos erros. Já a prática deliberada envolve a avaliação das tentativas, dos erros e das melhorias, além de dar a percepção de trabalho em grupo, sendo o desfecho final um resultado alcançado por toda a equipe.

Os casos podem evoluir em dificuldade, e as habilidades já treinadas encontrarão desafios, motivando a busca da melhoria da técnica e estimulando o estresse da tomada de decisão na prática real. Imprevistos como uma via aérea difícil (VAD) inesperada podem ocorrer em situações de emergência, e a prática deliberada é uma forma de colocar os alunos nessas situações.

Deve-se ponderar com cautela o uso de desfechos ruins para o aprendizado. O desfecho ruim pode levar à percepção de erro individual, cobrança excessiva e associar àquele tipo de atendimento uma emoção ruim para um aluno que ainda está desenvolvendo a maturidade no atendimento de pacientes graves.

O profissional experiente deve manter treinamentos e educação continuada em via aérea, possibilitando o atendimento com as melhores evidências, a manutenção de competências, incluindo liderança e gestão de equipes. Situações raras, como a cricotireoidostomia por *bougie*, devem ser treinadas por equipes que costumam fazer IOT, como anestesistas e médicos emergencistas. Treinamento com novos equipamentos, por exemplo, videolaringoscópio, é fundamental.

Finalmente, o aprendizado em manejo da via aérea começa nos estudos sobre o tema, atravessa as simulações e continua na prática clínica, com supervisão nos primeiros atendimentos e *debriefing* constante para melhorias. A tecnologia é uma grande aliada!

PREPARO INSTITUCIONAL

É importante que as instituições de saúde também se preparem, busquem o aperfeiçoamento de seus profissionais e de ferramentas para o manejo da via aérea de seus pacientes.

Coordenação de via aérea (CVA)

Trata-se de uma pessoa ou equipe responsável por garantir a qualidade do manejo da via aérea na instituição. São atribuições da CVA:

- garantir material e equipamentos adequados, disponíveis e com reposição;
- treinar o corpo clínico;
- garantir e gerenciar protocolos – enfatizando que o objetivo é oferecer um roteiro que dê suporte às equipes;
- garantir a troca de experiência entre os profissionais;
- analisar eventos adversos e propor oportunidades de melhoria.

DICAS PRÁTICAS

- Treinar habilidades em cenários de simulação antes de atender pacientes reais.

- Usar a prática deliberada para desenvolver habilidades de manejo do paciente e habilidades emocionais.
- Realizar *debriefing* com a equipe tanto em treinamentos quanto em casos reais.
- Fazer treinamento prático em pacientes com videolaringoscópio para possibilitar ao instrutor a mesma visão do aluno.
- Explorar equipamentos para se familiarizar com o uso.
- Realizar educação continuada do corpo clínico, enfatizando via aérea cirúrgica, uso de lâmina hiperangulada de videolaringoscópio e adoção de *checklist*.
- Montar uma CVA institucional para direcionar o preparo das instituições no manejo de via aérea.

LEITURA RECOMENDADA

1. Bernhard M, Mohr S, Weigand MA, Martin E, Walther A. Developing the skill of endotracheal intubation: Implication for emergency medicine. Acta Anaesthesiol Scand. 2012; 56(2):164-71.
2. Carlin E, Dubash R, Ho J, Bertenshaw C. Simulation in emergency medicine. EMA – Emerg Med Australas. 2021; 33(2):357-61.
3. Ericsson KA, Krampe RT, Tesch-Römer C. The role of deliberate practice in the acquisition of expert performance. Psychol Rev. 1993; 100(3):363-406.
4. Hayden EM, Wong AH, Ackerman J, Sande MK, Lei C, Kobayashi L, et al. Human factors and simulation in emergency medicine. Acad Emerg Med. 2018; 25(2):221-9.
5. Jones F, Passos-Neto C, Melro Braghiroli O. Simulation in medical education: Brief history and methodology. Princ Pract Clin Res J. 2015; 1(2):56-63.
6. Kalantini K, Campbell DM. Simulation-based medical education: Time for a pedagogical shift. Indian Pediatr [Internet]. 2015; 52(1):41-5.
7. Kovacs G, Law JA. Airway Interventions and Management in Emergencies. The infinity edition. [citado em 20 fev. 2023]. Disponível em: https://aimeairway.ca/book#/.
8. Taboada M, Doldan P, Calvo A, Almeida X, Ferreiroa E, Baluja A, et al. Operating room and intensive care unit. Anesthesiology. 2018; 129(August):231-8.
9. McNarry AF, Cook T, Baker PA, O'Sullivan EP. The Airway Lead: Opportunities to improve institutional and personal preparedness for airway management. Br J Anaesth [Internet]. 2020; 125(1):e22-4. [citado em 20 fev. 2023]. Disponível em: https://doi.org/10.1016/j.bja.2020.04.053.
10. Sørensen JL, Østergaard D, LeBlanc V, Ottesen B, Konge L, Dieckmann P, et al. Design of simulation-based medical education and advantages and disadvantages of in situ simulation versus off-site simulation. BMC Med Educ [Internet]. 2017; 17(1):1-9. [citado em 20 fev. 2023]. Disponível em: http://dx.doi.org/10.1186/s12909-016-0838-3.

Índice Remissivo

C

D

M

N

O

P

Q

R

S

Tabela de doses

Medicamento (Apresentação)	Dose	Dose aproximada para uma criança de 10 kg (1 ano) em mL	Dose aproximada para um adulto de 70 kg em mL	Observações
Cetamina (50 mg/mL)	1-2 mg/kg	5-10 mg (0,1-0,2 mL	70-140 mg (1,5-3 mL)	Boa opção para pacientes hemodinamicamente instáveis
Etomidato (2 mg/mL)	0,3 mg/kg	3 mg (1,5 mL)	21 mg (10 mL)	Meia-vida curta
Propofol (10 mg/mL)	1,5 mg/kg	15 mg (1,5 mL)	100 mg (10 mL)	Frequentemente associado à hipotensão
Midazolam (5 mg/mL)	0,1-0,3 mg/kg	1-3 mg (0,2-0,6 mL)	7-21 mg (1,5-4 mL)	Medicamento inadequado para SRI
Succinilcolina (100 mg)	1,5 mg/kg	15 mg	100 mg	Observar contraindicações
Rocurônio (10 mg/mL)	1,5 mg/kg	15 mg (1,5 mL)	100 mg (10 mL)	Meia-via prolongada
Vecurônio (10 mg)	0,1-0,3 mg/kg	1-3 mg	7-21 mg	Usar apenas na indisponibilidade de outros BNM